读内经
做临床
悟文化

王庆其槐荫堂医话

王庆其 主编

全国百佳图书出版单位
中国中医药出版社
·北 京·

图书在版编目（CIP）数据

读内经　做临床　悟文化：王庆其槐荫堂医话 / 王庆其主编 . -- 北京：中国中医药出版社，2024. 9
ISBN 978-7-5132-8873-6

Ⅰ . R221.09

中国国家版本馆 CIP 数据核字第 2024RR8418 号

中国中医药出版社出版

北京经济技术开发区科创十三街 31 号院二区 8 号楼
邮政编码　100176
传真　010-64405721
廊坊市祥丰印刷有限公司印刷
各地新华书店经销

开本 787×1092　1/16　印张 31.75　字数 468 千字
2024 年 9 月第 1 版　2024 年 9 月第 1 次印刷
书号　ISBN 978 – 7 – 5132 – 8873 – 6

定价　128.00 元
网址　www.cptcm.com

服 务 热 线　010-64405510
购 书 热 线　010-89535836
维 权 打 假　010-64405753

微信服务号　zgzyycbs
微商城网址　https://kdt.im/LIdUGr
官 方 微 博　http://e.weibo.com/cptcm
天猫旗舰店网址　https://zgzyycbs.tmall.com

如有印装质量问题请与本社出版部联系（010-64405510）

《读内经　做临床　悟文化——王庆其槐荫堂医话》
编写委员会

主　编　王庆其

协　编　王少墨

编写成员（按姓氏笔画为序）

马凤岐　　王　丹　　王　晔　　王少墨

王庆其　　王丽慧　　王秀薇　　王倩蕾

卢　嫣　　田永衍　　刘　煊　　刘文平

汤　杰　　李兆健　　李素素　　肖定洪

吴晓华　　邹纯朴　　宋　琦　　陈　正

陈　晓　　陈　敏　　赵心华　　柳　涛

姜青松　　姚　怡　　秦　倩　　夏梦幻

顾明津　　徐君逸　　黄　瑶　　蔡玥娇

谭　丽　　薛　辉　　戴彦成

中医学经典当代价值刍议
——从《黄帝内经》说起
（代序）

凡学科大多有本学科的经典。所谓经典就是经过历史的洗礼、能够体现本学科最有学术价值的代表性典籍，对本学科的发展产生重大影响，具有原创性、典范性、权威性、指导性的特点。

中医学经典是中国传统文化和长期临床实践经验的结晶，集中反映了先哲们对生命活动规律的认知和智慧，是防病治病经验的集大成者。我认为中医学经典的范畴应该包括《黄帝内经》（中医学基本理论的经典）、《伤寒论》（中医治疗外感疾病的经典）、《金匮要略》（中医治疗内伤杂病的经典）、《神农本草经》（中药学的经典）及历代各科有代表性的重要典籍。

历史已经进入 21 世纪，现代科学飞速发展，今天我们为什么还要读经典？

经典告诉我们的不是论断而是智慧，不是观点而是思路，不是知识而是能力。中医学是一门应用性学科，所以结合临床实践是研读经典的最佳途径，把中医经典原理嫁接到临床、活用于科学研究，是一种思路、一种智慧、一种能力，最终的目的是提高临床疗效、发展中医学术。

那么，中医学经典的当代价值又在哪里，现以《黄帝内经》为出发点对此作一粗略阐述。

《黄帝内经》是一部什么书？《黄帝内经》是中医学经典中的经典，是一部治病的法书、养生保健的宝典，同时还是一部哲学著作和古代百科全书。我们今天学习《黄帝内经》不仅是背诵几句条文，为撰写论文、迎合考试、晋升职称的需要，我们要拒绝肤浅、碎片化、浮光掠影式、蜻蜓点水式的学习，要由器悟道、深入堂奥、领悟精髓。

一、文化价值——打开中华文明宝库的钥匙

中医学是中华民族的生存方式和生存技术，由生存方式衍生出了中华文化，由生存技术逐渐发展为医学。前者属于"道"，后者属于"术"（即器），"道无术不行，术无道不久"，所以中医学从诞生开始就体现了道术相合、道器结合，文化与医学不可分割。《黄帝内经》是中国传统文化与医疗实践经验相结合的产物，文化是"根"与"魂"，医学是大厦。没有坚实的根基，大厦就会倒塌；没有丰富的灵魂，独存躯壳，就没有生命的活力。故文化与医学，两者血脉相连，须臾不能分离。

什么是中医药文化？中医药文化的内涵是以中国传统文化为母体，解读中医学对生命、健康、疾病、生死等问题的价值观念、独特的认知思维方式、人文精神和医德伦理。裘沛然先生说："医学是小道，文化是大道，大道通小道易通。"

为什么说中医学是"打开中华文明宝库的钥匙"？中医学是具有哲学理念的学科，不是纯粹的自然科学，它密切联系自然界和社会环境，常把医"人"和医"国"相提并论。中医学与哲学息息相关，哲学有医学的目标：关怀人、爱护人，中国哲学实际属于"生命哲学"。医学有哲学的原理：从宏观整体的角度看人，中医学的理论脱胎于中国古代哲学，所以处处显现出哲理性，哲学与医学都被称为"人学"。复旦大学医学院王卫平教授说："医学所研究的对象是人类本身，导致人类疾病或影响人类健康的因素不仅涉及自然科学领域，而且也紧密联系到社会和人文科学等领域，通俗地讲，医学是人学。"

我们可以从《黄帝内经》提示的文化内涵，体会其彰显中华文明的闪光点。从中医学的职能讲，医乃仁术，源于儒家"仁者爱人"的思想；从研究的理念讲，崇尚"人与天地相参（应）"，肇始于道家、儒家的"天人合一"思想；从研究的对象

讲，体现"以人为本"，源于古代哲学"生命为本"思想；从研究的方法讲，遵循"以中和为贵"，脱胎于儒家"致中和""中庸之道"的思想；从辨证思维方式来讲，以"阴阳天地之道"为纲领，可追溯至《易经》"阴阳者，一分为二也"，阴阳学说是自然界事物运动变化的总规律（上述内容可以在本书的有关章节中找到较为详细的阐述，此处不赘述）。以上这些理念无不源于中华文明的核心理念，《黄帝内经》将其渗透于医学领域，作为演绎生命活动规律的圭臬，成为中医学的文化特色。反过来，我们可以透过中医学或中医学经典，了解中华文明宝库的精华，从而成为打开中华文明宝库的钥匙。

二、医学价值——开启认识生命的另一扇门

人类的生命来自哪里？生命的本质是什么？生命究竟有什么意义？如何实现生命的价值？这是古今中外的哲学家、思想家、生物学家、人类学家及自然科学家苦苦寻觅的重要命题。

恩格斯关于生命科学的定义：生命是蛋白体的存在方式。这种存在方式本质上就在于蛋白质、核酸和酶三类生命分子的复合体。生命的本质是蛋白体的同化作用和异化作用的对立统一和矛盾运动。生命过程，就是蛋白体不断自我更新、自我复制、自我调节的过程。

如果说西方医学用逻辑思维与实证方法开启了认识生命的一扇门，那么《黄帝内经》则秉承传统中华哲学智慧和丰富的实践经验，为世界开启了认识生命的另一扇门。

关于生命的认识，《黄帝内经》继承了中国传统文化"天人合一"的基因，从"天"的研究到"人"，从"人"的探讨到"天"。可以说，中医学是以"天人一体"为理论核心，认识自然和认识人体相统一的科学。《黄帝内经》告诉我们，人的生命是天地阴阳相互交感作用的产物，人类生命是天地演化的产物，是在阴阳和谐的

状态下孕育生息；人体是父母两精相合的结果；生命的基本要素是"形神合一，乃成为人""形者神之体，神者形之用，无神则形不可活，无形则神无以生""形神俱备，乃为全体"；轩岐三才天地人，人身三宝精气神；阴平阳秘，精神乃治；人本思想就是"以人为本"的思想，人类是迄今为止宇宙间一切生命现象的最高存在形式。"天地之性人为贵"，《黄帝内经》言"天覆地载，万物悉备，莫贵于人""人者，天地之镇也"。《黄帝内经》以其独特的视角，演绎了生命活动的规律，充分展现了东方文化的色彩和光辉。

三、临床价值——激活临床，提高疗效

"金元四大家"之一的张子和曾经说过，《黄帝内经》是一部治病的法书。它汇聚了秦汉以前医学家临床经验的结晶。毫无疑问，中医药几千年来为中华民族的生存繁衍、防病治病作出了伟大的贡献，靠的就是临床疗效。没有疗效就没有中医药。当前中医药发展的关键也在于临床疗效，然而临床疗效的提高靠什么？是理论指导。没有理论创新的临床，是不可能取得良好疗效，也是没有发展潜力的临床。

立足临床是研读中医经典的最高境界，古人倡导"知行合一"，行是知之基，亦是知之成；知源于行而成于行。读经典、做临床就是借前人的智慧，解决现实的难题。离开临床实践就无法解析《黄帝内经》的隐奥和是非曲直，就无法发展中医学。

兹举一例，近年来中医药防治新型冠状病毒肺炎的实践证明，"疫毒损伤肺络"是该病危重期的核心病机。我们可以运用《黄帝内经》及后世关于络脉理论的系统阐述，结合后世瘟疫理论及实践经验，剖析疫毒侵犯人体的演化规律，即疫毒从口鼻而入（表）→邪毒犯肺（里）→痰瘀阻滞肺络、毒损肺络（呼吸窘迫综合征）→气血两燔、邪入营血、疫毒弥漫血络（弥散性血管内凝血）→肺心功能衰竭（络脉痹阻，不通则死）→多脏器衰竭（邪气淫泆，不可胜论）。在继承前人防治疫病经验的基础上，采用辨证论治、辨病论治和中西医结合的方法，获得了良好疗效。不仅挽救了许多患者的生命，而且推动了临床医学的发展。

诚然，中医学经典反映了那个时代的临床研究成果，我们要让这些成果为今天医疗实践发挥作用是需要智慧的。裘沛然先生曾经提出"今时三非说"是很有见地的。首先是"今病非古病"，即疾病谱发生了改变，今天中医人面临大量的慢性病、心身疾病和疑难杂症，新的感染性和传染性疾病也时有发生流行。其次是"今人非古人"，现在来找中医诊病的患者大多已是使用过抗生素、激素、维生素等西药的，其对药物的依从性发生了很大的变化，患者的体质也发生了改变，这给中医药治疗增加了难度。最后是"今药非古药"，随着中医药事业的发展，民众对中药的需求量激增，仅靠野生药材显然是不够的，而栽培的药材有数量和质量的问题，某些药物还存在农药和重金属的残留问题，成为药效发挥的障碍，加工炮制是否"道地"也十分重要。这些问题均是当前中医学发展的"瓶颈"，也是中医学经典应用于医疗实践中必须关注的重点和难点。因此，把中医学经典"古为今用"需要发挥当代中医人的智慧，结合现代科技成果对古代中医经典的创新演绎，才能真正促进临床疗效的提高和中医学的发展。

四、科研价值——开拓思路，推陈致新

中医经典所揭示的生命活动原理及其防病治病的法则反映了人类生命活动的某些规律，但有些规律仅仅反映出古人在当时环境和条件下的认识，今天的科学研究，就是要借鉴经典理论拓宽科研思路，通过现代科研手段论证经典所提供的理论原理，从而阐释经典，推动理论创新。

例如，吴以岭院士对《黄帝内经》络病学说进行了长期研究探索，承担了国家中医药管理局"络脉理论及其应用研究"课题，提出了"三维立体网络系统"理论框架，初步建立了"络病证治"体系，首次形成了系统络病理论，研发了通心络胶囊、参松养心胶囊等新药。课题组采取了完全符合国际标准的随机、双盲、多中心、安慰剂平行对照的试验，证实通心络胶囊治疗急性心肌梗死冠状动脉无复流，能缩小心肌梗死面积、改善心功能，疗效可提高 20%，在解决心血管领域这一世界性难题方面取得了重大进展，并获得了 2000 年国家科学技术进步奖二等奖。2019 年"中医脉络学说构建及其指导微血管病变防治"获国家科学技术进步奖一等奖。吴以岭院士的科研思路是源于经典→基于临床→创新理论→研发新药→提高疗效。医学科研的根本目的只有两个：一是推动学术的发展，二是促进临床疗效的提高。这些思路也是中医经典继承和创新的良好借鉴。

另外，通过多年的研究发现，《黄帝内经》不仅是中医学理论的奠基之作、秦汉以前临床经验的集大成者，而且还是多学科研究医学的典范。其汇集了中国古代自然科学及人文科学的研究成果，如哲学、人类学、心理学、社会学、教育学、气象学、历法学、象数学、农学等。有人说《黄帝内经》是百科全书，充分说明了中医学是一门开放的学科，它从不同角度阐述了中医学与自然科学、人文科学之间的密切联系，在多学科交叉中呈现出多彩的学术特点。由此得到一个启示，中医学术的发展不仅靠"就医学论医学"，更需要多学科与医学的融会贯通、互鉴互用，才能促进学术的进步。坊间所谓的"纯中医"之说，在《黄帝内经》时就并不存在。在《黄帝内经》的作者看来，人是人与自然、人与社会、人与人关系的总和，所以研究生命科学必须"上通天文，下知地理，中晓人事"，这正是我们今天中医学术发展需要寻求的思路和途径。现代学者马中说："一切学说，只有到达哲学的高度才能相互融会贯通。"有哲人说"只要井打得深，地下水是相通的"。

通过上述简略的讨论，我们可以窥见中医学经典当代价值之一斑。诚然，面对广大人民群众对医学和健康不断增长的需要，中医学经典所奠定的理论和经验需要不断地在继承中发展，在弘扬中推陈出新，才能彰显其生命活力，以满足人民健康事业发展的需要。

我从事《黄帝内经》教学工作 40 余年，从事中医内科临床工作 50 余年。多年来始终坚持探索将中医学经典与临床实践融会贯通，即用经典激活临床，从临床拓展经典；中医经典与传统文化血肉相连，要真正领会中医经典理论的真谛，必须用文化解读经典，从经典弘扬文化。经过多年的学习、思考、积累，有了些许心得，遂结集成书《读内经 做临床 悟文化——王庆其槐荫堂医话》。其中浅陋和纰缪之处，还祈方家订正为幸。

王庆其

2023 年 12 月 15 日耋年志念

目 录

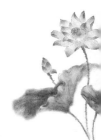

中篇

临证心悟

下篇 **文化走笔**

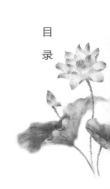

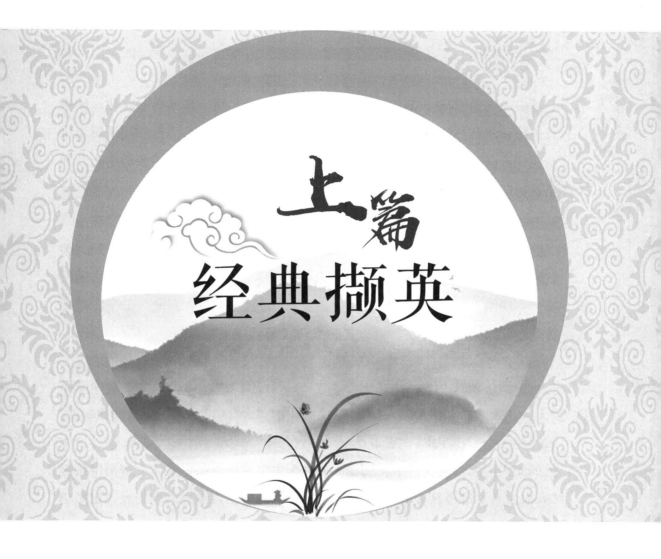

上篇

经典撷英

第一章　中医学开启了认识生命的另一扇门

中医学是中华民族的伟大创造。中医药文化植根于中华传统文化，体现着中华传统的哲学思想、思维方式和价值观念。如果说西方医学用逻辑思维与实证方法开启了认识生命的一扇门，那么中医学则用中华传统哲学智慧和丰富的实践经验为世界打开了认识生命的另一扇门。

第一节　人是天与人、人与人、形与神关系的总和

一、人是"天-地-人"关系的总和

中国传统文化在"天人合一"思想指导下认为，认识"人"必须联系"天"，"天"的本体是"人"。传统文化中的"天"，以"人"为基础和起点。人体是一个"小宇宙"，宇宙是一个"大人体"。"天"就是大写的"人"。中国的先人们无论是探讨宇宙的生成还是探索生命的奥秘，实质上都是围绕着"天人关系"这个核心展开的。"天人之学"是中国哲学的思维起点，也是中国人最基本的思维方式。

中医学与哲学息息相通。医学有哲学的基因，强调"天人合一"，人是"天-地-人"关系的总和。中医学是中国人的生命科学，又称为"人学"。中医学从"天、地、人三才一体"思想出发，从生命的演化过程中把握生命活动规律。"天人合一"思想是中医学最基本的核心理念，它贯穿于中医学理论体系的全部，并作为临床疾病防治实践的指导思想。

二、人的生命是天地阴阳相互交感作用的产物

《黄帝内经》说："人生于地，悬命于天，天地合气，命之曰人。"从哲学角度说明了人类生命是天地演化的产物。天为生命提供了阳光、空气及适宜的气候，地为人类提供了必要的水、土壤、食物及其他有利的地理环境，于是生命便在天地阴阳交互作用下形成，在阴阳和谐的状态下孕育生息。大自然是人类赖以生存的环境，人离不开大自然，也必然要受到自然的制约。《素问·阴阳应象大论》云："阴阳者，天地之道也，万物之纲纪，变化之父母，生杀之本始，神明之府也，治病必求于本。"古代医家告诉我们，人类的产生不是来自超自然的神，人类生命和其他动物一样，都是由自然界天地阴阳之气交感和合而生成，而并非被什么力量凭空塑造出来。这一观点彻底摆脱了上帝创造人类的说法，充分体现了唯物主义无神论的生命观。古代哲学家、医学家在探讨万物生成和宇宙本源问题的时候，也提出了人的起源问题。《庄子》云："通天下一气耳。"天下都是一种"气"。"人之生，气之聚也；聚则为生，散则为死。"人的存在就是气的集聚，气聚就是生，气散就是死。所以，中国的整个思想体系中都认为生命就是由"气"生成的。东汉时期著名的哲学家王充说："夫天地合气，人偶自生也，犹夫妇合气，子则自生也。"天地阴阳之气相合，就产生了万物。人也完全是一个自然的产物。

中医学认为"人以天地之气生，四时之法成""天地之大纪，人神之通应也"。中医学在"天人合一"思想指导下，构建了"天、地、人三才一体"的医学模式，认为人是医学关注的核心，置人于自然、社会环境的变化中以研究其心身状态，结合环境变化的各种因素进行诊治疾病等医学实践活动，是中医学的基本原则。所以它要求医生必须"上知天文，下知地理，中知人事"。"天地"指自然，"人事"指社会政治、经济文化及人际关系等因素，均可涉及心身活动。

三、人体是父母两精结合的结果

《灵枢·本神》说："故生之来谓之精，两精相搏谓之神。"人的生命来

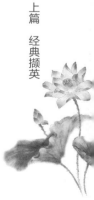

源于父母阴阳两精的结合。即精成而后神生，形神俱备乃成为人。中医学认为，精气是构成人体的根本。"人始生，先成精，精成而脑髓生，骨为干，脉为营，筋为刚，肉为墙，皮肤坚而毛发长"。明确指出构成人体的各种器官，如脑髓、骨、脉、筋、肉、皮肤、毛发等均是由父母精气相结合后化育而成。这从医学角度对人类个体生命的起源进行了科学解读。

四、形神合一，乃成为人

中国传统哲学对形神关系主要有两种观点：一种是形神二元论，如《淮南子》载"夫精神者所受于天也，而形体者所禀于地也"。肯定形体、精神皆禀气而成，但形体所禀的是地之重浊之气，精神所禀的是天之轻清之气，人死后精神归于天，形体归于地。这是明显的二元论。另一种是形质神用论，如南北朝范缜说："神即形也，形即神也。是以形存则神存，形谢则神灭也。"所谓"形"是形体，"神"是精神，"即"就是密不可分。范缜认为形神之间的关系是"名殊而体一""形神不二"，不可分离，形体存在，精神才存在；形体衰亡，精神也就归于消亡。中医学受形神一元论观点的影响提出了"形神合一，乃成为人"的观点。明代医学家张景岳的概括富有哲理，"形者神之体，神者形之用，无神则形不可活，无形则神无以生，形神俱备，乃为全体"。中医学还告诉我们，形神和谐，健康长寿。"故能形与神俱，而尽终其天年"。形神失和则病，形神分离则亡。形神合一的观点是中医学的生命观，也是心身理论的本质。

第二节　健康的本质是和谐：天人和、心身和、气血和

中和思想在中国古代哲学史上可以追溯到很早的时期，有学者认为整部《周易》始终都贯穿了"崇中尚和"的思想。《礼记·中庸》曰："中也者，天下之大本也；和也者，天下之达道也。致中和，天地位焉，万物育焉。"

直接提出"中和"便是天地之道，"致中和"则天地各安其位，万物各育形命。从儒家的"致中和""礼之用，和为贵"等，到今天"和谐社会"理念的提出，几千年来，"和"思想渗透到中华文明的哲学、历史、政治、伦理、宗教、教育、文学、艺术等方方面面，深刻影响了中国人的生活。

中医学的"中和思想"贯穿于全部理论体系及诊疗疾病的始终，是中医学理论建构的基本理念之一。"中"指中正平和，不偏不倚；"和"是指行为尺度的适中和事物多元素状态的统一协调。"中和"的本意是指保持和恢复人体的自身调节机制，使阴阳、营卫、气血、津液、脏腑等系统功能协调而维持正常的生理活动，且贯穿理、法、方、药的全过程。

什么是健康？回溯 20 世纪中期，人们普遍认为没有疾病就是健康。至 1977 年，世界卫生组织将健康概念确定为不仅是没有疾病和身体健康，而是身体、心理和社会适应的完好状态。

令人惊奇的是 2000 多年前的《黄帝内经》就告诉我们，健康的标准是气血和、志意和、寒温和。"气血和"是指气血运行和畅，实际意思是指躯体活动正常；"志意和"可以理解为精神活动正常；"寒温和"指人能适应外界寒温环境，实际是指人能够适应自然环境。概括而言，健康就是一种人体和谐的状态，即天人和、精神和、气血和。世界卫生组织将健康的标准定为"身体、心理和社会适应的完好状态"；而中医学将健康理解为躯体、精神及适应自然环境（实际包括社会环境）的和谐状态。两者相比，一个"和"字，突显了中国传统文化的哲学精髓和最高智慧，意味深长，足以证明中国医学家的哲学智慧。

第三节　中医学是治人的学问

可以这样说，与其说中医学是治病的学问，不如说是治人的学问，是通过治人达到治病的目的。

《黄帝内经》记载"天覆地载，万物悉备，莫贵于人""人者，天地之镇

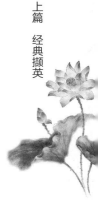

也"。充分体现了以人为本的思想。当前，由于医疗水平的限制，尚有许多疾病还缺少理想的根治办法，但是中医药扶助保护人的正气，通过正气抵御疾病，不失为延长生命，提高生存质量的良好手段，也充分体现了"以人为本"的医学理念。清代医著《医学源流论》把保护元气作为"医家第一活人要义"，"若元气不伤，病虽甚不死；元气或伤，虽病轻亦死""诊病决死生者，不视病之轻重，而视元气之存亡，则百不失一矣"。所以临床治病不忘处处顾护正气，尤其是对于急危重症，主张"留得一分正气，便有一分生机"。

之前流行的新型冠状病毒感染的肺炎，属于中医疫病范畴，病因为疫疠之气袭肺。其特点正如《素问》所说："五疫之至，皆相染易，无问大小，病状相似，不施救疗，如何可得不相移易者。"清代医著《温疫论》也说："疫者感天地之戾气……此气之来，无论老少强弱，触之者即病，邪从口鼻而入。"文献提示，疫病是由感受疫疠瘴气，从鼻吸入由呼吸道传染的急性传染病。

现代医学研究认为，这次疫病是一种新型的病毒感染，目前还缺乏十分有效的对抗病毒的药物来治疗，西医学的处理主要是对症治疗。无论是预防还是治疗，努力提高患者的免疫能力，通过患者自身的抗病能力抵御邪毒，是防控疫毒的关键，而要提高机体的免疫能力最重要的是养护好中医讲的"正气"。《黄帝内经》提出"正气存内，邪不可干，邪之所凑，其气必虚""风雨寒热不得虚，邪不能独伤人，卒然逢疾风暴雨而不病者，盖无虚，故邪不能独伤人"。经文提示：疫毒之所以侵犯人体主要是由于正气虚，反之正气不虚，疫毒就不能侵犯，即使得病往往症状也比较轻，恢复快，预后好。对于机体来说，正气集中体现在人的抗病能力上。中医认为，人体内部有一种生化和制约并存的自稳调节机制，所谓"亢害承制"，即生化和制约机制必须协调才能精气充足，神气旺盛，可以抵御致病因素的侵犯，中医所谓的"阴平阳秘"，就是一种机体的"内稳态"。人体本身存在一个调控系统，具有自我调节、自我控制、自我修复、自我防御四大功能，人体依靠这些自稳调节功能维系着生命活动的有序进行，并具备抵御致病因素侵犯的能力。从预防角度看，有三种情况应该引起注意：一是尚未感染病毒者，要养护好精气神，筑牢防控疫病的堤坝，努力做到《黄帝内经》所谓的"避其毒气"，令邪毒无法侵袭；二是已经感染病毒，尚未出现临床症状者，应该在做好隔离的同时，防止已病防变；三是已经确诊患病并出现典型症状者，应该处理好邪正关系，做到扶正以祛邪，祛邪以安正，千方百计调节人体的"正气"抗御病毒，这一方面中医药有明显的优势。中医历代有关瘟疫的文献记载了大量治疗疫病的宝贵经验，在这次抗击疫情的实践中发挥了很好的作用，实践证明，中医药"扶正祛邪，清瘟排毒"的方法取得了令世人瞩目的成效，通过中西医结合挽救了无数的生命，中医药在这次抗击疫情中交上了一份满意的答卷。

第四节　治病总目标为"致中和"，治疗大法为"和其不和"

"中和"思想广泛运用于中医防治疾病的医疗实践中。疾病就是致病因素作用于人体而产生的阴阳、营卫、气血、津液、脏腑功能的不和。治疗疾病的目标是去除疾病，恢复健康。对中医来说通过辨证之后，采取各种治疗措施，治疗因内外致病因素作用于人体而产生的种种不和谐（证候），最终达到"致中和"这个总目标。对于治疗疾病来说，脏腑气血阴阳恢复了"中和"的状态，就恢复了健康。

中医治疗疾病的方法很多，归纳起来主要有汗（发汗法）、吐（催吐法）、下（攻下法）、和（和解法）、温（温热法）、清（清热法）、消（消导法）、补（补益法）八大方法。其中广义的"和"法，可以包括所有的治法，即指一切致病因素导致人体的脏腑气血阴阳失和而采用的"和其不和"的方法。明代医学家张景岳说："和方之剂，和其不和者也……其中补泻温凉之用，无所不及，务在调平元气，不失中和贵也。"清代医家程钟龄所谓"一法（指和法）之中八法备矣，八法之中百法备矣"。

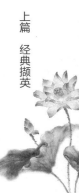

中医学的"中和"思想，不仅可以充分借鉴古人智慧以化解现代社会发展中由"二元对立"思想带来的人与自然、人与社会、人与自身的危机，而且可以深入理解中医思维，把握中医真髓，提高中医实践水平，从而为破解现代医学面临的慢性非传染性疾病与新型传染性疾病的预防与治疗难题、矫正对抗治疗与过度治疗思路与技术的弊端、纠正医疗关系认识错位及缓和医患矛盾等问题提供有益帮助。

中华民族"和"的理念或和谐哲学的实践意义，在于能够化解和匡正人类面对的生存和发展这一基本矛盾所引发的各种危机，使其沿着体现"和而不同"的理性智慧的大道前进。西方哲学家罗素说"中国至高无上的伦理品质中的一些东西，现代世界极其需要。这些品质中，我认为'和'是第一位的，若能够被世界所采纳，地球上肯定会比现在有更多的欢乐和祥和"。

第五节 "治未病"思想体现人类忧患意识

何谓忧患意识？所谓忧患意识就是从人类生存的实际情况出发，预测对于未来事物的发展可能给自身造成负面影响的一种自省和警觉。并力求通过自身的努力，避免或减少这种负面影响的发生，消除可能产生的不良情况。

在中国传统文化中有关忧患意识的记载甚多。如《周易·系辞传》说："君子安而不忘危，存而不忘亡，治而不忘乱；是以，身安而国家可保也。"从社会发展的本质看，忧患意识存在于人类实践活动的一切领域，包括对待自然、社会和人类自身，都可能产生忧患情绪。

受中国传统文化的深刻影响，人类对于自身的健康和疾病问题也充满着忧患意识。《素问·四气调神大论》言："是故圣人不治已病治未病，不治已乱治未乱，此之谓也。夫病已成而后药之，乱已成而后治之，譬犹渴而穿井，斗而铸锥，不亦晚乎。""治未病"思想充分体现了传统文化居安思危的忧患意识，居安思危则安，居安思安则危；未病思防则健，未病不防则病。这也说明在中国古代治国、治人理无二致。

当前医学面临着诸多问题，如根据我国医学界调查，当前心脑血管病、恶性肿瘤、糖尿病等疾病的发生率逐年上升，已经与发达国家接近，恶性肿瘤、脑血管病、心血管病已占总病死人数的 61%，至于亚健康状态的人则占整个人群的 60% 左右，严重影响了国人的健康水平。改变不良生活习惯，积极倡导健康生活方式新理念，已经成为改善大众健康状况、降低医疗负担的当务之急。另外，医疗的进步无法遏制新病种不断产生的势头，医源性疾病逐渐增多，生态环境与医学的矛盾突出，社会老龄化程度日益加重使老年性疾病发病率增加，医疗费用大幅增加，社会负担加重，对医疗提出新课题。21 世纪医学正经历重大变革，医疗费用恶性膨胀引发的全球医疗危机，迫使人们对医学的目的和核心价值进行深刻检讨。世界卫生组织 1996 年在一份报告中指出：目前医学的发展是在全世界制造供不起的、不公正的医学。人类对医学核心价值的深刻反思，将导致医学目的的调整和医学模式的转变，这样的调整与转变，必然引发健康保障服务模式的创新与革命。要解决这场全球性的医疗危机，必须对医学的目的作根本性调整：把医学发展的战略优先从"以治愈疾病为目的的高技术追求"转向"预防疾病和损伤，维持和促进健康"，只有以"预防疾病，促进健康"为首要目的的医学才是供得起、可持续的医学。

在上述医学所面临的"忧患"形势下，中医学"治未病"思想的学术意义更加显现出来，这就是当前大力倡导中医"治未病"医学模式的现实意义。从文化和哲学角度来分析，忧患意识实际是一种超前意识、风险意识，是促进医学发展的重要动力。

中医"治未病"思想的实质是对生命的尊爱，当人体处于"未病"状态时就应该注意防止疾病的发生，而保养生命是医学的最高境界。唐代医学家孙思邈说："上医医未病之病，中医医欲起之病，下医医已病之病。"大凡人的生命状态可以分为未病、欲起之病、已病三种，即健康人、欲病之人（亚健康人）、患者；医学也可以分为三等，"上医"的职能是做好养生，维护生命的健康；"中医"的职能是早期干预，以防发病；"下医"的职能是治疗疾病。这里把"治未病"的医生作为上等的医生。诚如《证治心传》所说：

"欲求最上之道，莫妙于治其未病。"治未病是"最上之道"，也就是医学的最高境界。

时下人们热衷于养生保健，而养生的实质就是尊爱生命，养护身体，达到抵御疾病，臻于寿域的目的。广义地说养生就是珍爱生命，颐养人生，即健康快乐地走完人生旅途。我们每个人都应该把养生理念内化为一种善待生命的价值需要，并外化为科学健康的生活习惯。"少成若天性，习惯如自然"。养生就是养成一种健康的生活习惯，那么健康长寿就自然而然地不期而遇了。

第二章　中医经典研究的三条途径

中医学经典集中反映了先人们关于生命、健康、疾病及其防治的智慧和经验，为中华民族的生存繁衍作出了巨大贡献。新时代，人们对于疾病的防治和健康的追求已经发生了巨大的变化。那么今天我们为什么还要读经典？

传承精华，守正创新，是当前中医药事业发展的总要求。那么，什么是中医学的精华？中医学究竟有哪些精华？守正，就是遵循中医学自身发展规律发展中医学术，什么是中医学的"发展规律"？又如何来"创新"？这些问题值得我们深入思考和探索。我认为中医学的精华集中体现在中医学原创的经典之中。国家倡导读经典，不是仅仅背诵几条原文，浮光掠影，装装门面，而是从中借鉴先哲的智慧、思维方式及学术发展规律，法古开今，推陈致新。

《论语》曰"君子不器"。"器"与"道"是中国古代哲学中的一对范畴。《周易·系辞上》言"形而上者谓之道，形而下者谓之器"。"道"是思维、智慧、规律、法则；"器"是具体事物、具体知识、具体方法技术。儒家强调由"器"见"道"，这才是古代所谓"君子"所追求的目标，也是我们今天学习经典的主要目的。

经过多年的学习、实践和思考，如何让中医学经典活在当下？笔者提出三条途径：一是用经典激活临床，从临床拓展经典；二是用经典启迪科研，从科研创新经典；三是用文化解读经典，从经典弘扬文化。

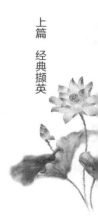

第一节　用经典激活临床，从临床拓展经典

长期以来，中医界已经形成这样一种共识：中医的出路在临床，中医的发展在疗效。毫无疑问，中医药几千年来为中华民族的生存繁衍、防病治病作出了巨大贡献，靠的就是临床疗效。没有疗效就没有中医药。当前中医药发展的关键也在于临床疗效，然而临床疗效的提高靠什么？是理论指导。一个没有理论创新的临床，是不可能取得良好的疗效，也是没有发展潜力的临床。

现举一例说明：从《黄帝内经》"形神一体"观治疗脾胃病。

"形神一体"是中医学的生命观。形神关系是哲学领域的一个重要命题，形神关系从哲学上讲其本质是物质和运动的关系，从医学上讲实质是机体与功能、肉体与精神的关系，心身关系的本质是形神关系。《黄帝内经》"形神一体"的含义：形为体，神为用，形神合一乃成为人。明代医家张景岳言："形者神之体，神者形之用，无神则形不可活，无形则神无以生。"形神和谐，健康长寿。《素问·上古天真论》曰："故能形与神俱，而尽终其天年"。形神失和则病，形神分离则亡。《素问·上古天真论》曰："百岁，五脏皆虚，神气皆去，形骸独居而终矣"。形神一体的实质就是心身一体。

关于心身疾病西医的表述为由心理因素引起的躯体疾病，中医的表述为由精神情志因素所致的脏腑气血损害的病变，属于神伤形的范畴。心身疾病分类：心身疾病与身心疾病。张景岳的分类：因郁致病与因病致郁。如消化心身病、心因性消化病。中医病名如情志相关性脾胃病。

当前中医药治疗的绝大部分是慢性病，据报道 80% 的慢性病存在着不同程度的心理问题，因此如何解决慢性病患者的心理问题是临床疗效的关键。心身问题成为临床各科面临的热点，该趋势在脾胃病中表现尤为显著，古代有"郁病多在中焦"之说，我认为"胃肠是情绪变化的晴雨表"。西医学把社会心理因素在消化系统疾病中的发生、发展、转归中起重要作用的躯体疾病称为"心因性消化病"或"消化心身病"。从中医角度解读心身消化病，是指由长期的精神情志因素导致的各类脾胃病证，或者由于脾胃病久治不愈，从而引发一系列精神症状者，可以称为"情志相关性脾胃病"。

一、情志相关性脾胃病的病因

1. 心理社会因素对脾胃病的影响（因郁致病）

《灵枢·寿夭刚柔》曰："忧恐忿怒伤气，气伤脏，乃病脏。"忧恐忿怒→伤气→伤脏（心身疾病）。长期过度的心理压力、抑郁、焦虑、劳累过度等均可使迷走神经放射性亢进，造成胃酸分泌增加、胃肠道运动增强；交感神经兴奋，胃黏膜血管收缩，导致胃肠疾病的产生；焦虑、抑郁等负面情绪也可以通过降低胃肠道黏膜屏障作用及干扰机体免疫系统功能等途径，导致消化系统疾病产生；精神因素通过"脑－肠轴"调控通路，与胃肠道的功能相互影响，形成恶性循环，临床表现为精神心理障碍和胃肠道症状合并存在的现象。我们曾经对 510 例经胃镜、肠镜确诊的脾胃病患者，运用 SCL-90 测量软件对所有资料的量表进行分析，最后再对调查表按统一的辨证标准进行辨证，研究脾胃病与量表各因子项之间的相关性。结果：510 例脾胃病患者中，约 75% 的患者存在心理障碍，在性别上有显著性差异（女性高于男性），脾胃病的病程及严重程度与情志因素呈显著性相关，各证型的脾胃病患者心理障碍的分布权重基本一致。

2. 脾胃病对患者心理状态的影响（因病致郁）

临床实践证明炎症性肠病、肠易激综合征、功能性消化不良、消化系统恶性肿瘤等疾病具有病程长、病情反复、症状多变、治疗难度大等特点，导致患者长期处于消极的情感之中，容易引起心理状态的改变，产生心理障碍。《景岳全书·郁证》言"凡五气之郁则诸病皆有，此因病致郁也；至若情志之郁，则总由乎心，此因郁致病也。"

二、情志相关性脾胃病的分类与治疗

（一）抑郁情绪相关性脾胃病

1. 临床表现

（1）情感低落：多表现为对周围的事情不感兴趣，终日闷闷不乐。自感

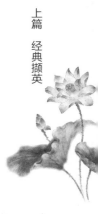

一切都不如人，常有无用感、无希望感、无助感、无价值感，记忆力下降，注意力难以集中，情绪不稳定，严重者有自杀的想法等。

（2）思维迟钝：主动言语减少，语速明显减慢，自觉"脑子好像是生锈了的机器""脑子像涂了一层糨糊一样"。

（3）意志活动减退：表现为行为缓慢，生活被动，疏懒，不想做事，不愿和人交往，常独坐一旁。

（4）抑郁情绪相关性脾胃病症状：胃肠功能下降，早饱、饱胀、食欲不振、嗳气、烧心、便秘或腹泻等；还有头痛、头晕、慢性疼痛无固定部位、疲劳感、睡眠障碍、性功能障碍、月经紊乱等表现。

2. 治法方药

宣阳开郁法治疗抑郁性脾胃病属阴证，表现为"三低"症状，情绪抑郁、思维迟钝、行为减少。抑郁症属木、属肝，木喜条达，肝喜疏泄，木郁达之。何梦瑶《医碥·郁》言："郁而不舒，则皆肝木之病矣。"

宣阳化痰开郁汤组成：柴胡、桂枝、郁金、石菖蒲、制半夏、竹茹、厚朴花、绿梅花、八月札、枳壳、枳实、茯神、酸枣仁、炙甘草。

临证加减：气滞甚者合四逆散，痰湿重者合温胆汤，睡眠差者加柏子仁，心脾两虚者合归脾汤、甘麦大枣汤，元阳不足者佐以淫羊藿、仙茅，惊悸不宁者加龙骨、牡蛎，胃脘痞满者加炙鸡内金、焦三仙，腹部胀满者加大腹皮、葫芦壳，咽中似有物梗者合半夏厚朴汤。

疏肝解郁宣化可用的花类药：代代花、绿萼梅、甘菊花、玫瑰花、厚朴花、扁豆花、合欢花、金银花、荷花、丁香花、月季花、茉莉花等。

3. 医案举例

李某，男，63岁。2018年12月27日初诊。

主诉：失眠伴便秘间断发作20余年，加重半年。

简要病史：20年前因被迫下岗，患者情绪低落，纳谷不佳，夜不能寐，大便不爽。于上海某三甲医院心理科诊为抑郁症。此后间断口服舍曲林等抗抑郁药物，症状改善不明显。10年前患者顺利找到工作，精神得复，失眠、便秘稍有好转，自行停用抗抑郁药物。3年前患者正式退休，闲置家中，再次出现精神恍惚不振、情绪低落、不善言语、失眠、便秘等症，重服舍曲林等药物控制欠佳。特求中医诊治。

刻下症：神倦乏力，面色无华，目光呆滞，精神不振，不善言语。自觉咽中痰滞，胃脘痞满，形体畏寒。纳谷不馨，夜寐不安，大便不爽，2～3日一行。舌质暗，苔薄白腻，脉沉。

诊断：郁证（气郁痰阻）。

治法：理气化痰，宣阳开郁。

处方：炒苍术、炒白术各12g，竹茹6g，砂仁6g，白豆蔻6g，苏梗、藿梗各12g，制半夏12g，石菖蒲12g，郁金15g，桂枝12g，制大黄9g，火麻仁30g，枳壳、枳实各15g，玫瑰花6g，合欢皮30g。14剂。

二诊（2019年1月17日）：药后患者大便得畅，胃脘痞满略瘥。现夜寐欠安，声音嘶哑无力，口腔溃疡近发。纳可，大便1～2日一行。舌尖红，苔薄腻，脉细。气滞痰凝，郁而化火，上犯口舌。治当清火理气，解郁安神。

处方：枳壳、枳实各20g，制大黄9g，桂枝12g，黄连6g，珍珠母30g，升麻30g，火麻仁40g，炒白术12g，八月札12g，路路通12g，玫瑰花6g，川朴花6g，合欢皮30g，玉蝴蝶9g，砂仁、蔻仁各3g。14剂。

三诊（2019年2月26日）：投剂后，诸症略瘥，口腔溃疡已愈。现略喜言语，面色转好，夜寐渐安。偶有嗳气，稍感风寒，肩背酸楚，大便不爽。舌质淡，苔薄腻，脉细。

处方：柴胡12g，制大黄9g，枳壳、枳实各12g，桂枝9g，炒苍术、白术各12g，防风12g，羌活9g，薏苡仁30g，生白芍20g，八月札12g，路路通12g，合欢皮30g，茯苓30g。14剂。

四诊（2019年3月14日）：药后大便顺畅，嗳气好转，精神得振。稍觉乏力，口苦纳少。偶有潮热、盗汗。舌质淡红，苔薄腻，脉细。此为肝肾阴亏，虚阳上逆。治以滋阴敛汗，清心解郁。上方去桂枝、羌活，加煅龙骨、煅牡蛎各30g，生地黄30g，生山栀12g。14剂。

随访：目前病情稳定，纳眠良好。

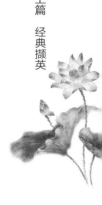

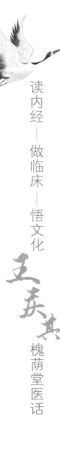

（二）焦虑情绪相关性脾胃病

1. 临床表现

（1）焦虑与烦恼：表现为对客观上并不存在的某种威胁、危险或者坏的结局过分担心、紧张、惶恐不安、过分警惕、难以入睡、容易激惹等。

（2）运动性不安：如搓手顿足、来回走动、紧张不安、不能静坐、手指震颤或自感颤栗等。

（3）自主神经功能亢进：心悸、气急、头昏晕、口干、多汗、尿急、尿频、面部发红、吞咽梗死感、胃部不适、腹泻、性功能障碍等。

（4）焦虑情绪相关性脾胃病症状：胃肠功能亢进但不协调，疼痛等腹部不适的感受特别强烈，具体包括口干口苦、喉中堵塞感、吞咽困难、食管内异物感、反酸、烧灼感、腹痛腹胀、呃逆、恶心、呕吐、肠鸣腹泻、过度排气等。

2. 治法方药

清火消虑法治疗焦虑症属阳证，具体表现为"三亢"症状，焦虑紧张情绪，运动性不安，植物神经功能亢进。焦虑症属火，火分君火与相火。君火指心火，相火指肝肾之火，包括肝郁化火、肝肾阴虚火旺。

栀子消虑汤组成：山栀、淡豆豉、黄连、黄芩、莲子心、灯心草、生龙骨、生牡蛎、柏子仁、天麻、地骨皮、枳壳、郁金。

临证加减：相火旺者加知母、黄柏；肝火旺者加龙胆草；肝肾阴虚者加女贞子、制龟甲、炙鳖甲、山茱萸；睡眠不安者加酸枣仁；肝阳亢者加珍珠母；气机不舒者加郁金、制香附；泛酸者加海螵蛸、煅瓦楞；便秘者加大黄、芦荟、生地黄；腹痛者加川楝子、延胡索；口干者加天花粉、芦根等。

3. 医案举例

朱某，女，58 岁，2017 年 8 月 15 日初诊。

主诉：失眠焦虑、食后腹胀 1 年余，大便不成形。

患者诉长期睡眠不安，容易紧张烦躁不安，心悸，气急，头昏晕，口干，多汗，潮热面部发红，吞咽梗塞感，胃部经常不适，腹泻，大便每天 2～4 次。外院肠镜检查（－），胃镜示萎缩性胃炎（中度），病理示胃黏膜萎缩（+），肠上皮化生（+～++）。曾经中西药治疗，效果不显。近日食后腹胀，偶有嗳气，腹隐痛，胃纳尚可，大便日行2次，不成形，便质烂，夜寐尚可；舌质稍红，苔白腻微黄，脉细数滑。

西医诊断：围绝经期综合征，肠易激惹综合征，萎缩性胃炎（心身消化病）。

中医诊断：脏躁，肠风，胃痞（情志相关性脾胃病）。

治法：清火消虑，疏肝理气，健脾和胃，清肠祛风。

处方：生山栀12g，淡豆豉12g，黄连6g，莲子心6g，灯心草6g，煅龙骨、煅牡蛎各30g，天麻12g，枳壳12g，炒白芍12g，白术12g，延胡索12g，制香附12g，薏苡仁30g，葛根30g，马齿苋30g，藿梗12g，苏梗12g，木香6g。14剂。水煎，早晚分服。

二诊（2017年8月29日）：仍潮热汗出，睡眠不安，食后腹胀不适较前好转，嗳气未作，口干明显，大便质偏烂，每日1～2次，舌红，苔薄腻，脉细数。上方加合欢皮30g，茯苓、茯神各20g，知母12g，黄柏12g。14剂。

三诊（2017年9月12日）：潮热汗出好转，睡眠改善，大便前段成形、后段质软，日行1次，近因进食甜食，出现泛酸、烧心等症状，口干稍好转，胃纳佳，腹胀嗳气，舌红，苔薄白略腻，脉细数。治以泻相火，疏肝宽肠理气。

处方：生山栀12g，淡豆豉12g，黄连6g，煅龙骨、煅牡蛎各30g，天麻12g，枳壳12g，川石斛12g，玉竹12g，马齿苋20g，青皮6g，陈皮6g，枳壳12g，制香附12g，佛手9g，玫瑰花6g，厚朴花6g。14剂。

四诊至九诊略。

十诊（2018年1月24日）：潮热汗出消失，每天能睡5～6小时，精神较前有改善，大便日行1次，胃中偶有不适，稍有胀气、嗳气、痞满等症状，胃纳佳，舌苔薄，脉细。治以疏肝理气，健脾和胃。

处方：柴胡12g，炒白术12g，枳壳12g，玫瑰花6g，厚朴花6g，青皮6g，陈皮6g，枳壳12g，茯苓、茯神各12g，佛手9g，合欢皮30g。14剂。

2018年4月15日复查胃镜示慢性浅表性萎缩性胃炎，病理示胃黏膜萎

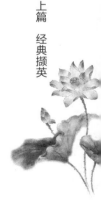

缩（＋），肠上皮化生（－）。

随访：诉睡眠尚好，焦虑情况明显改善，胃中稍有不适，时有嗳气，轻度腹胀，纳好，大便每天 1 次，偶然不成形。嘱可以停药，注意饮食起居调摄，并定期随诊。

第二节　从经典启迪科研，用科研创新经典

中医经典所揭示的生命活动原理及防病治病的法则反映了人类生命活动的某些规律，但有些规律仅反映出古人在当时环境和条件下的认识，今天的科学研究，就是要运用经典理论发掘科研思路，通过现代科研手段论证经典理论原理，找到其中的物质基础，阐述其变化规律及机制，从而拓展经典，推动理论创新。

下面以《黄帝内经》对防控新型冠状病毒肺炎（简称新冠肺炎）的启示为例进行说明。

一、新冠肺炎的病因——湿毒为疫病之源

目前对新冠肺炎有"湿疫""寒湿疫""湿热疫""暑湿疫""湿毒疫""肺瘟"等中医病名，其核心病机是湿毒。《黄帝内经》有"土疫""湿毒"的记载。

何廉臣《感症宝筏》载："湿之为病，其人中气虚，则归太阴而为寒湿；中气实，则归阳明而为湿热。"虽有化寒、化热、化燥之不同，由于湿邪黏滞，最易壅滞气机，气机不畅，郁阻于里，久而生热，最终转归多为湿热疫。《中医大辞典》对"湿毒"的定义为湿气郁积成毒而致病。

2019 年末新冠肺炎在全球暴发，我国的重灾区武汉正值阴雨连绵，气候湿润，为病毒创造了适宜生长的外在潮湿环境。疫疠之邪裹夹湿邪侵袭人体，初期机体尚可运化湿邪，持续感邪人体则祛邪无力，湿邪在体内蕴积，并因体质不同或化寒、或化热，为疫疠之邪生存繁殖提供适宜的内环境。最

终呈现以湿为主要证候特点的具有广泛流行性和传染性的湿毒疫病。

专家认为，湿毒疫邪在新冠肺炎的发病过程中贯穿始终，在具体不同病程阶段表现为寒、湿、热、毒、瘀、虚交织为患。后期漫延的新冠病毒奥密克戎变异毒株属于中医湿毒化热的病理现象，病毒具有传播力强、潜伏期短、病情进展快等特点。

《新型冠状病毒肺炎诊疗方案（试行第九版）》中的清肺排毒汤、化湿败毒方、宣肺败毒方和金花清感颗粒、连花清瘟胶囊（颗粒）、血必净注射液等重点方药对治疗奥密克戎变异毒株新冠肺炎无症状感染者和确诊患者依然有效。

二、防控新冠肺炎疫情的关键——养正气、避毒气

《素问·刺法论》曰："五疫之至，皆相染易，无问大小，病状相似，不施救疗，如何可得不相移易者……不相染者，正气存内，邪不可干，避其毒气，天牝从来。"《素问·评热病论》云："邪之所凑，其气必虚。"《灵枢·百病始生》曰："风雨寒热，不得虚，邪不能独伤人，卒然逢疾风暴雨而不病者，盖无虚，故邪不能独伤人。"疫毒之所以侵犯人体，主要由于正气虚，反之正气不虚，疫毒就不能干犯，即使得病往往症状也比较轻，恢复快，预后好。对于机体来说，正气集中体现在人的抗病能力。现代研究认为，人体中存在一种"自愈力"，即生物依靠自身的内在生命力，摆脱疾病及其修复机体所带来损害的能力。人体自愈力系统包括免疫力、排异能力、修复能力、内分泌调节能力、应激能力等。我理解"自愈力"就是中医所讲的正气。国医大师裘沛然先生认为，人体本身存在一个调控系统，具有自我防御、自我抗病、自我修复、自我调节四大功能，人体依靠这些自我调节功能维系着生命活动的有序进行。人体的调控系统就是正气发挥的作用。

有世界卫生组织的专家说，新冠病毒并不是第一个未知病毒，也不是最后一个。人类对病毒的严防死守，正在加速新冠病毒自然选择的过程。病毒可能与人类长期共存，疫苗并不意味着我们能消灭病毒，只能帮助我们不再感染。只有我们自身（正气）强大了，病毒就不那么可怕了。

我认为无论是预防还是治疗新冠肺炎，关键是努力提高患者的免疫能力，通过患者自身的抗病能力抵御邪毒。而要提高机体的免疫能力，最重要的是养护好正气。

世界卫生组织曾提出"长新冠"的概念：在新型冠状病毒感染后3个月依然存在症状，症状至少持续2个月，并且无法用其他诊断来解释。包括疲劳、呼吸急促、胸痛、味觉嗅觉丧失等。如果不及时采取措施，部分患者可能留下长期的后遗症。我认为这类情况可以通过中医辨证论治、调理气血、扶助正气等方法，可以得到改善，控制后遗症发生的概率。

从肝论治"长新冠"：逍遥散加味。

肝为调节之本：肝为罢极之本，主疏泄。我通过肝之生理特点的深入研究，提出肝为"调节之本"。其内涵包括疏调气血运行、调畅情志、调节水液代谢、调脾胃升降、调控二便、调控生殖、调控寤寐、调节筋骨运动等方面。肝为"调节之本"的理由包括肝属少阳，少阳为枢，能调目胞、溺窍、精关、魄门之开阖；肝属木，木生于水而生火，肝能调节全身阴阳水火之升降。故凡临床涉及气血运行、精神情志、水液代谢、大小二便、生殖、寤寐、筋骨运动等疾病皆可从调肝着手，可以拓宽临床治疗思路。

"长新冠"病机：余邪未尽，久病属虚，心理因素（抑郁、焦虑）。根据此病机可以从肝论治"长新冠"，用逍遥散加味。逍遥散出自《太平惠民和剂局方》，功能疏肝解郁，健脾和营。张秉成《成方便读》言："夫肝属木，乃生气所寓，为藏血之地，其性刚介，而喜条达，必须水以涵之，土以培之之，然后得遂其生长之意。若七情内伤，或六淫外束，犯之则木郁而病变多矣……如是则六淫七情之邪皆治，而前证岂有不愈者哉。"

现代临床多用逍遥散治疗慢性肝炎、胆囊炎、胃肠道炎症、溃疡病、月经不调、乳腺增生、神经官能症、更年期综合征等疾病。根据我的临床体会，逍遥散作用是疏调兼顾、气血并治，是和解气血阴阳的代表方剂，可以治疗心身疾病、肝脾疾病、内分泌疾病、妇科疾病。

临证加减：①伴焦虑：栀豉逍遥散、知柏逍遥散、丹栀逍遥散。②伴抑郁：四花逍遥散（绿萼梅、代代花、玫瑰花、合欢花）、四逆逍遥散。③伴气血不足：参芪逍遥散、四物逍遥散。④伴失眠：柏枣逍遥散、交泰逍遥散。⑤伴味觉、嗅觉丧失：苍辛逍遥散（苍耳子、细辛、辛夷花、远志、石菖蒲）。⑥伴虚热盗汗：清骨逍遥散（清骨散）、知柏逍遥散、丹栀逍遥散、黑逍遥散。⑦伴食欲不振：甦胃逍遥散（炒白术、炒谷芽、炒麦芽）、四花逍遥散（绿萼梅、代代花、厚朴花、扁豆花）。⑧伴大便秘结：枳术逍遥散（枳壳、枳实、生白芍、生白术）。

防治疫病的关键环节是处理疫病源，阻断传播途径，积极治疗。《黄帝内经》说"避其毒气""虚邪贼风，避之有时"。意思是对待疫病一方面要养护正气，以增强抗病能力；另一方面还要做好隔离，远离疫毒源。

正确的隔离措施对控制传染源、切断传播途径、保护易感人群起着重要作用。现在发现有个别人自恃自己身体好，抵抗力强，对于个人防护心不在焉，满不在乎，这是非常危险的。所谓"避其毒气"，就是避免去疾病正在流行的地区；减少到人员密集的公共场所活动，尤其是空气流动性差的地方；不要接触、购买和食用野生动物；尽量避免前往售卖活体动物的市场，禽、肉、蛋要充分煮熟后食用；勤开窗通风；减少接触公共场所的公用物品和部位；外出佩戴口罩等。

三、《黄帝内经》"从化"理论：湿毒从体质而化

"六气从化"之说发端于《黄帝内经》。《素问·六微旨大论》曰："物之生从于化，物之极由乎变。"《素问·至真要大论》曰："六气标本，所从不同。气有从本者，有从标本者，有不从标本者也。少阳太阴从本，少阴太阳从本从标，阳明厥阴，不从标本，从乎中也。故从本者，化生于本，从标本者，有标本之化，从中者，以中气为化也。"所谓"从化"，"从"为依从、顺从；"化"即化生、转化。"从化"是指三阴三阳、六淫邪气致人发病时，可因体质差异、邪气侵袭部位、治疗措施、饮食居处等因素的不同，表现出不同的症状。

（1）六气有从本、从标、从中气三种气化方式。《黄帝内经》将人体感受六气致病的机理大致分为从本、从标、从中气而化三种，是六淫邪气致人

生病的变化机理。

（2）人体感受邪气从体质而化：《黄帝内经》有关于人体感受邪气因体质不同而导致不同临床表现和证型的记载。如《素问·痹论》说人体感受风寒湿邪而发痹证，临床有"痹或痛，或不痛，或不仁，或寒，或热，或燥，或湿"表现之不同，究其根本，是人体有"寒气多""经络时疏""阳气少，阴气多""阳气多，阴气少""阳气少，阴气盛"等不同所致。

何谓体质？体质是人群中的个体在先天遗传因素影响下，在后天生长发育过程中逐渐形成的形态、功能及精神心理方面的特殊状态。体质一旦形成了，就有其相对的稳定性。体质决定一个人感受致病因素后是否发病、发病后的倾向性、转归、预后及对药物的顺应性。《医门棒喝》言："邪气伤人，随人禀体而化。"即邪随体质而化，是从化发生的核心因素。匡调元教授提出"质化"理论，即病邪随体质而化。致病因素→人体（体质）→不同病证。《医原》曰："六气伤人，因人而化。阴虚体质，最易化燥，燥固为燥，即湿亦化为燥；阳虚体质，最易化湿，湿固为湿，即燥亦必夹湿。燥也，湿也，固外感百病所莫能外者也。"何廉臣《感症宝筏》言："湿之为病，其人中气虚，则归太阴而为寒湿；中气实，则归阳明而为湿热。"说明湿毒入侵后，随人体体质不同而化寒化热化燥之不同。胃气胜邪气可不传三阴，多为热证、实证；胃气弱可越经传，传变多为寒证、虚证。由于湿邪黏滞，最易壅滞气机，气机不畅，郁阻于里，久而生热，最终转归多为湿热疫。《医宗金鉴》载："因从类化故多端，谓人感受邪气虽一，因其形藏不同，或从寒化，或从热化，或从虚化，或从实化，故多端不齐也。"论述"气同病异"，即天有风、寒、暑、湿、燥、火六气，人感受相同邪气，但所患病证却不相同，或从寒化，或从热化，或从虚化，或从实化。根据临床实际，结合中医"内生邪气"之内风、内寒、内热、内火、内湿、内燥等内容，则又有证从风化、证从火化、证从湿化、证从燥化、证从瘀化、证从毒化等不同病机转归。

湿毒疫邪贯穿COVID-19发病始终，在具体不同病程阶段表现为"寒、湿、热、毒、瘀、虚"交织为患，从而出现不同的证候。

"湿毒"从体质而化：阴盛体质者易化为"寒湿毒疫"证候；阳盛体质者易化为"湿热毒疫"证候；瘀血体质者易化为"湿毒瘀疫"证候；痰湿体质者易化为"痰湿毒疫"证候；气虚体质者易化为"湿毒夹虚疫"证候。

四、治疗新冠肺炎关键环节：清理小气道中的黏液，痰不出则伤肺，伤肺则死

刘良教授团队在《新型冠状病毒肺炎死亡尸体系统解剖大体观察报告》中指出，"死者肺部损伤明显，肺肉眼在观呈斑片状，可见灰白色病灶及暗红色出血，切面可见大量黏稠的分泌物从肺泡内溢出，因为肺里有大量的黏液，氧气无法进入肺泡进行气体交换，输氧也无法吸收，最后就会窒息。提示新冠病毒主要引起深部气道和肺泡损伤为特征的炎性反应"。钟南山院士也说，对比严重急性呼吸综合征（SARS）患者和新冠肺炎患者的肺部病理学活检结果，最主要的区别是新冠肺炎患者的细支气管和肺泡中有大量黏液，黏度很高，阻碍气道通畅。他认为，这些黏液可能是导致危重患者死亡的原因之一，这些分布在肺泡和细支气管中的黏液非常浓稠，影响了机械通气的效果。如何清理小气道中的黏液是一个亟待解决的问题。

《素问·评热病论》记载劳风病言："咳出青黄涕，其状如脓，大如弹丸，从口中若鼻中出，不出则伤肺，伤肺则死也。"说明肺系疾病中如痰液不能及时排出，阻塞气道可发生窒息而死，提示对痰浊壅盛之证应该采用因势利导的方法治疗，让邪有出路，以免闭门留寇，损伤脏气。清代周学海《读医随笔》也说："凡治病，总宜使邪有出路。宜下出者，不泄之不得出也；宜外出者，不散之不得外也。"

中医药治疗新冠肺炎过程中如何清理小气道中的黏液，让邪有出路，是改善呼吸道通畅和修复肺损伤的重要环节，也是取效的关键。

（1）宣肺化痰：药用麻黄、北杏仁、桔梗、紫苏、金沸草之类宣散肺气，佐以浙贝母、制半夏、前胡化痰止咳。

（2）清肺化痰：药用黄芩、鱼腥草、开金锁、山栀、生石膏、杏仁、射干、川贝母、竹茹等，可用竹沥鼻饲或灌服。

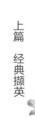

（3）温化寒痰：药选麻黄、桂枝、制半夏、干姜、细辛、杏仁、白芥子等，用生姜汁灌服效佳。

（4）润肺化痰：药选西洋参、南沙参、北沙参、天冬、麦冬、百合、炙枇杷叶、天花粉、芦根、生地黄、鲜石斛、川贝粉、玉竹等，用新鲜水果榨汁灌服效果理想。

（5）软坚消痰：药用浙贝母、海藻、昆布、牡蛎、海浮石、醋鳖甲、青礞石、桑白皮，咸可软坚，可化老痰、顽痰，佐以天花粉、芦根、鲜石斛、百合等生津之品，可促使老痰液化，有助于排痰。

（6）利气化痰：药用制半夏、化橘红、浙贝母、苏子、莱菔子、厚朴、枳壳、木香等。

（7）祛风涤痰：可选用制胆南星、制半夏、天麻、天竺黄、牙皂、僵蚕、秦艽，佐以乌药、枳壳、姜汁等。

（8）清肠化痰：药用生石膏、生大黄、杏仁、瓜蒌皮，加黄芩、桑白皮、厚朴、枳实、麻仁、浙贝母等，清肺定喘，通便泻痰热。

（9）健脾运痰：选制党参、苍白术、半夏、橘皮、茯苓、薏苡仁、炙甘草等。

（10）补气排痰：药用太子参、党参、黄芪、茯苓、甘草等，化痰用陈皮、半夏、贝母、制胆南星等。

五、用"穷必及络"指导治疗新冠肺炎的核心病机"毒损肺络"

"穷必及络"出自《灵枢·百病始生》，曰："虚邪之中人也，始于皮肤……留而不去，则传舍于络脉……留而不去，则传舍于经……留而不去，则传舍于肠胃……稽留而不去，息而成积……若着络脉……邪气淫泆，不可胜论。"简言之就是邪气伤人→皮肤→络脉（阳络）→经脉→脏腑→息而成积→着于络脉（阴络）→邪气淫泆，不可胜论。

"久病入络"与"穷必及络"两个概念不完全相同，前者所说的久病不一定"穷"，"穷"亦未必久病，急病也可以致"穷"。后者所说的"穷"一般指疾病的末期、极期。络脉指阴络，病邪深入至极点，病情深重。

"疫毒损伤肺络"是新冠肺炎危重期的核心病机，疫毒从口鼻而入（表）→邪毒犯肺（里）→痰瘀阻滞肺络、毒损肺络（呼吸窘迫综合征）→气血两燔、邪入营血、疫毒弥漫血络（弥散性血管内凝血）→肺心功能衰竭（络脉痹阻，不通则死）→多脏器衰竭（邪气淫泆，不可胜论）。

科学家发现新冠病毒除了感染性强以外，带来的后遗症风险也很大。根据俄罗斯媒体报道新冠病毒会削弱脑内小血管的屏障功能，让患者出现中风和出血的后遗症。

美国神经疾病专家发表的最新研究指出，新冠病毒不仅对肺部有害，对其他器官也有影响，包括食道、鼻黏膜、心脏和血管等。有学者通过磁共振方式进行相关研究，最终在死亡病例大脑的两个区域发现了炎症和出血。提示在新冠肺炎病理性演变过程中，至极期因疫毒损伤肺络是其核心病机。诚如清代医家王清任所说"温毒在内，烧灼其血，血受烧炼，其血必凝"，痰瘀凝聚肺络，引起弥散性血管内凝血，导致多脏器功能衰竭而死亡。

根据"络病以通为用"的原则，对新冠肺炎危重期应该以化痰、行瘀、解毒、通络为基本治法，可选择解毒活血汤、犀角地黄汤等，佐以化痰行瘀通络之桃仁、葶苈子、僵蚕、地龙、蝉蜕、川贝母、全瓜蒌等治疗。

六、辨治五脏虚实生死的纲领：虚证扶养胃气，实证身汗得后利

《素问·玉机真脏论》记载了五虚、五实，指出："浆粥入胃，泄注止，则虚者活；身汗得后利，则实者活。"五虚证为"浆粥入胃，泄注止""有胃气则生，无胃气则死"。五实证：邪在表→发汗解表，邪在里→通利祛邪→邪去则正安。

经典告诉我们，在疾病治疗过程中出现各种虚弱证候时，要处处顾护胃气，"有胃气则生，无胃气则死"。保护胃气有利于疾病治疗，如果出现"浆粥入胃，泄注止"的现象，是胃气来复的佳象，提示我们治疗过程中不可滥用损伤胃气的药物。五脏实证宜用泻法，身汗解表邪，后利去里邪，邪去则

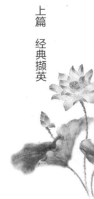

正安。清代喻嘉言《尚论》言："上焦如雾，升而逐之，兼以解毒；中焦如沤，疏而逐之，兼以解毒；下焦如渎，决而逐之，兼以解毒。"

新冠肺炎邪主要在肺，可以弥漫膜原、三焦等部位，病邪主要有湿、热、毒、瘀，早期邪在肺卫、膜原、三焦，治疗以疏利、透达为原则，方用桑菊饮、银翘散、升降散、达原饮、荆防败毒散等。

临床实践发现，胃肠道是新冠肺炎患者最先受损伤的器官之一，表现为胃肠黏膜屏障功能损伤，肠道细菌、内毒素移位及胃肠道免疫屏障减弱等；重症、危重症阶段，会出现肺部感染严重、高热、大便秘结等症状。肺与大肠相表里，可以采用通腑法泄湿、热、毒于肠外，具体有宣肺通腑法、泻肺通腑法、急下通腑法，选宣白承气汤、大承气汤、小承气汤等方剂，可用鼻饲、灌肠等方法。临床实践证明通腑法对新冠肺炎有清肺排毒、改善症状和并发症、缩短病程、提高治愈率等作用，具有良好疗效。

实证：①宣肺通腑法：宣白承气汤加减。②泻肺通腑法：葶苈大枣泻肺汤、升降散、大承气汤加减。③急下通腑法：大承气汤、小承气汤、桃仁承气汤加减。

虚证：治以扶正气、养胃气。方用独参汤、香砂六君子汤、参苓白术散、益胃汤、补脾胃泻阴火升阳汤等。

七、面对疫病，必先调神治神

面对疫情，生命安全受到威胁，担忧、焦虑、恐慌等情绪肆意漫延，侵扰着人们心理的堤坝，加重了疫情带来的伤害。为了缓解人们的心理压力，提高心理免疫力，应该为心理重筑防疫的堤坝。《黄帝内经》始终把养神、治神放在首位，"静则神藏，躁则消亡"，并提出一系列的预防保健措施。如"节欲养神""独立守神""积精全神""四气调神"等，提倡"心安而不惧""气从以顺""恬惔虚无，真气从之"。说明只有心安、恬惔，才能气顺、气从，正气顺畅，气血流通，足以抵御病邪。即张仲景所言"五脏元真通畅，人即安和"。

第三节　用文化解读经典，从经典弘扬文化

《黄帝内经》是中国传统文化与医疗实践经验相结合的结晶，文化是根与魂，医学是大厦。没有坚实的根基，大厦就会倒塌；没有丰富的灵魂，独存躯壳，就没有生命的活力。故文化与医学，两者血脉相连，须臾不能分离。韩启德院士说，"医学是对人类痛苦的回应，它从诞生那一天起，就不是单纯的技术，而更多的是对患者的安慰和关怀，所以说医学起源于人文，它本身就体现了人文，而且永远也脱离不了人文"。

1. 文化的定义

从功能讲，文化即以文化人。《易经·贲卦》曰："观乎人文，以化成天下。"即用人文精神教化人。从其形成讲，文化是形成文明的生活方式（胡适）。从内涵说，一切文化都沉淀为人格（瑞士心理学家荣格）。习近平总书记说，中华文化积淀着中华民族最深沉的精神追求。

知识不等于文化，知识是经验的固化，是实践中人们获得的认识和经验。有知识不等于有文化，有教育不代表有教养。文化是人的人格及其价值观念。余秋雨说："文化是一种由精神价值、生活方式所构成的集体人格。"文化是抽象的，知识是具体的。文化是对社会利益的规范和调整；知识较为实用，知识需要文化的引导。知识一定程度上反映了文化，但不等于文化。

复旦大学钱文忠教授说："文化有什么用？我真的不知道，但没有文化什么都没有用"。国家繁荣富强靠什么，主要靠两种实力：一种是硬实力，另一种是软实力。一切可以表现物质力量的实力都是硬实力，一切可以内化为精神力量的实力都是软实力。一个国家硬实力不行，可能一打就败；一个国家软实力不行，可能不打就败。而贯穿软实力经纬、维系软实力灵魂的就是文化。文化不是万能的，但是没有文化是万万不能的；文化不能解决实际问题，但解决实际问题离不开文化；文化不能提升国内生产总值（GDP），但没有文化的 GDP 很危险。《庄子》曰："寓大用于无用之中。"人们都知道有用的东西是有用的，但不知道无用的东西也是有用的，其思想是极其深刻的。李泓冰言："文化虚无缥缈，却能无比坚硬地影响社会人心走向。"文

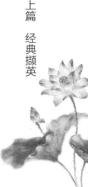

化虚无缥缈，却无处不在，每个人的言行举止、精神品格无不彰显着文化素质。文化起着塑造个人人格、增长智慧、启迪思想、陶冶情操、提升精神品格的作用。我们学习文化千万别抱着一定要有用的态度去学，因为无用即大用。学习文化的目的不是为了获得知识，而是为了提升人的精神价值。

2. 医学是小道，文化是大道

什么是中医药文化？中医药文化的内涵是以中国传统文化为母体，解读中医学对生命、健康、疾病、生死等问题的价值观念、独特的认知思维方式、人文精神和医德伦理等。中医学经典是中国传统文化与医学实践经验相结合的产物。我们要学习、研究、弘扬中医学经典，必须结合对文化母体的审视和剖析，才能真正领会中医学理论的真谛。所谓"用文化阐释医学，从医学理解文化"（邱鸿钟）。

张岱年教授说：中国文化对人类的独特贡献，一是重视自然与人统一的"天人合一"观；二是以和为贵的人际和谐论。举例说明，"和"的内涵："和"是儒家的世界观和方法论。儒家把处理事情不偏不倚、无过不及的态度，作为最高道德标准及基本原则和方法。①和实生物：《国语·郑语》言："和实生物，同则不继。"《素问·上古天真论》曰："阴阳和，故能有子。"②和而不同："和"体现的是由不同因素构成的事物多样性的统一。这种多样性的统一，可以丰富、发展并生成新的东西，并构成丰富多彩的大千世界。"和而不同"是人类理性的大智慧。

（1）《黄帝内经》中的"和"：《黄帝内经》中关于"和"的论述与传统文化思想一脉相承，也是"和"的思想在医学方面的具体体现。《素问》中"和"字出现过 79 次，《灵枢》中"和"字出现了 74 次。"和"的本意是指保持和恢复人体的自身调节机制，使阴阳、营卫、气血、津液、脏腑等系统功能协调而维持正常的生理活动，且贯穿于理、法、方、药的全过程。也即不和则病，病则治，治则和，和则寿。

（2）仲景"和"思想临床运用举例：①和营卫。《伤寒论》第 53 条言："荣行脉中，卫行脉外，复发其汗，荣卫和则愈，宜桂枝汤。"②和胃气。《伤寒论》第 70 条曰："发汗后，恶寒者，虚故也；不恶寒，但热者，实也，当和胃气，与调胃承气汤。"③和少阳。《伤寒论》第 96 条："伤寒五六日，中风，往来寒热，胸胁苦满，默默不欲饮食，心烦喜呕，或胸中烦而不呕，或渴，或腹中痛，或胁下痞硬，或心下悸，小便不利，或不渴，身有微热，或咳者，小柴胡汤主之。"④和津液。《金匮要略·痰饮咳嗽病脉证并治》言："病痰饮者，当以温药和之。"⑤和表里。《伤寒论》第 93 条言："太阳病，先下而不愈，因复发汗，由此表里俱虚，其人因致冒。冒家汗出自愈。所以然者，汗出表和故也。里未和，然后复下之。"⑥和上下。《伤寒论》第 173 条言："伤寒胸中有热，胃中有邪气，腹中痛，欲呕吐者，黄连汤主之。"

（3）中医治则：和其不和，调其不调。明代医家张景岳所创和法为"八法"之一。"和方之剂，和其不和者也。凡病兼虚者，补而和之；兼滞者，行而和之；兼寒者，温而和之；兼热者，凉而和之，和之为义广矣。亦犹土兼四气，其中补泻温凉之用，无所不及。务在调平元气，不失中和贵也""夫所谓调者，调其不调之谓也。凡气有不正，皆赖调和，如邪气在表，散即调也；邪气在里，行即调也；实邪壅滞，泻即调也；虚羸困惫，补即调也，由是类推"。

（4）治病宗旨：五脏元真通畅，人即安和。程钟龄《医学心悟》将"和"法定为"医门八法"之一，总结治疗法则为"有清而和者，有温而和者，有补而和者，有燥而和者，有润而和者，有兼表而和者，有兼攻而和者，和之义则一，和之法变化无穷焉"。寒热并用谓之和，攻补兼施谓之和，调理气血谓之和，协调阴阳谓之和。清代唐容川《血证论》言："和法则为血证之第一良法，表则和其肺气，里者和其肝气，而尤照顾脾肾之气，或以补阴以和阳，或以损阳以和阴，或逐瘀以和血，或泻水以和气，或补泻兼施，或寒热互用，许多妙义，未能尽举。"

（5）养生的原则和方法：①顺时养生：法于阴阳，处天地之和（天人和）。②精神养生：恬惔虚无，精神内守（情志和）。③饮食养生：饮食有节，谨和五味（五味和）。④运动养生：动而中节，形劳而不倦（气血和）。⑤房室养生：欲不可绝，欲不可纵（房室和）。⑥道德养生：仁者寿，德全者形全（心身和）。

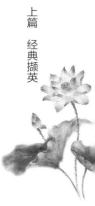

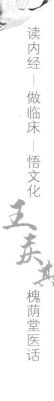

（6）"和"的文化价值及实践意义：中国的哲学智慧，集中体现在一个"和"字上。它不仅是中华民族的基本精神和基本特质，而且是中国哲学和中华文化的最高价值标准。《春秋繁露》谓"天地之美，莫大于和"。《道德经》言"圣人之道，为而不争""天之道，不争而善胜""夫唯不争，故天下莫能与之争"。《素问·六元正纪大论》曰"和而不争"。按照中国哲人的理解，"争"只是矛盾的表层道理，"和"才是矛盾运动的深层本质。人类的智慧和出路在于把握大道，懂得燮理阴阳、调和矛盾，把和谐精神推广于天地之间。

中华民族"和"的理念或和谐哲学的实践意义，在于能够化解和匡正人类面对的生存和发展这一基本矛盾所引发的各种危机，使其沿着体现"和而不同"的理性智慧的大道前进。哲学家罗素说"中国至高无上的伦理品质中的一些东西，现代世界极其需要。这些品质中，我认为'和'是第一位的""若能够被世界所采纳，地球上肯定会比现在有更多的欢乐和祥和"。

从文化解读经典有助于我们深刻领会中医学理论的真谛，有助于我们形成中医学的思维方式，有助于提高中医人的文化素质。

第三章　医理发微

第一节　不读经典法无一可，尽守古法何处着我

——王庆其教授内经学研究建树

《黄帝内经》是中医学奠基之作，凝聚了先人对生命规律、疾病防治的经验和智慧，中医学术发展的历史告诉我们，每当学术出现重大进展、突破时，几乎都是从《黄帝内经》中得到的启发，汉有张仲景撰用《素问》《灵枢》为《伤寒杂病论》，奠定中医临床诊治规范；金元四大家之刘完素志在研习《黄帝内经》，日夜不辍，终于"目至心灵，大有开悟"，创"主火论"；张子和主张"以《素问》为规矩准绳"，作《儒门事亲》，立祛邪一派；朱丹溪九年苦读《黄帝内经》，叹"医之为书，非《素问》无以立论"，成滋阴学派。明清以来，研读《黄帝内经》而有创见的医家比比皆是，如温补派代表张景岳作《类经》，树立了分类研究《黄帝内经》的典范；倡"肾为先天之本，脾为后天之本"的李中梓以"至简至要"的原则撰《内经知要》，成为《黄帝内经》入门必读书籍。此后徐灵胎、张志聪、薛雪、高士宗、黄元御等诸多著名医家，治学《黄帝内经》都有很高的造诣。

王庆其教授深谙中医学术发展规律，把研习《黄帝内经》作为终身事业，数十年如一日，学习、教授、阐发、实践、发展《黄帝内经》，成果丰厚，著作等身，主编或独著《黄帝内经》相关著作、教材27部。今将其研究《黄帝内经》的建树，分作"治学篇""学术篇"做一阶段总结。

一、治学篇

对待一部成书于 2000 多年前的医学经典，必然要回答这样的一些问题，如《黄帝内经》是一部怎样的书，今天为什么还要学习《黄帝内经》，怎样才能学好《黄帝内经》，如何通过学习《黄帝内经》促进成才。对于这些问题的回答，王庆其教授有其系统的思考和独特的见解，为我们做了很好的回答。更有意义的是，其治学上知行合一，身体力行，为我们树立了榜样。

1.定位《黄帝内经》：法书，载道

对于《黄帝内经》是部怎样的书，王庆其教授有两个基本的认识：首先，《黄帝内经》是部医学经典，它汇集了秦汉以前的医学经验，融合了古代哲学、天文、地理等多学科的知识，创立了中医学独特的理论体系，指导临床疾病的诊疗和养生防病，历代医家正是在《黄帝内经》的基础上，不断继承、实践、创新，使得中医学术思想和临床经验得到持续的传承和发扬。其次，《黄帝内经》在其医理中蕴含的哲理及独特的思维方式，是优秀中国传统文化的延续，是东方智慧的结晶，不同于西方对于健康、疾病的认识，关于天人医学模式的构建，为我们打开了认识生命奥秘的另一扇大门。

（1）治病"法书"：对于《黄帝内经》是一部怎样的书，学界有不同的认识，有人认为它是中国传统文化的活化石，有人认为它是中医基础理论的系统之作，有人认为它是中国古代的百科全书。王庆其教授认为首先应认识到，《黄帝内经》是一部医学著作。在那个时代，一方面传统文化得到充分发展，渗透到人类社会的各个方面，包括医学；另一方面，学科专业尚未分化，医、文、自然的学术多呈融合的状态。使得现代人从不同角度、不同专业认识《黄帝内经》的时候，难免会强化自身专业的特点，而得出不同的结论。一般而言，在学术研究领域，存在不同观点属于正常现象，不必顾虑。

"《黄帝内经》是一部治病的法书"是王庆其教授经常讲的一句话，所谓"法书"，《焦氏易林》言："典策法书，藏在兰台。"指法律上的规定、规范文本，"法书"也是书法用语，是对前人书法艺术成就和代表作的推崇与尊重，可作为学习的楷模范本，故又称法剂。把《黄帝内经》称为"治病法书"系王庆其教授最崇尚的话，相类似的表述见张子和《儒门事亲》"以《素问》为规矩准绳"，都是意在推崇《黄帝内经》是医学治病必须遵守的规范，是指导临床识病辨证、遣方用药的基本要求和准则。当今，强调《黄帝内经》首先是"治病的法书"，确立《黄帝内经》医学经典的地位，在机制导向、资源配置等方面让中医专业的学者安下心来，聚焦于医学问题、临床问题展开研究，具有重要现实意义。

（2）术以载道：《黄帝内经》大致从春秋战国到秦汉陆续写成，正逢中国文化的"轴心时代"，儒、道、墨、阴阳各家思想对于《黄帝内经》理论的构建产生了重大影响，而且这种影响是渗透融合的、潜移默化的、自然而然的。天时地利，《黄帝内经》诞生，使得中医学术呈现"问世即巅峰"这种不可思议的现象。因此，《黄帝内经》一方面源自长期临床经验的积累总结，另一方面来自那个时代昌盛的文化支撑。王庆其教授认为，《黄帝内经》是医学经典，但从更大的范围讲，它是中华传统文化的璀璨明珠。它不仅是历代先贤医学经验和学术思想的荟萃，更是古代哲学思想和东方文化智慧的结晶。其创立构建的"天、地、人三才一体"的医学模式，将人的生命置于自然、社会的系统之中进行考察，将中华传统文化"天人合一"思想在认识人的生命与健康方面发挥到了极致；其司外揣内、取象比类的思维方式，用东方意象智慧构筑了完全不同于实证科学的生命科学体系；其生生之道的变易思想，成为中医学术体系的基本认识论和方法论，实现了对活体生命规律联系和动态把握；其源于儒道的中和思想，反映了对生命在自然社会中生存方式的深刻思考，形成了中医对于健康、疾病、治疗、养生的基本观念和基本原则，凸显了中医学的基本特色。直至今日，《黄帝内经》对于中国生命哲学和中医学术思想的传承发展及临床实践，仍然具有无可替代的重要指导价值。

王庆其教授对《黄帝内经》定位认识，直指根源，抓住本质，即充分认识到中医是"医术"，但更是一种"道术"，正如《素问·解精微论》所说："卑贱富贵，人之形体所从，群下通使，临事以适道术。"此"道术"不同于后世道教的"道术"，是指融入天人大道的医疗技术，是指以术载道、道术融合的医学体系。这一定位的认识，对当今中医药如何传承精华、守正创新具有重要意义。

2. 治学《黄帝内经》：文化是钥匙，临床是门径

关于如何学好《黄帝内经》，王庆其教授的观点与其关于《黄帝内经》是部怎样的书的认识逻辑是一致的，归纳起来是两句话：一是用文化阐释经典，从经典理解文化；二是结合临床解析经典，用经典指导临床。即文化是钥匙，临床是门径。

（1）从文化诠释经典：《黄帝内经》孕育于中国传统文化的肥沃土壤之中，影响甚至决定它的理论构建模式、医学思维方式、说理方式、文本叙述方式等。因此，如果不了解中国传统文化，不认同中国传统文化，便很难准确理解中医学理论，难以建立中医自信。从宽泛文化的角度看，中医药文化本身就是中国传统文化题中之义，王庆其教授认为中医药文化的内涵是以中国传统文化为母体，解读中医学对生命、健康、疾病、生死等问题的价值观念，独特的认知思维方式、人文精神和医德伦理等。《黄帝内经》是传统文化与医学相结合的结晶，文化是沃土，医学是大厦。要研究弘扬《黄帝内经》学术，须结合对文化母体的审视和剖析，才能真正领会中医学的真谛。中医药学是打开中华文明宝库的钥匙，这是从传承发扬复兴中华文明的视角来讲的，由于中医药是保存了传统文化基因的宝贵遗产，可以帮助现代人理解传统文化，也就是"从经典理解文化"的意义。另一方面，从传承创新中医学的角度言，被现代科技占领头脑的现代人，更需要通过传统文化来打开中医药的宝库，进入中医药的殿堂，所以文化也是打开中医药宝库的一把钥匙。

（2）用经典指导临床：王庆其教授认为，结合临床解析经典，用经典指导临床"是治学《黄帝内经》的基本门径。其中有三层含义：第一，学有根本。《黄帝内经》是古人医疗经验的结晶，临床实践是医学理论之根源，离开临床实践的医学道理，便如无根之木、水上浮萍，就无法解析《黄帝内经》的奥秘，所以要立足临床实践研读《黄帝内经》。第二，学以致用。《黄帝内经》是医学经典，学习医学经典的最终目的是为了用于临床，防病治病，造福人类。不能为学而学，为研究而研究，而应围绕临床问题，深研经典，提出医疗思路，解决临床问题。第三，知行合一。宋明儒学强调"知行合一"，中医是实践的医学，更要求知行合一，行是知之基，亦是知之成，知源于行而成于行。即将《黄帝内经》的研读融入临床实践，在实践中体悟，在实践中升华。

王庆其教授在其"沉浸浓郁，取精用宏"的文章中谈了自己读经典、做临床的体会，总结为"读、思、化、用、悟"5个字。具体说来，首先要"俯而读，仰而思"，学习中医经典要在"读"上下功夫。具有一定临床实践经验的人读经典要带着问题读，带着思考读；应该透过言简意赅的原著，进行深层次的思考或者站得更高，于无字处获得新的感悟。古代医学典籍往往精粗并存，读书须潜心其间，仔细品味，独具慧眼，去粗取精，刮垢磨光，透过现象"得意忘象"，才能得其真谛。其次"知而行，学以用"，治经典之学，只有实实在在运用于临床，才能把经典理论真正化为自己的知识。最后"医者意也，潜心感悟"，通过不断读书实践，达到心领神会的意境，使认识产生质的飞跃。就如清代医家程钟龄《医学心悟》所说的"学者读书之余，闭目凝神，时刻将此数语细加领会，自应一旦豁然贯通"的境界。

3. 教研《黄帝内经》

（1）从"照着讲"到"接着讲"：王庆其教授十分欣赏冯友兰先生的一句话"对古人东西要有两种态度，一是照着讲，二是接着讲。照着讲，实际就是还古人本来面目，重述古人的东西；接着讲，即从古人的东西出发，将古人提出的问题向前推进，开出一新的局面，达到一新的境界"。他将此演绎到如何学习《黄帝内经》上来，提出学习《黄帝内经》四步法。第一步，《黄帝内经》讲什么，就是照着讲，讲清本意。第二步，就是接着讲，现代如何理解和发挥。第三步，讲清《黄帝内经》对当前学术发展和临床实践有什么指导意义。第四步，怎样运用《黄帝内经》于临床和研究。王庆其教授不仅这么讲，而且这么做。如从《素问·风论》的"风者，百病之长也"，结合当今临床实际，提出内伤"湿为百病之长"的观点，运用健脾化湿法、

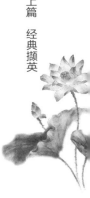

芳香化湿法、清利湿热法、温散寒湿法、祛风胜湿法，从湿论治各个系统的疾病，取得了较好的疗效。再如，《黄帝内经》有"肺主皮毛"的观点，提示了内脏与体表组织在生理和病理上的密切关系，王庆其教授认为，人体有两大屏障，除了皮肤，另一大屏障是黏膜，黏膜在内，是脏腑组织器官的内在屏障，进而提出"脾主黏膜"的观点，从黏膜论治各种胃肠疾病，拓展了治疗的思路与方法。

（2）师古不泥，反对"捧杀"：王庆其教授治学《黄帝内经》一贯秉持"师古不泥"的态度，《黄帝内经》虽是中医经典之首，但毕竟是两千多年前的作品，有其时代的局限性，并非字字珠玑，不可撼动，要根据当今科技发展、自然社会环境变化、疾病谱改变等具体情况，敢于修正旧观点、提出新见解，也唯有如此才能保持经典的生命活力，让经典活在当下。

如对《黄帝内经》学术价值的看法，王庆其教授反对两种极端的观点：一种是以民国时期余云岫为代表的"废医存药"观点，这种观点至今仍然会过一段时间沉渣泛起，目的是将中医取消和废除；另一种则与之相反，把《黄帝内经》等经典奉为金科玉律，甚至描绘成"超科学"的科学，引领现代科学潮流。前者是无知，后者是盲目，这两种极端倾向都不是科学的医学史观，不利于中医学术和中医药事业的发展。

再如对于学术圈近来屡屡掀起热潮，又争议不断的《黄帝内经》五运六气学说，王庆其教授有其冷静客观的看法，他认为，《素问·五运行大论》明示："天地阴阳者，不以数推，以象之谓也。"运气学说着重研究的是天地之象的变化与气候、疾病之间的关系，而不仅仅是以数推演。其核心理念是"天人合一""气化学说"，所谓"候之所始，道之所生"，候者象也，道者规律也。古人以"候"（象）为出发点向我们展示了天地变化和人体生理病理的变化之道，即"由器见道"。因此，我们今天研究运气必须透过这些机械推算，探索其中更深层次的学术理念和意义。

4. 法古开今，让中医学经典"活"在当下

中医学经典是中国传统文化与古代先哲临床经验的结晶，历史已经进入21世纪，如何让古老的中医学经典"活"在当下，2020年王庆其教授发表

了题为"让中医经典活在当下"的文章，以《黄帝内经》为例，论述了经典活在当下的意义，并提出如何让中医经典活在当下的路径。

（1）结合临床实践是研读经典的最佳途径：长期以来，中医界已经形成这样一种共识——中医的出路在临床，中医的发展在疗效。毫无疑问，中医药几千年来为中华民族的生存繁衍、防病治病作出了巨大的贡献，靠的就是临床疗效。没有疗效就没有中医药。当前中医药发展的关键也在于临床疗效，然而临床疗效的提高靠什么？是理论指导。没有理论创新的临床，是不可能取得良好的疗效，没有发展潜力的临床。学习研究中医经典的目的是借鉴古代先贤的思维方式来服务于当今临床，旨在提高疗效；同时，临床实践的经验需要回归到理论的升华，从而推动中医经典理论的创新发展。一部《黄帝内经临证发微》反映了王庆其教授毕生研究《黄帝内经》所遵循的宗旨，提出"结合临床是研读经典的最高境界"，难怪此书一经问世，洛阳纸贵，颇受学界欢迎，连续再版。

（2）借鉴经典启迪科学研究的思路：中医经典所揭示的生命活动原理及其防病治病的法则反映了人类生命活动的某些规律，但有些规律仅仅反映出古人在当时环境和条件下的认识，今天的科学研究，就是要运用经典理论挖掘新的科研思路，通过现代科研手段论证经典理论中的理念和结论，从而拓展经典，推动理论创新。王庆其教授认为中医学的科研有两个目标：一是推动中医学术的发展创新；二是促进临床疗效的提高。

（3）从文化和哲学解读经典原理：《黄帝内经》成书于中华文化成熟的时代，医学技术的发展和理论的构建始终在文化的滋养下，所以中医学从萌生之初就以文化与医学相互融合的面貌呈现，即具有"道术相合"的特点。所以，《黄帝内经》是优秀传统文化与丰富临床经验相结合的产物，文化是中医学的魂，没有精彩的灵魂，独存躯壳，就没有生命的活力。故文化已经融化于中医学之中，血脉相连，须臾不能分离。中医药文化的内涵是以中国传统文化为母体，解读中医学对生命、健康、疾病、生死等问题的价值观念、独特的认知思维方式、人文精神和医德伦理等。中医学经典是中国传统文化与医学实践经验相结合的产物。我们要学习、研究、弘扬中医学经典，必须结合对文化母体的审视和剖析，才能真正领会中医学理论的真谛。

二、学术篇

既往《黄帝内经》的学术研究，大多沿着《太素》《类经》既定的思路，即在阴阳五行、藏象气血、病因病机、病证、脉诊、治则、养生等命题中，选择一二开展研究。然王庆其教授对《黄帝内经》的学术研究，突破原有路径和框架，站在更高的层面，以当下和未来价值为尺度，聚焦核心理念，开展深入研究，概述如下。

1. 创《黄帝内经》立论三体系说

对于什么是《黄帝内经》学术精华的问题，早在20世纪80年代，王庆其教授就提出《黄帝内经》精华表现于三个体系中，即哲学思想体系、基础医学理论体系、临床医学体系。《黄帝内经》哲学思想体系主要包括气学说、阳阳学说、五行学说、人与天地相应观及形神关系论，其对自然界运动的规律作了探讨，但目的是为了解释人的生命现象，因而把人作为哲学研究的中心，并将哲学与医学有机地结合起来，奠定了基础医学的理论基础，成为中医学的指导思想。基础医学理论体系包括藏象学说、病机学说、诊法学说、治则学说四大部分。基础医学理论体系是哲学在医学中的具体应用，因此，有人说中医的理论具有思辨的特点，貌似抽象，实质有很大的概括性和原则性。《黄帝内经》所确定的基础理论是整个中医学术发展的源泉。《黄帝内经》记载的大量病证，分析其成因、病机、临床表现，以及预防和治疗，构成了《黄帝内经》的临床医学体系。这一部分内容尽管还不完善，但反映了《黄帝内经》成书时代的临床实际情况。从其对病证的认识、辨证论治思想的酝酿和运用、预防和治疗经验的积累来看，已基本构成了临床医学的雏形，值得我们重视。

王庆其教授研究《黄帝内经》的方向和着力点，就是围绕《黄帝内经》立论三体系展开的。经过数十年持续不断地辛勤耕耘，成果斐然，著作《中国传统文化的璀璨明珠——黄帝内经》（1999年）、《黄帝内经文化专题研究》（2014年）、《三才思想——人与天地相参》（2020年）是《黄帝内经》哲学思想体系的代表成果;《内经临证发微》(2007 年)、《内经临床医学》(2010 年)、《黄帝内经病证学概论》(2016 年)、《黄帝内经临证发微》(2019 年)是《黄帝内经》临床医学体系的代表作;《中医脏象学》(1987年)、《黄帝内经心悟》(1996 年)、《内经学术研究基础》(2010 年)、《黄帝内经精选导读》(2021 年)偏重于基础理论体系的成果体现。更有《黄帝内经百年研究大成》(2018 年)、《黄帝内经学术发展史略》(2022 年)、等集大成之作,其学术构架就来源于王庆其教授所创的"《黄帝内经》立论三体系"。其中,《内经临床医学》获得第一届上海中医药科技奖著作奖(2010 年)和中华中医药学会学术著作奖三等奖(2011 年);《黄帝内经百年研究大成》为"十三五"国家重点图书出版规划项目,获第 32 届华东地区科技出版社优秀图书奖一等奖(2019 年)、上海市中医药学会科技奖著作奖二等奖(2020 年)、中华中医药学会科学技术奖 – 学术著作奖三等奖(2021 年)。

2. 立《黄帝内经》文化基因论

关于中医学与传统文化的关系,一般把文化比喻为土壤,中医药学根植于传统文化的肥沃土壤,生根开花结果。王庆其教授关于中医药文化的"文化基因论",有别于常说的"文化土壤论"。基因的特点是生来即有,融入血脉,终身影响,持续遗传,所以文化基因论,既讲文化对医学的滋养,又强调文化与医学不可分割的密切关系,还关注绵延千年的传承及对未来的持续影响。从文化基因论认识文化与医学的关系,显然更为全面和深刻。归纳其文化基因论,重点围绕"天人合一"的基因,延伸出"和"的基因、"精气"的基因,联系人的生命观、疾病观及防治观。

(1)源于"天人合一"基因的"三才"思想:中国传统文化认为,认识人必须联系天,天的本体是人。传统文化中的天,以人为基础和起点。人体是一个小宇宙,宇宙是一个大人体,天就是大写的人。中国的先人们无论探讨宇宙的生成或探索生命的奥秘,实质上都是围绕着"天人关系"这个核心展开的。"天人之学"是中国哲学的思维起点,也是中国人最基本的思维方式。

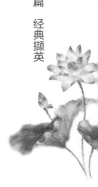

中医学秉承了中国传统文化"天人合一"的基因，从天的研究到人，从人的探讨到天。人是"天－地－人"关系的总和。《素问·气交变大论》载："善言天者，必应于人；善言古者，必验于今；善言气者，必彰于物；善言应者，同天地之化。"《黄帝内经》是以"天、地、人三才一体"为理论核心，探讨人体生命活动规律及其对疾病防治的经典。在王庆其教授《三才思想——人与天地相参》一书中，从整体观念、精气神学说、藏象学说、意象、针灸学说、病因学说、诊断学说、养生学说、三因制宜、运气学说、临床医学 11 个方面阐述了三才思想与《黄帝内经》理论构建的关系。进一步提出了三才医学模式对于未来医学发展的优势和作用。说明"三才"思想对于医学模式的选择，对于理论体系的构建，对《黄帝内经》产生了深刻的影响，而这一切的源头，来自中国传统文化"天人合一"的文化基因。

（2）基于"和"基因的生命健康认识：从"天人合一"延伸出去，另一个重要的文化基因就是"和"，即《黄帝内经》反复讲的"天地之和"。中国传统文化的智慧，集中体现在一个"和"字上。它不仅是中华民族的基本精神和基本特质，也是中国哲学和中华文化的最高价值标准。"和"思想是《黄帝内经》医学理论建构的核心指导思想之一，贯穿其天道观、天人观、人事观、生命观等方面。

王庆其教授十分推崇《黄帝内经》关于"和"的两段文字，认为这是从中国传统文化"和"基因出发，对于生命和健康基本认识的集中体现。一段为《素问·五运行大论》所说的"上下相遘，寒暑相临，气相得则和，不相得则病""从其气则和，逆其气则病"。这里强调的是天人之和，即自然之气与人之气之间的和谐状态，是生命延续和健康的保证。另一段是《灵枢·本脏》关于"和"的论述，即"是故血和则经脉流行，营复阴阳，筋骨劲强，关节清利矣；卫气和则分肉解利，皮肤调柔，腠理致密矣；志意和则精神专直，魂魄不散，悔怒不起，五脏不受邪矣；寒温和则六腑化谷，风痹不作，经脉通利，肢节得安矣，此人之常平也"。其中"血和""卫气和"可概括为血气运行和畅；"志意和"可理解为精神情志活动正常；"寒温和"意思是机体能适应外界寒温环境。从中可以领会《黄帝内经》关于健康的标准有三条：一是人体功能活动正常，以血气运行和畅为标志；二是人的精神活动正常，即"志意和"；三是机体能适应外界的环境，即"寒温和"。概括来说，健康的本质是"和"——气血和（即人体内环境协调），心身和（即心理与生理和谐），天人和（即人与自然和谐）。健康就是人体的内环境及人体与自然社会环境的一种和谐状态。

（3）本于"气"的生命本体论、功能观：关于传统文化"气"与中医学的关系，是王庆其教授较早关注和研究的学术问题，从他在中国中医科学院读研究生开始，就对"气"学说开展了深入而系统的研究。发表了很多代表性论文，如"元气论钩玄"（1984年）、"黄帝内经与先秦精气学说"（1999年）、"黄帝内经气、精、神生命核心理论研究"（2014年）、"黄帝内经气化理论发微"（2021年）、"大气一转，其气乃散"（2021年）等。综合其研究成果，大致可以归纳成本于"气"的生命本体论、功能观。

首先，从生命本体论看，元气是古代的哲学概念，是指产生和构成天地万物的原始物质。《黄帝内经》受先秦气本体论的影响，认识到气是人体生命的根源。从生命的过程来看，"出入废则神机化灭，升降息则气立孤危"，气化是人体生命的基本特征，气化运动存在于生命过程的始终。从生命的维系来看，虽然气、血、精、津液都是脏腑经络等组织器官进行生理活动的物质基础，但是"人有精、气、津、液、血、脉，余意以为一气耳"，所以认为气是生命的根本，在生命过程中起着主导作用。虽然，《黄帝内经》认为人体是在"精"的基础上产生的，两精相搏，合而为人。但这里的"精"也是由气转化而来。所以，《黄帝内经》全书以气为生命活动的总纲，深入论述了气在人体生理活动、病理变化、诊断治疗中的作用，从而说明气是生命的根源。

其次，从生命功能而言，中医强调物质的功能性，并重视物质之间的功能联系，"气化"理论恰好诠释了这一特点。中医借"气化"阐释生命活动的过程，大到自然界天地万物的运动变化，小到人体脏腑气血的生化代谢，无不伴随着气化流转。气化是生命活动的常态，贯穿着生命变化的始终。气化有序则五脏功能安和，气化失调则脏腑阴阳逆乱。理解中医关于气

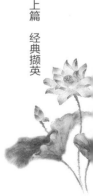

化的内涵和规律，是探寻中医学之于健康、疾病等理论特色的关键。进而提出"天－地－人气化流转的中医生命观""基于阴阳交感的气化说""以五脏功能为指向的脏腑气化论""气化失司是中医病机内容的最高诠释"等创新之见。

本于"气"的生命本体论、功能观运用于《黄帝内经》的藏象体用观，王庆其教授提出五脏"以藏为本、以通为用"的学术观点，认为五脏皆有体用，以藏为本体，以通为表现。肝以藏血为本，以疏泄为用；心以藏神为本，以通利血脉为用；脾以藏营为本，以运化为用；肺以藏气为本，以通调水道为用；肾以藏精为本，以气化为用。凸显了文化与医理、临床实践互含互融的学术特色。

关于文化之于中医的重要意义，这里引用王庆其教授的一段话作为本节小结：文化并不是虚无缥缈的东西，它产生于人类的生存方式及对世界事物的认知。中医药文化是"道"，它可以内化为认知生命活动的思维方式。我们今天强调为医者要学习研究中医药文化，并不是一件可有可无的事，而是切实弘扬中医特色，激发中医独特认知思维方式的需要。

3. 突破桎梏，扬《黄帝内经》临床医学

早在 1984 年，王庆其教授就撰文提出了组成《黄帝内经》"三体系"的观点，即哲学思想体系、基础医学理论体系、临床医学体系。其中对于临床医学体系有这样一段论述，"如果说《黄帝内经》是一部医学理论的古代典籍，那么，这一说法是不够全面的。纵览全书，《黄帝内经》不仅记载了大量的病证，分析了这些病证的成因、病机、临床表现，而且还记述了预防和治疗这些病证的临床经验。这就是《黄帝内经》的临床医学体系。这一体系有两个特点：一是把防病置于治疗之先，二是治疗中详于针刺而略于方药。内容包括疾病的预防和疾病的辨治两部分"。

（1）十年打磨，成《内经临床医学》：20 世纪 90 年代国务院学位委员会在学科分类修订时，将原来单列的"内经"学位点，并入了"中医基础理论"的二级学科，修正了以一本书名作为专业目录这一不恰当的分类，也反映了当时从管理层到学界对《黄帝内经》的基本认知，即《黄帝内经》属

于中医基础理论。事实上，这一认知是不全面的，《黄帝内经》不仅奠定了中医基础理论体系，而且其理论与临床紧密结合，其阐述病因病机、传变转归、治则治法的医理，经常结合临床常见疾病的防治来展开讨论，更有许多疾病的专篇专论，详细、深入地论述疾病的诊断、治疗，所以，把《黄帝内经》仅作为中医基础理论的经典是有失偏颇的。为弘扬《黄帝内经》临床医学体系，王庆其教授带领其团队前后历时10年，编著出版《内经临床医学》，在学术界产生了深远影响。如湖北中医药大学周安方教授评价该书时说："《黄帝内经》是中医学理论的渊源，但有人忽视了其临床医学的指导作用。读完《内经临床医学》，更加使人感到《黄帝内经》的临床医学理论对于提高中医临床思辨能力，拓宽中医临床治疗思路，提高中医辨证论治水平具有重要的指导价值。有志于中医学者，也一定能从此书中获得颇多裨益。"上海中医药大学严世芸教授评价说："他突破了将《黄帝内经》作为单纯中医理论书籍的桎梏，历时10多年，以其睿智慧眼开启了对《黄帝内经》临床病证的研究，并以"内经临床医学"这一命题出版了专著，拓展了《黄帝内经》的研究领域，获得了学术界的高度评价。由此可见，无论在深度和广度方面都足以证实王庆其是一位殚精研究、锲而不舍的学者。"这样的评价是由衷的，也是客观的。

（2）古法新用，以《黄帝内经》理论治今病：王庆其教授始终认为，《黄帝内经》的当代价值最为核心的是临床价值，评价临床价值的唯一标准就是疗效。试想，如果《黄帝内经》失去了在当代的临床价值，那么，所有所谓的"智慧""结晶""明珠"的赞誉，便没有了立足之地，就成了无稽之谈。因此，用《黄帝内经》理论指导今天的临床，取得实在的疗效，被视为最要紧的事情。用实例说话，用疗效说理，以自身亲历的一个个临床验案，来说明运用《黄帝内经》理论指导临床的意义，体现《黄帝内经》当代的临床价值，《内经临证发微》《黄帝内经临证发微》作为王庆其教授的代表作，用大量的临床实例，来验证、阐发经典理论，做到了古法今用，在运用中传承，在实践中创新。

（3）知行合一，开创经典教学查房先例：王庆其教授是第五、六、七批全国老中医药专家学术经验继承工作指导老师，为了培养好接班人，践行"读经典、做临床"，他以古稀之年，分别在上海中医药大学附属龙华医院、岳阳中西医结合医院创建中医经典教学查房的实践模式，其代表成果《王庆其中医临床教学实录》已于2014年出版。王庆其教授遵循其师裘沛然国医大师"中医特色，时代气息"的思想，强调《黄帝内经》理论的当代临床价值，要求学生和门人在《黄帝内经》经典理论文献学习和研究中，一定要注重结合当代临床，要努力探索挖掘对当代疾病的临床价值。他常说《黄帝内经》的价值在于"所揭示的理论经得起时间的考验，对现代临床仍然具有指导意义"。只有把《黄帝内经》理论运用于临床诊疗，取得疗效，才是《黄帝内经》价值的真正实现。同时，王庆其教授尊重西医学，认为西医有许多长处值得我们学习，主张中西医学取长补短，要用经典的理论和方法治疗现代的疾病。在其发表的中医药经典理论方法治疗疾病的论文中西医疾病涉及面非常广，如抑郁症、睡眠障碍、癫痫、肝炎、肝硬化、萎缩性胃炎、克罗恩病、白塞综合征、Ramsay Hunt综合征、结肠炎、溃疡性结肠炎、肠息肉、血管性头痛、高血压、脑梗死、心脏神经官能症、上消化道出血、慢性阻塞性肺疾病、间质性肺炎、支气管扩张、冠心病、癌症、类风湿关节炎、低钾血症、慢性肾炎、IgA肾病、肾结石等。真正实现了古法今用，在运用中传承，在运用中创新。

4.厚积薄发，阐释经典理论，推陈出新

不断地从临床中来，到临床中去，是中医经典理论得以延绵几千年而生生不息的原因，中医学术发展的历史告诉我们，不同时代有不同的文化，不同自然气候、物候，不同的体质、疾病，对经典的解读、阐述随着时代的变化而有新的内容、新的见解产生，甚至出现的新的学说、新的医家医派，这是中医学术发展的基本轨迹和规律。王庆其教授以自身长期读经典、做临床的体会，从"照着讲"到"接着讲"，赋予经典新识。

（1）关于藏象理论的新见：①五脏以藏为本，以通为用，藏中寓通。《黄帝内经》藏象理论认为，五脏藏精气而不泻，六腑传化物而不藏，提示五脏主藏精气，六腑以通为用。王庆其教授经过多年研究和思考，并结合临床实践，提出"五脏以藏为本，以通为用，藏中寓通"的学术观点，深化了对于五脏功能特点的认识。提出这一观点的意义在于，一般认识上，从五脏藏精，六腑通用的生理特性，可以推导出所谓"五脏多虚，虚者补脏，六腑多实，实者泻腑"的脏腑虚实治疗原则来，但这是脏与腑功能特性对比语境下的认识，并非涵盖其全部的功能，不理解这一点，往往会把五脏功能局限于藏精之一隅，引向以偏概全的误区。而"五脏以藏为本，以通为用，藏中寓通"观点的提出，是从体用两个方面来辩证地对待藏与通的关系，把五脏的功能全面准确地作了概括。王庆其教授借用张仲景"五脏元真通畅，人即安和"之说，阐释五脏以"元真"为体，以"通畅"为用的道理，指导临床用药。如补肝用女贞子、枸杞子、山萸肉时配伍柴胡、香附、香橼皮等以助肝之疏泄；养心用酸枣仁、远志、夜交藤时加入当归、丹参、鸡血藤等以活血和血；健脾用黄芪、党参、炒白术时佐以鸡内金、焦山楂、焦神曲等以助运消导；补肺用黄芪、人参、五味子时配伍桔梗、杏仁、炙紫菀、桑白皮等以宣肃通调；补肾用熟地黄、黄精、沙苑子时伍以淫羊藿、仙茅、桂枝等以助阳化气。

②肝为调节之本：五脏之本是对五脏自身生理功能在人体生命活动中的特殊作用的高度概括。"罢极之本""敷和之本""生命之本"等关于肝脏之"本"的论述，难以概括肝最重要的且能区别于其他脏腑的生理功能特点。通过对中医学中关于肝之生理功能特点的深入研究，王庆其教授提出了肝为"调节之本"的见解。其内涵包括疏调气血运行、调畅情志、调节水液代谢、调控二便、调控生殖、调控寤寐、调节筋骨运动等方面。肝为"调节之本"的原因包括肝属少阳，少阳为枢，能调目胞、溺窍、精关、魄门之开阖；肝属木，木生于水而生火，肝能调节全身阴阳水火之升降。故凡临床涉及气血运行、精神情志、水液代谢、二便、生殖、寤寐、筋骨运动等疾病皆可从调肝着手，大大拓宽了临床治疗思路。

（2）对《黄帝内经》体质学说的发挥：①老年体质以"肾常不足，肝常有余；气常怫郁，血常有瘀"为特点。《黄帝内经》创中医体质学说，其中认识到了老年人体质的问题，可惜论述不够明晰，缺乏系统。王庆其教授提

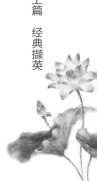

出老年人体质的两大特点：一是肾常不足，肝常有余；二是气常怫郁，血常有瘀。他对于老年人体质特点的认识，一是源于《黄帝内经》年老有子之说的启发，二是长期临床诊疗老年人实践的体会，两方面结合起来，从形神合一、心身一体的维度考察老年人的体质特点。老年人除多见肾阴渐亏，肝阳偏亢，肝气郁滞，表现疲乏少力等虚象外，又兼烦躁、易怒、悲忧、惊恐等情志异常。再者五脏精气渐亏，气血乏源，运行乏力，容易导致气血涩滞或瘀阻脉络。这一老年体质特点的阐释，为老年病调治、老年人的养生提供了原则和方法，在人口老龄化日益严重的今天，尤具现实意义。

②提出"焦虑体质"新概念：中医学中的体质是基于人群共性基础上对形体、生理、心理等形神两方面个体特征的综合概括。王琦教授提出的九种体质中，气郁质的心理特质主要是偏忧郁、低落。王庆其教授通过长期的临床实践发现，一部分焦虑症最初表现为抑郁，是由患者的气郁质演变而来；但不少焦虑症或焦虑相关心身疾病的患者在疾病初起时即表现为焦虑状态，同时具有焦虑紧张、易激惹、烦躁易惊的性格特征，并在家族遗传史中可以找到相关依据，认为这类人群中存在焦虑体质。目前，医学界尚未对焦虑体质予以关注。基于这一现象，王庆其教授从焦虑体质的概念、形成原因、表现特征、发病倾向、用药调护等几个方面对"焦虑体质"进行阐述，补充了体质学说的某些不足，为临床辨证治疗心身疾病开拓了新途径。

（3）创内伤"湿为百病之长"说：《黄帝内经》有"风为百病之长"之说，王庆其教授认为"风为百病之长"偏重于外感病，而内伤病则是"湿为百病之长"。现代中医内科的病证九成以上有与"湿"有关的病机证候。认为湿邪的来源，或因外湿留滞不去，或因脏腑功能失调而生内湿，但核心病机在于"脾气散精"的作用失常。临床上，外湿易伤脾，脾不散精则易生湿，如遇痰湿之体同气相求，则更易受到内外湿侵袭。而脾作为水谷运化之"枢机"，乃"脏腑之本"，影响着全身脏腑组织的生理功能，健脾可以促进"脾气散精"，从而达到"上输于肺""以灌四旁"的化湿功能。具体治疗上，总结出健脾化湿法、芳香化湿法、清利湿热法、淡渗利湿法、温散寒湿法、祛风胜湿法，湿在上焦宜宣化、湿在中焦宜芳化、湿在下焦宜气化、寒湿宜温化、湿热宜清化、风湿宜疏化、暑湿宜芳化等治则治法规律，丰富了经典病因病机理论，具有现实的临床指导价值。

（4）创"脾主黏膜"说：《黄帝内经》对于五脏与体表组织的对应关系，有"肺主身之皮毛"之说。但现代临床许多疾病，病理上属于黏膜病变，这是《黄帝内经》没有认识到的。西医学认为胃黏膜是人体的重要屏障，对胃酸、胃蛋白酶及外源性致溃疡物质等，有自身防御机制。人体从口腔黏膜到胃肠黏膜，均具有这种"屏障作用"。临床上，口、胃、肠的黏膜病变与人体免疫功能密切相关，而临床实践和实验研究提示健脾补气药物可以提高人体免疫功能，对口、胃、肠黏膜的病变有很好的治疗效果。结合《黄帝内经》"脾为之卫"的说法，王庆其教授提出"脾主黏膜"的观点，认为"肺主皮毛"与"脾主黏膜"构成了人体两大屏障。其中脾所主的消化道、呼吸道、泌尿生殖道黏膜，是人体免疫系统的重要防线，属于"四季脾旺不受邪"重要的科学内涵，应该予以重视。临床上他借用中医外科"消、托、补"的治疗原则，把健脾益气、托疮生肌作为黏膜病变的重要治法，自拟五君子汤（四君子汤加黄芪）随症加减，配合制酸护膜法、补气健脾护膜法、滋阴填精护膜法、活血止血护膜法、咸寒养阴护膜法、甘寒养阴护膜法等，开启了黏膜病变临床治疗的新思路，取得了良好的疗效。

5. 继往开来，谋《黄帝内经》未来发展

古老的经典，在 21 世纪的今天，如何还能保持生命力，让经典活在当下，是中医药"传承精华，守正创新"的关键问题。王庆其教授 2020 年发表"让中医经典'活'在当下——从《黄帝内经》研究谈起"一文，从文化演绎经典、用经典激活临床、从科研拓展经典三个方面进行了很好的阐释。其"活在当下"有三层含义：一是古老医学经典的价值，不是指珍藏于博物馆的文物价值，而是能为今天所用的"活"的价值；二是这种价值不是现成摆在那里随意取用的，而是在运用经典，解决今天现实问题中体现出来的，需要我们主动作为，不断挖掘和提炼；三是强调"当下"并不意味着只顾眼前，而是同时着眼于医学发展的未来，在未来医学发展趋势中，持续发挥《黄帝内经》的学术优势。

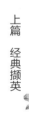

（1）回溯学术发展历史，开辟《黄帝内经》研究新路径：回首过往，才能更好地面对未来。为此，王庆其教授用近10年的时间，开展了《黄帝内经》学术发展规律的研究。2010年上海中医药大学内经学科成为国家中医药管理局重点学科，在凝练学科方向中，特别把"《黄帝内经》学术传承发展规律研究"作为3个重点研究方向之一，结合内经学科具有的裘沛然名师工作室、凌耀星名师工作室、王庆其名师研究室三个平台的优势，开展了基于师承的《黄帝内经》学术传承规律研究、儒医结合的中医成才规律研究，以及丁氏内科流派传承研究的课题，选定"黄帝内经学术发展史"作为重点研究课题，带领团队开展研究，十年磨一剑，其代表著作《黄帝内经学术发展史略》，"以史为鉴"探讨中医学术发展规律，开辟了《黄帝内经》学术研究的新路径，填补了《黄帝内经》研究的空白，受到业内广泛赞誉。

该书总论沿历史发展之轴，纵向结合特定历史时期社会政治、科学技术、文化教育等特点，梳理历代医学文献对《黄帝内经》的传承发展，循经典引申式推进研究。这种把学术发展与时代特点结合起来的研究方法，有利于发现和总结学术发展规律和特点，同时也给中医的学术特质赋予了时代特征。分论则以王庆其教授提出的"《黄帝内经》立论三体系"观点为纲，分哲学思想、基础医学、临床医学三部分，挖掘出82位对《黄帝内经》学术有重要贡献的名医大家，并分门别类、系统地进行了总结，清晰地展示了历代医家对《黄帝内经》学术的继承、创新和发展。从历史的纵向时序与专题横向结合的学术史研究，对《黄帝内经》的学术发展历程进行了梳理、分析、研究和反思，厘清《黄帝内经》理论在后世的传承、变化与发展，提炼学术思想，评判剖析得失，并本着"中医学术史的研究是探索中医药自身发展规律的重要途径"这一理念，力求从学术演变发展角度概括出规律性认识，系统挖掘，传承学术精髓。

（2）重学术魂，凝《黄帝内经》七大核心理念：《黄帝内经》的核心理念，是王庆其教授十分关注的问题，所谓核心理念是指具有核心价值的指导思想，是学术的灵魂。他认为，我们学习研究《黄帝内经》不仅是背诵几条经文，或者领会经文的内容，更重要的是把握其核心理念，这是《黄帝内经》学术的灵魂。通过凝练核心理念，对于形成中医特色的思维方式，指导科学研究及临床实践具有深远意义。

古今医家对此问题也曾经作过思考。张子和认为"《黄帝内经》一书，唯以气血流通为贵"，即以"气血流通"为《黄帝内经》的核心理念。张景岳认为"天之大宝只此一丸红日，人之大宝只此一息真阳""《黄帝内经》一百六十二篇，天人大义，此其最要者也"。认为阳气为人身之本，是《黄帝内经》理论的核心。恽铁樵认为《黄帝内经》全书的总纲领是"揆度奇恒，道在于一"。方药中先生从《黄帝内经》论及中医学，认为中医学的指导思想是整体恒动观，理论基础是气化论，对生理病理的基本认识是藏象论，说理工具是阴阳五行学说。裘沛然先生认为"中医理论的光辉特色——天人相参思想"，也是《黄帝内经》理论的精髓。严世芸教授认为所谓核心就是处于中心位置，对相关联的事和物的起点和发生，内涵的形成和外延的拓展起到规定的及决定性影响的因素，中医学理论和临床体系，是围绕着核心理念，像水波那样，围绕中心在不断拓展不断完善自身的体系。古今医家从不同的角度剖析和勾勒了《黄帝内经》乃至整个中医学的核心理念，闪烁着智慧的光芒。

王庆其教授对于《黄帝内经》核心理念的思考与认识有一个不断完善的过程。早在 2009 年他首次提出"核心理念"观点，认为《黄帝内经》是一部探讨生命活动规律和维护生命健康的著作。所谓"核心理念"，就是《黄帝内经》对生命的基本认识。由于《黄帝内经》认为，生命是大自然的产物，是男女两精相结合的产物，因此《黄帝内经》的核心理念是"天人合一""形神一体"。2018 年，他发表"《黄帝内经》的核心理念"一文，进一步完善了自己的观点，提出 5 个方面的核心理论，即"人与天地相参"的天人观、"形神一体"的心身观、人与自然变化的基本原理"气化论"、人与自然的自稳调节机制"亢害承制"论和"以人为本"的人本思想。表述更为丰富。2022年在其主编的《黄帝内经学术发展史略》总论中，对《黄帝内经》的"核心理念"在原有的基础上，再一次做了修正补充，表述为人是"天－地－人"关系的总和，生命是"形神合一"的统一体，健康是人体的一种和谐状态，

"气化"是人体代谢的基本形式，"亢害承制"是人体的自稳调控机制，"人为天地之镇"的人本思想，"治未病"思想体现人类忧患意识。提炼得更加全面准确。

中医药发展遵循"传承精华，守正创新"的方针，那首先要弄清什么是中医药的精华，《黄帝内经》中哪些是精华。王庆其教授不断提炼和完善的《黄帝内经》核心理念就是对"精华"解读阐释的典范。《黄帝内经》以降，两千多年学术不断发展、变化、丰富，但基本离不开这些核心理念，这是中医学术的"硬核"所在。

严世芸教授对此给予了高度评价："王庆其教授的论述是中肯的，也是颇有见地的……这对我们研究中医学体系是十分重要之举。从中我们可以看到，在追求《黄帝内经》学术的道路上，王庆其教授勇于否定自我，不断革新，孜孜以求，精益求精的科学态度和求实的精神。"

（3）揭示规律，厘清《黄帝内经》学术发展历史脉络：习近平总书记强调要遵循中医药发展规律，传承精华，守正创新。《黄帝内经》作为学术理论源头，其基本原理贯穿于中医学术发展的全过程，在医疗实践中不断充实完善和深化。该书通过溯源析流，从历史的角度对《黄帝内经》的学术发展历程进行梳理、分析、研究和反思，厘清《黄帝内经》理论在后世的传承、变化与发展，提炼学术思想，评判剖析得失，从学术演变发展中概括出规律性的认识，启发思路。以下举两例稍加展开。

例一，《黄帝内经》重胃气——李东垣"脾胃论"——张景岳"脾胃为脏腑之本"的脾胃理论发展路径。金代李东垣继承《黄帝内经》重胃气的思想，结合自己临床实践，提出了一整套脾胃学说，尤其关于脾胃气机升降生理病理的发挥、脾胃病提升温补治则的提出，是其创见，影响至今。张景岳在此基础上，提出"脾胃为脏腑之本"的见解，实质是对《黄帝内经》脾胃思想和李东垣《脾胃论》的延伸和提高。今天，我们可以从中体会"脾胃为脏腑之本"对于治脾胃病、治他脏病、治未病3个方面的实践意义，充分理解脾胃之气乃脏腑之气之大源，五脏之气中皆有脾气，故健脾为临床治病的不二之法的道理。

例二，《黄帝内经》药剂理论——张仲景经方体系——张元素、李东垣"药类法象"的方药理论与运用的发展规律。《黄帝内经》"君臣佐使"和"七方"制方法则，"辛、甘、酸、苦、咸、淡"的药味属性，以及沿用后世的13首方剂，奠定了药剂理论体系框架的基础。东汉张仲景《伤寒杂病论》在《黄帝内经》理论基础上继承发展，指导遣方用药，构建了经方临床运用体系。金代张元素回归《黄帝内经》藏象理论，将药物按藏象归类，形成"药类法象"学说。李东垣在此基础上，进一步根据五脏之气的升降特点，结合药物升降之性，建立了五脏升降用药库，极大丰富了《黄帝内经》药剂理论，提高了理论的指导价值和临床实用价值。

回顾历史是为了更好地发展，《黄帝内经学术发展史略》带来的不仅是学术发展历史的知识与思想，更重要的是能启迪今后学术发展的思路，还能引发读者许多思考，有着发蒙启聩的作用，这就是这部著作的魅力所在。

对于这项成果的贡献，严世芸教授是这样评价的：王庆其又强烈地意识到，《黄帝内经》作为中医学理论和临床的经典和体系，揭示其学术发生发展的轨迹和规律，必将对未来中医学术守正创新的发展思路和模式具有重要借鉴和启迪作用。几经寒暑，穷索冥搜，钩玄稽沉，辛耕不辍，《黄帝内经学术发展史略》卷帙终成，功莫大焉……有道是芝兰有根，醴泉有源。王庆其成就是书，其论之迂阔，理之精深，充分显示了他深厚的学术积淀和宽广的学术视野，以及学而不倦、锲而不舍、着意创新的精神。

2. 面向未来发展，发挥《黄帝内经》学术优势

《黄帝内经》作为中医学理论奠基之作，讨论其学术优势或学术特色，其实就是在说中医药学的学术优势、学术特色，所以，这是一个至关重要，又难以驾驭的宏大命题。学识的层次、站位的高低、思想的格局都会左右对这一命题的解读。清华大学杜力军教授在其"换个角度认识中医药：对中医药优势特点及其未来发展的哲学思考"一文中认为，"形而上学性质概念组成的理论体系与辨证论治的病证实践有机结合，并以中药等疗法作为反馈手段而对其理论正确与否进行不断地验证和修正，是当代中医药理论的一大特点"。这是一位现代生命科学研究者的认识。国家中医药管理局人事教育

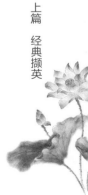

司原副司长洪净在其"中医药防治疾病的优势与学术发展切入点的探讨"一文中认为，认识生命的整体观、动态观与判断疾病的综合思维模式，强调机体内在调控功能的生理病理理论，多环节、多靶点的整合调节治疗作用是中医药优势所在。这是代表行业管理高层的判断。可以说，仁者见仁，智者见智。对此命题，王庆其教授撰"从未来医学发展的趋势看《黄帝内经》的学术优势"一文，站在中医经典的角度，却不循诸如整体观念、辨证论治的传统观念，而将其置身于现代医学发展的语境中，着眼于未来医学模式转变和发展的趋势看学术优势，分析《黄帝内经》学术对于医学模式从疾病医学到健康医学、从生物医学到生态医学、从治病到治人、从群体治疗到个体治疗、从病源治疗到整体治疗、从形神分离到心身同治转变的指导价值，预言发扬光大《黄帝内经》之学术优势，将有助于推动未来医学的发展。这是一种站在整个医学历史发展高度的远见卓识。这种远见卓识不是凭空想象而来的，而是有理性思考，更来自亲身实践体悟。这里举例简略介绍之。

（1）脾胃病心身医学观：临床上王庆其教授擅长诊疗两类疾病，一类是脾胃病，如反流性食管炎、慢性胃炎、胃溃疡、胃癌前期、结肠炎、肠易激综合征等；另一类是脑病，如郁证、癫痫、头痛、三叉神经痛等。在实践中他体会到这两类疾病关系密切，相互影响，从 20 世纪 90 年代开始，王庆其教授就专题开展了心身脾胃病的临床研究，将《黄帝内经》形神合一的思想运用于脾胃病的心身同治中，疗效显著。

王庆其教授认为，不只是脾胃病，以《黄帝内经》的"五脏神"理论为代表的心身相关理论体现了中医学的整体观、形神合一观，其核心思想是尊重患者、关心患者，强调人类健康和疾病不仅应从生物学变量来测定，更应结合社会心理因素来开展研究。这些医学指导思想是中医学的特色和优势所在，也是未来医学发展的趋势。

（2）气候、物候、病候一体的天地人生态医学观：《黄帝内经》对于气候、物候、病候的认识，是在时间和空间的整体上加以考察和研究的，三者遵循着同一自然规律，从人与自然的相互关系来把握人体的生理病理活动规律，并强调审察病机、制定治则都要与气候、物候的实际情况相结合，这对当今临床仍有指导价值。生态医学是将生态学理论引入到医学领域，来探究人类生存状态、环境对人体健康的影响，并指导防治疾病的一门学科，代表了医学未来的发展方向。《黄帝内经》对于气候、物候、病候一体的认识，以及关于天时、地利、人和的医学思想，十分接近现代生态理念的认识，王庆其教授带领学生开展了《黄帝内经》生态观的专题研究，发表系列论文，开辟了《黄帝内经》未来研究的新领域。

（3）天人系统思想与五脏系统思想的系统生物学观：《黄帝内经》的系统生物学的雏形思想，不仅认为人体是一个有机的整体，而且认为人与自然、社会也是一个统一的大整体系统，并以此指导养生、预防、诊断及治疗。以五脏中心系统思想中"肝"为例，肝脏在气血的运行、精神情志活动、饮食的消化吸收、津液的生成输布、二便排泄、生殖生理、寤寐节律、筋骨运动等生理活动方面发挥重要的调节作用。王庆其教授用"调节之本"来概括肝的生理功能在人体生命活动中的特殊作用。中医肝脏的调控对象包含了神经内分泌活动、免疫功能、生物节律、认知心理、应激反馈、生殖过程等生命活动的诸多方面。对肝为"调节之本"的深入研究，可能对肝藏象理论的生物学基础研究有一定的启发，并能为中医经典理论的现代科学内涵研究提供新思路。

王庆其教授把学习、研究、实践《黄帝内经》作为终身事业，数十年如一日，在中医经典这块土地上深耕细作，硕果累累。如果试着用一句话来概括王庆其教授在《黄帝内经》学术的特色，我想可以这样表述：①学术格局大：聚焦《黄帝内经》三体系、七核心做大文章。②医理阐释透：从古到今到未来，从哲理到医理，从理论到临床，阐释经典透彻。③临床践行实：读经典做临床，用经典指导服务临床，使经典活在当下。

"传承精华，守正创新"是我们这一代中医人应承担的使命和任务，在百余年的中西文化、中西医学冲突的大背景下，这一使命和任务更为重要，也异常艰巨，需要坚定的信念、无畏的勇气、坚韧的毅力和无穷的智慧。幸有王庆其教授这样的前辈为我们树立了人格榜样和学术标杆，让我们在学术的道路上有了方向和勇气。

诚如他自己所言："不读经典法无一可，尽守古法何处着我"，而传承发展弘扬的关键是"阐旧邦以辅新命，极高明而道中庸"（冯友兰）。

陈晓（上海中医药大学王庆其名师研究室）

第二节 "大气一转，其气乃散"

——气化理论及其临床运用体会

何谓气化？气是构成天地万物（包括人的生命）的基本物质。《庄子·知北游》曰："通天下一气耳，人之生，气之聚也；聚则为生，散则为死。"气之聚散决定生死。气化，是气不断运动（升降、出入、聚散）过程中产生的各种变化，气化是自然界（生、长、化、收、藏）及生命活动（生、长、壮、老、已）变化的基本表现形式。《素问·五常政大论》言："气始而生化，气散而有形，气布而蕃育，气终而象变，其致一也。"自然界万物之生化、有形、蕃育、象变，皆赖气之运动变化。《素问·天元纪大论》曰："物生谓之化，物极谓之变。"气化过程概括起来就是生－化－极－变。气化，泛指气作用下一切物质形态的运动变化，包括气化形、形生形、形化气等形式。《医门法律》谓："气聚则形成，气散则形亡。"《道德经》说："天下万物生于有，有生于无。"提示气化活动是从无形到有形的循环。

一、阴阳二气的交感、相错、互用是气化运动的根本机制

"气化"有广义、狭义之分。广义的气化是指自然界天地阴阳之气交感、相错、互用所产生的一切变化及其产生的现象。《素问·阴阳应象大论》曰："清阳为天，浊阴为地。地气上为云，天气下为雨；雨出地气，云出天气。"狭义的气化是指人体生命活动过程中各种物质的生化代谢活动及其产生的生

理病理现象。《素问·阴阳应象大论》言："味归形，形归气，气归精，精归化，精食气，形食味，化生精，气生形。""清阳出上窍，浊阴出下窍；清阳发腠理，浊阴走五脏；清阳实四肢，浊阴归六腑。"饮食物经过消化、吸收、代谢及其化生精、气、血、津液等物质和将代谢产物排出体外的过程，即气化活动的具体表现。

阴阳之气交感、相错、互用是气化发生的根本机制。《素问·天元纪大论》曰："在天为气，在地成形，形气相感而化生万物。""阴阳相错，而变由生。"《楚辞集注》载"二气交感，化生万物"。《素问·阴阳应象大论》言："阴阳者，天地之道也，万物之纲纪，变化之父母，生杀之本始，神明之府也。"阴阳交感互用，是天地之道，所谓"神明"，意思是"气化"发生的过程变化莫测，但其结果昭然若明，"阴阳不测之谓神，神之昭昭谓之明"。

升降出入是气化运动的主要形式，是天地体用、万物生死之枢机。《素问·六微旨大论》曰："气之升降，天地之更用也。""升已而降，降者谓天；降已而升，升者谓地。天气下降，气流于地；地气上升，气腾于天。故高下相召，升降相因，而变作矣。"清代医家周学海《读医随笔》概括说："升降出入者，天地之体用，万物之橐籥，百病之纲领，生死之枢机也。"

阳气是"化气""成形"过程中的催化剂，是性命之化源。《素问·阴阳应象大论》曰："阳化气，阴成形"。提示生命活动中物质代谢的表现形式是"化气"与"成形"，而阳气是能源。张景岳说："阳动而散，故化气，阴静而凝，故成形。"阳和阴是指物质的动与静、气化与凝聚、分解与合成等的相对运动，说明物质和能量的相互依存、相互转化的作用。阳气的蒸腾、激发、温煦、推动作用，是人体生、长、壮、老、已的决定因素。《类经图翼》言："凡万物之生由乎阳，万物之死亦由乎阳，非阳不能死万物，阳来则生，阳去则死矣。""得阳则生，失阳则死，此实性命之化源，阴阳之大纲也。"临床实践告诉我们，保护阳气对于维护健康、挽救生命、提高疗效至关重要。

二、"气化"是人体新陈代谢的基本形式

生物学家认为，生物最基本的特征是新陈代谢，新陈代谢是生命活动存在的基础，是维持生物体一切生命活动过程中各种化学变化的总和，它包含机体同外界的物质交换和能量交换，以及机体内部的物质转变和能量转移的两个过程，从而表现出一系列的生命现象。中医气化理论的实质，体现了人体这一复杂生命过程中物质和能量的转化和代谢过程。明代张景岳《类经图翼》言："造化之机，不可无生，亦不可无制。无生则发育无由，无制则亢而为害，必须生中有制，制中有生，才能运行不息，相反相成。"同样的道理，人体的内部也存在着一种自我调控机制。元代王履《医经溯洄集》谓"亢则害，承乃制"是"造化之枢纽"，并引申至人体。如"亢而自制"则使"五脏更相平"，"亢而不能自制"则发而为病，故用汤液、砭石、导引之法以助之，制其亢，除其害。

方药中先生认为，自然界中各种物质生命现象的产生都是由于六气作用正常的结果，人体的生命活动就是气化现象的表现形式。自然界内部有一种生化和制约并存的自稳调节机制，"阴平阳秘"就是一种内稳态。裘沛然先生认为，人体本身存在一个调控系统，具有自我防御、自我抗病、自我修复、自我调节四大功能，人体依靠这些自稳调节功能维系着生命活动的有序进行。而这些功能的发挥，必须以心境泰然、神志安定、充满乐观和信心为前提，否则会导致疾病的加速恶化。当今社会滥用药物及来自多方面的心理压力和紧张情绪，是破坏人体自稳调节功能的主要原因。因此，治病必先治神，若病至"神不使"时，必不可治。人要恢复、完善调控机制，必先养神，缓解身心压力，恢复人体"自我调控"功能，"精神内守，病安从来"。

现代科学研究证明，生物体内存在着一个神奇的自控调节系统，为了达到平衡协调，体内有极其复杂精妙的物质形态变化的机制。任何方面有所偏颇失调，就会产生疾病，甚至死亡。体内各器官通过反馈、神经和体液等很多机制来维持平衡协调。生物学家称这种体内平衡作用为"内环境稳定功

能"。中医阴阳理论可以理解为多层次稳态平衡模型，五行理论可以解读为多系统相互联系、相互作用的调节模型。所谓"阴平阳秘，精神乃治"。

我们可以认为，中医学属于"气化医学"，气化是自然界万物变化的基本形式，气化是人体生理病理变化的基本机制。"亢害承制"是存在于自然界和人体内部的自稳调节机制，"阴平阳秘"是一种"内稳态"。有哲人云"中医学详于气化，略于形质"。

三、"气化"理论临床运用——"大气一转，其气乃散"

《金匮要略·水气病脉证并治》曰："阴阳相得，其气乃行；大气一转，其气乃散。"仲景的立论思想是指阴阳不相得，大气不运之病理。从具体病理表现分析，"大气一转"一般指宗气"若雾露之溉"的宣发播散通转功能。我理解"大气"当为"元气"，"元者，气之始也"，包括正气、真气、神气、宗气、胃气、营卫之气等。"大气一转"是指人体元气来复，气化功能得以正常通转，邪气驱散，疾病向愈；若"大气一衰，则出入废，神机化灭，气立孤危"。

（一）五脏是人体气化活动的主要载体

《素问·六微旨大论》言："器者，生化之宇；器散则分之，生化息也。"有形的器物是气化的载体。《灵枢·本脏》曰："五脏者，所以参天地，副阴阳，而运四时，化五节者也。"五脏是连接天地、四时、阴阳生化与人体生命气化活动的重要载体。

心为"阳中之太阳"，为气化之主，心之阳气能推动血脉运行，维持人的生命活动，使人体生机不息。清代唐容川《血证论》曰："心为火脏，烛照万物。"心阳温运血脉，振奋精神，温煦五脏六腑、四肢百骸。心阳势微，血脉凝涩，水气稽留，精神萎靡，神气消散。

肝为"阴中之少阳"，为气化之始，主升发之气，行条达之令，禀敷和之性，善调全身气机之升降出入。若肝之清阳不升，则疏泄无权，必然导致气机逆乱，诸症丛生。或表现为疏泄失职，或情志失和，或肝阳妄动，或肝气横逆，或肝风内动，或血气失和，或脾胃升降失调等。

脾为"阴中之至阴"，其气化运动主要表现为脾胃的"气机升降之枢纽"作用，主输布水谷精微，生化气血。若脾胃气机升降失调，脾不能散精，精化为浊，日久形成痰饮、水湿、瘀浊，出现食欲不振、脘腹胀满、便溏泄泻、浮肿及各种气血不足的虚证表现。

肺为清虚之脏，主一身之气的宣发、肃降，朝会百脉。唐代孙思邈《备急千金要方》言："肺为诸气之门户。"关乎全身的气化活动。宋代《太平圣惠方》曰："夫肺为四脏之上盖，通行诸脏之精气，气则为阳，流行脏腑，宣发腠理，而气者皆肺之所主。"若肺气为邪所干，失于宣肃，气化失司，可以发生咳嗽、气喘、咳血、胸痹、肺痿、肺胀、肺痨等疾患。

肾为水火之脏，内藏元阴元阳，为人体气化之源。主藏精、生长、发育、生殖及水液代谢。若气化失司，主要表现为水液代谢失调而出现水肿、癃闭、淋证；肾不藏精而出现精气亏虚、髓海不足、骨骼失养、不孕不育、智力减退等。肾不纳气可以出现气喘、肺虚、心衰、喘脱等危象。

（二）气化失调治则：调其不调，和其不和

明代张景岳《景岳全书》言："夫百病皆生于气，正以气之为用，无所不至，一有不调，则无所不病……欲求其本，则止一气字足以尽之，盖气有不调之处，即病本所在之处也。"中医治病的特点在于"调气"，也即调节气化。具体来说就是"调其不调"。"夫所谓调者，调其不调之谓也。凡气有不正，皆赖调和，如邪气在表，散即调也；邪气在里，行即调也；实邪壅滞，泻即调也；虚羸困惫，补即调也；由是类推。"中医治病的目的就是"致中和"。"致"就是达到；"中和"就是不偏不倚，折中调和。具体方法就是"和其不和"。张景岳说："和方之剂，和其不和者也。凡病兼虚者，补而和之；兼滞者，行而和之；兼寒者，温而和之；兼热者，凉而和之，和之为义广矣。亦犹土兼四气，其中补泻温凉之用，无所不及。务在调平元气，不失中和贵也。"这就是气化失调的治疗原则。

（三）气化失调治疗的总目标：五脏元真通畅，人即安和

真气是人之本元，故称"真元"。《灵枢·刺节真邪》曰："真气者，所受于天，与谷气并而充身。"疾病无非是内外致病因素导致人体气机的郁、滞、闭，治疗的总则是通，即宣郁、通滞、去闭。《易经》言："往来不穷谓之通。""畅"的本义是畅通、无阻碍，最终恢复气血阴阳、脏腑经络等气化功能的"安和"状态。《易经》曰："天地交，泰；天地不交，否。"天地阴阳有序交感互用，就是正常的气化状态，反之即病态。

四、医案举例

1. 用"阳化气"理论指导治疗功能性消化不良案

张某，女，18岁。述平日食欲不振，嗳气，腹胀，虽知饥饿，但得食早饱，大便不畅，形体消瘦，体质较差，不耐寒温，平素容易感冒，经常因病而辍学，病程近2年。在外院检查X线、钡餐造影，无明显异常。平时服用酵母片、多酶片、吗丁啉、复合维生素等治疗，病情时轻时重。就诊时肢体冷，苔薄白，微腻，脉细。

西医诊断：功能性消化不良。

中医诊断：胃痞（脾虚不运，运化失职）。

治法：健脾和胃，理气宽中。

处方：黄芪20g，党参12g，炒白术12g，炒薏苡仁12g，茯苓12g，甘草4.5g，制半夏12g，紫苏梗12g，鸡内金12g，炒枳壳12g，山楂12g，神曲12g，制大黄6g，大枣7枚。14剂。

上方加减，治疗30天后，病情有所缓解，大便2日一解，食欲增，嗳气减，精神爽。但近日因饮食油腻荤腥而症复如故，胃脘隐隐作痛，食后中上腹痞满不解，食纳减。《黄帝内经》有"阳化气"之说，考虑患者久病，阳气不足，"无火无以熟谷"，乃取上法佐以温阳化气之品，补火以生土，化气促健运。

处方：党参12g，炒白术12g，熟附子9g（先煎），肉桂3g（后下），鸡

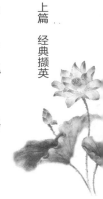

内金 12g，莱菔子 12g，山楂 12g，枳壳 12g，木香 9g，小茴香 9g，陈皮 9g，荜澄茄 9g，甘草 4.5g，制半夏 12g。

14 剂后，早饱、腹胀、嗳气、隐痛等明显缓解。药已对症，在以后的治疗过程中曾先后用过大腹皮、香橼皮、炒谷芽、炒麦芽、旋覆花、代赭石、火麻仁等药物。

前后调治约 4 个月，症状基本消失，偶尔因天气变化或饮食不慎出现些许反复，续进原方化裁，基本康复，形体渐丰，神色转佳，可以胜任学习任务。

按："化气"即是"气化"，阳气是"气化"的原动力。消化不良就是胃肠原动力不足，需要温阳以促进健运。

2. 用通阳化气除痹法治疗心绞痛案

患者，男，68 岁。冠心病、心绞痛。

主诉：每值夜班时常有胸闷窒塞，前胸刺痛，向背胛部放射，服硝酸甘油片即缓解。心电图提示心肌缺血。

初诊以活血化瘀止痛法治疗，药用红花、丹参、桃仁、赤芍、五灵脂、延胡索、荜茇、制香附、郁金等，连服 10 余剂，症情减而未除。

原法续进 2 周，心绞痛仍每日有小发，尤以爬楼梯、走路时频发，疑心气虚损，不耐劳顿，更方养心气、和心营。投人参、黄芪、甘草、怀小麦、丹参、当归、麦冬等，症无进退。忽一日天气暴冷，是夜心绞痛大发，连服苏合香丸、麝香保心丸等，略觉舒展。再诊时，反复思忖，患者年近古稀，阳气已衰，复加外寒，心阳势微，血脉痹阻，此真胸痹也。《金匮要略》云胸痹"阳微阴弦"，胸阳不振，阴寒痰饮内停，当用温阳宣痹法。

处方：桂枝 12g，附子 6g，万年青根 12g，甘草 6g，乌药 12g，制夏 12g，薤白头 12g，荜茇 6g，细辛 6g，丹参 12g。14 剂。药后心绞痛未发，精神见爽。

原方加减调治 1 个月，病情渐趋稳定，走路上楼亦未见发。

按：《素问·生气通天论》说"天运当以日光明"，人体气血的运行全赖阳气的温煦气化，所谓"离照当空，阴霾自消"。胸痹是因心阳不振、气血痹阻所致，得阳则气血运行和畅，人即安和。

3. 从"上气不足，头为之苦倾"治疗颈性眩晕案

王某，男，47岁。由长期伏案工作，夜以继日，颇为劳碌。经常出现眩晕，神疲乏力，睡眠不佳。查脑血流图示血管紧张度增高，提示脑供血不足；X线示第6、7颈椎间肥大增生；血压偏高。先以推拿治疗稍好转，但好景不长，不久又因劳累过度眩晕再发，伴恶心，头不能转侧，再行推拿，仅半天舒服，继复如故。后思及《素问·举痛论》有"劳则气耗"的记载，《灵枢·口问》言："上气不足，脑为之不满，耳为之苦鸣，头为之苦倾，目为之眩。"头为诸阳之会，上气不足，清阳不升，故出现眩晕、耳鸣等。

处方：黄芪30g，党参15g，炒白术12g，茯苓、茯神各20g，炙甘草6g，柴胡12g，葛根30g，藿香、佩兰各12g，当归12g，酸枣仁20g，丹参30g，大枣12g，枸杞子12g，熟地黄12g，升麻9g。14剂。

二诊症无进退，辨证应该没有问题，继续以前法加强。黄芪50g，党参30g，炒白术12g，合欢皮30g，炙甘草6g，柴胡12g，天麻12g，制首乌12g，葛根30g，藿香、佩兰各12g，当归12g，酸枣仁30g，丹参30g，大枣12g，枸杞子12g，熟地黄12g，升麻9g。14剂。

三诊症状明显改善，精神好转，眩晕基本消失。嘱注意体位、坐姿，颈部热敷，每天1次。原方14剂，症状完全消失。

按："头为诸阳之会"，清阳不升则眩晕头痛发作。颈椎病每以过劳而作，"劳则气耗"，久劳气虚，清阳不升，"脑为之不满，耳为之苦鸣，头为之苦倾，目为之眩"。补气升清，阳气敷和，病即向好，所谓"大气一转，其气乃散"。

王庆其（上海中医药大学）

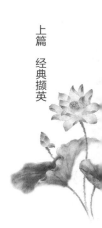

第三节　五脏以藏为本，以通为用，藏中寓通

——王庆其教授关于藏象理论新解

中医藏象理论认为，"五脏者，藏精气而不泻也，六腑者，传化物而不藏"（《素问·五脏别论》）。《黄帝内经》提示，五脏主藏精气，六腑以通为用。王庆其教授经过多年研究和思考，提出"五脏以藏为本，以通为用，藏中寓通"的学术新解。五脏所藏之精气是机体生命活动的能量和动力，调节化生气血津液，温煦濡养灌溉脏腑四肢百骸，而精气的产生和输布必须维持动态平衡，是保证健康状态的基本前提。他指出，五脏作为储藏和输布精气的场所，必须时刻保持通畅的状态，"五脏元真通畅，人即安和"；如果五脏所藏精气输布不畅，则诸症丛生，故治五脏疾病必须通补兼施，补中寓通，只有脏气通畅，生命才有活力，人即安和。

一、五脏以藏为本

1. 心藏神，为君主之官

《素问·灵兰秘典论》曰："心者，君主之官也，神明出焉。"清代张志聪注："位居南面，灵应万机，故为君主之官。清净虚灵而主藏神，故神明出焉。"又《灵枢·邪客》云："心者，五脏六腑之大主也，精神之所舍也。"明代张景岳指出："脏腑百骸，唯所是命，聪明智慧，莫不由之。"说明心在脏腑、经络、百骸中的主导地位，是保障机体生理功能正常的核心。"形者神之体，神者形之用，无神则形不可活，无形则神无以生"。王庆其教授强调"形神合一"的心身观，指出形神和谐则健康长寿，形神失和则病，形神分离则亡，治疗疾病及养生之道应该形神兼顾。

《灵枢·卫气》指出："神生于五脏，舍于五脏，主导于心。"即人的情志活动分属于五脏，而由心主宰。《灵枢·本神》说："两精相搏谓之神，随神往来者谓之魂，并精而出入者谓之魄，所以任物者谓之心，心有所忆谓之意，意之所存谓之志，因志而存变谓之思，因思而远慕谓之虑，因虑而处物

谓之智。"本神者，顾名思义，即推求五脏之神的本质。广义上讲，神是人体生命活动的完整表达，人之初生，先天之精化而为神，神者，魂魄相依，变化而为心意、志思、智虑，即狭义上情志活动中的神，这正是机体精神活动的具体表现。"心者君主之官，神明出焉""万物之机皆由心所任"。《中藏经》对心脏的生理病理特点也有着较完整的阐述，"心者五脏之尊，号帝王之称也，与小肠为表里，神之所舍"。因此意、志、思、智、虑虽分属于五脏，实归于一心。

2. 肝藏血，血舍魂

《灵枢·本神》曰："肝藏血，血舍魂。"王冰注："肝主血海。"肝主藏血，通过调节不同功能状态下四肢百骸的血量，如《素问·五脏生成》言："故人卧血归于肝，肝受血而能视，足受血而能步，掌受血而能握，指受血而能摄。"从而实现机体各项生理功能的正常运转。魂魄对神志活动也有着一定的影响。隋代巢元方《诸病源候论》云："丈夫头勿北首卧，神魂不安，多愁忘。"可见神魂的安定是心主神明功能的重要保证。

3. 脾藏营，营舍意

脾位于中焦，承上启下，被称为后天之本，气血生化之源。维持人体生命的营养物质，都依赖脾胃受纳、腐熟、运化水谷，吸收精微物质，化生气血的功能。脾胃虚衰，后天补给不足，则人体正常的生理活动就会受到影响，出现脏腑百骸虚损的征象。同时，由脾胃虚衰所导致的气血亏虚，又进一步加剧痰饮、瘀血等病理产物的生成，流注脏腑经络，影响各组织器官的生理功能，从而加速病变的进程。

情志活动的具体表现，各有其五脏分属的生理功能基础，而脾脏更是起到了关键的作用。《灵枢·本神》指出："脾藏营，营舍意。"《素问·刺法论》还有"脾为谏议之官，智周出焉"的记载。清代唐容川《中西汇通医经精义》谓："脾主守中能记忆也，又主运用，能思虑也，脾之藏意如此。脾阳不足则思虑短少，脾阴不足则记忆多忘。"脾为后天之本，气血生化之源，脾胃化源充足，元气充沛，滋养于脑，则神志清晰，精神充沛，思维敏捷。

晋代皇甫谧《针灸甲乙经》曰："思发于脾而成于心也。"清代沈金鳌指出："思者，脾与心病也。脾之神为意，意者，心之所发也。由发而渐引焉曰思，则当其发属在脾，及其思属在心。"强调了心与脾在神志活动中的关系。

4. 肺藏气，气舍魄

肺主气以司呼吸，《素问·五脏生成》指出："诸气者，皆属于肺。"肺主一身之气，并参与宗气的生成及运行。肺的主要生理功能是通过呼吸运动，吸入清气，呼出浊气，以完成人体与自然界的气体交换，是形成包括宗气在内的各种气的基础，而肺的宣发肃降功能，也是通过气的运行得以实现，因此肺藏气是人体气血充沛、流通顺畅的保障。

《素问·宣明五气》曰："肺藏魄。"《灵枢·本神》指出："并精而出入者谓之魄……肺藏气，气舍魄。"张志聪注："魄乃阴精所生，肺为阴脏，故主藏魄。"魄为五脏精气所化生，其功能包括痛温觉、触觉、本体觉等浅深感觉，以及本能意识行为，是高级神经活动的重要组成部分。《灵枢·天年》谓："八十岁，肺气衰，魄离，故言善误。"明代张景岳在《类经》中言："魄盛则耳目聪明，能记忆，老人目昏耳聩，记事不及者，魄衰也。"《灵枢·大惑论》曰："神劳则魂魄散，志意乱。"这些论述从生理和病理角度说明了魄在神志活动中的重要作用。

5. 肾藏精，精舍志

肾主藏精，而肾精由两部分组成：其一，"先天之精"是与生俱来的秉承于父母的生殖精华，即《灵枢·本神》所言："生之来，谓之精。"；其二，"后天之精"是指机体从水谷精微中提取的精华，即《素问·上古天真论》谓："肾者主水，受五脏六腑之精而藏之。故五脏盛，乃能泻。"故肾脏又有"先天之本"和"脏腑之本"的称谓。

《灵枢·本神》指出："肾藏精，精舍志。"《灵枢·本脏》说："志意者，所以御精神，收魂魄，适寒温，和喜怒者也。"《素问·灵兰秘典论》又言："肾者，作强之官，伎巧出焉。"清代程国彭谓："肾主智，肾虚则智不足。"先天之精禀于父母，后天之精来源于水谷精微，二者皆藏于肾，如果肾精充足，即"气聚精盈则神旺"。

总而言之，人体的一切生命活动均以藏精气为根本，在此基础上顺应其势，五脏以通为用，充分发挥维持机体正常生理功能的作用。

二、五脏以通为用

1. 心主血脉，经脉流行，环周不休

心为君主之官，五脏六腑之大主，是对心主血脉及心主神明功能的高度概括。心主血脉，是依靠心气对血在脉中的推动作用，实现"血主濡之"的营养功能，脏腑百骸、肢节官窍，都依赖血的滋润濡养，血充足则邪气散，血流动则凝滞消，从而保障机体正常的生理功能。《景岳全书》指出："故凡为七窍之灵，为四肢之用，为筋骨之和柔，为肌肉之丰盛，以至滋脏腑，安神魂，润颜色，充营卫，津液得以通行，二阴得以调畅，凡形质之所在，无非血之用也。"全面系统地总结了血的功用。心气是推动血液循行周身的原动力，心气充沛，血行通畅，则无血瘀、血不循经、血溢脉外之疾患。

《素问·举痛论》指出："经脉流行不止，环周不休。"《灵枢·营卫生会》曰："营在脉中，卫在脉外，营周不休，五十度而复大会，阴阳相贯，如环无端。"脉道是血液循行的通路，连接周身上下各个组织器官，在机体精密的调控功能之下，满足不同时段、不同需求的血液供应，环周不休依靠经脉的通达，血和利则经脉通畅。

2. 肝主疏泄，为调节之本

肝为阴木，通春气而主生发，体阴而用阳。《素问·诊要经终论》曰："正月二月，天气始方，地气始发，人气在肝。"指出五脏相通而依次旋转，肝主东方寅卯之木，性喜条达，主升主动，因此肝位为通转之始，"条达"意为畅达、通达，是气机顺畅、生机盎然的重要条件。《素问·五常政大论》曰："木曰敷和。"又指出："敷和之纪，木德周行，阳舒阴布，五化宣平。"东方生风，风生木，木得其平则敷布阳和之气，以生万物。《素问·六节藏象论》认为肝为"罢极之本"，张志聪注："动作劳甚谓之罢。肝主筋，人之运动皆由乎筋力，故为罢极之本。""罢极"形象地说明肝具生发之机，调节之力，机体很多的生理病理特性都与之相关。

元代朱丹溪《格致余论》指出"司疏泄者肝也"，这是肝脏最具代表性的生理功能。王庆其教授提出"肝为调节之本"，具体表现在肝可以调畅气机和情志活动，调节消化吸收和水液代谢，调控二便、生殖、睡眠、运动，而肝脏的生理功能，又与心、肺、脾、肾的功能息息相关，肝升肺降，木济心火，乙癸同源，土得木而达，故称为"调节之本"。

3. 脾主运化，斡旋脏腑

脾主运化是指脾脏具有将饮食转化为精微物质，并转输至机体各个组织器官的功能。《素问·经脉别论》指出："饮入于胃，游溢精气，上输于脾，脾气散精，上归于肺。"脾为仓廪之官，专职转输，脾脏运化水谷精微，是心肺化生气血津液的根本保障，故脾脏又称为后天之本、气血生化之源。脾主升清是与胃主降浊相对而言，机体维持正常的生理功能，需要脏腑气机的升降出入协调有序，如升降失司、出入失常，便会出现异常的病理改变。升清，主要体现在输布精微和升举固定脏腑位置两方面。

清代黄元御在《四圣心源》中指出："中气者，和济水火之机，升降金木之轴。"心肺位于上焦，肝肾藏于下焦，心火下济，肾水上承，肺气肃降，肝气升发，构成了脏腑气机升降的主要格局，脾胃居于中焦，是维持协调气机动态平衡的关键所在，脾升胃降，斡旋脏腑，得以保持机体的健康状态。

4. 肺主治节，通调水道

《素问·灵兰秘典论》曰："肺者，相傅之官，治节出焉。"张景岳注曰："肺主气，气调则营卫脏腑无所不治，故曰治节出焉。节，制也。"肺主治节是指肺脏治理节制全身气血津液的功能，肺脏通过呼吸运动完成人体与大自然的气体交换，精准调控各个组织器官的血液供应，以适应机体在不同生理状态下的需求，徐灵胎在《神农本草经百种录》中说："肺朝百脉，肺气利则无所不利。"从而实现主气司呼吸，助心行血的辅助功能。

肺主宣发肃降，是对肺脏气机宣通发散、清肃下降的高度概括，徐灵胎说："气逆则散，气降则藏，藏则益。"陈修园《医学实在易》则指出："气通于肺脏，凡脏腑经络之气，皆肺气之所宣。"宣发与肃降互为因果，相辅相成，对立统一，平衡脏腑的气机。机体通过肺脏的宣发肃降功能，从而通利调节全身水液代谢，如《素问·经脉别论》言："脾气散精，上归于肺，通调水道，下输膀胱，水精四布，五经并行。"说明肺主行水，具有通调水道的重要功能。

5. 肾司开阖，主水液气化

《素问·金匮真言论》曰："北方黑色，入通于肾，开窍于二阴，藏精于肾。"肾为先天之本，在生命活动中的重要地位无需赘言。机体的水液代谢，与肺、脾、肾、膀胱、大小肠的功能密切相关，肾为水脏，肾气对水液的蒸腾气化，是顺利实现调节水液输布、利用、排泄的关键所在。肺脏的宣发肃降，通过肾脏的纳气功能协调，脾脏的运化转输，又需要肾阳的温煦作用，这是肾脏在水液调节中的间接作用，《景岳全书》中指出："肾主二阴而司开阖。"肾脏通过肾阴、肾阳的相互平衡，掌控膀胱的尿液排泄，是对水液代谢调节的直接作用。《金匮要略·脏腑经络先后病脉证》曰："肾气微弱，则水不行。"从临床病理的角度也阐发了肾主水的重要意义。

总之，"五脏以藏为本，以通为用，藏中寓通"，藏精气而营养全身，气化通达而为用，彰显生命活力。

三、"五脏以藏为本，以通为用"对临床的启示

1. 五脏主藏精气，故脏病多虚证

五脏主藏精气，精气是人体生命活动赖以生存的基本物质，故凡脏病多由内外致病因素伤及脏气，多表现为"精气夺则虚"的证候。

临床上劳伤虚损是导致和加速五脏病变发生发展的重要原因，《诸病源候论》曰："虚劳者，五劳、六极、七伤是也。"巢氏分论曰："五劳者：一曰志劳，二曰思劳，三曰心劳，四曰忧劳，五曰瘦劳。"这是对劳伤致病较为详尽的阐述，对后世诊治五脏疾病有着积极的指导作用。

古代诸多典籍对虚损致病有着清晰的认识，如《圣济总录》谓："脱营之病，虚劳之类也，非由外邪，病从内作，其人或尝贵后贱，心切恋慕。志怀忧惨，又富而遽贫，乐而暴苦，皆伤精神，外耗于卫，内耗于营，营泣卫

除，气虚无精，形体日减，洒洒然时惊，甚则精气竭绝，形体毁沮，皮焦筋屈，痿躄拘挛，是其候也。"又如《圣济总录》论心蒸之治，主以心阴不足，即"万病皆生于虚"，而临床实践则有心气不足，心阴不足，皆可致心神失养。清代何廉臣详细阐述了血虚当补之候，"面唇淡白，头晕目眩，五心烦热作渴，神志不宁，健忘怔忡失眠，肠燥便艰，口干舌萎或口舌生疮；舌苔嫩红而干，或绛底浮白，或舌绛而燥"。清代江涵暾《笔花医镜》曰："肾之虚，脉左右尺常细软，其症为头痛，为耳鸣，为耳聋，为盗汗，为夜热，为健忘。"

2. 五脏藏五神，凡病以治"神"为先

《黄帝内经》提出"五神脏"理论，五神分藏于五脏，心藏神、肝藏魂、脾藏意、肺藏魄、肾藏志。五神是五脏活动的一部分，五神又能驭气统精，对五脏有反向调节作用。《类经》曰："形者神之体，神者形之用，无神则形不可治，无形则神无以生。"这种"形神合一"的生命观是中医学最基本的核心特质，体现在治疗方面，《黄帝内经》非常强调治神。如《灵枢·本神》曰："凡刺之法，先必本于神。血、脉、营、气、精、神，此五脏之所藏也。"血、脉、营、气、精、神属于广义之"神"，由五脏所藏，针刺之法当以治神为先。《素问·八正神明论》曰："血气者，人之神，不可不谨养。"神是血气的升华，是生命活动的外在反应。谨养血气、调神治神是治病的第一要务。预后方面，《素问·汤液醪醴论》云："形弊血尽而功不立者何？岐伯曰：神不使也。"若患者的神机衰败，则医生的治疗措施和方法就不能发挥作用，强调患者之神机为本，医工的治疗措施为标。养生方面，《素问·上古天真论》提出"尽终其天年"的前提是"形与神俱"，提出保持形神和谐，是长寿的先决条件。

《灵枢·九针十二原》载："粗守形，上守神。"西医学重视治"形"，中医学强调治"气"。《黄帝内经》治神思想作为中医学"形神合一"生命观的重要一环，在现代中医理论体系中并未得到应有的重视。针对目前精神障碍类疾病和心身疾病频发的现状，回归《黄帝内经》重视治神的思想，可以为现代中医临床提供良好的启迪。

3. 五脏藏精化气，治脏病当"补中寓通"

《素问·五脏别论》云："所谓五脏者，藏精气而不泻也，故满而不能实。"五脏藏精气，肝藏血、心藏脉、脾藏营、肺藏气、肾藏精。五脏所藏之精，主要来源于脾胃化生的水谷之精，并受到肾所藏的先天之精的滋养。五脏精气流转互化，内荣脏腑，外走诸窍，藏中寓通，静中有动。《素问·通评虚实论》云："精气夺则虚。"五脏精气的充盛与否，关系到人的寿命、生育能力及精神状态。因此，保养五脏精气，使之不妄泻，是人体健康的重要保证。五脏"以藏为本"，五脏所藏之血、脉、营、气、精运行有序，灌注营养周身四肢百骸，关键在于"藏"字。《灵枢·本神》云："五脏主藏精者也，不可伤，伤则失守而阴虚；阴虚则无气，无气则死矣。"固藏精气是调养五脏、荣养四肢百骸、奉养周身的重要治疗方法。五脏以通为用，肝主疏泄、心主血脉、脾主运化、肺主通调水道、肾主气化之功能正常与否，关键在于"通"字。《吴医汇讲》载："周身气血无不贯通。故古人用针通其外，由外及内，以和气血。用药通其里，由内及外，以和气血。其理一而已矣。至于通则不痛、痛则不通，盖指本来原通而今塞者言。或在内，或在外，一通则不痛，宜十二经络脏腑各随其处而通之。"开通郁滞是去除病因、调和气血、恢复阴阳平衡的重要治疗方法，故凡病当以"补中寓通"为要。如临证用药方面，王庆其教授常在使用女贞子、枸杞子、山萸肉等补肝养肝之品时配伍柴胡、香附、香橼皮等以助肝之疏泄；使用酸枣仁、远志、夜交藤等养心安神之药时加入当归、丹参、鸡血藤等以活血和血；使用黄芪、党参、炒白术等健脾益气之药时佐以鸡内金、焦山楂、焦六曲等以助运消导；使用黄芪、人参、五味子等补肺固卫之品时配伍桔梗、杏仁、炙紫菀、桑白皮等以宣肃通调；使用熟地黄、黄精、沙苑子等补肾藏精之品时伍以淫羊藿、仙茅、桂枝等助阳化气。

4. 治病总则：五脏元真通畅，人即安和

《金匮要略·脏腑经络先后病脉证》指出"若五脏元真通畅，人即安和"。此乃《金匮要略》之纲领，提示养生防病的目的在于使人达到"安和"的状态，而方法在于保持"五脏元真通畅"。"五脏元真通畅"的内涵可以概

括为人体中先天真元之气及后天五脏六腑精气，通过三焦输布精气于全身脏腑肌腠、四肢百骸，以营养脏腑经络，又通过气化调节人体的生理功能，以维护正常的生理状态。可见，保持五脏"元真通畅"有两个关键：一是五脏元真充沛、精气内藏，即肝藏血、心藏神、脾藏营、肺藏气、肾藏精；二是气血津液运行无碍，五脏功能通调畅达，即肝能疏泄、心能通利血脉、脾能运化、肺能通调水道、肾能气化。这两个关键相辅相成、互相影响。五脏以元真为体，以"通畅"为用，体用兼备，才能达到"人即安和"的目的。

人体生命活动规律遵循阴阳运动的基本法则，治疗疾病的总则就是要恢复阴阳二气有规律的运动变化。《礼记·中庸》载："发而皆中节，谓之和。"意思是说，事物有规律的运动变化即是"和"。"和"也是《黄帝内经》生命观的核心思想，主要体现在天人和、气血和、形神和、脏腑和等。张仲景受《黄帝内经》"和"思想的影响，提出"五脏元真通畅，人即安和"的治病总则。"和"法的本质是在组方用药时体现针对五脏体用相反相成之药的杂合运用。和肝的关键在于兼顾肝之藏血与疏泄，如四逆散中用芍药、甘草柔肝养阴，柴胡、枳实疏肝理气；和心的关键在于兼顾心之藏神与通利血脉，如酸枣仁汤治疗虚烦不寐，在养阴安神之品中加入川芎以活血通脉；和脾的关键在于兼顾脾之藏营与运化，如薯蓣丸重用山药补脾营，又用柴胡、桔梗助脾气升提，豆卷、神曲助脾气运化；和肺的关键在于兼顾肺之藏气与宣降通调，如麦冬汤用麦冬、人参、甘草补气润肺，又用半夏止逆下气、燥湿化痰；和肾的关键在于兼顾肾之藏精与气化，如肾气丸用熟地黄、山萸肉、山药补肾填精，茯苓、泽泻利尿通阳，桂枝、附子助阳化气。

王晔（上海中医药大学附属岳阳中西医结合医院）

刘文平（成都中医药大学）

第四节　用心若镜，不将不迎

——王庆其教授心身疾病诊治思想发微

一切学问，做到极致便会遇到哲学。一切学说，只有到达哲学的高度才能相互融会和贯通。

哲学本质上是人理解人、人认识人的理性活动，同时又对具体学科进行理论指导。王庆其教授深谙此理，明确指出目前的医学常陷入狭隘的还原论的误区，患者往往被视为疾病的载体，临床诊治的对象变为具体的疾病甚至病灶，忽视了对患者人性的关注、人格的尊重，更忽视了社会环境、个人行为及生活、认知方式等因素对疾病产生、转归的影响。

中医学是人学，是以人为研究对象的一门科学，所以临床医学实践不能局限于人与机械、人与药物、人与生物监测数据等范畴，须回归到哲学的高度，基于对人性的理解与关怀来解读人的生命与健康。

心身疾病也被称为心理生理障碍，是指由心理因素引起，以躯体症状为主要表现的疾病，心身疾病的治疗一直是个棘手的问题。在长期的临床实践中王庆其教授高屋建瓴，形成了自己独特的"用心若镜，不将不迎"的诊治思想。

"用心若镜，不将不迎"语出《庄子·应帝王》，"圣人用心若镜，不将不迎，应而不藏，故能胜物而不伤。"王庆其教授赋予其新的意义，包括两方面的含义。

一、站在哲学的高度，从人的本质出发，把握心身疾病的诊治原则

医学本质上也是一种普遍人类自我关怀，表现为对人的尊严、价值、命运的维护、追求和关切，它关注的最高目标是人类的价值和精神表现。"求上得其中，求中得其下，求下可得无乎"（《论语·为政》）。因此从哲学的高度和视角出发诊治心身疾病尤为重要，只有这样才能不被患者纷繁复杂的症

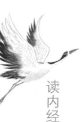

状和现象所干扰，拨开迷雾洞察其本质，有的放矢地展开工作。

1. 重视终极关怀与死亡恐惧

人类是迄今为止宇宙间一切生命现象的最高存在形式，是唯一知道自己会死亡的生物。"我是谁""我从哪里来""我到哪里去"成为古今中外永远的疑问和困惑。

生与死是最重要的生命现象，是每一个人必须面对的，由于二者的紧张关系在现实生活中不断让人痛苦、悲哀和焦虑。所以，从人的本质出发，在医疗实践中必须重视人的终极关怀问题。

终极关怀问题其实质就是解决人的死亡恐惧。死亡恐惧贯穿一生，因而成为人类的核心恐惧，并成为一切困惑的源头，这种恐惧常藏在内心深处，尽可能地回避。

由于先天禀赋、幼年教养或成长过程的差异，每个人的体质、人格特点、认知反应模式各不相同，当他们在现实生活中遇到各种困难或应激时，心理或生理会相应产生自身特有的应对和反应，其中一部分人虽努力调整，失衡的心身状态仍无法恢复，就会诱发心身疾病。

"求之其本，经旬必得；求之其末，劳而无功"（《吕氏春秋》）。故治病必求于本，"人之情，莫不恶死而乐生"（《灵枢·师传》）。与躯体疾病不同，死亡恐惧与心身疾病的发生发展密不可分。一部分心身疾病虽然表现为对健康的过度关注，但实质就是对死亡的恐惧，此外患者由于发病后出现的各种躯体不适，导致原来被压抑的死亡恐惧逐渐浮现，与导致心身疾病的直接心理因素（情志）叠加在一起，增加了治疗的阻力和困难。所以王庆其教授强调在心身疾病治疗中要重视患者的死亡恐惧，《素问·灵兰秘典论》云："心者君主之官，神明出焉。""故主明则下安，主不明则十二官危。"死亡恐惧这个核心问题解决了，生命的意义得以明确，解决其他心理问题的难度自然下降甚至迎刃而解。

2. 心身疾病的治疗当以情志治疗为主，药物治疗为辅

《医方考》言："情志过极，非药可愈，须以情胜……《内经》一言，百代宗之，是无形之药也……明者触类而通之，则术在我矣。"

与一般躯体疾病不同，当代众多研究证实，心身疾病单纯采用药物治疗往往是不够甚至是无效的，而非药物的情志治疗，却可以发挥积极的作用。

"欲治其疾，先治其心，必正其心，乃资于道。使病者尽去心中疑虑思想，一切妄念，一切不平，一切人我悔悟……慨然领悟，顿然解释，则心地自然清净，疾病自然安痊。能如是则药未到口，病已忘矣。此真人以道治心，疗病之大法也"。王庆其教授赞赏《东医宝鉴》的这段精辟论述，在心身疾病的治疗中坚持以无形情志治疗为主，有形药物治疗为辅的治疗原则。

3. 心身疾病的治疗必须以人为中心

心身疾病的治疗以情志治疗为主，它通过人与人、心与心之间的交流进行，要求以人为中心，聚焦人的精神心理，必然摒弃对疾病和症状的过度关注。

以人为中心首先要改变观念，诊治心身疾病在帮助患者的同时，也会促进医家对生命、人生意义的理解与领悟，有助于提升其自身的境界，所以这不是单向获益的过程，而是医患双方共同成长的过程。其次要正确认识诊治中医患双方的作用。人体是一个高度自洽的有机体，本身存在一个调控系统，具有自我防御、自我抗病、自我修复、自我调节四大功能。任何疾病治疗成功的前提条件就是患者拥有的四大功能，医生的作用只不过是帮助患者激活本身的潜能，《素问·汤液醪醴论》曰："病为本，工为标，标本不得，邪气不服。"医生的治疗措施只有通过患者的"神机"才能发挥作用，"标本相得，邪气乃服"，患者是内因，是治疗的主体，起决定性的作用。无论是情志治疗还是药物治疗都是外因，在治疗中居于次要地位，都要通过患者的潜能这个内因方能起作用。

所以在治疗疾病过程中不仅要时刻注意患者对治疗的反应情况，更要关注患者所在的家庭、社会及自然环境和患者本身的文化程度、经历、职业、体质等诸方面的因素。医生必须综合考虑，否则单纯针对疾病的一般表现进行治疗，而不考虑影响患者发病的各种情况，往往难以取得疗效。

每个人都有自己独特的生活经历、价值标准和应对方式。若医生以自己的价值观去诊察、评估患者的心理或心身障碍，往往离题千里。因此医生必须保持充分的节制，客观、中立地对待患者的心理问题，避免陷入个人成见的泥潭。

以人为中心，还要重视医患关系这个特殊的人际关系。心身疾病的诊治以情志治疗为主，情志治疗主要通过人际关系进行，所以建立良好的医患关系对心身疾病的治疗至关重要。

除了必须掌握高超的医术外，医生是一个什么样的人在心身疾病的治疗中也起着关键作用，它集中体现在以人的价值为核心的职业精神，专注于生命的价值和对个体自由及尊严的尊重，并处处体现在医疗实践活动中人性化的处理方式上。

王庆其教授认为高明的医生首先是一个活泼的人，然后才是专家学者，其内在的善心和显露于外的善行，仪表风度，言谈举止，构成了独特的人格魅力，润物细无声地感染、影响着患者。在和患者心与心的交流中，不会直接干预，而是以平和的心态、谦逊的态度，启发引导鼓励患者发挥潜能。

二、"用心若镜，不将不迎"的诊疗过程

"用心若镜，不将不迎"指人的心境若真正平静，就像湖面水波平静后澄清如镜，会得到一种特殊的感知能力，大大超越通常的感官能力，能映现万物景象。这种境界并不是一种被动的、消极的状态，而是一种主动的、积极的状态，它要求我们要有清晰的内心，正确地理解和应对外界事物，以及通过自然的方式去呈现和影响事物的发展。

医生主动调摄，持之以恒，时刻保持这种状态，物来则鉴，在诊疗中既不会被自己的知识和认知情感蒙蔽，也不会被外界的诱惑所干扰，以自然、平和、开放的态度如明镜般准确地反映患者的情况，表现出恰如其分的反应。这个诊疗过程可以概括为以下三个阶段。

1. 整体把握

整体把握源自中医整体观，又有所提高和发挥，综合了整体思维、辨证思维、意向思维、直接思维等诸多特点。

当患者进入诊室，心身疾病的治疗就开始了。医生迅速放空自己，进入

一种空静、澄澈的状态，完全投入其中，只感知，不判断。首先捕捉到整体的状态，就如一张全息照片，包含了患者年龄、社会地位、身体状态、情绪等所有信息，但是不分别、不思考，因为部分之和不等于整体。

2. 仔细观察

在整体把握的基础上进入仔细观察阶段，也可称为悬浮式注意。

事物的深层变化不仅可知，而且可用，这些隐藏极深的变化并不孤立，会随条件改变而发生相应变化。所以领悟力强的医生可根据外在线索，迅速找到患者心身问题的本质，甚至于外在变化尚未引动其内在变化之际，便可预测，做出应对，即所谓"神乎神，耳不闻，目明心开而志先，慧然独悟，口弗能言。俱视独见，适若昏。昭然独明，若风吹云，故曰神"（《素问·八正神明论》）。

这种仔细观察后的悟性不仅有助于领悟患者的问题，更有助于医生认识自己和进行自我情感分析，适度控制治疗中自身的情感反应，秉持超然的心态，防止将自己的价值观投射或强加于患者。

3. 应机呈现

机，在佛教中原指受教法所激发而灵活的心性，或契合真理的关键和机宜，此处是指恰当的时机和契合点。"大道至简"，在情志治疗中让当事人明白某种道理很容易，但如何让他去体验却很困难。

"医不能严，不能动神，外为柔弱，乱至失常，病不能移，则医事不行"（《素问·疏五过论》）。医生所采取的任何形式的治疗方法，一定要使患者在心理上有切身的感触，改变其不良的心理类型特征，通过神动而引起身应，以此调整生理活动以达到治疗目的。有时虽有神动，但不足以或已不可能引起身应，其治疗也不能产生应有效果。所以把握干预的时机非常重要。

"医者意也"，《易经》也有"寂然不动，感而遂通"之说，它取决于医生的灵感思维。通过整体把握、仔细观察后，洞察了患者心身疾病的根源，启发、引导其进行新的体验或探索，使患者理解自己并产生某种认知上的觉悟。一句妙语，往往出人意料，隽永悠长。但这种妙语并非是医生早已暗藏于胸的，而是一种灵感，临场应答，随机应变，自然呈现，它需要渊博的知识积累、丰富的实践经验和创造性思维的能力。

"用心若镜，不将不迎"的诊疗过程还包含王庆其教授卓有成效的辨证施治及处方用药，但笔者学识浅陋，虽忝列师门多年仍无法领悟其精蕴所在。

"用心若镜，不将不迎"的诊疗思想是建立在"此心光明，亦复何言"基础上的，从哲学高度出发对生命的理解和解读，亲身实践才有可能把握，对心身疾病的治疗具有普遍的指导意义。

李兆健（上海中医药大学）

第五节　形为神之体，神为形之用

—— 王庆其教授关于中医心身问题的认识

王庆其教授经过多年的理论研究及临床实践，对于中医心理健康内涵，心身相关的理论基础，心身相关疾病的发病机制、防治原则和方法等方面有独到见解，并提出了"情志相关性脾胃病"的概念，在临床实践中应用宣阳开郁法治疗抑郁性脾胃病、清火消虑法治疗焦虑性脾胃病，取得了很好的疗效。

一、中医心理健康观

（一）乐天知命，享受生命

《周易·系辞上》曰："乐天知命，故不忧。"意思是乐从天道的安排，知守性命的分限，故能不忧。人的生命来之不易，禀受于父母，受气于天地，一个心理健康的人应该乐天知命，享受生命。有学者认为一个心理健康的人应有积极的自我观念，能够悦纳自我，体验到自己存在的价值，具有自知之明，确定自己切合实际的人生目标。

世界上每个人都希望自己能健康长寿，而事实上，刻意追求长寿的人未必真能如愿以偿。观历代帝王无不追求长生不老，以享尽人间荣华富贵，于是到处寻觅不死之药，然而又有几人能"寿比南山"？无数实践证明，只有乐天知命的人，在有限的人生中，追求生命的价值，创造生活，奉献社会，享受生命的意义，才有可能健康长寿。许多伟人、科学家把自己毕生的精力奉献给自己所钟爱的事业，为之而生，为之而死，不仅体现了生命的价值，而且每每能"度百岁而去"，这样的例子不胜枚举。

（二）自强不息，厚德载物

天行健，君子以自强不息。心理健康的人热爱生活，并从工作与生活中获得人生的乐趣。现代心理学认为，心理活动的调节和控制与自制力有关。一个有自制力的人始终对未来充满自信，自强不息，善于发挥主观能动性，向着既定目标和计划努力争取，即使遇到挫折或屡战屡败，还坚持屡败屡战，不坠青云之志。

所谓厚德载物，指道德醇厚，足以载物。中国传统养生强调养性，重视以道德修养陶冶情操。如孔子主张以德立身，"欲修其身者，先正其心""智者乐，仁者寿"。《黄帝内经》有"德全不危"的明诫。一个品德高尚的人，必然拥有良好的心理素质。

1948 年世界卫生组织提出健康的概念还应包括良好的道德品质，健康应是躯体、心理、社会功能、品德的良好状态。现代心理学认为，一个人的道德愉快超越利他活动所造成的躯体痛苦或心理痛苦，是心理健康的表现。

（三）淡泊名利，知足常乐

人的欲望难以彻底满足，乃是人之共同心理特点，欲壑难填常是苦恼的根源之一。所谓七情六欲是人之常情。节欲守神是中国古代养生家的共识。老子在《道德经》中主张清静无为，少私寡欲，要求达到"致虚极，守静

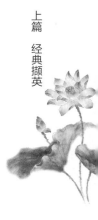

笃"的境地。庄子承老子之说强调"虚静恬惔，抱神以静。"《黄帝内经》受道家思想影响，提出"恬惔虚无，真气从之""嗜欲不能劳其目，淫邪不能惑其心"等主张。诸葛亮"非淡泊无以明志，非宁静无以致远"，成为很多人的座右铭。这些记载集中体现了古代养生家的智慧和经验。用现代语言来诠解，就是说一个心理健康的人善于驾驭自己的欲望，淡泊名利，知足常乐，保持内心的宁静平和。这并非提倡消极避世，无所作为，及时行乐，而是教人将欲望控制在适度的范围内，树立正确的价值观，冷静客观地对待名利，抵制各种诱惑，积极面对生活，有效调控自己的心理活动。

（四）从容处事，宽容待人

心理健康的人的认知、情绪、意志行为是一个完整的、和谐的统一体。这种和谐性是使个体具有良好的社会功能和有效地进行各种活动的心理基础。在日常生活中这种和谐表现为从容处事和宽容待人。

所谓从容，孔颖达谓"谓举动有其常度"。人生活在大千世界中，总要应对各种事件，心理健康的人能够从容处事，从容应对，这是在心理自我调控能力支配下情绪、意志行为的集中体现。例如面对名誉、地位、利益，能做到"退一步海阔天空，让三分心平气和"；面对灾难、失败、意外，能够处变不惊，应对自如；面对烦恼、痛苦，能像古人那样"古今多少事，都付笑谈中"。说明其应对各种心理创伤有很强的康复能力，这是心理健康的重要指征。

宽容待人，是改善人际关系的润滑剂。这需要宽广的胸怀和善良仁爱之心，也是人格健康的标志。宽容待人，不仅可以化解生活上、工作中、家庭里的各种矛盾和人际冲突，从而建立和谐的工作和生活氛围，有利于提高生活的情趣和工作学习的效率，获得良好的社会功能。

（五）与人为善，助人为乐

良好的人际关系既是心理健康的标志，又是维护心理健康的必要条件。

古代先哲言"敬人者，人恒敬之；爱人者，人恒爱之"。一个心理健康的人应该具有仁爱善良之心，恰当地认同他人，能认可别人的存在和重要性，而且能与人为善，助人为乐，和别人分享爱与恨、乐与忧。看到别人的成功，怀有同样的喜悦，为之祝贺；看到别人的不幸，怀有恻隐之心，伸出热情之手予以帮助。以积极的态度与人相处，尊重他人，信任他人，和睦共处，不拘于个人的恩怨，真诚、热情、理性、大度，取得别人的理解和尊重。

（六）天人一体，心身和谐

天人相应、形神合一是中医学基本的学术思想，保持人与自然的和谐，维持形神（心身）的协调，是保证健康的关键，心理健康也离不开上述原则。

中医学认为，人不仅是一个生物的人，更是一个自然的人、社会的人。人不能脱离自然和社会环境独立生存，自然和社会环境的种种变化必然要影响人的生理、心理变化。《素问·至真要大论》云："天地之大纪，人神之通应也。"人要维持心理健康，必须要处理好人与自然及社会环境的关系，保持和谐。现代心理学把"心理和环境的同一性"作为评定心理健康的首要指征，这与中医学的观点有异曲同工之妙。

《黄帝内经》有"四气调神"之专论，强调顺时调神的养生原则。如春天，人的情志须与万物生机勃勃的气象相适应，以使志生；夏天，人的情志应与万物茂盛的气象相适应，使志无怒；秋天，人的情志要与万物平定的气象相适应，使志安宁；冬天，人的情志该与万物闭藏的气象相适应，使志若伏若匿。人的情志（心理）活动与春生、夏长、秋收、冬藏相适应，才能保持心理健康。

至于心身关系，肇始于先秦"形神合一"的哲学思想。张景岳有"形者神之体，神者形之用""无神则形不可活，无形则神无以生"的论述。心身关系的本质是"形神合一"，而心身关系即心理与生理的关系。故心理健康必以生理健康为基础，心理问题也可以影响生理健康。所以要维护心理健康，一要强调躯体无病痛，二要注意心与身（形与神）的和谐，如此形与神

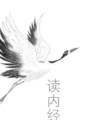

俱，而尽终天年。

综上所述，王庆其教授认为中医学关于心理健康的观念蕴含着中国传统文化、古代哲学思想等精华和理念，具有鲜明的民族特色。概括起来具有以下特点：①强调人与自然社会环境的同一性和协调性。②强调心理与生理的协调和谐。③重视道德修养品性的状态和水平。④心理健康的理念与中国传统文化、古代哲学、道德风范等一脉相承，不可分割，其内涵丰富，寓意深刻，值得我们深入研究。

二、《黄帝内经》对心身关系的基本观点

（一）心身关系的基础：天地人三才一体的医学模式

《黄帝内经》确立了天地人三才一体的医学模式，认为人是自然界的产物，人的生命现象是自然现象的一部分，强调人与自然是一个不可分割的整体，遵循着同一自然规律。人生活在天地之间，时空之内，人的生命活动不可避免地受到周围环境（自然环境和社会环境）的影响。因此，置人于自然、社会环境的变化中，以分析考虑其功能状态，结合环境变化的各种因素进行诊断、治疗、预防等一系列医学实践活动，是中医学的基本原则。

所以《黄帝内经》要求医生必须"上知天文，下知地理，中知人事"。天地指自然，人事指社会政治、经济、文化及人际关系等因素，均可涉及心身活动。近代心身医学指出，人具有生物性和社会性的双重特征，人类疾病和健康是生物－心理－社会因素与机体内外环境相互作用的结果。这一观点与中医学天地人三才一体观十分吻合。

（二）心身关系的本质：形神合一

"形"指形体，包括脏腑经络、气血津液等；"神"指生命功能，包括精神活动和脏腑生理功能。形神问题源于中国古代哲学，中医学的发展又使这一哲学命题得以充实和完善。心身问题的本质就是形神关系。《黄帝内经》认为，人的生命（神）本于父母两精（形）的结合，形神俱备，乃成为

人。人是形神统一体，神不能脱离形体而超然物外，形没有神的依附则仅是躯壳而已。"形者神之体，神者形之用；无神则形不可活，无形则神无以生"（《类经》）。形神的和谐是健康的象征，形神的失调是疾病的标志。形神合一的观点是中医学的生命观，也是心身理论的本质。心身医学存在的价值和意义，就是对西医学根深蒂固的心身分离观念和单纯生物医学模式的一种挑战，它促使人们用整体的医学观去认识生命、健康和疾病的本质。

（三）中医心身观的特点：心总统形神

人类的生命活动有两大类，即生理性活动和心理性活动，而主导人体生理、心理活动的是心。《黄帝内经》载"心者君主之官，神明出焉""心者，五脏六腑之大主，精神之所舍也"。张景岳诠释得很清楚：心为一身之君主，禀虚灵而含造化，具一理以应万机，脏腑百骸，唯所命，聪明智慧，莫不由之，故曰神明出焉。中医所说的"心"，包括"血脉之心"和"神明之心"。心在整个人体心身活动中起主宰作用，所谓神明，是进行心理活动和统帅全身生理功能的特殊能力。故主明则下安，主不明则十二官危。可见，中医心身观的主要特点是由心统摄人体的生理和心理（即形和神）。故张景岳说："心为脏府之主，而总统魂魄，并赅意志。"

（四）心身健康是人体的一种和谐状态

中医对于心身健康问题具有独特的理解。健康的标准是什么？王庆其教授根据《灵枢·本脏》提出关于健康的标准有三条：一是人体功能活动正常，以血气运行和畅为标志，具体表现在"经脉流行，营复阴阳，筋骨劲强，关节清利""分肉解利，皮肤调柔，腠理致密"；二是人的精神活动正常，即"志意和"，具体表现在"精神专直，魂魄不散，悔怒不起，五脏不受邪矣"；三是机体能适应外界的环境，即"寒温和"，具体表现在"六腑化谷，风痹不作，经脉通利，肢节得安"。概括地说，中医认为健康的本质是和谐，即天人和、心身和、气血和。此三条内容，结合世界卫生组织关于健康的定义：躯体无异常，心理活动正常，能适应外界环境。与《黄帝内经》

所述有异曲同工之妙，然而一个"和"字，充分凸现了中国数千年传统文化的积淀，而且其内涵更加深刻、丰富。

此外，王庆其教授还认为在"形神若一"的思想指导下，中医学常将体质与人格结合在一起来阐述。体质是人体在先天禀赋的基础上在后天生长发育过程中形成的结构、功能和代谢上相对稳定的特殊状态，人格是个体在生长的环境中形成的气质、性格、兴趣、能力等心理特征的总和。体质侧重于生理功能，人格侧重于心理功能。体质与人格的关系，是形与神、身与心、体与用的辩证关系。如《黄帝内经》中的阴阳二十五人、阴阳五态人及根据体型肥瘦、年龄大小、性格刚柔勇怯等分类的体质人格类型，均综合了人体的形态结构、心理气质、性格、禀赋、气血等特点进行了分类。这些记载虽然建立在直观基础上，带有一定的臆测成分，因而实用性稍差，但它昭示了古代医家已经十分关注体质人格与人体心身活动之间的内在联系，告诫医生在诊治中要因人制宜。

三、心身相关疾病的发病机制

何谓心身相关疾病？简言之，是心理因素起重要作用的躯体疾病。心身疾病又称为心理生理疾患，其判定一般应具备三个基本病理特征：①明确的器质性病变或病理过程伴发的躯体症状。②明确的心理因素作为重要的致病因素或疾病持续存在的因素。③具有人格缺陷的易患素质。心身疾病必须与精神疾病相区别。用中医学术语来表述：所谓心身相关疾病，是指由精神情志因素所致的各种脏腑气血病变，属于神伤形的范畴。心身相关疾病的发病机制是以上述"心身相关原理"为基本依据的。心身相关疾病的发病原因除了遗传等生物学因素外，还有社会心理因素和人格缺陷等易患素质两大方面。

（一）心理因素是心身疾病的主要致病因素

没有心理因素的心身疾病是不存在的。中医学历来把情志因素作为致病的"内因"，而引起情志变化的因素大致有社会动荡变迁、境遇变异、生活中的意外事件、人际关系不和谐、紧张操劳、欲求未遂等诸方面。总体上说，凡是主观、客观不适应或个人的愿望、要求得不到满足而引起的心理矛盾和冲突，都可能成为致病因素。这些心理因素能否致病，一方面取决于这些刺激的强度、频度和时限，另一方面取决于患者对该刺激的敏感性和耐受度。另外，躯体症状本身可以作为一种心理刺激因素，加重或诱发心身疾病，形成恶性循环。此即中医学因郁致病、因病致郁的观点。

（二）人格缺陷是心身疾病易患素质中最主要的因素

人格缺陷是使心理矛盾冲突诱发心身障碍的重要内在基础，是心身疾病易患素质中最主要的因素。中医文献中的人格体质理论不仅记载了不同人格体质对某些致病因素的易感性，而且描述了不同人格体质发病的类型和倾向的差异。精神病学专家夏镇夷指出，患者的性格特征往往比引起此病的病因更能决定疾病的临床表现，患者常依据其性格特征来体验疾病，并建立一定的应激反应形式。临床观察证实，A 型行为类型的人群中冠心病和心肌梗死的患病率及死亡率明显高于非 A 型行为的人群，《育"心"——中医心理八法》一书详细论述了心身疾病。

心身疾病的发病机制有以下几种：①情志因素先伤气机，继伤脏腑。不同情志的刺激造成气机失调的病理各不相同，如怒则气上，喜则气缓，恐则气下，悲则气消，惊则气乱，思则气结。由气滞进而导致血瘀，气郁化火而伤精，气逆而血妄行，溢于脉外，气聚而生痰，游溢于脏腑，气衰而血虚，凡此种种衍生的病理变化，最终伤及脏腑而引发心身疾病。②情志因素也可直接损伤五脏，如怒伤肝，喜伤心，悲忧伤肺，思伤脾，恐伤肾等，从而引发心身疾病。诚然，从临床实践看，情志损伤脏腑是个极其复杂的过程，并非如此机械。③情志因素先伤心而损及五脏六腑，《灵枢·口问》云："心者，五脏六腑之主也……故悲哀愁忧则心动，心动则五脏六腑皆摇。"心主神明，统摄五脏六腑，情志伤及神明，引起全身脏腑的功能失调。④情志因素伤及精气，再伤及形体。《素问·疏五过论》说："暴乐暴苦，始乐后苦，皆伤精气，精气竭绝，形体毁沮"。情志过用，先伤精气，继而波及形体，

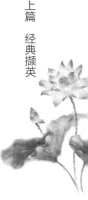

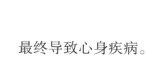
最终导致心身疾病。

现代心身医学研究证明，社会心理因素的应激刺激超出机体耐受阈值，导致免疫系统与内分泌系统功能异常，神经调节功能失衡，作用于靶器官，产生病理变化。最先崩溃的是个体平时最虚弱的器官组织，这些功能薄弱的器官组织和靶器官产生各种病理变化，并与心理因素相互作用，形成心身疾病。疾病一经形成又成为新的刺激源，加之人格缺陷使机体敏感性增加，从而加重心身疾病的病理过程，此乃心身疾病不易痊愈的重要原因。

四、心身相关疾病的防治

古往今来，健康长寿是人类美好的愿望。《黄帝内经》提出了"治未病"的概念，《素问·四气调神大论》说："圣人不治已病治未病，不治已乱治未乱……夫病已成而后药之，乱已成而后治之，譬犹渴而穿井，斗而铸锥，不亦晚乎。"强调中医药预防为主的理念，对未来医学的发展具有重要指导意义。

（一）防治原则

中医心身相关理论把人体的形和神、躯体与心理视作统一的整体，在预防方面，中医养生主张形神兼养、养神为上，在治疗方面应该形神兼治。

王冰曰："太上养神，其次养形"。现代心身医学主张培养健全的人格、提高应对能力、建立良好的人际关系，作为预防心身疾病的措施。中医则比较侧重于自身人格修养，以提高适应自然和社会环境的能力，从本质上讲这比现代心身医学的观点更为深刻。

治疗上形神兼治，治形指采用以调整脏腑气血功能为目的的中药、针灸、推拿等疗法；治神指以调节精神活动及心身和谐为目的的心理疗法。两者在具体运用时互相促进。如"调神以治形""告之以其败，语之以其善，导之以其所便，开之以其所苦"，即通过心理治疗唤起患者的积极情绪，解除消极情绪，然后达到调畅气机，协调脏腑气血运行，促进疾病痊愈的目的；"治形以疗神"，神的活动以形体为基础，根据形体病变可以引发情绪障碍的原理，通过治疗躯体疾病来改善心理活动。现代心身医学将心理因素引起的躯体疾病称为心身疾病，把躯体疾病引起的心理异常称为身心疾病，故前者着重调心以治身，后者强调调身以疗心。

（二）防治方法

自《黄帝内经》以降，历代医家创造了许多心理疗法，如祝由术、移精变气、修身养性、情志相胜、气功、坐禅等，也涌现了如张子和、朱丹溪、李中梓、陈士铎等善用心理疗法的医家，为我们今天临床应用提供了借鉴。

1. 协调阴阳，和谐天人关系

人类健康根植于生态健康，生态健康就要求人们维护人和自然的协调与和谐，这是古今人们追求的崇高目标。人类要获得健康必须做到两点：一是要顺应自然；二是要维护、优化生态环境。前者早在《黄帝内经》就提出"法于阴阳，和于术数""春夏养阳，秋冬养阴""虚邪贼风，避之有时""顺四时而适寒暑"等，旨在维护人与自然的阴阳协调；后者则是当前世界共同关注的热点，我国则把生态文明建设作为全面建设小康社会的重要内容。其实中医学包含丰富的整体生态医学思想，认识到人体的心身状态与生存环境的依存关系，主张把心身状态与生存环境的和谐适应作为养生的最高准则。《灵枢·本神》说："智者之养生也，必顺四时而适寒暑，和喜怒而安居处，节阴阳而调刚柔，如是则辟不至，长生久视。"指出了养生的基本要领。

2. 形神兼养，调节心身关系

形神是生命的基本要素，因此养生必须形神兼养，以协调心身关系为原则。

养形，就是调养人体的内脏、肢体、五官九窍及精气血津液等。方法是调饮食、节劳逸、慎起居、适寒温、动筋骨。养神，指调摄人的精神情志活动。方法是御精神、收魂魄、和喜怒、调情志。

中医养生主张以养神为上。《灵枢·九针十二原》说："粗守形，上守神。"如何养神？历代医家积累了丰富的经验，且流派纷呈、方法众多。归纳起来如下：①四气调神：即顺应春夏秋冬四时之气的变化规律来调摄精神。②呼吸精气，独立守神：这是气功调神的基本原则，即通过能动地运用有意识的意念活动，控制和调节人体内部生理病理过程，达到心身平衡。③积精全神：精是神活动的物质基础，通过节欲保精，以保全神。④恬淡虚无，精神内守：强调"嗜欲不能劳其目，淫欲不能惑其心""无恚嗔之心""无思想之患""以恬愉为务，以自得为功"，通过自律，修身养心以宁神。

《道德经》主张少私寡欲，清净无为。《庄子》提出虚静恬淡，寂寞无为。只有淡泊情欲，才能"归心于虚，凝神于静""抱神以静，形神自正"。《黄帝内经》受道家思想的影响，主张恬淡虚无，精神内守，嗜欲不能劳其目，淫邪不能惑其心。调志摄神，中医把情志过用作为重要的致病因素，如怒伤肝、喜伤心、思伤脾、忧伤肺、恐伤肾。因此，保持良好的情绪是维护心身健康的重要保证。

3. 动而中节，养生贵在适度

养生贵在适度与守度。孙思邈提倡"饥中饱，饱中饥"，就是饮食之度；华佗主张"人体欲得劳动，但不当使极耳"，就是劳逸之度；《黄帝内经》提出"起居有常，不竭不妄"，就是房事之度；《论语》言"唯酒无量不及乱"，就是饮酒之度；"乐而不淫，哀而不伤"，就是悲欢之度；"君子爱财，取之有道"，就是理财之度；"亲亲而仁民，仁民而爱物"，就是精神文明之度；"仰不愧于天，俯不怍于人"，就是做人之度。儒家所倡导的"中庸之道"，是指无过无不及，处理事物恰到好处。《黄帝内经》曾提出"生病起于过用"的观点，诸如饮食过饱、情志过用、劳逸过度等均可成为致病之因。

4. 道法自然，健康寓于自然

《道德经》云："人法地，地法天，天法道，道法自然。"人类的生命活动是一种自然现象，有其必然规律。养生的本质是珍惜生命的价值，但是人不能刻意追求健康长寿，其实健康的金钥匙掌握在自己手中，对于人生来说重要的是生命的意义和价值，如果我们能从容坦然地面对生活，并养成科学的生活方式，那么就必然拥有和谐的人生，健康长寿。

5. 仁者寿，以德颐养心身

中国传统养生中十分注重"以德立身""养生必先养性"，这里的"性"是指品德、秉性。《礼记·大学》说："欲修其身者，先正其心。"又说："仁者寿，智者乐。"《礼记·中庸》言："大德必得其寿。"《孟子·离娄章句下》则指出："爱人者，人恒爱之；敬人者，人恒敬之。"荀子也认为仁义德行为长安之术。《黄帝内经》则有"德全不危"的明训。《黄帝内经太素》谓："修身为德，则阴阳气和。"养生以修德为首务，修德以修心为核心，培养高尚的道德情操，不断完善人格也是心理健康的重要标志。唐代医学大家孙思邈献身医道，倡导"大医精诚""发大慈恻隐之心，誓愿普救含灵之苦"，具有高尚的医德，相传他寿至 140 余岁。

1948 年世界卫生组织提出健康的概念应该包括良好的道德品质。健康应是躯体、心理、社会适应、品德的良好状态。现代心理学认为，道德愉快是一个人在利他活动中自我体验到的愉快，有减轻或消除心理痛苦的作用。一个具有一定道德修养的人，往往是一个心理健康的人，有良好的心理素质，能理性地处理问题，自制力强，为人豁达大度，充满爱心，乐于助人，对未来充满信心，碰到困难和挫折不会灰心丧气，以快乐的态度面对人生。

赵心华（上海中医药大学）

第六节 "五神脏"理论钩玄

一、五神脏概说

1. 神与五神脏

中医学神的概念源于古代哲学，是古人对自然界及人体生命现象的认知。中医对神的阐释比较广泛，大致分为"天神"和"人神"两大类。天神

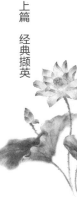

指代：①大自然变幻莫测的现象。如《素问·天元纪大论》言："产物生谓之化，物极谓之变，阴阳不测谓之神。"②自然界生命活动的规律，如《素问·阴阳应象大论》曰："天地之动静，神明为之纲纪。"人神指代：①人体生命活动的主宰及其外在表现。如《素问·六节藏象论》言："心者，生之本，神之变也。"《灵枢·小针解》谓："神者，正气也。"②人的意识、思维、情感等精神活动。如《灵枢·本神》所述"何谓德、气、生、精、神、魂、魄、心、意、志、思、智、虑？"前者属广义之神，包括人体一切生理、心理活动的主宰及生命活动外在的总体现；后者属狭义之神，专指人的思维、意识、情感等精神活动。

《黄帝内经》首次提出五脏藏神的思想，认为神是五脏活动的一部分，依附五脏而存在。《素问·六节藏象论》提出"形藏四，神藏五"。形脏，乃胃、大肠、小肠、膀胱，藏有形之物；神脏，即心、肝、脾、肺、肾，主藏五脏之神。《素问·宣明五气》曰："心藏神，肺藏魄，肝藏魂，脾藏意，肾藏志。"王冰注：心藏神，精气之化成也。肺藏魄，精气之匡佐也。肝藏魂，神气之辅弼也。脾藏意，记而不忘者也。肾藏志，专意而不移者也。五脏藏五神，故中医学称之为"五神脏"。《灵枢·本神》进一步提出五脏藏精乃五脏藏神的物质基础，并阐释了"神、魂、魄、意、志"的基本概念，即"两精相搏谓之神，随神往来者谓之魂，并精而出入者谓之魄，心有所忆谓之意，意之所存谓之志"。由此，五神脏理论得以形成。

中医学以"神"来命名人的精神活动，五神脏理论发端于《黄帝内经》。脏为神之舍，神与脏密不可分。神总统于心，心统摄形神，主宰各脏，此为广义之心神；神又分属于五脏，有神、魂、魄、意、志五种，赖五脏之精以养，主司认知、感官、思维、记忆、情感等活动，此属狭义之神。五脏之间功能的密切联系，保证了精神、意识、思维等神志的正常活动。五脏藏精有形，属阴。五神无形属阳，潜居于五脏。五神脏这一概念更能完整的表达五脏"形与神俱"的整体结构。

2.五神与五脏的辨证关系

五神脏理论反映的是生命存在的形神一体观。《类经》言："形者神之体，神者形之用，无神则形不可治，无形则神无以生。"神寓于形体之中，脱离形体则亡。《素问·六节藏象论》曰"味有所藏，以养五气，气和而生，津液相成，神乃自生。"《灵枢·本脏》曰："志意和则精神专直，魂魄不散，悔怒不起，五脏不受邪矣。"五脏精气为神的物质基础，神驭气统精，对五脏有反向调节作用。故脏为体，神为用，两者相辅相成，相互影响。

《理虚元鉴》有云："以先天生成之体质论，则精生气，气生神；以后天运用之主宰论，则神役气，气役精。"概括了精、气、神的关系。两精相搏谓之神，先天之精化气生成元神，主宰生命的生长壮老已。五脏精内化五脏气，长养五脏神，主司一般精神活动。《类经》言："心者，君主之官，神明出焉。此即吾身之元神也。外如魂魄志意五神五志之类，孰匪元神所化而统乎一心？"张景岳认为，元神虽化生于先天之精，但由心所主。五神由元神分化，赖五脏之精充养且总统于心。神的活动有内外之分，魂、魄、意、志等皆偏向于内，喜、怒、忧、悲等皆偏向于外。五志乃五神之外候，同时是五脏之气的外在表现。一方面，五脏生理活动是五神、五志活动的前提；另一方面，五神驭气统精，对五脏生理有反向调节作用。因此，五脏与五神是一对生理与心理、物质与精神、体与用的辩证关系。

二、五神脏理论现代解析

1. 五神脏的心理学内涵

《灵枢·本神》首次对人的认知、思维等心理活动进行了抽象而朴素的描述。心藏神，所以任物者谓之心，心感知外界事物形成最初的印象。脾藏意，心有所忆谓之意。脾主思，将心感知后的印象加工、思考形成意念。肾藏志，意之所存谓之志，意念反复积累形成稳定、理性的认识思维，藏于肾中形成肾志。随神往来者谓之魂，并精出入者为之魄，魂魄皆随先天之精而生，是人之神存在的初级阶段，也是后天认知思维活动产生的基础。汪昂注曰："魂属阳，肝藏魂，人之知觉属魂。魄属阴，肺藏魄，人之运动属魄。"张景岳对五神亦作了详细阐释，关于神，认为"神乎神，耳不闻，目明心开而志先，慧然独悟，口弗能言"。关于魂魄，提出"魄之为用，能动能作，痛痒由之而觉也""魂之为言，如梦寐恍惚，变幻游行之境，皆是也"。关于意志，释为"心有所向而未定者，曰意""意已决而卓有所立者，曰志"。故中医学对心理过程的解读包括本能条件反射、心的任物、意念的形成及智慧的存藏，最终形成高级精神活动。心理学认为人体在出生后即存在内部的感知运动性认知结构，主要包括感觉和运动。意志属后天形成，是人有意识、有意向的心理过程。可见，中医学与现代心理学在对心理活动的认识上是基本一致的。

中医学认为"神气舍心，魂魄毕具，乃成为人"。神源自先天之精，由心主藏。魂魄随先天之神而化，分别代表本能意识觉与感知觉，属于低级的精神活动。意志活动以心的任物为起点，在成长发育中逐渐形成并不断完善，属高级的精神活动。中医对五神的阐述，不仅表达了人体认识、处理事物由感性到理性、从低级到高级的演变过程，同时强调五脏乃心理活动的共同参与者。这对中医心理学的研究与发展有重要指导意义。

2. 五神脏分子生物学机制探讨

中医学对人体精神活动机制的认识是抽象而宏观的，缺乏对五脏调节精神活动功能实质的阐释。有学者提出中医的脑可以想象成五脏神在心神统摄下的整合功能，五神脏相当于西医所述大脑皮质及皮质下中枢的功能体。此外，越来越多的证据表明中枢与外周共同参与精神、意识、情感活动的调节。大脑中的神经递质同时也分散在外周及其他脏器，神经活动由多个器官参与而成。例如，心脏分泌的心激素能帮助大脑进行思维；多种胃肠动力障碍性疾病与肠神经元异常有密切关系，胃肠道功能失调和病变所引起的各种刺激可通过神经内分泌系统反馈到中枢，影响人的情绪和心态；肝脏代谢障碍使得一些芳香胺类物质进入大脑，转变成"假神经递质"，从而引起异常神经精神症状；肺脏除了调节呼吸功能外，还能分泌大量活性物质（如活性肽、P物质等），影响人格及精神活动。以上说明，精神活动需要各脏共同参与调节，神经内分泌系统是各个器官参与调节心理活动的中介，类似于五神与五脏相互作用的经络系统。因此，五神脏理论目前仍具有科学研究价值，应用现代脑科学及分子生物学将为探索五神脏功能实质提供线索。

三、五神脏理论的意义

1. 构建以"五志－五神－五脏"为核心的中医心理学理论体系

五神、五脏、五志是构成五神脏理论的基本要素，《黄帝内经》对三者的关系做了系统阐述。生理上，五脏化五气，以生喜、怒、悲、忧、恐。五脏内藏五神，五脏的精气保证了五神及五志的化生。五神外候五志（七情），五神活动不仅影响人格、意识、思维的形成，同时影响情志的表达和调节。其中魂魄偏于对情志活动的感应与释放，意志偏于对情志活动的调节与制约。需要强调的是，五神的功能并非五脏各部分的简单叠加，而是五脏作为整体参与精神思维活动的结果。五神与五脏的对应关系，主要是根据五脏的生理特性及五神的特征进行归属的，强调的是五脏各司认知活动的一部分，而非完全符合五行间的生克制化关系。五脏、五神、五志的和谐统一是身心健康的标志。病理上，五志过用内伤五神、五脏，五神失调损及脏腑形体。《灵枢·本神》载："心怵惕思虑则伤神，神伤则恐惧自失……脾愁忧而不解则伤意，意伤则悗乱……肝悲哀动中则伤魂，魂伤则狂忘不精……肺喜乐无极则伤魄，魄伤则狂，狂者意不存人……肾盛怒而不止则伤志，志伤则喜忘其前言。"该段详细描述了情志所伤对五神、五脏的影响，即志伤、神伤、脏伤。现代研究证明，持续的情志刺激干扰大脑边缘体及下丘脑，通过神经内分泌系统可导致某器官发生功能紊乱或形态结构改变。这为探索中医五神脏关于心理病理活动的机制提供了科学依据。

由上所述，五神脏理论包括了中医对心理、生理、病理活动的认识。一方面，阐明五脏是身心合一的整体，五神、五志的产生变化与五脏密切相关；另一方面，强调神志病变直接影响脏腑活动。因此，以"五志－五神－五脏"为纽带，厘清五神内与五脏、外与五志的关系，是构建中医心理学、中医心身医学理论的关键。

2. 指导精神疾病及心身疾病的辨治

五神脏理论的临床应用价值主要体现在对精神障碍类疾病及心身疾病的辨证施治上。精神疾病以神志异常为主分为器质性精神障碍和功能性精神障碍。典型的心身疾病有高血压病、冠心病、支气管哮喘、消化性溃疡等，该类疾病中精神心理因素决定了其发病、临床表现及对治疗的易感性，不伴明显精神或行为障碍。前者侧重于精神异常，后者侧重于躯体异常，两类疾病均可运用五神脏理论阐释其病因病机。以"五志、五神、五脏"为辨证要素，器质性精神疾病辨五脏，功能性精神疾病辨五神，心身疾病辨五志。临床中，有时五神、五脏、五志的症状相互兼夹，有时精神症状隐匿在躯体症状背后，有时精神症状突出而无明显的躯体异常，从而不易把握主要病机。运用五神脏理论，如果采用"神志辨证"与"躯体辨证"相结合的辨证模式，可以对精神疾病及心身疾病的病机、病证进行合理的定位。比如肝不藏血，魂失所养，神志表现可有神魂不定、幻视、幻听、易怒等，躯体表现可见头晕、胁肋不舒、目涩头痛等，治疗上多心肝、神魂并治。再如注意力减退、反应迟钝可归属于心神病变，躯体可伴心悸、多汗等心系证候；感知觉障碍可归于肺魄失用，躯体可兼气短、胸闷等肺系证候；焦虑、强迫等思虑不安多属脾意不运，躯体多兼嗳气、吞酸、痞满等脾系证候；健忘、记忆力衰退等可归因于肾志亏损，躯体或伴腰酸、尿频等肾系证候。有学者以五神与五志为反馈轴心探索郁证的发生及证治；也有以"五神病变"为辨证核心探索精神分裂症的治疗；周如倩等根据"心藏神"理论，以养心益气为法治疗，可以有效改善阿尔茨海默病患者的认知。

综上所述，应用五神脏理论，将"神志证素"同"躯体证素"整合到脏腑辨证中，不论是对以精神症状为主的精神障碍疾病，还是以躯体症状为主的心身疾病的辨证施治均有指导价值。当然，临床中有些精神类疾病的症状表现很不典型，不完全符合"五志－五神－五脏"的配属关系，治疗上不能一味采用脏腑辨证。神志病虽与五脏相关，但与心、肝两脏最为密切。因此，当无证可辨时，不妨从心、肝入手，调神与安脏并用，可获良效。

小结

中医学的神源自先哲对生命现象规律的认识。五神属于人神中狭义之神的范畴，是中医学对人体精神心理活动现象的解读。五神分属五脏，五脏与神志活动（包括认知、思维、意志）密不可分。五脏为五神提供物质基础，五神通过纵横络脉的调控路径，具有统形驭情的反向调节作用。五脏与五神是物质与功能、形体与精神、体与用、阴与阳的辩证关系。五脏藏精舍神，构成五神脏形神统一、阴阳相协的整体系统。五脏之精、气、神的活动构成了五脏"形与神俱"的完整体系，是五脏之象的全部内容。

五神脏理论蕴含了现代的心理学、心身医学及分子生物学的内容。在心理学层面，神、魂、魄、意、志在阐释人体认知思维活动上同认知心理学有多处相通。在分子生物学层面，五脏藏神的物质基础可能同脏器与中枢间的神经内分泌介质有关。在心身医学层面，五神同五脏的关系是最主要的心身关系。以五神–五脏–五志作为五神脏的理论轴心，三个要素之间两两相关，是构建中医心理学、中医心身医学的根基。

近年来，精神类疾病及心身疾病高发，尤其是抑郁、焦虑等功能性精神障碍即将成为危害人类健康的第二大疾患。五神脏理论是中医学关于人类精神心理活动的重要理论，是精神疾病及心身疾病中医辨治方法的核心依据。以五神–五脏–五志为纽带，将"神志证素"同"躯体证素"整合到中医四诊及脏腑辨证体系中。由此可以破解临床中因精神疾病及心身疾病证候复杂而辨证不清的难题，对中医诊治精神障碍类疾病及心身疾病有重要指导价值。

夏梦幻（浙江中医药大学）

指导：王庆其

第七节　王庆其论"肝为调节之本"

《黄帝内经》称肝为"罢极之本"，也有人认为肝为"敷和之本""生命之本"等。王庆其教授经过对中医藏象学说中关于肝的生理功能特点的深入

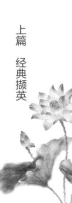

研究，结合临床实践中关于肝的重要调节作用，提出"肝为调节之本"的观点。

一、肝为"调节之本"的缘由

（一）五脏之中，肝脏最贵，易受邪扰，为万病之贼

肝为五脏之一。《释名·释形体》云："肝，干也。五行属木，故其体状有枝干也。凡物以大为干也。"班固《白虎通义》云："肝之为言干也。"先民们在造字之初，惯于用具体的形象符号去表达事物抽象的内在含义。"干"字，除了标识"枝干"之意外，还表示为"器物之本"，即主干、重要之意。《素问·阴阳类论》曰："阴阳之类，经脉之道，五中所主，何脏最贵……春甲乙青，中主肝，治七十二日，是脉之主时，臣以其脏最贵。"张景岳注曰："四时之序，以春为首；五脏之气，唯肝应之，故公意以肝脏为最贵，盖指厥阴也。"说明"肝脏最贵"是《黄帝内经》时代曾经流行的一种学术观点。

肝还有"万病之贼""五脏之贼"的说法。魏之琇《续名医类案》称："《黄帝内经》微露一言曰：肝为万病之贼。六字而止，似圣人亦不欲竟其端矣。殆以生杀之柄，不可操之人耳。"黄元御《四圣心源》指出："风木者，五脏之贼，百病之长。凡病之起，无不因于木气之郁。"肝为风木之脏，易动难静，体阴用阳，为气血之总枢。肝脏有病，可上犯冲心，横逆克脾，直逆侮肺，下陷扰肾。如《知医必辨》称："人之五脏，唯肝易动而难静，其他脏有病，不过自病，亦或延及别脏，乃病久而生克失常所致。唯肝一病即延及他脏。"说明邪气致病最易犯肝，一旦肝脏患病容易波及他脏，这从另一个侧面论述了肝在人体健康中的重要地位。

（二）肝属少阳，少阳为枢，能调目胞、溺窍、精关、魄门之开阖

《灵枢·阴阳系日月》云："肝为阴中之少阳。"古人根据脏腑的位置，五脏之气的升降特性及与五时的对应关系，将肝分属少阳。此后，随着十二经脉及其与脏腑关系的相继发现，肝又分属于足厥阴。《黄帝内经》的作者

已经注意到了这一问题，并对其进行了诠释。《灵枢·阴阳系日月》载："肝者，足厥阴也。今乃以甲为左手之少阳，不合于数，何也？岐伯曰：此天地之阴阳也，非四时五行之以次行也。"事实上，肝为厥阴乃言其体，肝属少阳乃称其用，在经络则曰厥阴，在脏腑则为少阳。肝属少阳的应用范畴较广，以"肝属少阳"表述较为合理。

《素问·阴阳离合论》说："三阳之离合也，太阳为开，阳明为阖，少阳为枢……三阴之离合也，太阴为开，厥阴为阖，少阴为枢。"后世医家将《黄帝内经》"开阖枢"理论应用于《伤寒论》六经病的诠释，丰富了"开阖枢"的理论内涵。小柴胡汤即为仲景治疗半表半里之"枢"病而设。"开阖枢"源于一气之布散流行，气始则生化，为开阖、升降、出入等运动变化。气流行不止、环周不休，是以有"枢"。是故言"枢"则开阖在其中矣，言开阖则"枢"在其中矣。肝属少阳，少阳为枢，则开阖在其中矣！故肝能调目胞、溺窍、精关、魄门之开阖。调理少阳枢机，为治疗疾病的一大法门。

（三）肝属木，木生于水而生火，肝能调节阴阳水火之升降

肝属木，木生于水而生火。水为阴，火为阳。水火者，阴阳之征兆也。肝应春，春居冬夏之间。冬为阴，夏为阳。冬夏者，阴阳之经纪也。肝居其间，体阴用阳，为阴尽阳生之脏，集诸矛盾于一身，是维持人体自稳调节机制的重要保障。

升降出入是气机运行的基本形式。《素问·六微旨大论》曰："出入废则神机化灭，升降息则气立孤危。故非出入，则无以生长壮老已；非升降，则无以生长化收藏。"人的五官九窍、躯体活动等外在生命表象，以及内在脏腑组织的生理活动和人的心理活动，全赖气的升降出入运动。肝对全身气机升降出入的平衡协调起着重要的作用。其原因有三：其一，肝气左升，肺气右降。张景岳《类经》云："肝木旺于东方而主生发，故其气生于左。肺金旺于西方而主收敛，故其气藏于右。"肝和肺对于人体全身的气机运转有重要作用。在这个循环运动中，肝气左升又是始发动力。其二，肝肾同居下焦，肝肾同源，共寄相火。肾为水火之宅，肾中真气，赖肝之发散，以达各

脏腑组织，二者共同维持人体阴阳的动态平衡。如《医学衷中参西录》云："人之元气根基于肾，而萌芽于肝。"肝脏在心肾水火交通方面起到十分重要的作用。如《辨证录》云："心欲交于肾，而肝通其气，肾欲交于心，而肝导其津。"其三，肝能协助脾胃升降。周学海《读医随笔》云："肝者，贯阴阳，统血气，居真元之间，握升降之枢者也。"又云："世谓脾胃为升降之本，非也。脾者，升降之所经；肝者，发始之根也。"肝疏泄正常，则脾升胃降，气机流转，运化有常。肝能燮理人一身之阴阳，总统脏腑之气血，斡旋全身之枢机。故治肝之方常寒热并用、虚实兼顾、阴阳同调，以协调阴阳水火之升降。《石室秘录》云："肝为木脏，木生于水，其源从癸，火以木炽，其权挟丁，用热不远寒，用寒不得废热，古方治肝之药，寒热配用，反佐杂施，职此故也。"临床治疗疑难杂病，若能得阴阳水火升降之要妙，则思过半矣！

二、肝为"调节之本"的内涵

1. 疏调气血

肝主藏血，能贮藏血液，调节血之流通。《素问·五脏生成》说："人卧则血归于肝。"王冰注曰："肝藏血，心行之，人动则血行于诸经，人经则血归于肝。"此"藏"与"行"实际反映了肝脏可以根据机体生理活动的需要，及时调节运行于各脏腑组织器官的血量。又肝主疏泄，反映了肝有调畅全身气机，推动精、气、血、津液等物质生成、输布、运行的功能。

气和血是构成和维持人体生命活动的基本物质。人体正气的强弱，除与气血的充盈有关外，还与气血的畅达有关。肝通过藏血与疏泄功能，调节着全身气血的运行，为人体气血调控中枢，对脏腑功能亦具有协调作用。肝疏泄功能正常，则气机调畅、血运通达，藏血功能才能有保障；肝藏血功能正常，才能使肝气运行有序，不至亢逆，全身气机疏通畅达。人以气血为本，气血冲和，万病不生，一有怫郁，百病生焉。许多疾病的产生首先表现为气血、气机的紊乱与失调。肝能主持气化，为全身气化之总司。张锡纯说："肝主疏泄，原为风木之脏，于时应春，实为发生之始，肝膈之下垂者，又与气海相连，故能宣通先天之元气，以敷布于周身，而周身之气化，遂无处不流通也。"肝为将军之官，能鼓舞脏腑气化，协调脏腑功能，调和气血，从而使机体功能保持正常，不易受邪气侵害。

2. 调畅情志

精神情志是人体对外界事物的客观反映。正常的情志有赖于气血的调和，有赖于心主神明、肝主疏泄等功能的维持。肝调畅情志的机理包括：①情志内伤的基本病理改变为气机郁滞。《素问·举痛论》曰："怒则气上，喜则气缓，悲则气消，恐则气下……惊则气乱……思则气结。"肝主疏泄对气机的疏通、畅达、升发具有重要的调节作用，脏腑的气机正常协调，机体才能产生正常的情志活动。②中医的五脏又称"五神脏"，情志活动虽分属于五脏，但是总统于心，而调控于肝。《灵枢·平人绝谷》言："血脉和利，精神乃居"。肝通过疏泄功能，调畅气血，从而使神魂安舍。肝气条达，肝血充沛，疏泄得宜，则心情开朗，精神饱满，情志舒畅。《灵枢·本神》说："肝气虚则恐，实则怒。"临床上长期肝气郁滞，容易导致抑郁症，而肝郁化火，上扰心神，容易引起焦虑症。《医碥》言："百病皆生于郁，郁而不舒则皆肝木之病矣。"

3. 利胆汁，调脾胃

脾胃运化水谷功能的发挥，与肝胆密切相关。《素问·宝命全形论》说："土得木而达。"《血证论》进一步诠释："木之性主于疏泄，食气入胃，全赖肝木之气以疏泄之，而水谷乃化；设肝之清阳不升，则不能疏泄水谷，渗泄中满之症，在所不免。"唐容川《医学见能》曰："胆者肝之腑，属木，主升清降浊，疏利中土。"《脾胃论》谓："春气升则万化安""脾胃虚，阳气不能生长，是春夏之令不行，五脏之气不升。"所以张仲景早就提出著名的"见肝之病，知肝传脾，当先实脾"的观点，至今仍指导临床实践。

肝的疏泄作用促进胆汁的分泌是帮助脾胃消化的重要环节。肝与胆互为表里，胆为"中精之府"，《难经正义》说，胆汁"感肝木之气化而成，人食后小肠饱满，肠头上逼胆囊，使其汁流入小肠之内，以融化食物，而利传查滓，若胆汁不足，则精粗不分，粪色白洁而不黄。"我们在临床上对于胆汁反流性胃炎的治疗不仅着眼于脾胃，更多需要疏利肝胆，佐以和胃降逆，效果满意。

4. 调节水液

水液的输布代谢与肺、脾、肾和三焦气化密切相关，肝之疏泄对水液的输布也至关重要。肝之疏泄能调畅肺、脾、肾三脏气机，使气化有权，津液通达。肝之疏泄还能通调三焦水道，使水液运行无碍。可见，肝脏司疏泄，可以通过调节肺、脾、肾及三焦的气化功能，发挥调节水液代谢的功能。《血证论》载："气与水本属一家，治气即治水……故小柴胡汤通达津液，而即能下调水道。"

若肝失其调节水液之能，则气滞水停、水液潴留，发为水肿、鼓胀、癃闭、眩晕、呕吐、泄泻、涌水等证；或津停水阻，血行不畅，发为乳癖、梅核气、瘰疬、瘿瘤、癥瘕积聚等证。如周学海《读医随笔》云："凡病之气结、血凝、痰饮、胕肿、鼓胀、痉厥、癫狂、积聚、痞满、眩晕、呕吐、哕呃、咳嗽、血痹、虚损，皆肝气之不能舒畅所致也。或肝虚而力不能舒，或肝郁而力不得舒，日久遂气停血滞，水邪泛滥，火势内灼而外暴矣。"《丹溪心法》云："气顺则一身之津液亦随气而顺矣。"王庆其教授临床治疗水液代谢障碍类疾病，常用"调肝理气，化气行水"之法，参入茯苓皮、大腹皮、地枯萝、桂枝等药，以恢复肝之调节功能为先。

5. 调控二便

肝能调控溺窍开阖。历代医家多有论述，如孙一奎《赤水玄珠》载："肝主小便，使毒邪从小便中出，所治皆顺也。"王肯堂《女科证治准绳》云："盖肝主小便，因热甚而自遗也，用加味逍遥散加钩藤及六味丸"。肝主小便，盖其原因有四：其一，肝脉过阴器，系廷孔。《灵枢·经脉》载："是主肝所生病者，胸满、呕逆、飧泄、狐疝、遗溺闭癃。"《素问·痹论》云："肝痹者，夜卧则惊，多饮，数小便。"肝病会导致尿频、遗尿或小便不通的症状。其二，肝经与三焦经经气相通应。《灵枢·本输》云："三焦者，中渎之腑，水道出焉，属膀胱，是孤之腑也。"肝主疏泄与三焦主决渎相配合能调节小便。其三，古代有医家认为肝开窍于二阴。如魏荔彤《金匮要略方论本义》曰："肝主疏泄，开窍于二阴，病则司泄欠利也。"其四，肝肾同源，肝气条达，则能助肾之开阖，使小便藏泄有权。如秦景明《症因脉治》曰："肝主疏泄，肾主开阖，肝之真阳虚，则施泄无权，肾之真阳虚，则关门不利，此聚水生病而小便不利也。"若肝调节溺窍开阖失常，常见小便频数、小便不利、癃闭等症。我们临床治疗肝郁气滞之小便不利，喜用通涩并用之法，常与冬葵子、通草、石韦、益智仁、乌药、怀牛膝、芡实等合用，以帮助恢复肝之调节功能。

肝主疏泄，能助魄门启闭。《素问·五脏别论》曰："魄门亦为五脏使。"魄门即肛门，魄门的启闭，依赖心神的主宰、肝气的条达、脾气的升提、肺气的宣降和肾气的固摄。肝能调控大便，其原因有三：其一，肝能保持全身气机疏通畅达，大便排泄依赖气的推动。《症因脉治》云："诸气怫郁，则气壅于大肠，而大便乃结。"其二，肝藏血，能助脾散精，濡润大肠。若肝不藏血或不能助脾为胃行其津液达于大肠，则津亏便秘。其三，肝能助大小肠泌别清浊，使肠中津液渗入膀胱。《医学入门》载："肝与大肠相通，肝病宜疏通大肠，大肠病宜平肝。"若肝调节大便功能异常，常见便秘或下利等症。临床上，王庆其教授治疗此类病证，常用生白术、生白芍、大黄、槟榔、木香、枳实、山药、芡实、白扁豆等药，攻补兼施，寒热并用，以帮助恢复肝之调节功能。

6. 调控生殖

男子生殖为肾所主，但受肝调控。其原因有四：其一，《素问·上古天真论》载："男子……七八肝气衰，筋不能动，天癸竭，精少，肾脏衰，形体皆极。"此段主要论述肾气和天癸在男性生长发育、生殖中的重要作用。天癸绝时，首先影响到肝脏，肝气衰竭，筋不能动，然后及肾。强调了肝气衰竭是生殖能力降低的使动因素之一。其二，足厥阴肝经，过阴器、抵小腹。肝主筋，前阴为宗筋之所聚。肝能统阴器而荣宗筋、振阳道以用人事，如《辨证录》云："肝气旺而宗筋伸，肝气虚而宗筋缩。"其三，肝肾同源，精血同源。肾精依赖肝血的滋养，肝肾同寄相火，两者一荣俱荣，一损俱损。若肝肾阴虚，相火妄动，常见耳鸣腰酸、五心烦热、遗精早泄等症，导致生殖能力减退。其四，肝气具有促进男子排精的作用。朱丹溪《格致余论》云："主闭藏者，肾也；司疏泄者，肝也"。肝之疏泄与肾之闭藏相反相成，共同调控男子精液的贮藏与疏泄。陈志强报道临床上用四逆散加减治疗前列腺增生、慢性前列腺炎、睾丸炎、阳痿等男科疾病。四逆散是疏肝理气的基本方，证明男子生殖生理与肝有密切关系。

女子生殖生理与肝的关系更为密切。其原因有四：其一，女子月经来潮与冲脉充盛、肝血充足和肝气条达密切相关。肝血充足、肝气条达，则余血汇入冲脉，冲为血海，血海按时满溢则月事按时而至。若肝疏泄失常就会产生女子月经周期紊乱、经行不畅等症状。其二，肝血充盛、肝气条达还是女子受孕的重要保证。《景岳全书》云："妇人所重在血，血能构精，胎孕乃成"。其三，肝脉过阴器、抵小腹，胞宫位于小腹。肝脉与冲、任、督、带四脉关系密切，冲、任、督三脉起于胞中，带脉下系胞宫，故肝脉与孕育胎儿的场所胞宫紧密相连。肝血得藏、肝气条达能助胎受孕、促进胎儿成长发育。《妇人规》云："产育由于血气，血气由于情怀，情怀不畅则冲任不充，冲任不充则胎孕不受。"其四，乳汁由气血化生，乳汁的生成与分泌与肝有关。肝血得藏，则乳源充足。肝脉过乳络，肝气条达，则乳窍启闭有节，乳汁方能泌泻。叶天士称"女子以肝为先天"。《灵枢·五音五味》载："妇人之生，有余于气，不足于血。"肝能藏血，女子的经、孕、胎、乳无不与气血有关，无不依赖于肝的藏血与疏泄功能。若肝调控女子生理功能异常，常见月经不调、经水延期、甚或闭经、不孕难产、乳汁不足等症。临床上治疗此类病证的常用方剂，如四逆散、逍遥散、胶艾汤、四物汤、当归芍药散等皆入肝经。调肝养肝疏肝为治疗妇科诸疾的第一要务。

7. 调节寤寐

阳入于阴则寐，阳出于阴则寤。肝能帮助调控人体寤寐，原因有三：其一，人之寤寐是卫气出入运行的结果，卫气昼行于阳，夜行于阴，行于阳则寤，行于阴则寐。肝血充足，疏泄畅达，营卫才能正常运行，寤寐才能协调。其二，肝通过目与阴阳跷脉相连，而阴阳跷脉有司眼睑开阖的作用。《灵枢·寒热病》云："足太阳有通项入于脑者……入脑乃别。阴跷、阳跷，阴阳相交，阳入阴，阴出阳，交于目锐眦，阳气盛则瞋目，阴气盛则瞑目。"其三，《灵枢·本神》云："肝藏血，血舍魂"。夜卧则血归于肝，魂藏于肝。尤怡《金匮要略心典》曰："人寤则魂寓于目，寐则魂藏于肝。"寤寐与魂之安藏与否有关，神魂安藏则寐，神魂离舍则寤，肝魂内守是寤寐有序的必要条件。

若夜卧魂不能藏则寐不安宁，如唐宗海《血证论》所言："大凡夜梦不宁者，魂不安也。魂为阳，夜则魂藏而不用，魂不能藏，故夜梦寐不宁。"五志过极、劳逸失度等因素导致肝之藏血不足，不能滋养心神，则夜不能寐。秦景明《症因脉治》曰："肝火不得卧之因，或因恼怒伤肝，肝气怫郁；或尽力谋虑，肝血有伤。肝主藏血，阳火扰动血室，则夜卧不宁矣。"肝气郁滞、肝火上炎或肝血不足，魂不安藏，都可导致不寐。治疗方面，当养肝安魂、清热除烦，代表方剂如酸枣仁汤等。王翘楚教授认为"五脏皆有不寐"，立法当"从肝论治"，兼顾调整其他四脏功能紊乱。我们在临床上常用平肝潜阳、泻肝安魂之法治疗不寐，收效颇佳。另外，对于不寐每与精神情志刺激有关，因此语言安抚在不寐的治疗方面也有重要作用。

8. 调筋骨运动

肝能参与调控人体运动功能。其一，《尚书·洪范》载："木曰曲直"。木兼曲直刚柔之性，一曲一直的过程产生了"动"的本源。使动作弛张有度、协调统一。肝属木，因此人体的屈伸、伸缩运动与肝有关。其二，《素问·宣明五气》载："肝主筋。"筋包含西医学的肌腱、韧带和筋膜等。筋附着于骨，与关节的屈伸运动有关。《杂病源流犀烛》载："筋也者，所以束节络骨，绊肉绷皮，为一身之关纽，利全体之运动者也。"筋为肝所主，与人体运动功能有关，受肝之调节，故肝能调节关节运动。其三，《素问·六节藏象论》云："肝者，罢极之本"。王冰对此句的解释是"夫人之运动者，皆筋力之所为也，肝主筋，其神魂，故曰肝者罢极之本，魂之居也。爪者筋之余，筋者肝之养，故华在爪，充在筋也。东方为发生之始，故以生血气也"。明确指出，肝通过筋来支配人体的运动。张景岳、吴崑、喻嘉言、张志聪等也持此说。其四，肝通过藏血来调节人体的运动功能。《素问·五脏生成》

曰："肝受血而能视，足受血而能步，掌受血而能握，指受血而能摄。"《素问·痿论》云："肝主身之筋膜。"《素问·平人气象论》载："肝藏筋膜之气也。"肝藏血，血可养筋、柔筋。肝血充盛，筋膜得养，则筋力强健、运动灵活；反之，肝血亏虚，筋膜失养，可引起关节屈伸障碍、活动不灵、运动不利或肢体麻木、筋脉拘急、手足震颤等症。

综上所述，肝脏能调控整个机体的生理功能和动态平衡，是协调机体与环境之间平衡的重要保障。在气血的运行、精神情志活动、饮食的消化吸收、津液的生成输布、二便排泄、生殖生理、寤寐节律、筋骨运动等生理活动方面发挥重要的作用。因此，用肝为"调节之本"来概括肝的生理功能特点在人体生命活动中的特殊作用较为妥当。有人推测人体可能存在一条以肝脏为中心的"调节链"，链上的器官生理上相互协调，病理上相互影响，包含了神经内分泌活动、免疫功能、生物节律、认知心理、应激反馈、生殖过程等生命活动的诸多方面。通过对肝为"调节之本"的深入研究，可能对肝藏象理论的生物学基础研究有一定的启发，并能为中医经典理论的现代科学内涵研究提供新的思路。

刘文平（成都中医药大学）

第八节　《黄帝内经》湿邪致病理论及对现代临床的指导价值

一、《黄帝内经》湿邪致病理论探讨

1.《黄帝内经》"湿"含义

"湿"是中医病机学中的重要内容，《黄帝内经》中所载之湿涉及病证甚广，"湿"内涵丰富，有六气之湿气，有六淫之湿邪，有疾病之湿病，有证

型之湿证，亦有根据五行属性关系指代"土行"相关事物，如脾胃等。主要有以下几个方面含义。

（1）六气之湿，自然气候之一。《素问·天元纪大论》曰："寒暑燥湿风火，天之阴阳也。"《素问·六微旨大论》曰："寒湿相遘，燥热相临，风火相值，其有间乎。"指出湿与寒、暑、燥、风、火并列，为自然界正常气候之一，意为空气中水汽含量过多，湿润。

（2）六淫之湿，致病邪气之一，也是中医病因专有概念之一。《素问·痹论》言："所谓痹者，各以其时重感于风寒湿之气也。"《素问·调经论》言："寒湿之伤人奈何？岐伯曰：寒湿之中人也，皮肤不收，肌肉坚紧，荣血泣，卫气去，故曰虚。"指人体可在自然湿气太过，超过人体承受限度，或人体虚弱，不耐正常湿气侵袭时，湿气转变为致病因素，成为"湿淫"。

（3）一类致病邪气的总称，与"天之邪气"相对，指代一类属阴的致病邪气。如《素问·阴阳应象大论》载："故天之邪气，感则害人五脏；水谷之寒热，感则害于六腑；地之湿气，感则害皮肉筋脉。"湿除了作为六淫之一外，也可表示与"天之邪气""风气"相对的一类致病邪气的总称，结合上下文可推测，此处的"天之邪气"属阳，对应"虚邪贼风"一类，而"地之湿气"属阴，多指人食饮不调或生活起居无常。

（4）疾病之湿，疾病名称之一。《素问·六元正纪大论》言："民病寒湿，发肌肉萎，足痿不收，濡泻血溢。"指在"湿淫"的侵袭下，人体所产生的不适症状及体征的集合，称之为"湿病"。

（5）五行指代，是对五行属土概念下取类比象的自然万物的概括，包括脾脏胃腑、中央方位、甘味等。如《素问·五运行大论》曰："在天为湿，在地为土，在体为肉，在气为充，在脏为脾。"有多处表示五行属土的相关指代。

2.痰饮、水湿鉴别

痰、饮、水、湿同出一源，均为人体津液代谢失常所致，在一定条件下可相互转化，各有区别，但不能完全区分开来，常相兼为病。《黄帝内经》中有关湿邪所致病证的内容论述较多，涉及的病证范围广泛。饮病、水病亦有阐发，多集中于运气七篇中，其发病多和五运六气运行异常有关。目前现存的文献资料中，先秦、两汉时期"痰"字尚未普及使用，痰的概念虽未明确，但《黄帝内经》中和痰相关的描述众多。

《黄帝内经》中水病名称众多，有水、水病、胕肿、石水、水胀、风水、涌水、水肿、水闭、盛水等，后世称之为"水肿""水气病"。是指在致病因素作用下，水液生化输布失常，致水液稽留，泛溢肌肤，停蓄胸腹，出现头面、眼睑、四肢乃至全身浮肿、胸腔腹腔积水的一类病证。如《素问·阴阳别论》中以少腹肿为主要表现的石水；如《素问·气厥论》中的涌水，水气停留于大肠，肠鸣濯濯有声，如囊裹浆状；如《灵枢·水胀》中的水肿初起，以眼睑浮肿如"新卧起之状"等记载。水病的发生多强调人体脏腑功能失调致病，如肺、肾、脾等脏腑代谢水液的功能失常。《金匮要略·水气病脉证治》系统论述了水气病的分类，分为风水、皮水、正水、石水、黄汗，提出五脏水概念，心水、肝水、肺水、脾水、肾水均有不同的临床表现，表示水气病的发生和五脏功能失调密切相关。提出水气病的治疗思路，"有水，可下之……诸有水者，腰以下肿，当利小便；腰以上肿，当发汗乃愈。"从此逐水、发汗、利小便成为治疗水气病的主要方法。局部的或全身的皮肤浮肿，视之可见，触之可及，是本病与饮邪、湿邪、痰邪致病的最大区别。如视之"四肢头面肿""其腹如鼓""一身悉肿"等，触之"按之没指"或"陷而不起者"等。

《黄帝内经》中因饮邪留积导致的病证有溢饮、饮发、饮发中满、饮发于中、饮积、积饮、痞饮、痞隔等。如《素问·气交变大论》言："岁土太过，雨湿流行，肾水受邪……饮发中满食减，四肢不举。"《素问·至真要大论》曰："岁太阴在泉，草乃早荣，湿淫所胜……民病饮积，心痛。"饮邪所致病证的临床表现主要有中焦痞满、饮食不消、不欲饮食、呕吐泄泻、肢体沉重等。《黄帝内经》多处论述饮病的发生和运气运行异常导致太阴雨湿流行有关，属于外感湿邪所致疾病的范畴，其特点是易留积于中焦，即以消化系统疾病为主。由于当时对饮邪所致病证认识尚浅，《黄帝内经》并未对饮邪所致病证进行鉴别、诊治。张仲景继承《黄帝内经》饮邪致病相关理论，对饮邪所致病证的认识更深入，扩大其致病范围，并且专设饮病篇章进行讨论，篇名虽为"痰饮"，实际主要论饮。根据饮邪所停部位、症状表现等不同，将饮病分为痰饮、悬饮、溢饮、支饮，另有留饮、伏饮等。饮邪部位广泛，可走于肠胃心下，可留在胁下、胸中、膈上，可归于四肢，可在心、在肺、在脾、在肝、在肾。饮邪致病范围虽然广泛，但发病多是水湿邪气停聚于局部，不似水气病会导致一身悉肿。仲景提出治疗痰饮病的总则——病痰饮者，当以温药和之。并且对饮邪导致的不同病证，分别给出具体方药，沿用至今。值得注意的是，饮病和痰病不能完全区分开，如水饮停积在胁下以"咳唾引痛"为主要症状，水饮停留在肺以"吐涎沫"为主要症状，水饮留于膈上以"满喘咳吐"等为主要症状，虽然是水饮邪气在胁下、膈、肺者，和痰病表现无异。隋代巢元方《诸病源候论》首先对痰、饮进行区分，从脉象上进行区分如"脉偏弦为痰"，脉象偏弦者为痰邪致病；"浮而滑为饮"，脉象浮而滑则为饮邪为患。从病机方面进行比较，认为痰病由血脉壅塞，水饮停积所致；饮病则是营卫之气运行不畅，三焦功能失调，水饮停积所致。如"诸痰者，此由血脉壅塞，饮水积聚而不消散，故成痰也……诸饮者，皆由荣卫气痞涩，三焦不调，而因饮水多，停积而成痰饮"。实际上痰和饮很难区分开来，因为二者本质统一。后世医家对痰、饮性状进行了更细致的区分，《景岳全书》认为"痰之与饮，虽曰同类，而实有不同也……饮清澈而痰稠浊"。饮邪较之痰邪其质清稀，亦可随气运行到全身，多流于人体内部脏腑组织之间，不过其多局限于某一部位，如胸膈、胃肠间、胁下等，不似水病可致全身浮肿。通过机体外在表现推测可知，如苓桂术甘汤可表现为"起则头眩""身为振振摇"等症状。

"痰"字在《黄帝内经》中无记载，但《黄帝内经》中已有对于痰邪所致病证的观察和描述。因痰邪停留于身体局部，《黄帝内经》时期主要记载痰邪留于上焦肺金，导致的以咳嗽、吐涎沫等为主的症状。如《素问·评热病论》曰："咳出青黄涕，其状如脓，大如弹丸，从口中若鼻中出，不出则伤肺。"此处"青黄涕"应是从呼吸道咳出的黏稠分泌液，即痰液，首次对痰的性状、质地进行了描述，并且表示痰咳不出会伤肺脏。《素问·咳论》言："肾咳之状，咳则腰背相引而痛，甚则咳涎。"论述五脏六腑均可导致咳嗽，其中可导致吐痰的咳嗽称为肾咳，认为此咳嗽与肾脏功能失常有关，《黄帝内经》关于咳痰疾病的相关论述多是从其发病机理进行探讨，并未记载具体治法方药。《金匮要略·痰饮咳嗽病脉证并治》中"痰"应为"淡"，通"澹"，为水摇貌。"淡"字实为对"饮"形状乃至致病特点的修饰性描述。正如《杂病广要》所言："痰古作淡，淡、澹通，澹水动也，故水走肠间，名为淡饮。今之痰者，古之云涕云唾云涎云沫是也。"但始终不离水液运化失常，停留积聚致病的范围。《金匮要略·肺痿肺痈咳嗽上气病脉证治》中详细描述了肺痿、肺痈所致不同痰液的性状，如肺痈之"时出浊唾腥臭，久久吐脓如米粥……咳逆上气，时时吐浊"的脓性痰，肺痿之"吐涎沫、多涎唾"之泡沫痰，强调了观察痰液性状转变对判断疾病预后的重要性，并且处以具体方药。东晋时期"痰"字已出现，在中医学著作中，则最早见于《肘后备急方》。《肘后备急方》《名医别录》《集验方》《小品方》等魏晋南北朝时期的中医学书籍中，散在地收录了数首治痰方剂，但还未形成系统的病证理论，并且此时期的痰与现代的痰概念不同，包含了饮邪所致病证。直到《诸病源候论》问世，痰才作为病名被明确提出，并对痰、饮进行区分。痰邪所致病证多为有形之痰致病，咳吐痰涎可见可及，但对痰邪所致病证认识尚处在萌芽阶段。宋代有些书籍中载有"痰"字，如《龙龛手鉴·疒部》言："徒甘反，胷膈中水病也。"《广韵·谈韵》载："痰，胸上水病。"《集韵·痰韵》曰："痰，病液。"亦多指饮病，均为无形可见的。宋代杨士瀛《仁斋直指方·痰涎》认为气血运行失常可生诸病，痰邪亦是如此，"唯气与血能生诸病，痰亦如之……是痰作恙，为喘，为嗽，为壅，为呕，为眩晕，为风痫，为狂迷，为忪悸"。此认识的提出为金元以后医家对痰相关概念的认识趋于泛化打下基础，无形之痰致病学说也逐渐得到发展。金元明清时期，痰致病范围进一步扩大和泛化，无形之痰学说逐渐被医家认可。元代名医朱丹溪在《丹溪心法·痰》中论述"百病中，多有兼痰者，世所不知也"，程充按语讲到朱丹溪治病以痰邪为重，因为痰邪能生诸病。后来逐渐形成"百病皆由痰作祟"的说法，之所以痰可生百病，是因为痰可随气运行，无处不到。明代缪希雍《神农本草经疏·论痰饮药宜分治》载："种种怪证，皆痰所为。故昔人云怪病多属痰。"认为痰可随气运行到全身，变化多端，一些精神情志异常的怪病也多和痰有关，清代医家沈金鳌承前人说进一步发展了痰邪致病的特点，认为痰是诸病之源，并且提出"怪病皆由痰成"的观点。现代对于一些代谢性疾病，如肥胖、高脂血症等也以痰湿论治。总而言之，有形之痰可通过咳吐痰涎而出视之，可通过触摸皮下有包块得知，无形之痰多理解为不可见之痰，通过闻诊，如喉间痰鸣、声如拽锯等可知，通过外在表现推测得知，可引起眩晕、神志不清、癫狂、昏蒙等表现。

《黄帝内经》中湿邪可导致多种病证，如拘/拘急、痤痱、痿厥、濡泄/濡泻/溏泄/注泄、咳嗽、跗跛、肉痿/萎、足痿、腹痛、腹满、疟/中满、饮积/饮发于中、阴痿、筋痿、黄瘅、阴痹、隐曲、跗肿/胕肿/肿满、注下赤白、腰脽痛、厥逆、关节不利/关节禁固、多卧、血溢、肝痹、肌痹、喉痹、周痹、湿痹、头痛、痓等。所致病证范围广，波及全身各处。具体而言，湿邪致病时，在头面可表现"因于湿，首如裹"；在胸部"太阴司天，湿气下临……胸中不利，阴痿，气大衰"；在四肢湿热邪气致病见"大筋软短，小筋弛长"；在皮肤"乃生痤痱"；在肺"秋伤于湿，冬生咳嗽"；在脾"湿盛则濡泻"；寒湿邪气在肝"肝痹，得之寒湿"；在肾"人久坐湿地，强力入水即伤肾"；在心"湿淫所胜……民病饮积，心痛"等。《黄帝内经》中强调湿邪所致病证的发生和气候异常如雨湿过多、居处环境潮湿等因素有关，主要是外湿致病。如五运六气运行异常致雨湿流行，人感受而发病，《素问·气交变大论》载："岁土太过，雨湿流行。"如居处环境潮湿，长期感受湿邪而发病，《素问·痿论》云："有渐于湿，以水为事，若有所留，居处相湿，肌肉濡渍，痹而不仁。"人体脏腑功能失调所致湿病论述不多，病机十九条中有"诸湿肿满，皆属于脾"的记载，湿邪侵袭人体，或脾失健运，导致人体津液代谢失常，水湿停聚可引起浮肿、胀满的病证，其病机大多与脾有关。因此《黄帝内经》中外来湿邪致病是湿病产生的主要原因。在湿病的治疗方面，《黄帝内经》主要依据药物的气味配伍理论指导湿邪所致病证的治疗，有数条治湿法则的条文，奠定了后世治湿组方用药的基础。

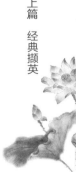

《金匮要略》专设湿病辨治的篇章，但所论湿病多为病邪在肌肉关节，以发热身重、关节烦痛为主症的疾病。

3. 湿邪来源分类

《黄帝内经》中所载湿邪致病，主要以外感湿邪为主，其中对于运气异常引起的雨湿流行，人受之发病的描述最为多见。如《素问·气交变大论》曰："岁土太过，雨湿流行，肾水受邪，民病腹痛。"其次久居湿地，以水为事，长期生活在潮湿的环境，亦是感受湿邪的主要原因。均可归为外来湿邪。

内生湿邪主要是脏腑功能失调导致人体内津液代谢异常所致的病理产物，《黄帝内经》并未明确提出内生湿邪和脏腑功能失调相关，但是可从脏腑运化代谢水液的过程大致推测得知。《素问·经脉别论》曰："饮入于胃，游溢精气，上输于脾。脾气散精，上归于肺，通调水道，下输膀胱。水精四布，五经并行，合于四时五脏阴阳也"。《素问·灵兰秘典论》曰："三焦者，决渎之官，水道出焉。膀胱者，州都之官，津液藏焉，气化则能出矣。"《素问·逆调论》曰："肾者水脏，主津液。"可知肺、脾、肾、膀胱、三焦等脏腑均参与人体水液代谢的过程，内生湿邪的产生和这些脏腑功能的失调密切相关。

感受湿邪除运气异常，湿邪太过，直中人体发病，或长期居处潮湿，不能及时避免感受湿邪外，清湿袭虚揭示了对于一般湿邪致病，人体内里亏虚是主要原因，所谓邪之所凑，其气必虚。

4.《黄帝内经》湿邪致病特点

基于《黄帝内经》原文，可归纳总结出湿邪致病的特点，大致可分为以下几点。

（1）湿意为潮湿，湿润，含水量多，水为阴邪，湿亦当属阴邪，故具有阴邪致病的特点，人体阴气盛时易感湿邪，且易伤阳气。因此《素问·痹论》言："其多汗而濡者，此其逢湿，甚也，阳气少，阴气盛，两气相感，故汗出而濡也"。后世《温热经纬》曰："且吾吴湿邪害人最广，如面色白者，须要顾其阳气，湿胜则阳微也。"即使是湿热邪气致病，热邪伤阴，救阴最易，通阳最难，因此提出治湿邪致阳气损伤之法则，"通阳不在温，而在利小便"，以利小便之法，使湿邪排出体外，而后阳气才得通畅。

（2）湿五行类土，同气相求，湿邪致病多影响脾胃功能。湿邪致病的特点常与脾胃系统病证或脾所主四肢、肌肉有关。如湿邪困阻脾胃，脾主运、胃主化功能异常，人体清浊之气不分，浊气上升，"因于湿，首如裹""浊气在上，则生膜胀"。清气下降，"湿胜则濡泄""清气在下，则生飧泄"。脾主四肢肌肉，湿邪困脾则可出现四肢酸重，头重身困，泄泻便溏等。如《素问·六元正纪大论》"民病寒湿，发肌肉萎，足痿不收，濡泻血溢"等与脾所主的病证最为多见。

（3）寒湿相合，燥热相临，风火相值，湿邪多兼他邪为病。《黄帝内经》中对于湿邪兼其他邪气致病的记载主要有湿热、暑湿、寒湿、风寒湿、湿毒等。后世医家吴鞠通亦注意到湿邪常兼他邪为病的现象，《温病条辨》曰："盖土为杂气，兼证甚多，最难分析，岂可泛论湿气而已哉"。对于湿邪所致病证，仅以湿气论治往往难以快速奏效，仍需顾护所兼邪气，这也是湿邪缠绵难愈的原因之一。

（4）湿可伏邪发病，人体感受湿邪，除运气异常，雨湿大流行，湿邪直中人体外，大多数人体感受邪气是一个长期缓慢累积的过程。如上文所言居处伤湿，以水为事，均是长期处于潮湿环境中缓慢而得，因而湿邪致病不易察觉，常感邪之后数日或数月才发病。《灵枢·贼风》载："此皆尝有所伤于湿气，藏于血脉之中，分肉之间，久留而不去。"湿邪藏于血脉筋肉之间，待时而发病。《素问·阴阳应象大论》曰："秋伤于湿，冬生咳嗽。"初秋自然界湿气正盛，湿邪侵入体内，藏于血脉分肉之间不能立即发病，待冬季寒邪来袭，因加而发，出现咳嗽。《湿证发微》曰："况湿为阴邪，其质多腻，其性多险，不唯好伏，而且善伏。"湿邪善伏的特性，伏而发病的致病特点多被医家所忽视。

5. 湿邪所致病证

《黄帝内经》中以感受湿邪为主要发病原因，以湿邪蕴积体内为主要病机的疾病，有一些属于独立的病种，有一些仅是某一疾病中的一种证型。时

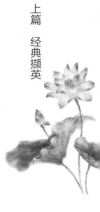

至今日，对于湿邪所致病证的分类并不统一。按照现代中医疾病分类方法，《黄帝内经》中湿邪所致的病证可分为肺系疾病，如咳嗽、喘等；心系疾病，如心痛、心悸等；肝系疾病，如黄疸、疟疾等；脾系疾病，如濡泄、中满等；肾系疾病，如腰痛、癃闭等；肢体关节疾病，如痹证、痿证等；五官科疾病，如耳聋、喉痹等；妇科疾病，如带下病等；皮肤科疾病，如痤痱、疮疡等。

湿邪侵犯部位不同，所导致的病证有所不同。湿邪伤于上部，往往和风邪相兼为病，可见头重如裹、鼻塞声重、耳聋、咽肿、喉痹等病证。湿邪伤于下部，可见濡泄、小便不利、女子带下赤白、男子隐曲等病证。湿邪留于肌表，肌肤麻木不仁，或瘙痒难耐，可见痤痱、湿疹等病证。湿邪停于筋脉关节，可见关节疼痛、麻木不仁、甚至关节变形，如痹证、痿证等病证。湿邪侵犯脏腑，湿邪停于心肺则见心悸、胸中不利、咳喘等病证；湿邪侵袭脾胃可见痞满、食饮不下、腹痛、泄泻等病证；湿邪侵犯肝胆可见胁痛、黄疸病证；湿邪侵袭于肾可见腰痛、癃闭等病证。

《黄帝内经》中记载的湿邪所致病证已达数十种，除痹证、痿证等设有专篇对其病因病机、症状、病证特点等全面详细论述外，其他湿邪所致的病证均分散在各个篇章中，后世医家逐渐补充完善了相关内容。

6. 湿病治则

《黄帝内经》中对疾病的辨治，仅存十三方，对于湿邪所致病证并未明确给出具体方药，但与湿邪治疗相关的组方用药原则已相当全面，后世医家对湿邪所致病证的治疗多不离此。《黄帝内经》中关于治疗湿邪为患的组方用药原则多集中在《素问·至真要大论》中。虽然运气七篇大论的相关内容成书年代仍有争议，但其中关于治湿组方用药的原则对后世影响深远，在诸多治湿经典方剂中广泛运用。

《素问·至真要大论》对风、寒、暑、湿、燥、火六气之司天、在泉、相胜、相复、主胜、客胜等方面进行了详细论述，并且提出了如何运用药物的四气五味进行方剂配伍。对于湿淫病理状态下，组方用药配伍规律主要分为湿淫胜司天、湿淫反胜司天、湿淫胜在泉、湿淫反胜在泉、湿淫相胜、湿淫相复、湿淫主胜、湿淫客胜等不同情况，其药物气味配伍原则亦不相同。

从用药的五味频率分析可以得知，治湿以苦味药为主，其次为甘、淡味药，酸、辛、咸较少。按照《素问·至真要大论》"主病之谓君，佐君之谓臣，应臣之谓使"的组方原则，治湿药以苦味药为君，以甘、淡味药为臣，以酸、辛、咸味药为使。根据用药的四气频率可以看出，治湿以热性药居多，寒凉性药物较少。

治湿以苦味药为君，可能与苦能燥湿、坚肾、泄气逆有关。如《素问·脏气法时论》载："脾苦湿，急食苦以燥之……肺苦气上逆，急食苦以泄之……肾欲坚，急食苦以坚之，用苦补之，咸泻之。"苦味药可去肺脾之所苦，可补肾脏之所欲，肺、脾、肾三脏对于人体感受水湿邪气在体内的运化和代谢尤其重要，其功能的失调亦可导致内生湿邪的产生，如《医原》谓："内湿起于肺脾肾，脾为重，肾尤重。盖肺为通调水津之源……肾又为通调散输之枢纽。"治湿以温性药物居多，可能和当时气候相对寒冷，或者人民御寒能力差，因而感受寒湿邪气为病居多有关。后世刘完素提出火热生湿理论后，对于湿热为病的现象才逐渐泛化，金元以后湿热邪气致病才逐渐被重视，湿热的病机逐渐泛化至各种疾病中，因而治湿药物的寒热温凉属性亦有所不同。

二、湿邪致病理论对现代临床的指导价值

（一）现代医学对湿本质的研究

湿可分为广义上的内湿和外湿两大类，外湿是由环境湿气引起的，内湿是由于液体和体液功能失调导致的新陈代谢失衡。根据其夹杂病理属性不同，又有痰湿、湿热、寒湿、湿温、湿毒等不同。湿为阴邪，性黏腻重浊，是其致病力强的重要原因。湿邪易导致疾病缠绵难愈，甚或上蒸下流，兼夹其他致病因素，进而形成弥漫全身的病变。随着医学研究的发展，发现湿与多种慢性病关系密切，并涉及病程中的多种相关机制。湿邪的发生可能与引起局部微循环障碍，引起免疫炎症反应、线粒体及内质网结构改变、肠道菌

群失调，以及相关转运蛋白含量的变化有关。

1.局部微循环障碍所致炎症反应

近年的实验研究逐步揭示，湿病的核心病理机制是机体水盐代谢激素的异常分泌和局部组织微循环代谢紊乱，而炎症反应则是诱发和加重代谢紊乱的重要因素。湿病是在外湿或内湿的持续作用下，导致机体水液代谢、能量代谢障碍，进而发展至病变局部组织微循环障碍，诱发炎症反应的病理过程。郑璐玉运用液相芯片技术，发现痰湿体质的机体处于慢性低度炎症状态；湿邪可在一定程度上加重寒邪对肺脏的伤害，诱发炎症相关细胞因子的变化，比如 TNF-α、IL-6、IL-4 含量升高，从而使机体 Th1/Th2 免疫应答出现失衡。与此同时，Chen 等人研究指出湿邪导致大鼠 IL-2 及 IL-8 含量升高，IL-2 是一种吸引淋巴细胞并在 T 细胞生长过程中所必需的蛋白质，在机体免疫反应过程中发挥关键作用;IL-8 是一种由淋巴细胞、中性粒细胞、上皮细胞、血管细胞和成纤维细胞产生的趋化因子，参与白细胞募集和激活，广泛存在于急性炎症性疾病中，并作为神经肽与炎症介质之间的纽带，是先天性免疫系统反应中的重要介质。陈雪吟从肠道菌群、水分和脂质代谢角度探讨中医湿证与微炎症的相关性，提出微炎症状态可能是中医湿证在病理变化上的重要表现之一。

除了内湿外，外湿亦能产生不利影响，周欣芸指出高湿环境可能通过影响小鼠肺部氧气利用及肠道菌群稳定性，进而加重小鼠支气管哮喘的病理进程。长期暴露于高温高湿环境下，会影响肠道菌群和机体免疫功能，加重感染流感病毒家禽的症状。多项研究表明，祛湿药可通过降低多种炎性细胞因子的含量，改善机体免疫功能，进而发挥平喘作用；痰湿体质人群特定的生理病理改变导致该类人群更易患哮喘，导致其对药物敏感性降低，缠绵难愈，愈后不良。综上表明，湿邪在一定程度上可为疾病提供生存土壤，可能与湿邪引起的免疫系统失衡和炎症反应有关。

2.肠道菌群稳态失衡

高湿环境中氧自由基含量显著下降，从而影响肠道健康，而肠道菌群可能通过影响机体全身免疫状态和"肠－肺轴"而影响哮喘的发生发展，而肠道菌群的稳定状态和多样性可能因为高湿环境而发生失衡，从而影响哮喘的发展。因此肠道菌群可以通过改善免疫状态降低湿邪造成的损伤。

除肺脏疾病外，湿邪亦对肾脏系统产生影响，比如高尿酸血症。中医对于湿邪的治疗，虽有清热燥湿、温化寒湿、健脾燥湿的不同，但统属祛湿大类，褚梦真等人通过文献研究发现，祛湿类中药可以通过调节腺苷脱氨酶（ADA）和黄嘌呤氧化酶（XOD）活性抑制尿酸生成，并通过上调尿酸重吸收蛋白和分泌蛋白，促进尿酸排泄，比如葡萄糖转运蛋白9（GLUT9）、有机阴离子转运体（OATs）等，进而对高尿酸血症发挥调控作用。有机阴离子转运蛋白多肽（OATP2B1）作为OATs家族成员之一，与脏腑组织的湿性调控密切相关，在湿证模型大鼠的肺、脾、肾、小肠组织中，均观察到其基因及蛋白表达水平显著降低。

随着研究的深入，发现肠道屏障的破坏导致脂多糖进入血液，激活炎症因子表达，导致高尿酸血症的发生，而肠道菌群的变化，比如双歧杆菌、乳酸杆菌、拟杆菌水平的升高会抑制NF-κB信号通路，减少炎症因子产生，上调GLUT9基因表达，抑制XOD活性，从而对尿酸起调控作用。综上表明，湿邪的存在可能引起肾脏系统疾病，肠道菌群在一定程度上能通过炎症信号通路降低湿邪带来的损伤。

3. 线粒体内质网结构的改变

祁松等人指出，幽门螺杆菌（HP）感染与中医体质相关，痰湿型和湿热型体质的人群更易感染HP。与此同时，HP感染和胃黏膜上黏液颗粒聚集也是脾胃湿热患者的最明显特征，线粒体和内质网的信息转换和协调功能是调控细胞周期的关键，脾在负责转运和转化方面的能量代谢与线粒体和内质网的宏观物理功能相似。通过透射电镜进一步观察线粒体与内质网结构发现，脾胃湿热型HP感染患者胃黏膜线粒体水肿明显，排列不规则，内质网粗糙聚集。因此，认为该微观结构的转变是脾胃湿热证的微观表现。张辉等人指出，肠道菌群稳态可以通过调控硫化氢（H2S）、尿石素D（Uro D）、肠道短链脂肪酸（SCFAs）、吡咯喹啉醌（PQQ）、脂多糖（LPS）、次级胆汁酸的水平，维持线粒体的结构和功能，肠道菌群的稳态在一定程度上也能降低 HP 的黏附密度，抑制 HP 诱导的炎症反应，加强黏膜屏障，进而防止 HP 定植。更有研究指出，肠道微生物群代谢物可以直接影响线粒体氧化应激和线粒体自噬溶酶体的形成。综上表明，脾胃湿邪可引起线粒体和内质网的改变，而肠道菌群可能通过多种途径影响线粒体的结构和功能，进而降低脾胃湿热带来的损伤。

4. 水通道蛋白表达的异常

中医学认为，人体水液代谢与肺、脾、肾密切相关，而核心为脾胃，究其原因，脾胃属土，湿土一属，同类相召，故湿邪易侵犯脾胃。如《温热经纬》言："湿土之气，同类相召，故湿热之邪，始虽外受，终归脾胃也。"而湿邪引起的症状，如胸闷脘胀、身重、乏力、纳呆、苔腻，其形成机制也主要与脾胃有关。水通道蛋白（AQPs）与机体水液代谢密切相关，湿的形成是人体水液代谢失衡的必然结果，研究指出，体内湿邪所占比重与 AQPs 的含量密切相关，在五苓散、白虎加术汤、苓桂术甘汤等祛湿方剂的实验中均观察到 AQPs 水平的高表达。与此同时，湿重于热的动物模型中 AQPs 水平较热重于湿的动物模型中显著降低；AQPs 在人体胃肠道广泛分布，其正常表达亦是脾主运化的分子基础。研究发现，肠道细菌与 AQP4 蛋白之间存在广泛的同源性。与此同时，乳酸双歧杆菌 XLTG11 增加了肠道菌群的丰度和多样性，改变了肠道菌群的组成，并显著增加了 AQPs 表达，进而抑制 Toll 样受体 4（TLR4）/核因子-κB（NF-κB）信号通路的活化，显著提高了抗炎细胞因子的水平，改善抗生素相关性腹泻的症状。

（二）现代医家关于湿邪致病理论的研究

1. "湿性缠绵"高度概括湿邪致病病机特点

国医大师周仲瑛以《黄帝内经》病机十九条为基础，结合如张仲景痰饮论、朱丹溪郁病论、刘完素燥病机及温病学病机等后世医家病机学理论，根据六淫邪气的特性，结合病位、病性、病势等因素，高度凝练出符合六淫邪气病机特点的"病机十三条"。具体为风病善变、寒多阴伏、火热急速（温暑同类）、湿性缠绵、燥胜伤津、郁病多杂（气病多郁）、瘀病多歧（血病多瘀）、痰病多怪、水饮同源、虚多久病、毒多难痼、疫为疠气、多因复合（复合病机及兼夹病机，包括风火相煽、湿热郁蒸、瘀热相搏、痰瘀互结、燥湿相兼、虚实相因、寒热错杂等）。关于湿邪致病的病机，周老概括凝练为湿性缠绵。

湿性缠绵，是指湿邪致病具有发病隐匿缠绵、病程迁延缠绵、治疗难愈缠绵的特性。湿性缠绵包含了诸多含义，湿邪的起病隐匿之性、湿邪缠绵气机易阻之性、湿邪兼化致使病情复杂多变之性、湿邪致病广泛之性、湿邪黏滞不易去除之性、湿邪致病病程迁延之性等，高度全面概括了湿邪致病的病机特点。

湿性缠绵对于现代临床治疗湿病的启示，尤其要重视湿邪易兼夹他邪致病情复杂多变之特性，湿邪兼化实际上属于周仲瑛病机十三条的"多因复合"范畴。早期中医认为单一湿邪致病病机较为简单，多见于一般外感疾病，其病程及治疗周期相对短暂，治疗方法也相对简单，按照常规治疗一般均可取得疗效。病情稍微复杂的湿邪所致病证，可见寒湿兼化、湿热兼化、风湿兼化、燥湿兼化、暑湿兼化等六淫邪气与湿邪的兼化，或更为复杂的是湿邪和既是病理产物又是致病因素的邪气相兼化，如痰湿兼化、湿瘀兼化等。然而随着时代的发展，人们的生存环境、生活习惯、饮食结构等方面发生了极大变化，人类疾病谱系发生了结构性的变化，因此现代临床单一湿邪的病机较少见，常见内科疾病或疑难杂病多具有多因复合的特点，常呈现湿邪和多种内生邪气相兼化的复杂病机。

现代医家已经注意到湿邪多重兼化的现象，如痰、湿、瘀兼化，胡镜清教授认为痰、湿、瘀兼化是特发性膜性肾病的重要病机，痰、湿、瘀贯穿疾病的始终，表现为全身湿瘀互结和肾脏局部痰瘀互结状态。如湿、热、毒、瘀、虚兼化，凌昌全教授认为癌毒（已经形成和不断新生的癌细胞，或以癌细胞为主体形成的积块）是恶性肿瘤发生的根本原因，癌毒及其产生的病理性代谢产物通过血液、淋巴液循环扩散到全身，使整体功能失调，继而耗伤正气，最终导致瘀血、痰湿、热毒耗气伤阴，形成湿、热、毒、瘀、虚兼化的复杂病机，使肿瘤进一步恶化。

湿邪的多重兼化,使疾病的病机更加复杂化,是导致湿性缠绵的最根本原因。湿性缠绵高度概括了湿邪致病的病机特点,是疑难杂病难以取得速效、久治不愈的根源所在。因此,湿邪导致的内科杂病或疑难杂病,除一般祛湿法外,尚要兼顾去除其他邪气。并且在疾病病程中,湿邪兼化的现象并不是一成不变的,时刻处于动态变化之中,须随时灵活应对。

2. 浊毒、湿毒是多种疑难杂病的核心病机

近年来,"毒"的概念在中医学中的运用较为广泛,如国医大师周仲瑛提出"伏毒"新说、"癌毒"学说、出血热"三毒论"等相关理论,广泛运用于内科杂病的辨治当中。中医学湿、浊和毒概念的结合,催生出浊毒学说、湿毒学说用于辨治疾病。

(1)浊毒理论:国医大师李佃贵基于脾胃病的病理特点及发病机理,提出"浊毒致病论"。广义的浊毒泛指一切对人体有害的不洁物质,狭义的浊毒是饮食水谷精微因人体代谢失常而产生的病理产物"湿浊"和"谷浊"在体内蓄积日久化热而成,浊毒既是病理产物,又是致病因素。吴鞠通《温病条辨》载:"湿气太过,反伤本脏化气,湿久浊凝,至于下焦,气不唯伤而且阻矣。"明确指出湿邪蕴久,凝滞为浊邪。朱丹溪在《格致余论》中指出湿邪久必凝浊,"血受湿热,久必凝浊,所下未尽,留滞隧道,所以作痛"。可知古代湿和浊的关系为湿邪内郁生热成浊,浊邪蕴久成为浊毒。

但是现代浊邪、浊毒与古代医家所言之浊邪有所不同,现代医家所指的浊邪是结合了西医学对人体新陈代谢、生理病理等方面的认识,基于更为微观物质的定义,其所包含的内容更为广泛。古代医家所言浊邪内容相对模糊,是外感湿邪或人体内生湿邪所产生的病理产物,亦是致病因素,但其所含具体物质、内容并未明确。邢玉瑞教授认为现代学者所言浊毒是指具有秽浊、黏滞、胶着特性的毒邪,其外延可包括脂毒、糖毒、蛋白毒、微量元素毒、尿酸毒等。浊毒之邪气胶着不解,可导致人体细胞、组织和器官的形态结构改变,包括现代病理学所包含的肥大、增生、萎缩、化生和癌变,以及炎症、变性、凋亡和坏死等。

浊毒致病特点除具有致病黏滞、病程缠绵、阻滞人体气机、损伤阳气、兼他邪致病、致病广泛等和湿浊致病相同的特点外，还有和湿邪区别最大的致病特点——具有毒的特性，易积成形，蕴久生变，病程长、病情重、治疗难度更大。即上文所载可以导致人体细胞、组织、器官发生肥大、增生、萎缩、化生甚至癌变的特点。

浊毒内蕴日久，不能运化排出体外，易形成稳定的浊毒体质。浊毒体质的人易患代谢类的疾病，如高血压病、糖尿病、高脂血症、肥胖症、痛风病、心脑血管疾病等。传统中医辨治肿瘤，病机多从气机郁滞，脏腑功能失调，致痰湿内蕴，痰湿邪气蕴积日久成毒致癌入手，似乎远远不够。浊毒包含范围更加广泛，广义浊毒包含了自然界六淫邪气、空气中污染物（如悬浮颗粒物、硫氧化物、碳氧化物等）、各种致病菌、噪声、电磁辐射、光辐射等无形辐射。广义的浊毒亦是导致现代肿瘤或癌症高发不可忽略的因素，因此浊毒的病机亦存在于多种癌前病变类的疾病当中，如慢性萎缩性胃炎、溃疡性结肠炎、扁平苔癣等。

如今浊毒理论已经形成相对完善的理论体系，理论源流、病因病机、病证特点、治则治法、辨证方药一应俱全，并且浊毒理论已经运用到多种疾病的辨治当中，浊毒相关疾病的研究专著不断问世，如《慢性胃炎浊毒论》《眼病浊毒论》《胃癌浊毒论》《肝癌浊毒论》《结肠癌浊毒论》《消化性溃疡浊毒论》《溃疡性结肠炎浊毒论》《眼科浊毒论》《肾病浊毒论》《肝纤维化浊毒论》《代谢性疾病浊毒论》等，所涉及疾病达50余种，基本涵盖了现代常见病、高发病。

浊毒学说是基于中医湿邪致病理论，结合现代医学对常见病、多发病发病机制的认识，根据现代人类生存环境、气候变化、饮食生活习惯和疾病谱系的变化，适应时代而创立的浊毒理论，是在中医理论传承基础上的大胆创新。浊毒包含了中医邪气的诸多内容，广泛存在于多种疾病的发生发展进程中，是多种疾病的核心病机，所以浊毒理论广泛运用于多种疾病的临床实践中。

（2）湿毒学说："湿毒"一词最早见于《素问·五常政大论》，言"阳明在泉，湿毒不生，其味酸，其气湿"。古代湿毒有多重含义，如湿邪炽盛为湿毒，即湿邪之甚者；如湿邪蕴积日久成毒为湿毒，疫疠邪气夹湿为湿毒等。

现代医家虽然对湿毒有不同的认识，《金匮要略·百合狐惑阴阳毒病脉证治》言："毒者，邪气蕴结不解之谓。"大多数医家所言湿毒是指湿邪蕴积日久成毒。具体而言，外感之湿或内生湿邪，长期蓄积体内，湿聚痰滞，化生毒邪，瘀阻脉络，痰、毒、瘀互结而致病。湿毒是同时具有湿、热、瘀、毒特点的邪气，其实质为湿热瘀毒兼化，是现代诸多内科杂病的主要病机特点。多种疾病均可从湿毒论治，如高脂血症、糖尿病、冠心病、肾病、痛风性关节炎等。

湿毒病机包含了湿、热、瘀、毒等多种致病邪气，致病特点除具有黏滞、病程缠绵、阻滞人体气机、损伤阳气、常兼邪致病、致病广泛等和普通湿邪相同的致病特点外，还应该具有热邪、瘀血、毒邪的致病特点。如热邪伤阴动血，复感外邪时易从热化；如瘀滞所致局部的疼痛，肿块的生长、渴不欲饮等；毒邪所致的局部渗液、瘙痒等。湿毒的致病力比一般湿邪致病力更强，治疗难度更大，治疗周期更久，治疗方面更强调运用解毒法。

值得注意的是，湿毒作为疾病病机，多见于久病、大病、慢性病或疑难杂病，是久病必瘀、久病必虚的结果，体现其病机的复杂性。是诸医家结合现代疾病研究，对湿邪致病理论进一步发挥和应用。

（三）湿邪致病理论指导现代临床举隅

1. 从湿邪兼化理论指导新冠肺炎诊疗

2019 年末暴发的疫情席卷全球，国家卫健委员会结合感染毒株和所致疾病特点将其命名为新型冠状病毒肺炎，符合医学术语命名规范的科学性、统一性和社会性的要求，有助于全球公众正确认识和对待这种病毒及疾病，简称为"新冠肺炎"，符合经济性和明晰性的需求，因而广泛应用。张伯礼、刘清泉等中医专家认为新冠肺炎属于具有中医湿邪性质的疫疠，"湿毒"为核心病理因素，其中医病名可称为"湿毒疫"。然而"湿毒疫"古代并无此说法，是在新冠肺炎暴发后提出，命名的含义值得探讨。

（1）湿毒疫内涵探讨："湿毒疫"因"湿毒"的多种含义，理论上有以下几种不同的阐释。

①湿邪炽盛为湿毒。毒有凶狠、猛烈之含义，如毒刑、恶毒。中医学中外感之邪炽盛者可称为毒，如"热毒""温毒""寒毒"等皆为此义。如《运气易览》认识到疫病发生和湿毒有关，曰："民病，伏邪湿毒，季春发疫"。《诸病源候论》言："湿毒之气伤人，随经脉血气，渐至于脏腑。"所以湿毒为患常侵袭肌肉筋脉、关节经络，入血分脏腑，造成溃烂、出血、有较多渗出物并难愈合的病证。湿毒注于肌肤，发于小腿溃烂流水为湿毒流注或湿毒臁疮，发于足部为脚气，发于口腔外阴为狐惑病。《太平圣惠方》云："若湿毒气盛，则腹痛壮热，脓血如鱼脑，或如烂肉汁。"指湿毒积于肠间而下注致湿毒便血。湿毒引起的渗出物可在肌表，也可在脏腑，新冠肺炎死亡者尸体解剖显示其肺部有大量黏稠分泌物，壅塞气道，是湿毒流注于肺部的表现。

②湿邪蕴积为湿毒。"毒"作为病因的记载最早见于《素问·刺法论》言："不相染者，正气存内，邪不可干，避其毒气，天牝从来。""湿毒"一词见于《素问·五常政大论》，言："阳明在泉，湿毒不生。""毒"有邪气蕴积不解之义，如《金匮要略心典》言："毒者，邪气蕴蓄不解之谓"。《中医大辞典》对"湿毒"的定义为湿气郁积成毒而致病。湿邪蕴积日久，久伏体内而不觉，遇感而诱发，许多急难病证多具有此病理特点。新冠肺炎患者初始阶段症状多隐匿，甚至无症状，潜伏期中位数平均时长约 7.76 天，有10% 的患者潜伏期为 14.28 天，但传染性强，后期传变迅速，病情急剧发展。郑文科等人分析总结我国各省、市、自治区的新冠肺炎患者的中医证候，认为新冠肺炎在湿毒的基础上呈现出明显的地域特点，或夹寒、或夹热、或夹燥，而湿毒贯其始终，湿毒是湿邪蕴久不解而成毒，具有黏滞性质，能引起气机郁结，机体功能失调，而产生剧烈反应和严重症状的致病因素。《说文解字》言："毒，厚也"。"毒"也可表示病邪高度聚集而产生的对人体有害的病理状态，而高度聚集也可以表示瘀滞的状态。对新冠肺炎死亡者进行解剖，病理呈现以下特点：气管腔内见白色泡沫状黏液，肺部切面可见大量黏稠的分泌物从肺泡溢出，有胶冻状黏液附着，并可见纤维条索，呈现痰湿蕴

结瘀滞（湿毒）状态，符合"湿、毒、瘀、闭"的病机特点。

③疫疠之邪夹湿为湿毒。湿毒疫的致病因素为夹有湿邪的疫疠之邪。此疫疠之邪不同于一般六淫之邪，具有强烈传染性、广泛致病性、所致病情发展变化急剧。《温疫论》谓："夫温疫之为病，非风、非寒、非暑、非湿，乃天地间别有一种异气所感"，吴又可认识到疫病所感之邪和六淫之邪不同。《松峰说疫》言："其曰风温、湿温、温疟、温暑者，即瘟病而兼风、湿、暑、疟也……夫曰湿温者，是湿而兼瘟也。或先瘟而中湿，或先湿而患瘟"，认识到湿温为先患疫病而后感受湿邪，或先感受湿邪而后患疫病。但受制于当时科技发展水平，对导致疫病的"异气"未能深入认识。现代医学明确了新冠肺炎主要是感染了新型冠状病毒，"湿毒疫"之"毒"为新型冠状病毒，为疫疠之邪。"毒"近年广泛应用，强调了所感受的邪气非一般六淫，其毒力和危害程度远高于一般六淫病邪。局部暴发的新冠肺炎疫情多为德尔塔毒株，其潜伏期或传代间隔缩短、传播能力显著增强、病毒载量高等方面导致其毒性更强、更加凶险，更是有别于一般六淫邪气。

古代"湿毒"多指湿邪炽盛，比一般湿邪致病性更强，现代"湿毒疫"之"湿毒"则包含了以上三种不同的内涵，"湿毒疫"的命名说明了新冠肺炎不同于一般湿邪性质的疫病，其致病性、传染性、传播范围、持续时间等均强于一般疫病。

（2）湿毒兼化理论辨治新冠肺炎：①湿毒兼化贯穿新冠肺炎病程始终。2020年初春季节，新冠肺炎以武汉为中心暴发，中医专家组迅速赶往疫情最一线，结合武汉地区2020年1月雨湿流行，寒湿的自然气候，多数患者症状以寒湿为主要特点，仝小林院士提出从寒湿疫角度探讨新冠肺炎的中医诊治方案。然而其他专家有不同的看法，认为新冠肺炎早期虽然表现寒湿阻滞的病机特点，但是寒湿邪气入里化热，形成湿热亦是常态，故可称之为"湿热疫"。2021年夏秋季节国内局部暴发的新冠疫情是德尔塔变异毒株感染所致，正值天气炎热、气候潮湿、雨水连绵，暑热与湿邪胶着，弥漫三焦，暑湿之邪传变迅速，耗气伤阴，为德尔塔变异毒株新冠肺炎的发生营造了适宜的环境。广东、四川省等地的中医诊断为暑湿疫，其病机为暑湿袭表，疫毒侵肺，治以清暑化湿、宣肺解毒、化痰止咳。2022年春夏季上海暴发的奥密克戎变异毒株主要属于湿毒夹风热者多，中医防疫处方思路以健脾祛湿为主。

按照中医"天人合一"观，结合当地季节、气候等因素，以"德尔塔"变异毒株为主的新冠肺炎，总体辨证不离"暑湿"，"湿毒"仍为其核心病机。"奥密克戎"变异株因感受疫疠之邪（湿毒）致病，由于地域、气候及生活习惯等因素，有夹寒、夹热、夹燥、夹瘀等不同证候特征。

新冠肺炎无论是从冬春季节的寒湿辨治为"寒湿疫、湿毒化热辨治的"湿毒疫"、"湿热疫"，还是从夏秋季节的暑湿诊疗的暑湿疫，以及奥密克戎的湿毒夹风热，湿邪性质的病证特点始终存在，多以湿毒为核心病机。

随着新冠毒株不断变异，其毒性逐渐减弱，无症状感染者居多，无临床症状者仅通过核酸检测确诊，亦无需治疗。中医学无法认清病原，通过审症求因，从而阐发病因病机，确定理法方药，因而无临床症状的感染者不属于中医"湿毒疫"患者。部分感染者，临床肺部无影像学改变，但有上呼吸道感染的临床症状，仍属于中医肺系疾病，病位仍在肺。感染变异毒株的确诊病例，临床核心病机大多数仍不离湿毒，湿毒兼化贯穿新冠肺炎始终。

②初期湿毒寒兼化为主。感染新冠肺炎病毒初期（轻型或普通型），多为湿毒裹挟风寒邪气侵袭人体，患者多表现畏寒、发热甚至高热、肌肉酸痛、周身困重、乏力、纳差、恶心、大便溏、苔白厚腻等临床表现。寒湿毒邪侵袭肌表，则见恶寒、发热、肌肉酸痛等表证，寒湿毒邪直中于里，湿毒最易困阻中焦脾胃气机，则出现纳差、恶心、大便溏泄等中焦运化失常的表现。临床可以清肺排毒汤治疗。

清肺排毒汤是由麻黄汤、五苓散、小柴胡汤、射干麻黄汤等方合方化裁而来，麻黄汤合五苓散加藿香、陈皮、枳实等药可宣散表里寒湿邪气。小柴胡加陈皮、枳实针对恶心、纳差（心烦喜呕、默默不欲饮食）的主证用药，疏利中焦阻滞的气机。射干麻黄汤针对新冠肺炎患者咳嗽、咳喘等寒湿毒邪蕴肺证。清肺排毒汤组方思路符合新冠肺炎初期湿毒寒兼化为主的病机特点。

③进展期湿毒热兼化为主。新冠肺炎早期湿毒寒兼化的病证特点一般会持续1～2天，邪气可迅速入里化热，闭阻于肺，形成进展期以湿毒热兼化

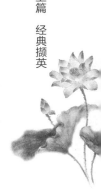

为主的病机特点。可出现高热、咳少量黄痰、口干、大便秘结、倦怠、舌苔黄腻等临床表现。湿毒热邪郁于肺则见咳吐黄痰、高热，肺与大肠相表里，肺气郁闭，肠腑亦不通畅则见大便秘结，湿热毒邪上泛于口，则见舌苔黄腻或厚腻。

进展期湿毒热兼化为主要病机特点，治疗则以化湿解毒、通腑泄热为主要治疗准则。在此阶段治疗时应当区分"湿毒化热"与"热毒夹湿"，即湿毒和热毒程度轻重的比较，治疗策略亦不相同。可以化湿败毒方化裁治之，化湿败毒方由麻杏石甘汤、宣白承气汤、葶苈大枣泻肺汤、藿朴夏苓汤加减化裁而来，具有清肺平喘、泄热开闭、燥湿健脾通腑等功效。湿毒重于热毒者，以化湿败毒方加重祛湿解毒药，热毒重于湿毒者，以化湿败毒方加重清热解毒药物。此阶段是疾病向愈或恶化的转折点，祛湿解毒泄热药物如果过用寒凉则可导致人体阳气损伤，病情进入末期，用药得当则可直接进入恢复期。

④末期湿毒瘀兼化为主。《医林改错》云："受瘟疫至重，瘟疫在内烧炼其血，血受烧炼，其血必凝"。进展期湿毒热兼化，煎灼人体血脉，可导致瘀血的产生，则进入末期湿毒瘀兼化为主要病机的阶段。此期新冠肺炎患者以湿毒瘀兼化为主要病机，邪气可逆传心包，一般病情危重，可能会出现内闭外脱、阴阳离决之危重症。末期可见呼吸困难、烦躁不安、神昏谵语、口唇紫绀、面色黧黑、舌质紫暗等临床症状。

因此在末期治疗时，视情况灵活运用安宫牛黄丸、苏合香丸、至宝丹、紫雪丹等开闭醒神药物的同时，有必要适当加入水蛭、地龙、土鳖虫、赤芍、牡丹皮、川芎等破血逐瘀类药物，中药注射剂血必净是由红花、赤芍、川芎、丹参、当归等活血化瘀中药提取物组成，具有活血化瘀解毒等功效，可清除血液中内毒素和炎症因子，用于新冠肺炎重型和危重型的临床治疗，亦符合末期湿毒瘀兼化为主的病机特点。

⑤恢复期湿毒虚兼化为主。当新冠肺炎患者高热已退，湿毒邪气大势已减，进入恢复期，此时处于正虚邪恋的状态，即湿毒邪气尚未完全去除，人体正气已虚损，因此恢复期以湿、毒、虚兼夹为主要病机特点。主要表现为

气短，倦怠乏力，肢体酸困，身体困重，纳差，心悸，干咳少痰，眠差，自汗，盗汗，偶低热，脉细或无力等。因湿毒邪气具有缠绵难愈的特点，因而有肢体酸困、身体困重、倦怠乏力等湿邪留恋的症状，亦有气短、纳差、自汗、盗汗、干咳等肺脾气阴两虚的表现。治疗以健脾益肺、补气养阴、兼清湿邪为主要原则。以生脉饮、补中益气汤、竹叶石膏汤、平胃散等方剂加减化裁以治之。

2. 浊毒理论辨治2型糖尿病

糖尿病是以高血糖为特征的现代常见代谢异常类疾病，中医学并无糖尿病之名，根据其临床表现，可将其归为"脾瘅""消渴""消瘅""三消"等范畴。然而消渴之多饮、多食、多尿、消瘦乏力的"三多一少"症状，以燥热内蕴为基本病机，多见于西医学的1型糖尿病。大部分糖尿病患者为2型糖尿病，"三多一少"症状不明显，长期持续的高血糖，导致各种组织、器官损害的慢性并发症普遍存在，最终导致全身性疾病。仝小林院士将血糖、血脂、尿酸等异常归属于"浊"，提出"诸糖脂酸，上溢中满，皆属于浊"的病机，浊毒是糖尿病发生的核心病机。

（1）浊毒内蕴是糖尿病的核心病机：糖尿病的本质是因饮食不节，脾胃运化水谷功能失常，水谷精微不能正常代谢，蓄积体内，酿生浊毒，导致糖尿病及其并发症的发生。《医学正传》曰："津液稠黏，为痰为饮，积久渗入脉中，血为之浊。"因此浊毒多由饮食水谷精微因人体代谢失常所产生的病理产物"湿浊"和"谷浊"在体内蓄蕴日久化热而成，糖尿病之浊毒属于广义浊毒的范畴。具体而言是湿浊、谷浊在体内蕴积日久，和人体痰浊、湿浊、血浊等病理产物胶着不解，日久而成浊毒。

《灵枢·小针解》曰："浊气在中者，言水谷皆入于胃，其精气上注于肺，浊溜于肠胃，言寒温不适，饮食不节，而病生于肠胃，故命曰浊气在中也。"《素问·奇病论》阐述脾瘅发生的机制为"夫五味入口，藏于胃，脾为之行其精气，津液在脾，故令人口甘也。此肥美之所发也，此人必数食甘美而多肥也，肥者令人内热，甘者令人中满，故其气上溢，转为消渴"。脾运行五谷之精气，若人多食肥甘厚味，脾运化不及，使浊气上逆，则发为消渴病。吴深涛等人认为脾不散精，是糖尿病形成的重要病理基础，其主要病理产物为浊邪。脾不散精，升清降浊失常，机体代谢紊乱，痰饮、水湿等病理产物进一步聚集，日久化为浊邪，糖毒、湿浊、湿毒、瘀血等邪气进一步胶着不解，化而成浊毒。

因此糖尿病初起患者多见形体肥胖、口黏口苦、头目昏蒙、面垢油光、身体倦怠、尿浊多沫、大便不爽、舌质暗红、苔浊腻等浊毒内蕴证的表现。对于糖尿病，古代医家比较重视舌苔的变化，如《温热经纬》言："舌上白苔黏腻，吐出浊厚涎沫，口必甜味也，为脾瘅病。乃湿热气聚与谷气相搏，土有余也，盈满则上泛。"糖尿病早期多表现为痰湿内蕴、湿热浊毒内盛，甚则出现如口干口渴、多饮、燥热等湿热邪气伤阴的表现。

（2）浊毒损络是糖尿病并发症的病机：浊毒具有黏滞难解之性，易阻滞气机，兼邪为患。浊毒内蕴日久，气机郁滞，气滞则水湿不行，血行滞涩，逐渐形成痰、湿、瘀、虚、毒等病邪互结的浊毒状态。亦和现代蛋白、尿酸、血脂等代谢产物互结，形成代谢综合征，使浊毒进一步加重。浊毒内蕴日久，久必及络，浊毒损络是糖尿病产生并发症的关键因素。浊毒损于肾络出现水肿、蛋白尿等症状；浊毒损伤心脉见胸痹、真心痛等症状；浊毒损伤脑络则见眩晕、中风等症状；浊毒侵犯目络则出现视物不清、雀盲、视力下降甚至失明等症状；浊毒侵袭四肢脉络则出现肢体麻木发凉、感觉异常甚则坏疽等症状；浊毒犯于肌肤孙络、浮络则皮肤瘙痒难耐等，变生出各种复杂并发症，症状遍布全身。最终导致肝、脾、肾等脏腑功能逐渐损害，人体阴阳两伤。

（3）化浊解毒是治疗糖尿病的基本原则：对于糖尿病的治疗，须分期进行辨治，但化浊解毒法应贯穿治疗始终。

初期运脾散精，泄浊解毒，防止并发症出现。《素问·奇病论》提出治疗脾瘅的治疗原则为"治之以兰，除陈气也"。以兰草之类的芳香辛散药物醒脾运脾，除陈久甘肥不化之气。诸如藿香、佩兰、泽兰、香薷之类可芳香化浊。糖尿病初期多以痰湿内蕴、湿热浊毒内盛为主要病机，以黄芩、黄连、半夏、僵蚕、茯苓、茵陈、石膏等药物清热化痰湿、解毒化浊。王亚等人整理了浊毒病证与用药相关的文献，统计了浊毒治疗的用药规律，发现其中大黄居于用药频次首位，通利大便以泄浊解毒，使浊邪有出路，是治疗浊毒内蕴的关键。因此多配伍通腑祛邪之药物，如大黄、莱菔子、车前草、苦参等以泄浊解毒，再配伍葛根、升麻以升清，升清降浊以恢复脾散精之功能。热邪伤气阴者，以天花粉、知母、石膏、玉竹、五味子、玄参、麦冬、生地黄、黄芪等药物清热养阴。

并发症期化浊解毒，扶正通络，兼顾并发症。糖尿病出现并发症时，多为病久缠绵，虚实夹杂。在化浊解毒的基础上，配合扶正通络之法。浊毒损于肾络时，补肾固精以熟地黄、菟丝子、淫羊藿、杜仲等药。浊毒损伤心脉以丹参、檀香、桂枝、苏木等药以通心络。浊毒损伤于脑络以山羊角、水牛角、鹿角片等药，直入脑窍，改善局部血供。浊毒侵犯目络以决明子、青葙子、夏枯草、白蒺藜、威灵仙、夜明砂等药以养目络。浊毒侵袭四肢脉络以木瓜、牛膝、桑枝、延胡索、细辛、羌活、独活等药以通络除痹。浊毒犯于肌肤孙络、浮络以白鲜皮、地肤子、蝉蜕、茜草、白蒺藜等药改善末梢循环以止痒。再根据具体病情分别施以活血通络、搜风通络、化痰通络、理气通络、温经通络、散寒通络、除湿通络等法。糖尿病后期常表现为血糖、血脂、尿酸等代谢产物互相胶着难解，即痰、湿、瘀、浊毒互结，形成高凝瘀血状态。因此水蛭、地龙、僵蚕、全蝎、蜈蚣等动物药在此期应广泛使用。此外通畅腑气，保持二便通畅，给浊毒以出路亦是治疗的关键。

三、湿邪致病理论现代研究展望

现代医学迅猛发展，浊毒、湿毒等关于湿邪致病的相关新兴理论不断出现，相关著作不断出版，呈现一派繁荣景象，为现代中医病机学的发展添砖加瓦。然而这些理论尚未系统完整，仍然存在一定的问题。

首先，和湿相关的本质问题的研究。如关于湿证、湿病、湿相关证候等证、病相关内容至今仍争议不断，有些湿邪所致病证是单独的疾病，有些则是湿证作为某种疾病的一个特殊阶段。对于中医湿、湿浊、浊、毒、湿毒、浊毒等概念界定仍然不清晰，对其本质的研究未有实质性的突破，多还是停

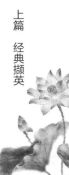

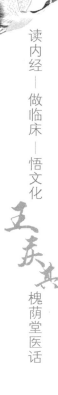

留在相关性方面的探讨。如湿毒相关的理论暂时并未形成体系，不同医家对湿毒概念、实质等理解不同，对湿毒理论指导临床实践亦是各家经验的总结，并未形成共识。

其次，湿相关的诊断和治疗方面，湿邪致病的诊断鉴别并不清晰，如未能明确体现湿毒和湿邪的区别。浊毒理论体系虽逐渐完善，但在指导临床、鉴别诊断和用药方面并未体现其特殊性，如芳香化浊药即中医芳香化湿药，健脾化浊药即健脾化湿药等。一些新概念的提出，造成对湿邪、湿浊、浊毒、湿毒等的认识更为模糊、混乱，使临床实践更为复杂化。是否可以将湿毒、浊毒作为中医湿邪的一种特殊类型纳入湿病辨治体系当中仍有待商榷。

最后，病证结合是实现中西医结合的重要突破口，湿病证的临床面临如何将湿邪所致西医疾病病名和中医湿证证型相结合的问题。在理论研究方面，西医疾病发病机制和中医湿邪致病相关理论的关系如何处理，以现代医学的语言阐释中医湿邪致病理论，或以中医学的语言解读现代疾病的发病机制，均是目前常规的解决途径。在实验研究方面，湿证动物模型的构建对湿邪致病相关机制的研究尤为关键，但尚未构建成熟的湿证动物模型，已建立的模型存在诸多争议，仍处于探索阶段。在临床试验方面，湿病证型的评估标准，须基于大数据的真实世界研究，并且结合中医循证方法学、多学科交叉融合临床研究，构建标准化、规范化的湿病证循证医学体系。

因此，未来湿邪相关的理论研究，首先要正本清源，明确湿、湿浊、浊、毒、浊毒、湿毒等与湿邪相关的概念和中医湿邪的本质。其次湿证、湿病等湿邪鉴别诊断方面的量化和规范，仍然是目前湿邪理论发展中的一大难题，如何摆脱医生的主观经验，将湿邪致病相关的诊断量化，是很值得研究的问题。最后，目前临床单纯外感湿邪致病的疾病较为少见，其病机远复杂于古代，并且见于多种慢性疾病当中，如何在湿邪的治疗用药方面有所突破，提高临床诊疗水平，亦是医家、研究者亟待解决的问题。

李素素（上海中医药大学）

指导：王庆其

第九节　王庆其论"焦虑体质"

中医学中的体质是基于人群共性基础上对形体、生理、心理等形神两方面个体特征的综合概括。王琦教授提出的九种体质中，气郁质的心理特质主要是偏忧郁、低落。我们通过长期的临床观察发现，一部分焦虑症患者最初表现为抑郁，是由患者的气郁质演变而来。但不少焦虑症或焦虑相关心身疾病的患者在患病初期即表现为焦虑状态，同时具有焦虑紧张、易激惹、烦躁易惊的性格特征，我们认为他们存在"焦虑体质"。目前，医学界尚未对焦虑体质予以关注。基于这一现象，我们试从焦虑体质的概念、形成原因、表现特征、发病倾向、用药调护等几个方面对"焦虑体质"进行阐述，以求正于高明。

一、焦虑体质的概念及形成因素

有关体质的分类中，从形态功能、生理特征方面描述者最多，而从体质的心理属性分类者较少，并缺乏对焦虑型人群的体质归属。以王琦教授为代表分类的 9 种体质被中华中医药学会确立为标准并推广应用。其中，气郁质心理特征为情绪低落、性格脆弱、敏感多疑、忧郁消极或急躁易怒。气郁质也会出现焦虑，但心理特质以忧郁为主。抑郁和焦虑常同时并存，也有一部分焦虑症患者最初表现为抑郁，是由气郁体质演变而来。然而，我们通过长期临床观察发现，大部分焦虑症及焦虑心身疾病的患者在发病初期即表现为焦虑现象。这类人群，形态上多消瘦纤长，症状多表现为多汗、烘热、血压稍高、头晕耳鸣、失眠等，心理上以紧张焦虑、烦躁多虑、躁动不安为特征，对暑热季节、嘈杂环境适应力较弱。该类人群以焦虑、紧张、冲动、亢奋为主要特征，同时在形体、心理、生理、反应状态等这些决定体质特征的要素中，以焦虑特质最为突出，我们认为这类人群存在焦虑体质。

体质的形成受先天和后天两大因素影响，体质差异性的决定因素是基因差异。许多焦虑症患者，其父母一方或双方也具有焦虑的性格特质。除了基因遗传，体质的形成受后天成长环境的制约和影响。心理学中有"人生脚本"，即童年时期的成长经历决定了性格养成，并影响着成人后的心理及行为。当遭遇痛苦事件或剧烈冲突时，人们会不自觉退回到幼童期的脚本状态中，产生非理性的精神心理反应，同时可伴有躯体、行为的异常。先天、后天的因素塑造了个体的性格、个性、气质特征，由此形成了孕育焦虑的土壤。弗洛伊德认为，焦虑是自我和本我之间、欲望和现实之间冲突的结果。家庭、社会、工作等外部因素的刺激构成了冲突的来源，内在偏焦虑的人格气质往往是发出冲动的本源。先天禀赋的遗传，加之后天成长环境的催化，强化了"焦虑基因"的表达，最终形成了焦虑体质。

二、焦虑体质与焦虑情绪、焦虑症

焦虑情绪是人遇到潜在危险或威胁时的正常情绪应答，是人体对外界刺激的防御保护，常是一过性或短时间的心理应激反应。焦虑症是一种病态焦虑或心理障碍，是发于自我内心想象的、无确切客观对象的焦虑，根据缓急程度及持续时间分为广泛性焦虑和惊恐发作。广泛性焦虑是指焦虑状态持续6个月以上，同时伴有运动性不安和自主神经功能紊乱；惊恐发作是在1个月内至少发作3次突然强烈的恐惧、担忧，常有呼吸困难、心悸、窒息感等症状。中医学对焦虑的阐述散在于郁证、烦躁、惊悸、卑惵等情志病证中。如《医林改错》言"俗言肝气病，无故爱生气""心跳心忙""心里热，身外凉"。《证治汇补》曰："有胸中痞塞，不欲饮食……或倚门见人，即惊避无地，似失志状，此为卑惵之病。"以上类似广泛性焦虑。《续名医类案》曰："偶闻一声响，则头面烘热微汗，神魂如飞越状。"《济世全书》曰："夫急惊之候，因闻不常之声，或遇驴马禽兽之嗥，以致面青口噤，或声嘶而厥……良久复作。"以上类似惊恐发作。焦虑情绪、焦虑症是焦虑常见的两种类型，反映了焦虑的普遍性及兴奋、惊恐、紧张、躁动的一般特征。

焦虑体质的人在生活中最常出现焦虑情绪，也是罹患焦虑症的高发人群。焦虑情绪是人正常的情绪类型，焦虑症是有明确诊断标准的常见病证。焦虑体质是基于心理标尺对体质归类的名称，不单集中于焦虑的心理特质，还包含形态、生理在内的整体结构。此外，焦虑体质所表现的焦虑情绪或焦虑症与其他人群有所不同，可从焦虑的刺激阈值、发作频率、焦虑程度、影响结果及个体的性格特征、家族史方面加以区分。因而，不能单凭焦虑情绪、焦虑症就定性为焦虑体质。体质是共性和个性的整合体，焦虑情绪和焦虑症是焦虑的共性表现，焦虑体质反映了焦虑的个体差异性和体质属性。

三、焦虑体质与气郁体质

焦虑体质和气郁体质都是以心理特质为标尺对体质进行归类的。气郁质主要偏于忧郁、情绪低落，焦虑质更偏于焦虑亢奋、应激状态。抑郁和焦虑有时候相互兼夹，但气郁质和焦虑质各有所偏重。根据中医"阴静阳躁"理论，我们从阴阳论抑郁和焦虑。如《黄帝内经》中"阴阳五态人"，在太阴、少阴、少阳、太阳的阴阳偏颇变化中，不仅有气血阴阳盛衰的差异，同时伴随着性格特征从内向到外向、心理精神状态从抑制到亢奋的转变。可见，体质的心理特征也存在阴阳两种属性，气郁质偏于阴盛阳虚，焦虑质偏于阳盛阴虚。气郁质形态偏于肥胖，多痰湿，喜温恶寒，在阴雨天、阴霾潮湿环境下更难以适应；焦虑质形态偏于瘦长，多火，喜寒恶热，在暑热季节、聒噪环境下难以适应。两种体质的人都是情志病、心身疾病的易感人群，临床会出现神经系统、消化系统的相关症状。不同的是，气郁质偏于肝失条达，肝气郁滞，而焦虑质偏于肝郁化火，相火偏亢。气郁质在疾病反应上更多见忧郁、思维迟缓、代谢功能下降；焦虑质更多表现为焦虑烦躁、运动性不安、自主神经功能亢进。因此，气郁质和焦虑质不仅在心理特征上有差别，同时在形体、生理特征、疾病表现等方面也存在差异。

四、焦虑体质的表现特征

基于中医学体质的"心身构成"论，心身之间存在互动现象。形和神相互统一，这种互动主要表现为神对形的影响。紧张焦虑的心理特征往往伴随心悸、头晕耳鸣、潮热汗出、尿频尿急等植物神经功能亢进的躯体表现。因此，焦虑体质的表现特征贯穿在形和神两方面，是一种心身焦虑状态。其中，生理状态下最常出现焦虑情绪，以"神"的焦虑为主。焦虑体质者产生焦虑情绪所需的阈值比其他人要低。生活中，他们稍遇不良刺激就会出现如紧张、易怒、易惊、惊恐不安等表现。病理状态下多表现为焦虑躯体化，以"形"的焦虑为主。这些躯体化症状涉及全身各个系统，包括头晕耳鸣、失眠、心悸、胸闷、潮热、汗出、腹痛、腹泻、尿频等，以上症状常反复发作并随焦虑情绪而变化。因此，焦虑体质人群最常从频繁出现的焦虑情绪、到病理性焦虑（焦虑症）、再到焦虑躯体化、焦虑心身病证，这样一系列从生理到疾病的演变过程。整个过程中，焦虑不仅是最典型的表现特征，也是重要的致病因素。

五、焦虑体质的发病倾向

不同体质人群对疾病的易感性及发病倾向性不同，同类疾病的患者群往往存在相近的体质特征。人们依其个性特征来体验疾病，并建立对疾病应激的反应方式。基于焦虑质冲动易激、焦虑紧张、惊恐不安的心理特征，使之对某些疾病存在较强的易感性。这种焦虑的心理状态在疾病中更加强烈，并影响到脏腑功能，即由"神"的焦虑导致"形"的焦虑。研究表明，过度焦虑会诱发变态反应性疾病或加重原有病情，从中医角度理解，此为因郁致病。如焦虑引起内脏高敏感，导致肠易激综合征的发生；妇人敏感、焦虑促使脏躁的发生发展；紧张、焦虑与高血压呈正相关；长期焦虑、恐惧还会引发偏头痛；许多女性在过度紧张焦虑后会出现排尿障碍；精神因素尤其是焦虑可以加速开启超敏反应，诱发神经性皮炎、反流性食管炎。此外，临床一些反复发作的失眠、胃痛、腹泻、心悸、眩晕、头痛、腹胀腹痛等，实验室检查与躯体症状不相符或检查报告为阴性，同时伴有焦虑不安、易怒烦躁、惊恐等精神症状，这些复杂的躯体症状背后常是焦虑质在起主导作用。因此，焦虑体质与情志病及心身疾病有密切联系。焦虑质在疾病状态下常陷入心身焦虑或身心焦虑的恶性循环中。

六、焦虑体质的用药宜忌

焦虑体质的人偏于阴虚阳亢，如《素问·至真要大论》言："诸躁狂越，皆属于火。"《普济方》言："而今虚烦之上病，多是阴虚生内热所致。"《续名医类案》谓："火热烁动其心，心动而神乱也。"心主神明，肝主疏泄，人的精神活动与心肝两脏关系最密。如《灵枢·本神》曰："肝藏血，血舍魂，肝气虚则恐，实则怒……心藏脉，脉舍神，心气虚则悲，实则笑不休。"阳旺则神越，阴亏则神躁。心肝火旺、肝肾阴虚是焦虑质发病的体质基础，病机演变多从火化、易伤阴精。用药宜选清热凉血、平肝潜阳、清心泻火、滋阴柔肝、清虚热、疏肝通降之品。如脾胃病中常见的功能性胃肠病，患者嗳气、反酸等反复发作，同时伴有焦虑紧张、潮热汗出、失眠等表现，用常规的和胃降逆法治疗欠佳。这些看似脾胃系的症状实质是焦虑的躯体化表现，我们在临床上常采用清心火、泻肝火、宁神消虑的方法，取得良效。药用生山栀、淡豆豉、黄芩、黄连、夏枯草、莲子心、灯心草等清泻心肝之火；柴胡、郁金、八月札、路路通、代代花等疏肝理气；阴虚者加黄柏、知母、地骨皮、当归、白芍等滋阴柔肝。此外，焦虑质不宜过用温阳益气之品。朱丹溪讲"气有余便是火"，焦虑质本身偏于君相火旺，温补益气类药物会助长心肝之火，加剧焦虑，必要时应酌加凉血清热之品。

七、焦虑体质的养护保健

体质具有相对稳定性、动态可调性。调理体质主要有药物疗法和心理疗法。《素问·生气通天论》曰："阴平阳秘，精神乃治。"《灵枢·通天》曰："阴阳和平之人，其状委委然，随随然，颙颙然，愉愉然，暶暶然。"这是理想状态下的心身健康状态。调理体质的关键是调节形和神的阴阳偏颇。虑者消之，躁者静之。焦虑质偏于阴虚阳亢，药物调理当采取清心、平肝、滋阴、潜阳、宁神、消虑的方法，使得形神阴阳和谐。处方如丹栀逍遥散、知柏逍遥散（逍遥散加知母、黄柏）、栀子豉汤、龙胆泻肝丸、知柏地黄丸、牛黄清心丸等；焦虑体质的人偏于亢奋、急躁、易激惹，心理调养方面采用清心息虑、镇静安神、安定情绪的方法。一些具有安神效果的调神方法对舒缓焦虑质患者的焦虑情绪应有裨益，例如瑜伽、站桩、八段锦、太极拳、气功等。然而，医学上的干预是有限的，药物或心理治疗只能缓解症状或改善

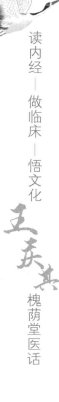

体质。若要改变体质，一方面需要基因组学的研究支持，另一方面要重视心理健康教育。而培养健康的心理，改变焦虑体质的发病趋势，这不单是医学的问题，也是教育和社会问题。

综上所述，当前竞争日趋激烈、快节奏的社会生活不断催生着人们焦虑情绪的产生，焦虑具有普遍性，同时也具有个体差异性。有些人焦虑的产生由体质因素主导，这些人心理上具有紧张焦虑、烦躁不安、敏感易激惹的特征，同时在形态、生理、社会适应能力方面有独特的表现，并以焦虑特质最为突出，我们称之为"焦虑体质"。这类体质的人，平素稍遇刺激即坐立不安、紧张失眠，突出表现为心理焦虑；病理状态下常对自己的身体症状过分关注，表现为运动性不安、自主神经功能亢进，涉及全身的躯体化症状。最易罹患情志病及肠易激综合征、反流性食管炎、高血压、神经性皮炎、偏头痛等心身疾病。焦虑质偏于阴虚阳亢，病机易从阳化、易伤阴精，症状复杂多变。临床用药上要重视抗焦虑、调理焦虑体质的方法。形神同治，治神为要，重调心肝。同时结合心理疗法、中医养神保健方法等镇静息虑、舒缓心身。目前，医学界尚未对焦虑体质引起足够的关注和研究。未来需要进一步建立焦虑体质的评价标准，这对中医体质学研究和临床心身问题研究有重要价值。

夏梦幻（上海中医药大学）

第十节　张仲景对《黄帝内经》学术的继承与发展

先秦、两汉时期是中医学理论与临床的奠基时期，《黄帝内经》与《伤寒杂病论》先后在这一时期成书。其中，《黄帝内经》是中医理论的奠基之作，其滥觞是《汉书·艺文志》中的医经家。《伤寒杂病论》是熔理、法、方、药于一炉的中医临床医学巨著，其滥觞是《汉书·艺文志》中的经方家。近年来，学术界对于"仲景学说与《黄帝内经》的关系"这一命题议论纷纭，各执一端。有个别人认为《伤寒论》与《黄帝内经》是两个完全不同的理论体系，此说笔者不能苟同。从学术源流而论，《黄帝内经》成书在前，是中医理论体系之根基。澄清张仲景学术思想的历史渊源，揭示他对《黄帝内经》继承与发展的主要学术内容，对于推动医学史、学术史的纵深研究，极具理论价值和现实意义。

一、从《金匮玉函经》看张仲景对《黄帝内经》的继承

《金匮玉函经》与《伤寒论》同体而异名，均为王叔和所撰，此书原是《张仲景方》十五卷中之《辨伤寒》部分的传本之一。张仲景《伤寒论》原始结构为前论后方，《金匮玉函经》亦为前论后方。《金匮玉函经》分为"三阴三阳"部分和"可与不可"部分，整体内容与宋本相近，而可与不可部分与《脉经·卷七》更为相近，但较《脉经·卷七》少"重实重虚阴阳相附生死证""热病至脉死日证""热病生死期日证""热病五脏气绝死日证""热病脉损死日证""热病十逆死证"等篇。《金匮玉函经·辨不可刺病形证治》全篇内容一字不遗地见于《脉经·病不可刺证》，显然本篇内容同时见于《脉经·卷七》和《金匮玉函经》，不太可能是后人篡改，必定于王叔和撰写的时候就是存在的。其中"大怒无刺……大惊无刺"的语句亦可见于《灵枢·终始》；"无刺熇熇之热，无刺漉漉之汗，无刺浑浑之脉"亦可见于《素问·疟论》及《灵枢·逆顺》。"身热甚……谓之伐形"显然是改编自《灵枢·逆顺》。又《金匮玉函经·论热病阴阳交并生死证》全篇内容可见于《脉经·热病阴阳交并少阴厥逆阴阳竭尽生死证》。其中"问曰：温病，汗出辄复热""虽愈必死"亦可见于《素问·评热病论》。"热病已得汗""勿肤刺，喘甚者死"可见于《灵枢·热病》。

张仲景《金匮玉函经》中保留了《黄帝内经》的有关文献，凿凿可据。或谓这些文献都是后人篡改，试问同样的内容怎可能恰好既载于《脉经》又载于《金匮玉函经》？若是王叔和作伪，大可不必费此周折。何必在《脉经·卷七》文末明确指出"集仲景评脉要论"的情况下又收入《黄帝内经》

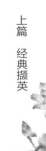

的内容，且将相同内容又编入《金匮玉函经》。最大的可能是张仲景著作中本来就有《素问》和《灵枢》的内容，那么张仲景自序中所云"撰用《素问》《九卷》"之语即便不是出自仲景之手，也绝非后人臆造，而是有直接的文献证据。综合分析，张仲景继承了《黄帝内经》等著作是毋庸置疑的。

二、张仲景医学理论对《黄帝内经》的继承和发展

张仲景医学理论主要包括六经理论体系、脉诊理论、营卫理论、针灸腧穴理论。六经理论体系是张仲景医学思想的核心，脉诊理论是张仲景诊断学说的核心，营卫理论是张仲景理论体系的重要组成部分，针灸腧穴理论是张仲景治疗体系的重要组成部分。张仲景在上述理论形成方面对《黄帝内经》既有继承又有发展，正是得到了《黄帝内经》理论的滋养，才奠定了其"医圣"的学术地位。

（一）六经辨证理论体系对《黄帝内经》的继承和发展

张仲景六经辨证之框架脱胎于《素问·热论》三阴三阳分证。《伤寒论·伤寒例》中有一段话几乎是《素问·热论》的原文摹写，有关伤寒的病因、传变顺序、各经证候、治疗原则、两感于寒的表现、预后等与《素问·热论》完全一致。所不同者，张仲景脉证合参，平脉辨证，在各经证候之前都有脉象描述，将《素问·热论》中的六经传变确定日数变为约略之词。就《伤寒论》整体学术内容而言，张仲景六经辨证是在《素问·热论》六经分证的基础上，结合病变过程中人体营卫、气血、津液、寒热、虚实、表里、阴阳的变化，区分本证、兼证、变证和坏病的不同，提出既作分证依据，又作论治准则，亦为处方纲目的一套完整的辨证论治理论体系，此乃仲景对《黄帝内经》学术的重大发展。丹波元简言：盖欲明仲景阴阳之义，必先审《素问·热论》之旨，三阴三阳之目所由出也。夫三阴三阳之目，虽取之于彼，而义自有不同矣，故学者胸次必先了然于此，而可读仲景书耳。张仲景六经辨证框架脱胎于《素问·热论》当无疑义。

《伤寒论》中六经的实质是包括脏腑经络、阴阳胜复、邪正消长和时间

空间变化的综合概念，虽不等同于《黄帝内经》之六经，然亦不出于《黄帝内经》三阴三阳之范畴；六经辨证体系的形成与《黄帝内经》的渗透和影响是分不开的，六经辨证框架脱胎于《素问·热论》三阴三阳分证。《伤寒杂病论》理法之源是《黄帝内经》《难经》，方药之源是《汤液经》《神农本草经》，创造了理法方药环环相扣的辨证体系。后世医家解读和诠释张仲景理法方药体系的"六经气化"学说、"六经开阖枢"理论和六经病"欲解时"理论，虽然有曲解张仲景本意的嫌疑，但是也有其合理性，这种合理性正是由于《黄帝内经》对中医理论发展的奠基性作用决定的。如果说张仲景六经概念与《黄帝内经》三阴三阳概念有什么不同的话，应该说仲景六经理论肇始于《黄帝内经》，而又发展了《黄帝内经》，这是学术的传承和发展，而不能说两者有不同的根源。

（二）脉诊理论对《黄帝内经》的继承和发展

张仲景承扁鹊岐黄遗术，对脉诊的运用可谓独具匠心，所论脉法阐发精辟，将脉与证作为辨证论治的主要依据，形成"脉证合参，平脉辨证"的学术思想，对中医脉诊的发展起着承前启后的作用。《伤寒杂病论》不仅列"辨脉法""平脉法"专篇论脉，且主要篇名均冠以"×× 病脉证并治"或"×× 病脉证治"，脉诊在张仲景学术体系中的重要地位可见一斑。张仲景脉诊以寸口诊脉法为主，兼参趺阳脉法、少阴脉法、少阳脉法等，与《黄帝内经》《难经》所载脉法一脉相承，树立了病、脉、证并治的典范。通过张仲景脉诊方法、脉诊思想、脉诊技巧的溯源，为我们全面客观地评价其脉诊理论的来源及与《黄帝内经》的关系提供了真实丰富的文献依据。

1. 脉诊方法

《黄帝内经》记载脉诊方法主要包括标本诊法、三部九候诊法、人迎寸口诊法、尺寸诊法、寸口诊法、手少阴诊法、虚里诊法等，奠定了中医脉诊理论的基础。仲景脉法对《黄帝内经》脉诊方法既有因循，又有超越。《伤寒杂病论》中用到的脉法包括寸口诊法、趺阳诊法、少阴诊法、少阳诊法。其中，寸口诊脉法主要用于候五脏六腑、营卫气血的病变；趺阳诊脉法主

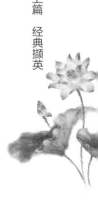

上篇 经典撷英

要用于候脾胃之气盛衰；少阴诊脉法主要用于候少阴肾气虚实；少阳诊脉法主要用于候少阳经病变。如趺阳诊脉法是在《黄帝内经》三部九候遍身诊法的基础上独立出来的。趺阳脉法诊脉部位在足背部位的冲阳穴处，即《素问·三部九候论》所言："下部人，足太阴也……人以候脾胃之气。"《伤寒杂病论》中对趺阳脉法的记载达29次之多，主要用于脾约、历节病、消渴病、黄疸病、风寒积聚等疾病的诊察。《素问·气交变大论》曰："冲阳绝者，死不治。"对于一些危重病症，寸口脉难以候到时，张仲景常通过诊趺阳脉或趺阳脉、少阴脉合参来判断胃气的存亡及疾病的预后。

2.脉诊技巧

张仲景脉诊技巧深受《黄帝内经》《难经》的影响，他在《伤寒杂病论·序》中曾批判当时的医生说"动数发息，不满五十"，可见他诊脉要候脉动50次以上，而这种方法是受《黄帝内经》的影响而来的。《灵枢·根结》曰："持其脉口，数其至也，五十动而不一代者，五脏皆受气。"强调欲诊察五脏之气虚实，必须候脉动50次以上方可。

秦汉之际，中医脉诊已经形成一定的理论体系，这一时期的脉诊成就集中体现在《黄帝内经》等典籍中。东汉时期，脉诊已经成为中医诊疗的常规手段。张仲景继承了医经家脉诊理论衣钵，深得《黄帝内经》《难经》脉诊精髓，又能灵活机变、师古不泥，将医经家的诊脉手段和经方家的汤液本草结合起来，集病脉证治于一体，奠定了其在中医学历史上崇高的学术地位。然而后世伤寒注家多删掉"辨脉法""平脉法"及"可与不可"诸篇，一定程度上突出了方证，而掩盖了脉学在张仲景学术体系中的重要作用，使后人产生了"张仲景乃经方家传人，与医经家无涉"的误会。

（三）营卫理论对《黄帝内经》的继承和发展

营卫理论是张仲景理论体系的重要组成部分。古人引入营卫概念的初衷是借鉴"营""卫"环周、环绕之义来表达血脉"营周不休"的特点。《黄帝内经》奠定了中医营卫理论的基本框架，详细论述了营卫之气的来源、循行路径、生理功能、病理表现等。《伤寒杂病论》将营卫理论和六经辨证体系有机结合，在理、法、方、药等方面对营卫理论进行了颇多阐发。《黄帝内经》注重营卫的生理，详述来源与循行。张仲景注重营卫的病理，阐释治法和方药。《黄帝内经》有关营卫病变引起的疾病散见于《素问》和《灵枢》的各个篇章；张仲景有关营卫病变引起的疾病多集中在《伤寒论》辨太阳病各篇。《黄帝内经》认为营卫运行应天地之纪，张仲景提出营卫流行、不失衡铨；《黄帝内经》所论营卫的病理变化大概不出营卫不通、营卫不调和营卫倾移三端。张仲景所论营卫病变包括营卫不和、营卫不通、营卫虚损三端，与《黄帝内经》对营卫病机的认识基本保持一致。《黄帝内经》完成了营卫理论与脉象关系的理论铺垫；张仲景以脉象释营卫病机，指导治疗和禁忌。《黄帝内经》有关营卫病变的治疗方法主要是针刺，以及少量温熨及汤剂。张仲景有关营卫病变的治疗方法主要是汤剂，以及少量针灸；《黄帝内经》针刺取营卫出入交互的腧穴部位，以使邪去而正安；张仲景用汤液以调和营卫、宣通营卫、补益营卫。

张仲景在继承《黄帝内经》《难经》营卫理论的基础上，创造性地把营卫病机和脉诊结合起来，并以营卫理论为指导化裁新方，形成了理法方药一体的、颇具特色的营卫理论。他还扩大了营卫理论的应用范畴，丰富了营卫理论的科学内涵，推动了营卫理论的发展，但其对营卫理论的发挥始终未曾脱离《黄帝内经》构建的营卫理论体系，体现了张仲景博采众长、兼收并蓄的治学方法和融会贯通、守正创新的治学品格。

（四）针灸腧穴理论对《黄帝内经》的继承和发展

《伤寒论》和《金匮要略》中与针灸有关的条文共计80余条，应用的穴位包括风池、风府、期门、巨阙、大椎、肺俞、肝俞、劳宫、关元、太溪、太冲、冲阳、鸠尾、建里、中极等，涉及生理病理、针刺治疗、艾灸治疗、针灸禁忌等多个方面。张仲景主要针法包括六经刺法、期门刺法、烧针和温针刺法，灸法则提到了艾灸法、火法、熏法、熨法等，同时对误用火法导致的坏病和灸法禁忌等内容也做了详细描述。由于去古久远，加之从《黄帝内经》到《伤寒杂病论》成书期间的文献缺失，一些具体的问题很难做出

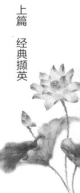

137

上篇 经典撷英

清晰判断。但是张仲景对经络、腧穴的认识，包括在临床操作中贯彻的审别阴阳、刺之有方，阳证用针、阴证用灸，辨证施针、针药并用等针灸临床策略，显然与《黄帝内经》等医经家著作有关。如《金匮要略·血痹虚劳病脉证并治》载："血痹病从何得之？师曰：夫尊荣人骨弱肌肤盛，重困疲劳汗出，卧不时动摇，加被微风，遂得之。但以脉自微涩，在寸口、关上小紧，宜针引阳气，令脉和、紧去则愈。"血痹的病机为阳气不足、汗出受风、血行滞涩、皮肤不仁。张仲景对血痹病机的认识与《黄帝内经》如出一辙，如《素问·五脏生成》云："卧出而风吹之，血凝于肤者为痹。"治疗方面，张仲景提出以针刺引动阳气，使气行则血行。这种"针引阳气"的方法体现了《素问·阴阳应象大论》所载"故善用针者，从阴引阳，从阳引阴"的针刺治疗原则。

《伤寒杂病论》详于汤药而略于针刺，尽管内容有限，但张仲景针灸学术思想既有理论基础作支撑，同时又有实用的操作技术，是一个内涵丰富、结构完整的治疗体系，直接或间接继承了《黄帝内经》的针灸腧穴理论。

三、张仲景临床医学对《黄帝内经》的继承和发展

《黄帝内经》作为现存最早的中医经典著作，不仅是中医理论的根基，还是一部"治病的法书"，汇集了汉代以前丰富的临床医疗实践经验。《黄帝内经》记载了500多种病证，有的专篇论述，有的散论于各篇之中，内容涉及内、外、妇、儿、五官各科。《伤寒论》398条条文中，涉及"病"字的条文有207条，其中病名有40余个。《金匮要略》除去首篇及杂疗方、饮食禁忌，其余21篇中论述病证60余种，涉及内、外、妇、产、皮肤、五官等各科。其中，内科杂病的有关论述最为详尽，共计51种。张仲景有如此丰富的关于临床病证的认识，与《黄帝内经》的奠基性作用是分不开的。

1. 张仲景外感热病的认识是对《黄帝内经》的继承和发展

张仲景在《素问·热论》热病理论的启发下，对外感热病发展变化的过程重新进行了归纳和分类，将《素问·热论》以经脉病证为中心的分证纲领，发展为以脏腑经络为中心的辨证体系。《素问·热论》所论"热病"证

候以经络病变为主，张仲景对"热病"证候的认识大大超出了《素问·热论》的记载，不仅涉及经络病变，而且包括经络所系的脏腑、形体官窍的改变，故张仲景六经辨证对杂病的论治亦有指导作用。此外，从张仲景对《素问·刺热》《素问·评热病论》《灵枢·热病》等篇章中有关热病内容的"摘录"情况来看，仲景热病证治思想必然也受到这些篇章的影响。《素问·刺热》按照五脏分证，论述五脏热病的症状及针刺治疗的方法，并从五行相胜角度指出热病的预后和转归。仲景遗文《脉经·热病五脏气绝死日证》也是按照五脏分证，论述了五脏气绝热病死候，并从五行相胜角度判断五脏热病死期。《素问·刺热》中有关热病的刺法在仲景遗文《脉经·病可刺证》中几乎全部收录。《素问·评热病论》记载了阴阳交、风厥、劳风、肾风等特殊类型热病的症状、病机、治疗及转归。阴阳交是正虚邪盛、阴精衰少的一种危重病证。仲景遗文《脉经·热病阴阳交并少阴厥逆阴阳竭尽生死证》中全文引用了《素问·评热病论》中有关阴阳交的论述。风厥为太阳感受风邪，引动少阴气机厥逆的一种病证，表现为"身热汗出烦满，烦满不为汗解"。仲景遗文《脉经·病可刺证》中全文引用了《素问·评热病论》有关风厥的论述。另外，《伤寒论》第6条所言"风温"症状表现与此"风厥"类似，《伤寒论》载："若发汗已，身灼热者，名风温，风温为病，脉阴阳俱浮，自汗出，身重，多眠睡，鼻息必鼾，语言难出。"都有汗出身热不退等表现。劳风为因劳受风、化热壅肺的一种病证，其表现为恶风振寒、强上冥视、唾出青黄涕等。《金匮要略》所言肺痈与《素问·评热病论》劳风病机及症状表现相类似。肺痈的表现包括时时振寒、口干喘满、咳唾浊沫等。劳风和肺痈的预后都较差，劳风"伤肺则死"，肺痈"脓成则死"。《素问·通评虚实论》记载"乳子中风热"的主症为发热伴喘鸣肩息。《金匮要略·妇人产后病脉证治》进一步指出妇人产后中风，可见发热、面赤、头痛、气喘等症，治疗用竹叶汤。《灵枢·热病》论述了"热病五体刺法"及"热病五十九刺"的取穴部位、针刺方法及热病的预后等。这些内容分散在仲景遗文《脉经·卷七》"病可刺证""热病阴阳交并少阴厥逆阴阳竭尽生死证""热病生死期日证"等篇中。另外，《灵枢·热病》记载了热病九死证，

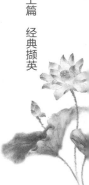

仲景遗文《脉经·卷七》记载了热病十逆死证，观其内容当别有所本。

总之，张仲景继承并发展了《黄帝内经》中有关热病的认识，不仅收录了大量出自《素问·评热病论》《素问·刺热》《灵枢·热病》等篇的原文（载于《脉经·卷七》），而且在《素问·热论》六经分证的基础上，全面把握热病发生发展的动态变化过程，结合各个阶段热病的证候、脉证、治法等，创立了病脉证治一体的热病六经辨证体系。在热病的证候演变规律及热病的药物治疗方面大大超过了《黄帝内经》的认识水平，在热病的预后、治疗及禁忌等方面也有超越前人的论述。

2. 张仲景内伤杂病理论对《黄帝内经》的继承和发展

张仲景建立了以病为纲、病证结合的杂病诊疗体系。《金匮要略》从"痉湿暍病脉证治"到"呕吐哕下利病脉证治"，共十六篇专论内科疾病。论及的心系病证有百合病、心悸、胸痹、心痛、脏躁、失眠、失精、梦交、吐衄、谵语等；肺系病证有肺痿、肺痈、痰饮、咳嗽、喘证、消渴、风水等；脾系病证有黄疸、纳差、溲短、便溏、下利、呕吐、吐血、便血、腹痛、水肿、痰饮、便秘等；肝系病证有眩晕、失眠、奔豚气、胁痛、肝水、黄疸、狐惑等；肾系病证有水肿、厥、精少、消渴、虚劳、遗精、腰痛、淋证、小便不利等。这些病证大都能在《黄帝内经》中找到相应的记载，只是有的病证名称在漫长的流传和使用过程中被赋予了新义。

以水气病为例，张仲景在病名、疾病分类、病因病机、证候表现等方面继承了《黄帝内经》的有关论述，并且在治疗方面将脉因证治与理法方药融为一体，深化了《黄帝内经》对相关病证的认识。《金匮要略·水气病脉证治》载："风水，其脉自浮，外证骨节疼痛，恶风。"风水因肺失宣降、通调失职、水溢肌肤所致，主要特点为骨节疼痛，恶风。本节中关于风水还有别的定义，如"寸口脉沉滑者，中有水气，面目肿大，有热，名曰风水。视人之目窠上微拥，如蚕新卧起状，其颈脉动，时时咳，按其手足上，陷而不起者，风水。"本篇中张仲景两论风水，前一条指出风水的脉证及主要症状，后一条形象描述了风水的特征，类似后一条的描述在《灵枢·论疾诊尺》《灵枢·水胀》和《素问·平人气象论》中都有出现，如《灵枢·论疾诊尺》云："视人之目窠上微痈，如新卧起状，其颈脉动，时咳，按其手足上，窅而不起者，风水肤胀也。"《灵枢·论疾诊尺》中的"肤胀也"三字可能为衍文。治疗方面，《素问·汤液醪醴论》提出"开鬼门，洁净府，去菀陈莝"的水饮病治疗法则。张仲景继承了这一治疗思想，提出"利小便，当发汗乃愈，可下之"的三大治疗方法，并且给出相应的处方。

3. 张仲景关于外科病证对《黄帝内经》的继承和发展

《黄帝内经》中有丰富的关于皮外科疾病的论述，如痈、疽、浸淫、瘾疹、蛔虫病、狐疝、痔、寒热瘰疬、鼠瘘、马刀侠瘿等。《金匮要略》设有"疮痈肠痈浸淫病脉证并治""跗蹶手指臂肿转筋阴狐疝蛔虫病脉证治"篇，专门论述疮痈、肠痈、金疮、浸淫疮、跗蹶、手指臂肿、阴狐疝、蛔虫病等外科疾病。当然，按照西医学的分类方法，其他篇章也有一些疾病可归属于外科病证，如狐惑、瘾疹、痂癞、发落、瘘疮、马刀侠瘿、脚气等。《伤寒杂病论》中记载了10余种皮外科疾病，在病因、病机、诊断等方面都有开创性的贡献，治疗方面也奠定了从外治为主到内外治相结合的基础，并且对外科病的转归预后、饮食宜忌和护理也做了相关论述，推动了中医皮外科的形成和发展。

以瘾疹为例，《金匮要略·中风历节病脉证并治》载："荣缓则为亡血，卫缓则为中风。邪气中经，则身痒而瘾疹。"张仲景认为瘾疹的病机与中风相似，都为营卫气血不足，风邪侵袭，病重者发为中风，病轻者发为瘾疹。《素问·四时刺逆从论》载："少阴有余，病皮痹隐轸，不足病肺痹。"隐轸即瘾疹。《黄帝内经》指出少阴"脉口"有余可以候皮痹和瘾疹，说明瘾疹和皮痹的病机相似，都与风邪侵袭和营卫不和有关，张仲景对瘾疹病机的认识与《黄帝内经》一致。张仲景在病名、疾病分类、病因病机、证候表现等方面继承了《黄帝内经》的有关论述，并且在治疗方面将脉因证治与理法方药融为一体，深化了《黄帝内经》对瘾疹的认识。

4. 张仲景治疗思想对《黄帝内经》的继承和发展

《黄帝内经》奠定了中医治则治法的理论基础，治则主要包括治病求本、三因制宜、因势利导、标本缓急等，治法包括寒热温清、虚实补泻、通利发

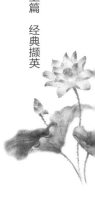

越、表里汗下等原则性的论述，以及针刺、放血、灸焫、温熨、熏浴、吐纳、导引、按跷等外治法和形治法。《黄帝内经》详于治则，对治法的论述较少。张仲景在传承《黄帝内经》治则思想的基础上，建立并完善了理论与实践紧密结合的中医治法理论体系。《伤寒杂病论》中，仲景运用或提到的治法包括汗、吐、下、和、温、清、消、补、搐鼻、灌耳、灰埋、洗、熏、摩、浸、熨、敷、坐、烙、导、针、灸、导引、吐纳等，这些治法可大体分为内治法、外治法和形治法。内治法包括汗、吐、下、和、温、清、消、补，后世总结为八法；外治法包括搐鼻、灌耳、灰埋、洗、熏、摩、浸、熨、敷、坐、烙、导、针、灸等；形治法包括导引、吐纳等。这些治法灵活多样，法简效捷，涉及内、外、妇、儿、五官等各科病种，有很高的学术价值，为历代医家所遵循。此外，《黄帝内经》强调"拘于鬼神者，不可与言至德"，张仲景基本上摆脱了先秦神仙巫祝和怪力乱神的影响，强调客观实效的治疗手段，以方药为主，兼采针灸。

总之，张仲景在临床医学方面的贡献与《黄帝内经》的奠基性作用是分不开的。他对《黄帝内经》中有关外感热病（伤寒、温病、暑病、阴阳交、风厥）、疟病、水气病（风水、石水、溢饮）、中风、瘾疹、血痹、奔豚、寒疝、狐疝、浸淫疮、霍乱、消渴、尸厥等疾病的分类、病因、病机、症状、针刺治法、预后及护理等方面既有因循又有超越。张仲景在《黄帝内经》治则治法和配伍理论的基础上，汇集并创制了很多行之有效的经方，标志着中医临床治疗体系的建立和成熟。他本人也因其在中医临床医学方面的杰出贡献而辉耀杏林，彪炳千古。

四、结论与启示

先秦两汉时期是中国思想史上一个光辉灿烂的伟大时代，各种知识互相碰撞，从分散走向系统，从互相抑绌走向融合会通，各种学说的融合与嬗变是这一时期文化思想变迁的突出特征。张仲景所著《伤寒杂病论》采撷班志经方诸家、论广伊尹汤液经法，传承扁鹊脉学技艺，明识岐黄阴阳思想，在保存汉代经方医学文献，继承和发扬医经理论体系，融合与创新中医学术方面，作出了不可磨灭的贡献。张仲景之所以被尊为"医圣"，其学术绵延不断，流传千年，关键在于他能够兼采医经与经方的理论精华，以六经理论为框架，以临床实践为导向，以脉学为中介，实现了二者的融合会通。

通过以上粗略的分析，有如下三点启示：第一，中医经典已经延续传承两千余年，其理论内涵相对稳定地传承，而理论外延则有沿袭、演绎、消亡、分解等变化。后世医家对中医理论的解读和诠释，本质上属于理论外延的演绎和创新，若将其作为理论本身固有内涵的传承，很容易在客观上造成学术认识的混乱。因此，传承经典首先要正本清源，还经典以本来面目；客观求证，明晰经典本义；穷原竟委，拨乱反正，方能领悟经典学术真谛。若囿于门户之见，枉顾张仲景在理法方面对医经家学术的继承，割裂张仲景根本的医学宗旨与《黄帝内经》学术渊源的关系，岂不是极大地掩盖了张仲景打破壁垒、融会创新的治学精神和弥纶古今的学术贡献吗？第二，争鸣与创新是学术发展永恒的主题，新观点、新思想在碰撞和交流中不断涌现，推动着中医药理论研究的传承和创新。中医理论传承首先要追溯理论产生的时代背景，重现理论构建的演化过程，还原理论思想的本质内涵，从而为创新提供依据和支撑。中医理论创新首先要遵循学术发展规律、发挥原创思维优势、借鉴现代科学方法，从而为传承提供动力和保障。第三，传承中医经典的现实意义在于用经典的理论来指导当今的临床实践。庚子年初，新冠疫情肆虐华夏，中医药在疫情防控的总体战、阻击战中贡献了重要力量。国家中医药管理局推荐使用的清肺排毒汤，治疗总有效率达到90%以上，本方由麻杏石甘汤、小柴胡汤、五苓散、射干麻黄汤4首仲景方化裁而成，再次彰显了中医经典的现实魅力。坚持中医经典的认知自信和方法自行，用中医经典激活临床，用临床实践反哺中医经典，以临床实践为导向，做好中医经典"活"的传承。

刘文平（上海中医药大学）

指导：王庆其

上篇　经典撷英

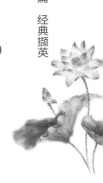

第十一节　王庆其对若干中医理论问题的识见

一、对健康本质的认识

医学的根本任务是防治疾病、维护健康。无论医学模式如何转变，健康始终是人类永恒的追求，健康与疾病的问题是医学要回答的基本问题。对健康的界定无疑深刻影响着医学实践。1946 年，世界卫生组织把健康定义为"健康不仅是没有疾病，而且包括躯体健康、心理健康、社会适应良好和道德健康。"西医学也逐步由单纯的生物医学模式过渡到生物－心理－社会医学模式，体现了健康定义对医学发展的促进作用。

健康的定义同样是中医学的重大科学问题。中医学现存典籍中并无明确的健康概念，但《灵枢·本脏》有一段生动的论述，"是故血和则经脉流行，营复阴阳，筋骨劲强，关节清利矣；卫气和则分肉解利，皮肤调柔，腠理致密矣；志意和则精神专直，魂魄不散，悔怒不起，五脏不受邪矣；寒温和则六腑化谷，风痹不作，经脉通利，肢节得安矣。此人之常平也"。

原文中"人之常平"，即健康无病之人。《黄帝内经》提出一个"和"字，即"血和""卫气和""志意和""寒温和"。此"血和""卫气和"，可概括为血气运行和畅；"志意和"可理解为精神情志活动正常；"寒温和"意思是机体能适应外界寒温环境。从中可以领会《黄帝内经》关于健康的标准有三条：一是人体功能活动正常，以血气运行和畅为标志，具体表现为经脉运行正常，筋骨强健，关节活动灵活，皮肤汗孔腠理致密，外邪不容易侵犯；二是人的精神活动正常，即"志意和"，具体表现在精神活动正常，五脏六腑不会受到外邪侵犯；三是机体能适应外界的环境，即"寒温和"，具体表现在脏腑功能活动正常，经脉通利，肢体活动正常。

概括起来说，健康的本质是"和"，即气血和（人体内环境协调）、心身和（心理与生理和谐）、天人和（人与自然和谐）。健康就是人体的内环境及人体与自然社会环境的一种和谐状态。

以上三条内容，联系世界卫生组织关于健康的定义：躯体无异常、心理活动正常、能适应外界环境。其实质与《黄帝内经》有异曲同工之妙，然而一个"和"字，充分凸显了中国数千年传统文化的积淀，而且其内涵更加深刻、丰富。中国传统文化的智慧，集中体现在一个"和"字上。它不仅是中华民族的基本精神和基本特质，也是中国哲学和中华文化的最高价值标准。《周易》说："天地氤氲，万物化醇，男女构精，万物化生。"自然界中阴阳二气的交会融合可以孕育万物；男女两精和合，可以繁衍子孙。"和"是宇宙的根本状态，是阴阳运化的最终归宿。西方大哲罗素曾经说过"中国至高无上的伦理品质中的一些东西，现代世界极其需要。这些品质中，我认为'和'是第一位的。若能够被世界所采纳，地球上肯定会比现在有更多的欢乐和祥和"。

因此，王庆其教授将中医学对健康的概念定义为健康是人体与自然、形与神、气与血的一种和谐状态。《黄帝内经》告诉我们，医学的最终目的和意义就是维护人体健康，而健康必须保持人与自然的和谐、人与社会的和谐及人体心身与气血的和谐，这就是《灵枢·本脏》给我们的深刻启迪。

二、对老年人体质特点的认识

体质学说是以藏象理论为指导，研究正常人体的功能和形态差异性，以及对疾病发生、发展和演变过程影响的学说，是中医学的重要内容，也是近年来的研究热点。

王庆其教授提出老年人体质的两大特点：一是肾常不足，肝常有余；二是气常怫郁，血常有瘀。

"年四十而阴气自半""年六十……下虚上实"(《素问·阴阳应象大论》)；"血气经络胜形则寿，不胜形则夭"(《灵枢·寿夭刚柔》)；"百病皆生于气"(《素问·举痛论》)。朱丹溪认为"阳常有余，阴常不足"(《格致余论》)，"气血冲和，万病不生，一有怫郁，诸病生焉，故人身诸病，多生于郁"(《丹溪心法》)。老年人肾阴渐亏，阴不制阳，肝阳偏亢，常见腰膝酸软、头痛眩晕等，受功能衰退、疾病、孤独等影响，常有烦躁、易怒、抑郁等负面情绪，这些因素均可影响肝的正常疏泄功能，使肝气郁滞。另外，由

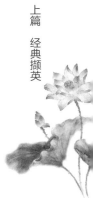

于脏腑精气渐衰，生气乏源，运血乏力，可出现血行迟缓涩滞或瘀阻脉络的现象。《灵枢·天年》有"其五脏皆不坚……又卑基墙薄，脉少血，其肉不石，数中风寒，血气虚，脉不通，真邪相攻，乱而相引，故中寿而尽也"的记载，"脉不通"即为"血瘀"，是"中寿而尽"的重要原因。基于这些认识，通过长期的临床体会和反复实践，王庆其教授还认为"瘀"是老年人重要的体质特点和很多疾病演变的关键，贯穿老年病始终，既是老年人衰老的表现，也是导致衰老的重要因素，因而倡导对老年人的保健和疾病治疗，均应在辨证论治的基础上，充分考虑到"瘀"的体质特点，即使没有明显的瘀证表现，也应适当加用养血、活血之品，将辨体质论治与辨证论治相结合，协同干预。现代研究发现，血瘀证与炎症反应、老化、相关基因表达等有关，益气活血药具有抗脂质过氧化、清除自由基的作用，能改善脂质代谢紊乱和血液黏度，还能促进脂褐素的排泄、延缓衰老。

这一理论的提出，为老年病调肝肾、理气血的运用提供了基础，并为老年人养生保健、膏方调理等提供了指导，在人口老龄化日益严重的今天，尤具现实意义。

三、对中药配伍"君臣佐使"的新见

方剂是中医临床治疗疾病的重要手段，是在辨证立法的基础上按照一定的组方原则选药配伍而成的，中药方剂的配伍问题是中医学的重大科学问题，国家"973"计划就曾设立相关课题进行研究。理、法、方、药构成了中医的临床实践，所谓方从法出，法随证立，从中医学术发展的过程来看，治法是在长期方药运用经验积累的基础上，对人体生理病理认识不断丰富和完善的过程中逐步总结而成，是后于方药而形成的理论，当治法由经验上升为理论之后，就成为遣药组方和运用成方的指导原则。

针对目前临床老年患者多、多系统疾病并存、疑难病多、病机错综复杂等实际情况，按以往"君臣佐使"的概念，在组方、理解等方面均有较大难度，甚至稍显机械和附会。鉴于此，王庆其教授通过长期的临床实践摸索体会，提出"君药对病机、臣药调体质、佐药除症状、使药和胃气及引经"的组方新解。"君臣佐使"可以是一味药，也可以根据病情需要用一组药。君臣旨在处理邪正问题，突出辨证论治用药；佐药目的是随症加减，或针对理化检查指标用药；使药功能有二：一是调和胃气，二是引经药。

《素问·至真要大论》认为"审察病机，无失气宜"是临床疗效"桴鼓相应"的关键。对于"病机"，明代张景岳解释为"机者，要也，变也，病变所由出也"，清代周学海的《内经评文》也认为"病机者，病源与病舍、病证之交际也；病源是叙其所由生；病机是叙其所由成"。王庆其教授的恩师、当代中医学家方药中先生曾明确指出：所谓辨证论治，其实质就是如何进行病机分析的问题。受此影响，王庆其教授认为，辨识病机是中医诊断的核心，针对病机的干预则是中医治疗之首务。因而，相关干预的药物或组合为君药；体质是决定疾病发展演变的重要因素，故调节体质的药物或组合为臣药；在核心病机之外的兼杂症状或实验室检查异常，既可与主要症状相互影响，也导致了患者的担忧与不适，相应的治疗药物或组合为佐药；"四时百病，胃气为本"（《濒湖脉学》），"有胃气则生，少胃气则病，无胃气则死"，顾护胃气，应当贯穿治疗始终，故保护胃气的药物或组合为使药，按照传统的观点，引经药也属于使药。

这一见解，突出了针对复杂病证组方的辨证论治思路，还综合了辨病治疗和随症加减，又兼顾使药引经的功能，临床运用更加简便、可操作强，特别是对大方、复方（如膏方）的组方配伍有指导价值，实践证明更重要的是有助于提高临床疗效。

笔者有幸作为王庆其名中医工作室成员跟随王庆其教授临证学习，由于跟师时间尚短，并受个人学识所限，对老师学术经验的理解还不够深刻。王庆其教授说："上述见解仅作为一种探索和思考，很不成熟，希望求正于同道。"

柳涛　王秀薇　王少墨（上海中医药大学附属龙华医院）

第十二节 《黄帝内经》医道思想探骊

一、以"道"为本把握生命规律

《黄帝内经》的成书标志着中医学理论体系的形成。《黄帝内经》立足于"道",阐释天地自然生命规律,是中医学独创思维理论的代表。《道德经》言:"道生一,一生二,二生三,三生万物。万物负阴而抱阳,冲气以为和。""道"既是自然天地之法度,又是万物生成的本源,对探索生命规律具有重要意义。由此,属于哲学范畴的"道",引申于中医学具有规律、准则、理法等含义。在《黄帝内经》中,则把研究医学的思维方法和反映客观规律的医学经验及理论称为"道"。《黄帝内经》开篇即言"上古之人,其知道者,法于阴阳,和于术数",其中的"道"就是关于天地自然变化及人类社会现象的各种规律与人体生命关系的探讨。老子之道强调的是"道法自然",主张顺应自然规律,不得违逆。《黄帝内经》秉承并拓展了道的理念,并把它引申到了研究人体生命活动规律之中。因此,《黄帝内经》不仅构建了中医学的理论体系,也奠定了中医医道关系、医道理念的基础。整个中医学理论体系是在"道"的观念下,以"道"为本把握生命活动规律,并探索人体生理、病理奥秘及其与所处天地自然环境的关系。

二、核心医道思想

(一)道法自然——天、地、人三才一体观

天人之学是中国哲学的起点,也是中国人最基本的思维方式。《道德经》言:"人法地,地法天,天法道,道法自然。"《黄帝内经》将这一观点完整引入中医学体系中。如《灵枢·岁露论》曰:"人与天地相参也,与日月相应也。"《素问·举痛论》曰:"善言天者,必有验于人。"以天道观人道,以论医道,形成"天、地、人三才一体"的医道观。《素问·宝命全形论》曰:"天地合气,六节分而万物化生矣。"人本自然,在人与自然的同源性中,突

出以天地为主体，人和其他生命体均应服从天地之纲纪方为常道。如《灵枢·刺节真邪》曰："与天地相应，与四时相副，人参天地。"参天地之道以立医道，自然规律成就了人的生命规律。天人相应准确讲是人与天地相应，并受自然的制约，而非天地与人相参，体现了以"道"为体，道法自然。

《黄帝内经》从"天地合气"认识人的生命，从"天地之道"阐发人的生命活动，从"天、地、人三才一体"探索人的健康与疾病。这一理念赋予中医学内外通达、整体联络的思维特征，并应用到中医学的各个知识体系中，包括养生、病证、诊治、预防等。《黄帝内经》"人与天地相参"是对道家"天人合一"思想在医学中的延伸。《黄帝内经》认识人的存在是以"天、地、人一体"为前提，以此奠定了中医学独到的医学观和方法论。

《黄帝内经》重视自然规律的客观属性，并追求人与自然的统一。显然，这种观点受汉代道家黄老学派思想的影响，完全摒弃了神本论的宗教色彩，意识到天地活动的客观存在及生命存在的物质性。此外，《黄帝内经》强调人的存在既不能脱离生命本源的自然体，也不能破坏自然规律，否则会遭受祸乱。《素问·四气调神大论》曰："故阴阳四时者，万物之终始也，死生之本也，逆之则灾害生，从之则苛疾不起，是谓得道。"若单纯将之定义为中医的发病观不免偏狭隘了，忽视了背后的哲学色彩。从《黄帝内经》窥视中医理念必然夹杂着古代哲学的内核，决定了中医医道关系的紧密关联。天人之道从宏观上展现了中国人的世界观，遵循天地自然之道。这与西方"战胜自然"的思想形成了鲜明对比，进一步彰显了中医"道法自然"医道理念的独创性和科学性。

（二）阴阳之道——人生有形，不离阴阳

源于《周易》的阴阳学说，对中医理论的形成具有关键作用。中医的医道观在本质上可以归结为阴阳的对立统一。《素问·阴阳应象大论》曰："阴阳者，天地之道也，万物之纲纪，变化之父母，生杀之本始，神明之府也，治病必求于本。"阴阳是自然之道的核心要素，阴阳关系是演绎天地规律的主要形式。《素问·宝命全形论》曰："人生有形，不离阴阳。"阴阳在人体

生命结构中的运用是古代哲学在中医学渗透的必然。《黄帝内经》通过阴阳学说的哲学观点阐释人的活动及人体内外的对立统一规律,这一辨证的医道观是中医理论又一独创性思维的有力佐证。

《道德经》提出:"道生一,一生二,二生三,三生万物。万物负阴而抱阳,冲气以为和。"这里的"道"不仅是自然规律,其实也包含生成万物的最本源的物质,这与"气一元论"的哲学思想别无二致。道一分为二,以成阴阳,再由阴阳对接天、地、人三才,实现医道互通。阴阳学说渗透到中医学领域后,通过阴阳交感、对立制约、互根互用、消长平衡等关系作为说理工具并应用于中医学体系的各个方面,支撑着中医理论的核心架构。生理上,生命的稳定依赖于阴阳平衡。《素问·生气通天论》言:"生之本,本于阴阳。""阴平阳秘,精神乃治"是生命活动最佳的和谐状态。病理上,阴阳失衡是疾病形成的核心病机。《素问·阴阳应象大论》曰:"阴胜则阳病,阳胜则阴病,阳盛则热,阴盛则寒。"辨识阴阳是中医辨证的第一纲要。治疗上,纠正阴阳逆乱,恢复阴阳的平衡稳定是最高治则。《素问·至真要大论》曰:"谨察阴阳所在而调之,以平为期。"阴阳之道引入中医学,给整个中医学奠定了基础,整体观、辨证观等中医基本理念的形成无不秉承于此。

(三)气化之道——从无形论有形

中医学通过"气"阐释生命构成,通过"气化"认识生命过程。《素问·天元纪大论》曰:"在天为气,在地成形,形气相感而化生万物。"阴阳交感互用是气化运动的根本机制。中医强调物质的功能性,并重视物质之间的功能联系,略于实体,而"气化"理论恰好诠释了这一特点。《素问·阴阳应象大论》曰:"积阳为天,积阴为地。阴静阳燥,阳生阴长,阳杀阴藏,阳化气,阴成形。"阴阳二气的运动变化产生了万物万象。这其中,"阳化气,阴成形"展示了物质从有形到无形、从无形到有形的转化形式。 而对接无形和有形的正是由"道"到"气"的演变。《列子·天瑞》曰:"夫有形生于无形,则天地安从生……气形质具而未相离,故曰浑沦。浑沦者,言万物相浑沦未相离也。视之不见,听之不闻,循之不得,故曰易也。易无形垺，易变而为一，一变而为七，七变而为九。九变者，究也；乃复变而为一。一者，形变之始也。清轻者上为天，浊重者下为地，冲和气者为人；故天地含精，万物化生。"可见，道是建立在气的物质基础上的规律性，并由气化来诠释从物质到功能的生命特性。

《黄帝内经》的医道互通观论证了道与气不可分割，通过气的运动变化阐释道的规律性。《黄帝内经》从阴阳交感认识气化现象，并从气化的角度研究天地自然活动、人体生命活动、脏腑功能及疾病病理。大到自然界天地万物的运动变化，小到人体脏腑气血的生化代谢，无不伴随着气化流转。气化是生命活动的常态，贯穿于生命变化的始终。气化有序则五脏安和，气化失调则脏腑阴阳逆乱。气化之道从物质到功能构建了中医特色的生命观。气化理论是中医学的核心理论之一，发掘气化之道是揭示中医之于生命、健康、疾病等重大命题的关键，也是继承和创新中医理论的有效途径。

（四）形神之道——形为体，神为用

中医学"神"的概念源于古代哲学，是古人对自然界及人体生命现象的认知。一方面，指天地自然现象及规律，同乎"天道"，如《素问·阴阳应象大论》曰："天地之动静，神明为之纲纪。"《素问·天元纪大论》曰："阴阳不测谓之神。"另一方面，指人的神明，包括生命的存在及人的精神意识思维活动。如《素问·六节藏象论》中的"心者，生之本，神之变也"，《灵枢·本神》中的"精、神、魂、魄、心、意、志、思、虑、智"。《黄帝内经》首次提出五脏藏神的理论，认为神是五脏活动的一部分，依附五脏而存在。五脏藏精有形属阴，五神无形属阳，潜居于五脏。五神脏理论体现了五脏"形与神俱"的整体结构，体现了生命存在的形神一体观。

精、气、神是生命的内涵和基本要素，《灵枢·本脏》曰："人之血气精神者，所以奉生而周于性命者也。"精和气是维护生命活动的基本物质，神是生命活动的外在体现。中医学正是围绕着生命的本质特征展开生命过程的探索。《黄帝内经》写道"人有五脏化五气，以生喜怒悲忧恐"。神志的活动是以五脏精气作为物质基础，是脏腑功能活动的一种表现。《素问·六节藏

象论》言："味有所藏,以养五气,气和而生,津液相成,神乃自生。"张景岳进一步提出："形者神之体,神者形之用,无神则形不可治,无形则神无以生。"神寓于形体之中,脱离形体则亡。五脏精气为神的物质基础,神驭气统精,对五脏有反向调节作用,故脏为体,神为用,两者相辅相成。五脏与五神之间存在一种生理与心理、物质与精神、体与用的辨证关系。需要注意的是,中医重视神对形的主导性,如《灵枢·本脏》曰："志意和则精神专直,魂魄不散,悔怒不起,五脏不受邪矣。"这其实体现了中医学更契合"人学"的又一独到思维特点。

(五)中和之道——亢害承制观

中庸之道渗透到中医学以后,形成以"和"思想为核心的学科特色,并成为中医理论指导思想之一。"万物负阴而抱阳,冲气以为和",维系天地自然万事万物间的平衡也是道家文化的主旨。《黄帝内经》从"天地和"认识天道,经天、地、人整体观将之融入人的生命体,形成人与天、人与人、人体自身的相和观。"致中和"是古代哲学智慧用于中医原道思想的高度表达。天地协调有序、和谐统一则万物变化有序适度,生于其中的人之生命方能生生不息。中和之道串联起了从自然环境到人、从外到内的关系法则,奠定了从天道、人道、医道以"和"贯之的中医理论基础。

《黄帝内经》的"中和"体现的是运动中的平衡稳定,而非绝对静止的状态。《素问·六节藏象论》曰："五运之始,如环无端……五气更立,各有所胜,盛虚之变,此其常也。"天地五运六气在运动中循环往复,这种周而复始的规律特性亦是"和"的体现,正如《素问·气交变大论》曰："夫五运之政,犹权衡也,高者抑之,下者举之,化者应之,变者复之,此生长化成收藏之理,气之常也。"回归到人,《黄帝内经》通过五行的生克制化关系诠释中和之道。《素问·六微旨大论》曰："亢则害,承乃制,制则生化。外列盛衰,害则败乱,生化大病。"木、火、土、金、水五行间既相生,又相克,生中有制,克中有化,此即所谓"亢则害,承乃制,制则生化",不偏不倚,无太过与不及之理,方能权衡整体关系,保持生命稳定,反之则生化大病。以"亢害承制"准确描述生命存在的"中和之道"是中医学的又一大亮点，对研究中医医道理论意义重大。

（六）养生之道——和于术数，德神兼养

中医重视养生，未病先防，防患于未然。维系生命健康，并把长寿作为养生的一种境界。养生又称摄生、道生、养性、保生等，中医养生学说与先秦诸子养生关系密切，尤其是道家养生思想。道家生命观对中医养生之道影响深刻。《黄帝内经》言真人"提挈天地，把握阴阳，呼吸精气，独立守神，肌肉若一，故能寿敝天地，无有终时"，将上古"道生"之法作为范式。诚如《黄帝内经》有云"人以天地之气生，四时之法成""法于阴阳，和于术数"，纳天地之气，遵天道之序，以自然之道，养自然之身，方成生生之道。

孔子言"欲修其身者，先正其心""仁者寿，智者乐"。《庄子》曰："执道者德全，德全者形全，形全者神全。"以德关乎道，并体现人与自然的关系。《黄帝内经》受古代哲学思想的影响，指出"天之在我者德也，地之在我者气也，德流气薄而生者也"，形成"静以修身，独立守神"的养生之道，并整合了养形、养性、养神三个方面。在养生方面注重"正心""以德立身"，以及"恬惔虚无"的精神境界。《素问·阴阳应象大论》曰："是以圣人为无为之事，乐恬惔之能，从欲快志于虚无之守，故寿命无穷，与天地终，此圣人之治身也。""精神内守""静则神藏"，就是要节制欲望，保持通达清静的状态，不易被外物所扰，神守于内，节欲保精，形神长安。因此，中医养生之道准确地说是整合了医道、文道、人道，推崇内养的价值取向，脱离了聚焦养形的狭隘视角，并揭示了德神兼修、道德养生与心身健康的统一性。

三、《黄帝内经》医道思想对中医特色理论研究的意义

（一）守正求源

研究中医理论体系的源头活水，选择《黄帝内经》作为对象是必要的。

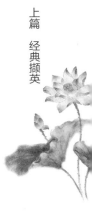

《黄帝内经》的存在对中医学整个体系的构建具有不可替代的价值。中医本身是医道互通思想在医学中的充分渗透。《素问·著至教论》曰："黄帝坐明堂，召雷公而问之曰：子知医之道乎……此皆阴阳、表里、上下、雌雄相输应也，而道上知天文，下知地理，中知人事，可以长久，以教众庶，亦不疑殆。医道论篇，可传后世，可以为宝。"中医学不只是一般的医学，而是关乎"医道"的科学。中医学在形成之初即携着关乎天地之道、文理哲史的上古智慧，其根底是生命之道。回归最本源的医道思想，方能守住中医之本，在这基础上进行中医学相关研究更契合中医发展规律。

（二）医道相通

"道"构建了中医哲学的本体观，赋予中医学独到的思维特征。俗谓"十道九医"，如王冰、孙思邈、葛洪等均是著名的道医。道中见医，医中蕴道，医道想通在中医学中体现的淋漓尽致。国医大师裘沛然先生说："医学是小道，文化是大道，大道通，小道易通。"《黄帝内经》中文理、医理互参，始终把人置身在天地之间去研究，形成独具特色的医学学科。在"道"的观念下，实现天道、人道相通，并以整体思维、辨证思维解决天地自然、人体自身的复杂问题。因此，道作为中国古代哲学的最高范畴，研究中医，就要寻找其演化过程中的医道，以道扬医，以医践道。

（三）道术相承

道无术不行，术无道不久，道术相承，不可分割。中医之道决定了中医的独创性特质。研究中医之术，首先要深研中医的"道"。《素问·上古天真论》开篇提到："上古之人，其知道者，法于阴阳，和于术数。""道"是"术"的根据，"术"是"道"的展现。道为本，术为用，道术不可偏废。偏离中医之道的术，必然会导致舍本求末、不识标本的弊端。舍弃中医之术的道，不免形成妄自尊大、形而上学的局面，如纸上谈兵，解决不了实际问题。研究医道是研究中医之术的前提。在道术作用过程中，中医学注重治人与治心并行，融入道的文化内涵，达到道与术的真正统一，这种统一即医道的最高境界。识道、悟道、践道，方能立术、驭术、行术，研究医道思想是指导中医临床实践的科学命题。

四、小结

《黄帝内经》是中医学的第一部经典巨著，构建了中医学对自然、生命、健康、疾病等问题的理论观念及思维方式。充分吸收了中国古代的优秀传统文化，是"道"和"医"的结合。研究《黄帝内经》医道思想有助于挖掘中医原创理论，弘扬中医科学及中国古代哲学智慧。《黄帝内经》注重以"道"为本把握生命规律，以"天、地、人三才一体观"诠释道法自然，以阴阳之道演绎生命变化，以气化之道阐释物质转化，以形神之道聚焦以人为本，以中和之道彰显万物之序，以养生之道强调德神兼修。挖掘中医医道思想，是守护中医本源，探索中医创新发展路径的基础。

夏梦幻（浙江中医药大学）

155

上篇 经典撷英

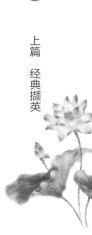

第十三节 《黄帝内经》辨证方法述要

一直以来，学术界习惯上将张仲景《伤寒杂病论》的问世作为临床辨证论治体系确立的标志，认为《黄帝内经》只是为辨证论治体系的确立提供相关理论线索。如《素问·热论》提出了"六经分证"，《黄帝内经》的色脉诊治原理为伤寒平脉辨证提供了理论基础。然而从《黄帝内经》各篇章的内容可以看出，《黄帝内经》不仅为东汉辨证论治体系的建立奠定了理论基础，而且其本身已经自觉或不自觉地运用到了脏腑辨证、八纲辨证、经络辨证、六淫辨证等辨证方法，并建立了相应的治疗法则。这里就《黄帝内经》各篇章整理归纳以下几种辨证方法。

一、《黄帝内经》与八纲辨证

《黄帝内经》奠定了八纲辨证的基础。如《素问·至真要大论》说："调气之方，必别阴阳，定其中外……寒热温凉，衰之以属，随其攸利，谨道如法。"

以消渴的辨证为例，《黄帝内经》在关于消渴辨证时，从寒热虚实的角度辨证，认为消渴虽有寒热虚实的不同，但以实热为多，虚寒偏少。实热者如食肥甘、芳草石药所致的膈消、消中等病的初期。虚寒者为心移寒于肺的肺消。其因各脏脆弱而致的消瘅可以属虚；《灵枢·五变》所言"夫柔弱者，必有刚强"而成的消瘅则又系虚实夹杂证。《黄帝内经》也重视依脉辨虚实，如《素问·通评虚实论》云："帝曰：消瘅虚实何如？岐伯曰：脉实大，病久可治；脉悬小坚，病久不可治。"指出邪热在内的消瘅，脉实大者为脉证相符，故病虽久，正气未损，犹可治疗。若脉悬小坚，为阳盛阴衰，脉证相逆，故不可治。

《素问·调经论》记载了阴阳辨证理论，"阳虚则外寒，阴虚则内热；阳盛则外热，阴盛则内寒"。《素问·生气通天论》认为"阴者，藏精而起亟也；阳者，卫外而为固也……凡阴阳之要，阳密乃固，两者不和，若春无秋，若冬无夏……故阳强不能密，阴气乃绝；阴平阳秘，精神乃治；阴阳离决，精气乃绝"。强调阳气不密或阴阳离决所产生的病理状况。另外，《素问·阴阳应象大论》说："阴在内，阳之守也；阳在外，阴之使也。"同时还说明了"阴阳更胜之变"及其病态，即"阳胜则身热，腠理闭，喘粗为之俯仰，汗不出而热，齿干以烦冤，腹满，死……阴胜则身寒、汗出，身常清，数栗而寒，寒则厥，厥则腹满死。"上述情况，就是"阴胜则阳病，阳胜则阴病"的具体辨证内容。

《黄帝内经》以阳有余、阴不足则为热证，阴有余、阳不足则为寒证，如《素问·脉要精微论》说："阳气有余，为身热汗出；阴气有余，为多汗身寒。"《素问·逆调论》谓："阴气少而阳气胜，故热而烦满也……阳气少，阴气多，故身寒如从水中出。"同样，《素问·痹论》言："阳气少，阴气多，与病相益，故寒也。""阳气多，阴气少，病气胜阳遭阴，故为痹热。"《素问·疟论》亦说："病在阳则热而脉躁，在阴则寒而脉静。"同时论瘅疟但热不寒的病机，认为是阴气先绝，阳气独发之故。寒厥、热厥的发生，亦与阴阳盛衰相关，《素问·厥论》称："阳气日损，阴气独在，故手足为之寒也。""肾气有衰，阳气独胜，故手足为之热也。"这里所说的"肾气有衰"，是指肾阴不足者言。阴阳寒热辨证往往结合在一起运用。

阴阳的盛衰亦有上下之分，《素问·厥论》谈到了阴阳辨证中的这种情况，"阳气衰于下，则为寒厥；阴气衰于下，则为热厥""阴气盛于上，则下虚，下虚则腹胀满；阳气盛于上，则下气重上而邪气逆，逆则阳气乱，阳乱则不知人也"。

《素问》对阳气的衰竭和阴气的亏耗十分重视，如五脏阳气的耗伤，可导致水肿病，《素问·汤液醪醴论》说："其有不从毫毛而生，五脏阳以竭也，津液充郭，其魄独居，精孤于内，气耗于外，形不可与衣相保，此四极急而动中，是气拒于内，而形施于外。"其治疗以"宣布五阳"之法，使五脏之阳气恢复，则水气自散。《素问·评热病论》又说："邪之所凑，其气必虚。阴虚者阳必凑之。"则说明阴虚体质者最易受到温热之邪的侵袭。此外，值得重视的是《素问·生气通天论》曾说："阳气者，若天与日，失其所则折寿而不彰。"强调阳气固密对于健康与长寿的重要性；《素问·阴阳应象大

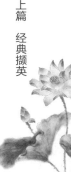

论》又指出："年四十，而阴气自半也，起居衰矣。"则从另一角度提示阴气的衰竭与老年病发生的关系。可见阴阳与虚实辨证亦常联系在一起。

由于中医认为疾病发生发展的原因是阴阳失调，所以对于任何疾病，无论其病情如何复杂多变，都可以用阴阳学说加以辨证。中医诊断疾病首先要分清阴阳，既可以用阴阳来概括证型，又可以用阴阳来分析四诊。从证型来看，病位在表属阳，实证属阳，热证属阳；而病位在里属阴，虚证属阴，寒证属阴。阴阳失调是病理变化的关键所在，故临床病证可概括为阴证、阳证两大类。中医诊断以阴阳作为辨证之总纲，用以辨别疾病的表里、寒热、虚实。故凡表证、实证、热证均属于阳证，凡里证、虚证、寒证均属于阴证。所以临床病证虽然千变万化，总不出阴阳两纲范畴。

二、《黄帝内经》与六经辨证

六经辨证源于《黄帝内经》，除了《素问·热论》载有伤寒热病的六经辨证论治外，其他如疟疾、腰痛、厥逆等病，也无不从六经辨证论治。六经辨证论治的应用不限于外感热病或内伤杂病。因为古代医家所称的太阳、阳明、少阳、太阴、少阴、厥阴病证本身是以经络、脏腑病变为病理基础的，如《素问·热论》所说："巨阳受之，故头项痛腰脊强……阳明受之，阳明主肉，其脉侠鼻络于目，故身热目疼而鼻干，不得卧也……少阳受之，少阳主胆，其脉循胁络于耳，故胸胁痛而耳聋。三阳经络皆受其病，而未入于脏者……太阴受之，太阴脉布胃中络于嗌，故腹满而嗌干……少阴受之，少阴脉贯肾络于肺，系舌本，故口燥舌干而渴……厥阴受之，厥阴脉循阴器而络于肝，故烦满而囊缩。三阴三阳？五脏六腑皆受病，荣卫不行，五脏不通，则死矣。"都是指经脉脏腑之病变。另如足太阳腰痛因其脉夹脊抵腰中，足少阳腰痛因其脉横入髀厌中，足阳明腰痛因其支别之脉下髀，足少阴腰痛因其脉上股内后廉贯脊属肾，足厥阴腰痛因其支别之脉与太阴、少阴结于腰髁下骨空中。又六经厥逆所出现的种种症状，皆与其经脉各自所过之处有关。

值得注意的，《黄帝内经》六经辨证的"六经"是以脏腑经络为生理基础的，无论外感热病还是内伤杂病，论六经辨证都离不开脏腑、经络。即使张仲景对伤寒的辨证论治有了创造性发展，但也没有背离于此。清代柯琴曾说："仲景之六经。虽以脉为经络，而不专在经络上立说。"他认为，"六经"分别把有关的脏腑、经络，以及肌肤、组织、孔窍等有机地联系在一起，《伤寒来苏集》曰："乃是六经分司诸病之提纲，非专为伤寒一证立法也。"由此而论，言六经辨证而只谈伤寒六经辨证，言六经辨证而与"经络辨证"分离，都不符合《黄帝内经》原意。

三、《黄帝内经》与脏腑辨证

《黄帝内经》已提出按脏腑进行辨证论治的观点和方法，如《灵枢·本神》云："必审五脏之病形，以知其气之虚实，谨而调之。"在《素问》诸篇中，对脏腑病的症状及其相互传变有不少记载。

中医学中的"脏腑"原有"藏象"之义，如《素问·六节藏象论》所说："藏象何如……心者，生之本，神之变也，其华在面，其充在血脉，为阳中之太阳，通于夏气。肺者，气之本，魄之处也，其华在毛，其充在皮，为阳中之太阴，通于秋气。肾者，主蛰，封藏之本，精之处也，其华在发，其充在骨，为阴中之少阴，通于冬气。肝者，罢极之本，魂之居也，其华在爪，其充在筋，以生血气，其味酸，其色苍，此为阳中之少阳，通于春气。脾胃大肠小肠三焦膀胱者，仓廪之本，营之居也，名曰器，能化糟粕，转味而入出者也，其华在唇四白，其充在肌，其味甘，其色黄，此至阴之类，通于土气。凡十一脏，取决于胆也。"

中医的藏象学说充分体现了人与自然的整体观和人体脏腑生理病理的整体观，无论外因致病还是内因致病，都必有其象可辨，而这些外象之表现于人体，无不是通过脏腑、经络及精气神的运动变化而产生。由此可见，这一以脏腑为中心，把脏腑与经络、脏腑与形体各器官组织、脏腑与精气神，乃至脏腑与自然、社会环境等都有机联系起来的在整体观念指导下的藏象学说，一直是中医辨证论治的理论基础。

《黄帝内经》藏象学说的内容非常丰富，现举胆病为例加以说明。《灵枢·经脉》载有足少阳胆经证候，有口苦、太息、心胁痛、汗出振寒、疟，

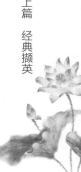

以及头角、缺盆、胁肋、髀膝、胫踝及诸节疼痛等。《灵枢·邪气脏腑病形》说："胆病者，善太息，口苦，呕宿汁，心下淡淡，恐人将捕之，嗌中吤吤然，数唾，在足少阳之本末。"对胆病的证候描述颇为具体。同时，《黄帝内经》又有胆腑的病证，及他脏引起胆病的记载，如胆胀、胆瘅、呕胆、胆咳等，《灵枢·胀论》云："胆胀者，胁下痛胀，口中苦，善太息。"《素问·咳论》称肝咳不愈传为胆咳，"胆咳之状，咳呕胆汁"。又《素问·奇病论》论思虑过度，胆有郁热，胆气上溢而致口苦，"口苦者……病名曰胆瘅"。另《灵枢·四时气》论"呕胆"的病机和治疗，云："邪在胆，逆在胃，胆液泄则口苦，胃气逆则呕苦，故曰呕胆。取三里以下胃气逆，则刺少阳血络以闭胆逆，却调其虚实以去其邪。"说明各种病邪伤及胆，都可出现胆泄口苦，甚至胃逆呕胆之证。其治疗在降胃闭胆之后，还必须调其虚实，并从根本上去除病邪。以上论述，对胆病的辨证论治颇具现实意义。关于胆病的辨证，在《诊断学》和《辨证学》中，均只有肝胆湿热证和胆郁痰扰证两种证型。其内容之贫乏，显然与历代医籍所载及临床实际情况相差悬殊。因此，有必要对中医学中有关胆病的重要内容进行归纳研究，以期对辨证论治有所补充。

脏腑有各自不同的生理功能和病理变化，每一脏腑所呈现的证候，无不由此发生而具有各自的特征。医者据此以分辨病变所属脏腑。《黄帝内经》对各脏腑的特殊证候作了不少描述和归纳，这是脏腑辨证的理论基础。

《黄帝内经》中的脏腑辨证详见于《素问》之"咳论""风论""痹论""痿论"及《灵枢》之"胀论"等。《黄帝内经》脏腑辨证表现在以下五个方面：①从病因的角度辨病在何脏何腑，各种病因损伤内脏有一定的选择性。②从证候特征辨病在何脏何腑，每一脏腑各具不同的生理功能，当其发生病变时，所呈现的证候亦具有各自的特征，可作为脏腑辨证的依据。③同一症状可见于不同的脏腑病变，可根据其兼见证候辨病在何脏何腑。④一种病机可发生于不同脏腑，呈现不同的症状，根据脏腑的证候特征进行辨别。⑤在疾病发展过程中，脏腑之间可相互传变而出现症状的变化，可根据脏腑证候特征，辨病在何脏何腑。

四、《黄帝内经》与经络辨证

经络辨证在《黄帝内经》中早已确立，包括十二经脉和奇经八脉辨证。经络辨证是对脏腑辨证的补充和辅助，特别是在针灸、推拿等治疗中更为常用。《灵枢·经脉》对于十二经脉的病证载述甚详，其中既有脏腑病证，又有经脉病证。对经脉病证，一般常用针灸、推拿治疗，而脏腑的疾病则多用药物治疗（当然这并不是说针灸不能治疗脏腑病）。

经络辨证方法最有代表性的是《灵枢》之"经脉""终始"，《素问》之"诊要经终论""厥论"等篇。对经脉病证辨证的思想，早在《黄帝内经》时已经提出，如《灵枢·经脉》在论述经脉证候时，即提出虚实寒热的简要辨证思想。

《黄帝内经》限于当时自然科学的发展，其经络诊察的主要方法有问、审、切、循、按、扪等，至今仍广泛应用于临床。正如《灵枢·刺节真邪论》所云："凡用针者，必先察其经络之虚实，切而循之，按而弹之，视其应动者，乃后取之而下之。"《灵枢·终始》云："审、切、循、扪、按，视其寒温盛衰而调之，是谓因适而为之真也。"

五脏六腑之精气，依赖经络为通路输送于官窍，官窍才能正常发挥其生理功能。《灵枢·邪气脏腑病形》指出："十二经脉，三百六十五络，其血气皆上于面而走空窍……其别气走于耳而为听，其宗气上出于鼻而为嗅。"这为五官科疾病的经络辨证打下了基础。经络有病，影响官窍，官窍也会表现出相应症状。

1.《黄帝内经》与十二经脉辨证

对于十二经脉的病机，《灵枢·经脉》有"是动病""所生病"及虚实病变的论述。言肺手太阴之脉"是动则病肺胀满……此为臂厥。是主肺所生病者，咳，上气喘渴……气盛有余……小便数而欠。气虚则肩背痛寒……溺色变。"同时，《灵枢·经脉》对十五别络的虚、实、气逆病机和症状亦各有记载。如手太阴之别"其病实则手锐掌热，虚则欠㰦，小便遗数"等。《素问·通评虚实论》还记载了经络气血不仅有俱虚、俱实的现象，而且还可见

"络气不足，经气有余"（即"经满络虚"）和"络满经虚"的病机情况。

《素问·厥论》则进一步论述了经络气血逆乱所致的"六经脉之厥状病能"，如"巨阳之厥，则肿首头重，足不能行，发为眴仆"。除了论述经络气血的有余不足、气滞血留及逆乱外，《素问·诊要经终论》还讨论了十二经脉气血衰竭的问题。《灵枢·经脉》有更细致的病机分析。由于经络是运行全身气血，联系脏腑、肢节、孔窍，沟通上下内外，调节体内各部分的通道。因此，人身许多疾病，包括杂病、外感病，均可运用经络辨证。《黄帝内经》中还有杂病经络辨证的记载。如《素问·刺疟》辨各种疟疾的症状表现与所属经络有关，而治疗亦针刺有关经络的腧穴。

2.《黄帝内经》与奇经八脉辨证

《黄帝内经》虽无奇经八脉的表述。但有冲脉、任脉、督脉、带脉、阴维脉、阳维脉、阴跷脉、阳跷脉的循行及病证内容。《灵枢》《素问》中，散在记载着奇经八脉的病证内容，如《素问·骨空论》论冲脉、任脉、督脉；《灵枢·脉度》《灵枢·大惑论》《灵枢·邪客》《素问·缪刺论》论述阴跷脉、阳跷脉。

如《素问·骨空论》论冲脉、任脉、督脉时，言："此生病，从少腹上冲心而痛，不得前后，为冲疝。其女子不孕，癃痔遗溺嗌干。""任脉为病，男子内结七疝，女子带下瘕聚；冲脉为病，逆气里急；督脉为病，脊强反折。"同时，还进一步分析了奇经八脉的虚实病机，包括外邪入侵的情况，《灵枢·经脉》说："任脉之别，名曰尾翳，下鸠尾，散于腹。实则腹皮痛，虚则痒搔。""督脉之别，名曰长强，夹膂上项，散头上，下当肩胛左右，别走太阳，入贯膂。实则脊强，虚则头重。"《灵枢·海论》又称冲脉为血海，有"血海有余，则常想其身大，怫然不知其所为；血海不足，亦常想其身小，狭然不知其所病"的记述。《灵枢·脉度》还说跷脉"气不荣则目不合"。《灵枢·大惑论》谓："卫气不得入于阴，常留于阳，留于阳则阳气满，阳气满则阳跷盛，不得入于阴则阴气虚，故目不瞑矣……卫气留于阴，不得行于阳，留于阴则阴气盛，阴气盛则阴跷满，不得入于阳则阳气虚，故目闭也。"论述了"病而不得卧"和"病目而不得视"的病机，均与跷脉有关。

此外，病邪入侵，奇经八脉为病，《灵枢·邪客》说："厥气客于五脏六腑，则卫气独卫其外……行于阳则阳气盛，阳气盛则阳跷陷；不得入于阴，阴虚，故目不瞑。"其前提是厥气客于五脏六腑，从篇名"邪客"亦知与《灵枢·大惑论》所论的阳跷盛、目不瞑有一定的区别。另《素问·缪刺论》所说的"邪客于足阳跷之脉，令人目痛，从内眦始"亦属外邪侵犯阳跷之病。

五、《黄帝内经》与气血津液辨证

《素问·举痛论》论述气病，说："百病生于气也，怒则气上，喜则气缓……九气不同。"《素问·调经论》在认识气血病机方面谓"血气以并，病形乃成"，认为"血气者，喜温而恶寒，寒则泣而不能流，温则消而去之，是故气之所并为血虚，血之所并为气虚"，若"血与气并，则为实焉"。症状表现为惊狂、衄中、心烦惋善怒、乱而喜忘等，分别属于血气并于阴阳上下的结果；如"血之与气，并走于上"，则为大厥暴死。由此可知《黄帝内经》中关于气血辨证的论述，内容甚为丰富。

关于饮病的论述，《素问·脉要精微论》说明"溢饮"的病名原据饮邪泛溢而取得；《素问·六元正纪大论》说明饮水过多而不化，或自然界湿土之气太盛，外湿内侵，内湿不运，均可导致饮邪为患。并认为"水气"亦与"饮"属同类；《素问·气厥论》论及"水之病"；《素问·评热病论》把咳出的痰涎称作"涕""清水"。以上说明津液的辨证内容在《黄帝内经》中已有阐述。

六、《黄帝内经》与体质辨证

中医体质理论源于《黄帝内经》，其中就明确指出了人有刚柔、强弱、高低、阴阳、肥瘦等显著的个体差异，如《灵枢·寿夭刚柔》说："人之生也，有刚有柔，有弱有强，有短有长，有阴有阳。"《黄帝内经》的体质理论，明确指出体质与脏腑的形态结构、气血盈亏有密切的关系，并从差异性方面研究了个体及不同群体的体质特征、差异规律、体质的形成与变异规律，体质类型与分类方法，体质与疾病的发生发展规律，体质与疾病的诊断、辨证与治法用药规律，体质与预防、养生的关系等，初步形成了比较系统的中医体质理论。

追本溯源，不难发现，《黄帝内经》中已有"辨质"的记载。如《素问·经脉别论》曰："诊病之道，观人勇怯骨肉皮肤，能知其情，以为诊法也。"《素问·疏五过论》曰："必问饮食居处，暴乐暴苦，始乐后苦，皆伤精气，精气竭绝，形体毁沮。"《黄帝内经》中充分强调各项生理活动离不开脏腑，因此，脏腑的形态和功能特点是构成个体体质的要素。《灵枢·本脏》说："五脏者，固有小大高下坚脆端正偏倾者；六腑亦有小大长短厚薄结直缓急。"凡此不同，造成了个体体质或气质的差异。《灵枢·本脏》介绍了如何根据外部征象推知其内在脏腑之大小坚脆及生理病理意义。如"黄色小理者脾小，粗理者脾大""脾小则脏安，难伤于邪也""脾脆则善病消瘅"等。

《灵枢·阴阳二十五人》根据手足三阳经脉气血的多少，从人体的眉毛、胡须、腋毛、阴毛、胫毛等的多少来判断体质类型。还具体讨论了血气多少与体质的关系，如"其肥而泽者，血气有余；肥而不泽者，气有余，血不足；瘦而无泽者，气血俱不足"。津液之亏耗者，则易表现为"瘦削燥红质"；体内水液滞留或代谢迟缓者，又多表现为"形胖腻滞质"等。某种特殊体质容易感受相应的邪气，易患某类特定的疾病。如《灵枢·五变》有"肉不坚，腠理疏，则善病风""小骨弱肉者，善病寒热""粗理而肉不坚者，善病痹"的记载。

关于体质类型，从古到今，出现了多种分类方法。仅从《黄帝内经》来看，就有阴阳分类法、五行分类法、体型肥瘦分类法、脏腑形态分类法、心理特征分类法等。至于如何针对"五态之人"进行辨证治疗，《灵枢·通天》中有明确的描述："太阴之人，多阴而无阳，其阴血浊，其卫气涩，阴阳不和，缓筋而厚皮，不之疾泻，不能移之。少阴之人，多阴少阳，小胃而大肠，六腑不调，其阳明脉小而太阳脉大，必审调之，其血易脱，其气易败也。太阳之人，多阳而少阴，必谨调之，无脱其阴，而泻其阳，阳重脱者易狂，阴阳皆脱者，暴死不知人也。少阳之人，多阳少阴，经小而络大，血在中而气外，实阴而虚阳，独泻其络脉则强，气脱而疾，中气不足，病不起也。阴阳和平之人，其阴阳之气和，血脉调，谨诊其阴阳，视其邪正，安容仪，审有余不足，盛则泻之，虚则补之，不盛不虚，以经取之。"

七、《黄帝内经》与标本辨证

标本的"本"最初含义是指草木之根，"伐木不自其本，必复生"（《国语·晋语》）；标，即树梢。《黄帝内经》引申其义，并赋予了医学的内涵，其所指不一。如《素问·汤液醪醴论》有"病为本，工为标"，指医患关系；《素问·水热穴论》有"其本在肾，其末在肺"，指水肿病的病机病位；《素问·天元纪大论》有六气为本，三阴三阳为标；《灵枢·卫气》以经脉所起为本，所出为标；《素问·标本病传论》指先病为本，后病为标。

可见，标本的医学含义很多，归纳之，大凡具有根本的、主要的、内在的、本质的、开始的、中心的等特性多属于"本"；而具有次要的、外在的、枝节的、现象的、后起的、终极的、周围的等特性多属于"标"。《黄帝内经》运用标本理论的目的，主要是立足于指导治疗原则的确定。先标后本，或先本后标，或标本兼治等治疗原则，有助于医生面对纷繁复杂的病情，能执简驭繁，把握治疗疾病的先后缓急。故《素问·标本病传论》说："黄帝问曰：病有标本，刺有逆从，奈何？岐伯对曰：凡刺之方，必别阴阳，前后相应，逆从得施，标本相移，故曰：有其在标而求之于标，有其在本而求之于本；有其在本而求之于标，有其在标而求之于本。故治有取标而得者，有取本而得者，有逆取而得者，有从取而得者。故知逆与从，正行无问，知标本者，万举万当，不知标本，是谓妄行。""夫阴阳逆从标本之为道也，小而大，言一而知百病之害，少而多，浅而博，可以言一而知百也。以浅而知深，察近而知远，言标与本，易而勿及。"《素问·移精变气论》说："治不本四时，不知日月，不审逆从，病形已成，乃欲微针治其外，汤液治其内，粗工凶凶，以为可攻，故病未已，新病复起。"又如《素问·四时刺逆从论》认为："故刺不知四时之经，病之所生，以从为逆，正气内乱，与精相薄。

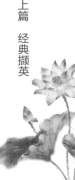

必审九候，正气不乱，精气不转。"

为了具体说明治有标本轻重缓急，如何实施"标本相移"的治则，真正做到治标治本，各得其宜，疗效迅速的结果，《素问·标本病传论》又进一步举例说明："治反为逆，治得为从。先病而后逆者治其本，先逆而后病者治其本。先寒而后生病者治其本，先病而后生寒者治其本。先热而后生病者治其本，先热而后生中满者治其标。先病而后泄者治其本，先泄而后生他病者治其本，必且调之，乃治其他病。先病而后生中满者治其标，先中满而后烦心者治其本。人有客气，有同气。小大不利治其标，小大利治其本。病发而有余，本而标之，先治其本，后治其标；病发而不足，标而本之，先治其标，后治其本。谨察间甚，以意调之，间者并行，甚者独行。先小大不利而后生病者治其本。"文中举逆病、寒病、热病、泄病、烦心、中满、小大不利等病证进行先后病的标本分析，说明常规治疗应遵循先治其本的原则。一般来说，标根于本，病本能除，标亦随之而解。

但是，标本先后的治疗原则并不是一成不变的。一般而言，本病是主要的，根本的；标病是次要的，从属的。在疾病发展过程中发生变化时，处于次要的、从属地位的标病一方可能上升为矛盾的主要方面，此时治疗亦必须根据病情的缓急灵活处置。文中举"先热而后生中满者治其标""先病而后生中满者治其标""小大不利治其标"为例，说明急则治其标的问题。此处提出的"中满"及"小大不利"只是示范而已。说明当标病将要加剧病情，危及生命时，或在诸多病理矛盾中，标病成为突出的主要矛盾时，应当机立断，急则治标，否则恐贻误病机，甚则危及生命。如肝硬化后期大量腹水产生时，糖尿病患者猝然脑中风等均要急则治标。

总结标本先后的运用原则，可归纳为十二个字：谨察间甚，间者并行，甚者独行。即病情轻缓者，应标本兼治。也就是说，病轻缓者未必独治其本。从临床实际情况看，病证属纯阳纯阴、纯虚纯实者少，虚实夹杂、表里相兼、新旧同病者多。在病势不甚急危的情况下，多数应标本同治。当分析标本偏颇的侧重，或治标顾本，或治本顾标，或标本兼顾。如《伤寒论》第18条载"喘家作，桂枝加厚朴杏子佳"。素有咳喘宿疾，复中风邪，新病旧恙标本同治，临床治慢性支气管炎急性发作，多循此则。"甚者独行"指疾病严重者，必须根据实际情况，标急则独治其标，本急独治其本，是谓"独行"。按先病为本，后病为标分，表证身疼痛为先病，属本；里证下利清谷为后病，属标。

总之，《黄帝内经》为我们充分展示了灵活使用标本辨证论治的种种范例，对今天的临床实践有颇多启迪。

八、《黄帝内经》辨证论治思想对当前临床实践的指导意义

《黄帝内经》虽未明确提出辨证论治的系统理论，但辨证论治的思想在其中已有体现。《素问·至真要大论》谓"谨守病机，各司其属"，即蕴含着在临证中当周密地进行辨证论治之意。"病机十九条"为辨证论治提供了执简驭繁的法则和范例。后世创立的各种辨证方法，在《黄帝内经》中也均可找到雏形。

《黄帝内经》辨证论治思想对当前临床实践的指导意义主要表现在中医临床工作中对《黄帝内经》辨证论治思想之重视。《黄帝内经》讨论了许多具体病证的辨证论治问题，形成了辨证论治理论体系和思维方法，为后世辨证论治思想和理论体系的完善和发展奠定了基础。《黄帝内经》辨证论治体系是一个综合的辨证论治体系。通过整理研究，能使辨证论治这一中医学特色、优势和精髓更好地服务于临床。

顾明津（上海中医药大学）

指导：王庆其

167

上篇 经典撷英

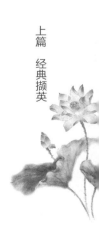

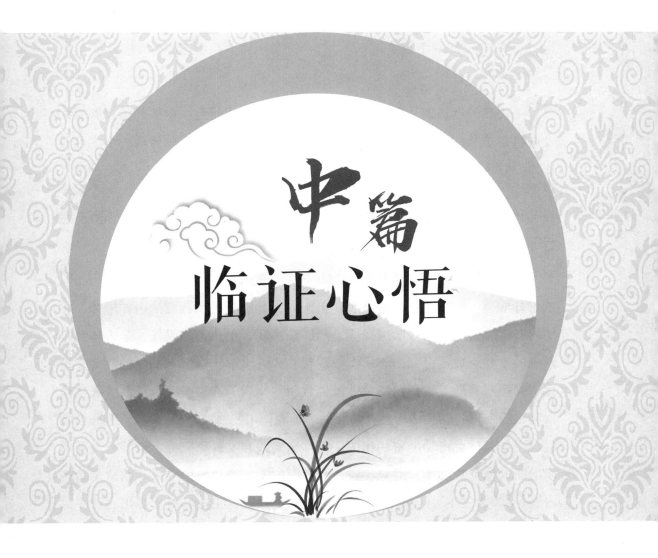

中篇
临证心悟

第一章　王庆其治疗脾胃病经验撷英

王庆其教授长期从事《黄帝内经》的临床运用研究、中医药治疗脾胃病及内科疑难杂病的研究工作。下面主要对王庆其教授治疗脾胃病的学术经验作简要总结。

一、提出"脾主黏膜"的学术观点，用补气健脾托疮法治疗消化道溃疡

王庆其教授认为，人体有两大屏障：一是皮肤，包裹全身，护卫人体，抵御外邪，由肺所主；二是黏膜，生于内，是脏腑组织器官的内在屏障，在体内有消化道黏膜、呼吸道黏膜、泌尿道黏膜、生殖道黏膜等，是人体免疫系统的重要组成部分，由脾所主。现代临床许多脾胃病多有黏膜的病变。消化道黏膜对胃酸、胃蛋白酶及外源性致溃疡物质等有自身防御机制。人体从口腔黏膜到胃肠黏膜，均具有如此的"屏障作用"。临床上，口、胃、肠的黏膜病变与人体免疫功能密切相关，而临床实践和实验研究提示健脾补气药可以增强人体免疫功能，对口、胃、肠黏膜的病变有很好的疗效。结合《黄帝内经》"脾为之卫"（《灵枢·五癃津液别》）之论，王庆其教授提出"脾主黏膜"的观点。脾胃为后天之本，气血生化之源，四季脾旺不受邪，百病皆由脾胃衰而生。说明脾的功能旺盛是保证机体健康与抵御外邪的重要条件。对于消化系统最常见的溃疡病，王庆其教授借助中医外科"消、托、补"的治疗方法，指出健脾益气、托疮生肌是黏膜病变（溃疡病）的重要治法之一。其治疗黏膜病变，常以自拟五君子汤（四君子汤加黄芪）随症加减，配合制酸护膜法、补气健脾护膜法、滋阴填精护膜法、活血止血护膜法、咸寒养阴护膜法、甘寒养阴护膜法等，拓展了临床诊疗的思路，取得了良好的疗效。

如用健脾托疮、祛阴火法治疗复发性口腔溃疡、口腔扁平苔藓等，王庆其教授常取李东垣治疗阴火的代表方剂"补脾胃泻阴火升阳汤"意，用黄芪、党参、白术、茯苓、甘草、怀山药、玉蝴蝶、白及、珍珠母、细辛、升麻等，疗效满意。用健脾托疮、和胃制酸法治疗胃十二指肠球部溃疡，常用黄芪、党参、白术、茯苓、甘草、怀山药、玉蝴蝶、白及、珍珠母、浙贝母、海螵蛸等。用健脾托疮、清肠祛风法治疗溃疡性结肠炎、慢性结肠炎，用黄芪、党参、白术、扁豆、甘草、怀山药、白及、珍珠母、黄连、干姜、防风、葛根、马齿苋、仙鹤草、白槿花、木香、枳壳等，均取得了比较满意的疗效。

二、提出"情志相关性脾胃病"概念，强调心身同治法

王庆其教授根据"形神一体""心身相关"理论，根据目前临床上大多数脾胃病患者均有不同程度的情志问题或心身障碍，提出"情志相关性脾胃病"概念，主张采用心身同治的方法治疗。

他把此类疾病分为两大类，第一类根据辨证采用宣阳开郁法治疗抑郁性脾胃病。抑郁症属阴证，其主要表现为"三低"症状，即情绪抑郁、思维迟钝、行为减少。抑郁症属木、属肝，木喜条达，肝喜疏泄，"木郁则不达""木郁达之"。何梦瑶《医碥》言："郁而不舒，则皆肝木之病矣。"赵献可《医贯》强调郁病以木郁为本，并提出"以一法代五法"。

王庆其教授主张采用宣阳化痰开郁法治疗抑郁型脾胃病。自拟"宣阳化痰开郁汤"，该方由柴胡、桂枝、郁金、石菖蒲、制半夏、竹茹、枳壳、枸橘、玫瑰花、厚朴花、茯神、藿梗、苏梗、炙甘草等药物组成，并随症加减。其中柴胡、枳壳、枸橘、玫瑰花、厚朴花旨在疏肝利气解郁；桂枝、郁金、石菖蒲宣阳开郁；制半夏、竹茹、茯神、藿梗、苏梗化痰利湿解郁。王庆其教授认为，气机内郁则痰湿内聚，欲解郁必先化痰湿，欲开郁必赖通阳，此《黄帝内经》所谓"阳化气"。离照当空，抑郁的阴霾就会消失。

临证加减：气滞甚者加四逆散，痰湿重者加温胆汤，睡眠差者加柏子仁、酸枣仁，心脾两虚者加归脾汤、甘麦大枣汤，元阳不足者佐以淫羊藿、

仙茅，惊悸不宁者加龙骨、牡蛎，胃脘痞满者加炙鸡内金、焦山楂、焦神曲，腹部胀满者加大腹皮、葫芦壳，咽中似有物梗者用半夏厚朴汤。

第二类用清火消虑法治疗焦虑性脾胃病。焦虑症主要表现"三亢"症状，即焦虑紧张情绪、运动性不安、植物神经功能亢进，人体处于一种激惹状态。焦虑症属火，火分君火与相火。君火指心火，相火指肝肾之火，包括肝郁化火、肝肾阴虚火旺及心肾不交等证候。王庆其教授认为，《黄帝内经》有"诸躁狂越，皆属于火"之说，故治疗焦虑型脾胃病主张用清火消虑法。自拟栀子消虑汤，该方由山栀、淡豆豉、黄连、莲子心、灯心草、连翘、龙骨、牡蛎、柏子仁、天麻、枳壳、郁金等组成。其中山栀、淡豆豉取自仲景栀子豉汤，有清宣郁热除烦的作用；黄连、莲子心、灯心草、连翘旨在清心火；龙骨、牡蛎、柏子仁镇静安神；天麻、白芍、枳壳清肝利气。相火旺者加知母、黄柏，肝火旺者加龙胆草，肝肾阴虚者加女贞子、制龟甲、炙鳖甲、山茱萸，睡眠差者加酸枣仁，肝阳亢者加珍珠母，气机不舒者加制香附，泛酸者加海螵蛸、煅瓦楞，便秘者加大黄、芦荟、生地黄，腹痛者加川楝子、延胡索，口干者加天花粉、芦根等。

在药物治疗的同时，还采用心理疗法。情志性脾胃病的病因始终与情志因素密切相关，故对患者须根据起病原因进行心理治疗。《灵枢·师传》记载的"告之以其败，语之以其善，导之以其所便，开之以其所苦"的方法，值得借鉴。我们的实践体会是对患者要加强沟通，耐心解释，尽量用客观的证据使患者确信该病不至于危及生命，消除其恐惧和疑虑。告诉患者对疾病的恐惧比疾病本身的危害性更大，只要积极配合治疗，是完全有可能康复的，帮助患者树立信心，尽可能取得其配合，发挥患者的主观能动性。真诚帮助患者掌握恰当的应对心理应激的方法，建立合理的生活方式，增强对治疗措施的依从性，有助于情志性脾胃病的康复。

三、倡导"半从痢治，半从疡疗"治疗溃疡性结肠炎

溃疡性结肠炎根据其临床表现，类属于中医学"肠澼""肠风""滞下""大瘕泄""痢疾"等范畴，严格地说应该属于"休息痢"。《赤水玄

珠》曰："休息痢者，愈后数日又复下，时作时止，积年累月，不肯断根者是也。"

王庆其教授认为，溃疡性结肠炎像中医外科中的"疮疡"，是生于内的"疮疡"。"疮疡"在外科中分为初期、成脓期、溃疡期。治疗的基本原则是消、托、补。溃疡性结肠炎往往经久不愈，属于"内疮疡"的溃疡期。溃疡长期不能愈合，往往由于脾胃气虚，无力修复。病机是脾胃气虚，肠中湿毒内蕴。溃疡性结肠炎属于慢性病，病程长，往往经久不愈，病机属于本虚标实。本虚主要为脾胃气血亏虚，无力修复疮口，久不收口；标实主要是湿、风、瘀、毒等。治疗以补气健脾托疮治本，清肠利湿、解毒祛风治标。治本药用黄芪、山药、炒白扁豆、薏苡仁、玉蝴蝶、珍珠母、白及等，重用黄芪30～60g；治标药用木香、槟榔、黄连、干姜、仙鹤草、白槿花、防风、桑叶、葛根、马齿苋、乌梅炭、芡实等。并根据临床表现及大便的性状辨证治疗。

四、根据五脏整体观，主张"治脾胃安五脏，调五脏理脾胃"

《素问·太阴阳明论》曰："土者生万物而法天地。""脾者土也，治中央，常以四时长四脏。""四肢不得禀水谷气……无气以生，故不用也。"脾胃居中焦，位五脏之中，其表里相连，一运一纳，化生精气，一升一降，清浊得分，合为后天之本。土生万物，营养气血，滋养五脏，脾土四季皆旺，功能正常，其他脏腑皆得精微物质滋养而充盛，凡此种种，皆凸显了脾土之地位。《杂病源流犀烛》曰："盖脾统四脏，脾有病，必波及之；四脏有病，亦必待养于脾。故脾气充，四脏皆赖煦育；脾气绝，四脏不能自生。"若脾胃功能失司，不能正常化生水谷精微，中州自危，另他脏失养，则百病丛生。李杲在《脾胃论》中也提出"百病皆由脾胃衰而生也"，这是对于脾胃盛衰论的高度概括，为后世医家提供了理论依据。即使是尊为先天之本的肾中之精，自古以来都有"补肾不若补脾"之说。《景岳全书》曰："是以水谷之海，本赖先天为之主，而精血之海又必赖后天为之资。故人之自生至老，凡先天之有不足者，但得后天培养之力，则补天之功亦可居其强半，此脾胃之气所关于人生者不小。先天如朝廷，后天如司道，执政在先天，布政在后天，故人自有生以后，无非后天为之用，而形色动定，一无胃气之不可。"

1. 调五脏理脾胃

五脏是一个整体，既相互影响，又相互制约。脾胃有病，自是治脾胃，然脾为土脏，是以五脏中皆有脾气，而脾胃中亦皆有五脏之气，互为相使。借李东垣《脾胃论》言："善治脾者，能调五脏所以治脾胃也。"张景岳《景岳全书》说："五脏之邪皆通脾胃，如肝邪犯脾者，肝脾俱实，单平肝气可也，心邪犯脾者，心火炽盛，清火可也，肺邪之犯脾者，肺气壅塞，当泄肺以苏脾之滞。"临床上许多患者以脾胃病表现来诊，若仅用楂、苓、枳、术等脾胃药治之，恐不及。须细思病机，去除伤脾者，方能理脾胃。

王庆其教授在临床中善于调治脾胃令他脏得安。掌握五行相生相克的规律，运用补土制水法、培土生金法、扶木抑土法、培土抑火法治疗五脏疾病。例如用健脾重剂治疗水肿病，培土生金治疗慢性咳喘病，见肝之病，实脾为先，治疗肝硬化腹水等。

2. 从五脏论治脾胃病

王庆其教授在治疗脾胃病时，从整体出发，并不局限于脾胃，善于从五脏论治脾胃病。若肝脾（胃）不和者，疏肝以理脾胃；肾阳不足者，补火以生土；心火亢盛者，养心宁心以和胃；肺气亏虚所致者，补肺脾之气等。调五脏理脾胃，拓宽了临床医生的治疗思路，避免头痛医头、脚痛医脚。例如用通腑泄浊、降气和胃法治疗 Barrett 食管炎，澄心息虑法治疗焦虑相关性脾胃病，抑木扶土法治疗慢性泄泻，滋阴潜阳法治疗更年期妇女脾胃病等。

174

五、提出"微癥积"概念，治疗胃癌前病变

叶天士说："初病在气，久病入络。"胃癌前病变的形成是一个漫长的过程，符合久病入络、久痛入血、息而成积的病机特点。吴以岭院士在《脉络论》中归纳了络脉病机有易滞易瘀、易入难出、易积成形三个特点。我们完全可以运用络脉理论分析胃癌前病变的形成过程。胃癌前病变病程长，常迁延不愈，部分严重者可能有癌变倾向。符合中医学久病入络、久痛入血、久

病属虚的理念。胃镜下见萎缩的黏膜褪色，呈红白相间，以白为主，或呈灰白色，可观察到网状和树枝状的细小血管。病理学检查看到胃固有腺体不同程度的萎缩或消失，肠上皮化生或幽门腺化生，黏膜肌层增生，完全符合易滞易瘀、易入难出、易积成形的病理特点。所以，络脉理论可以指导中医药治疗胃癌前病变。治疗方面王庆其教授强调治本，旨在调节"微生态"；治标主张根据辨证活血化瘀、清热解毒、温中散积、软坚散结等，标本兼顾，守法守方，持之以恒，必有成效。

另外，根据《素问·痿论》所提出的"治痿独取阳明"的启示，从"痿"治"萎"（萎缩性胃炎）。慢性胃炎中以慢性萎缩性胃炎发病率最高，其病程长，常迁延不愈，部分严重者可能有癌变倾向。过去认为萎缩性胃炎发展至肠上皮化生者，其病理变化难以逆转。近年来的实践证明，上述胃黏膜的病理变化用中医药治疗可以逆转。王庆其教授认为对此类疾病的调治应注意以下三点：一是辨证与辨征相结合，即把胃镜的病理特征作为辨证的依据，如胃黏膜苍白或灰白，这是气血亏虚不能荣养胃黏膜的证据；胃黏膜糜烂充血，作为湿热内蕴脾胃的证据；病理报告见肠上皮化生或不典型增生，作为瘀血内结的辨证依据；伴胆汁反流者，属胆胃不和等。二是整体调理与局部改善相结合，萎缩性胃炎病变在胃，但应理解为全身的失调在局部的表现，故辨证宜着眼整体，兼顾局部的病理改变，通过整体调理使全身的状况得以明显改善，同时局部的病理改变得到有效控制或康复。三是从"痿"治"萎"，萎缩性胃炎经胃镜和活组织检查，黏膜多呈苍白或灰白色，皱襞变细或平坦，黏膜变薄，严重胃萎缩时，黏液量极少或无，称"干胃"。《黄帝内经》有云："治痿者独取阳明。""阳明者，五脏六腑之海。"主生化气血津液。

萎缩性胃炎多由慢性胃炎发展而成，久病属虚，主要以脾胃虚弱为主，胃虚不能腐熟水谷，脾虚不能运化水谷精微，故主要表现为三个方面的病理变化：一是气血津液生化不足，不能荣养胃黏膜，故黏膜表现灰白无华，红白相间，以苍白为主，津液不足而呈"干胃"；二是消化功能减退，出现胃脘痞胀，食欲不振，食而不化等症状；三是气机升降失调，即脾气升清，胃气降浊功能失调，出现嗳气、胀痛、泛酸等症状。痿证由阳明虚，不能主润宗筋以束骨利机关而致，萎缩性胃炎由脾胃虚，不能润养胃之黏膜以化生水谷精微而致，病虽不一，其理则同。王庆其教授主张健脾胃以治本，佐以养血活血，作为治疗萎缩性胃炎的大法。以黄芪、党参、炒白术、茯苓、甘草、当归、丹参、莪术、三棱、大枣为基本方辨证加减。肝胃不和者佐以柴胡、枳壳、制香附、郁金、苏梗、制半夏、延胡索、佛手等；脾胃湿热者加苍术、制半夏、薏苡仁、厚朴、黄连、黄芩、蒲公英、苏梗、砂仁、蔻仁等；胃阴不足者酌加北沙参、川石斛、玉竹、白芍、麦冬、黄精、山楂等；气虚血瘀者佐以延胡索、五灵脂、九香虫、鸡血藤、制香附、乌药等。只要持之以恒，耐心调治，大多数患者不仅能缓解症状，而且病理变化（萎缩、肠化生）也可改善或消失。

六、运用相反相成药对治疗脾胃病经验

王庆其教授认为，人体中存在着种种相互对立而又相互依存的矛盾状态，如脏腑、阴阳、气血、表里、升降等。在正常情况下通过体内"亢害承制"的自稳调节机制维持其相对协调平衡，当致病因素的侵犯破坏了这种协调平衡，便导致疾病的产生，临床试图通过相反相成的合理配伍调节纠正其病理状态。

脾胃病的诸多病理表现离不开上述种种相互对立而又相互依存关系的破坏，王庆其教授临床试图通过相反相成的合理配伍调节纠正其病理状态，从而取得疗效。尤其对于一些虚实夹杂、寒热并存、阴阳气血同病的复杂病理机制者，常能够取得出奇制胜的效果。

1. 寒热并投

王庆其教授认为一些脾胃病疑难病证的病机属纯寒纯热者较少，而以寒热错杂者为多，此乃阴阳互根，寒热转化之理，寒热并用，不仅由于寒热兼顾，其中寓有寒热相激效应。常用药对：①黄连配干姜。黄连苦寒，清热燥湿，泻火解毒；干姜辛热，可温中散寒。二药相伍，辛以开结，苦能降泄，除寒积、清郁热、止呕逆、制泛酸、和胃除痞开结。王庆其教授用此二

药治疗胃脘疼痛，心下逆满，嘈杂嗳气，呕吐吞酸，证属寒热错杂，阻滞中焦，升降失司者；或急慢性胃炎，胃十二指肠溃疡证属寒热互结，升降失司，阴阳失调者；或口舌生疮，经久不愈，时发时止，证属寒热错杂者；对慢性结肠炎痛泻交作，里急后重者，均有效验。②附子配黄连。附子、黄连配伍，出自《伤寒论》之乌梅丸。附子辛温大热，温脾阳以散寒止痛；黄连苦寒，清胃火，泄热燥湿。附子以补为主，黄连以泄为要。二药相伍，一寒一热，一补一泻，相互制约，相互为用，辛开苦降。王庆其教授用二者治疗寒热互结所致的心下痞满，脘腹痞闷作痛，泄泻不畅，呕恶心烦而兼见阳虚不固，汗多恶寒，肢冷脉弱等症。③黄连配吴茱萸。二药相伍，出自《丹溪心法》之左金丸。以黄连之苦寒，泻肝经横逆之火，以和胃降逆；佐以吴茱萸之辛热，同类相求，引热下行，以防邪火格拒之反应。共奏清肝泻火、降逆之呕、和胃制酸之效，以治寒热错杂诸证。王庆其教授用二者治疗肝郁化火、胃失和降、胁肋胀痛、呕吐吞酸、嘈杂嗳气、口苦、舌红苔黄、脉弦数等症，效果满意。

2. 润燥互用

即以辛香苦燥药与阴柔滋润之品合用，王庆其教授认为此种配伍适用于湿滞不化而阴津已伤之证。若单以滋润恐助湿碍胃，单以燥湿易重伤阴津，润燥互用，相得益彰。常用药对：①半夏配麦冬。二药伍用，取仲景石膏汤及叶天士益胃汤之意。半夏燥湿化痰，消痞散结，其性辛燥；麦冬甘寒，能养阴益胃。王庆其教授认为二者相配，麦冬可制半夏辛燥之性，半夏可防麦冬之甘润碍胃，对脾虚夹湿伴胃阴不足者，既能燥湿和胃，又不伤胃阴。②熟地黄配砂仁。熟地黄补血滋阴，砂仁化湿开胃。二药伍用，取熟地黄静重之妙，又得砂仁运化之功，适用于血虚、肝肾不足等导致脾胃运化不良者，每可应手取效。

3. 通涩并用

通即通利，涩即收涩。在临床常见的胃肠病中，每见痛泻交作，里急后重，如慢性结肠炎、肠易激综合征等。病机多为本虚标实，本虚多为脾气亏虚，标实多为气滞，湿热下注于肠。治疗单以理气，可能增加大便次数，纯用收涩，恐会碍邪，甚则引起便秘腹痛。王庆其教授主张用木香、槟榔合石榴皮、肉豆蔻，收涩并用，再以健脾补气、清肠祛风之品，如黄芪、党参、白术、茯苓、马齿苋、葛根、防风、白蒺藜等标本兼治，可以通不耗气，涩不留邪，对改善痛泻并作、里急后重等症状，收效良好。

4. 补泻互寓

秦伯未曾云："治内伤于虚处求实，治外感于实处求虚，乃用药之矩矱也。"王庆其教授指出无论外感或内伤脾胃，病经迁延。证见病邪内蕴与正气消伐并存，属本虚标实者多，故补泻互寓法临证运用时根据虚实之多少又有"寓补于泻"及"寓泻于补"之殊。①白术配莪术。白术益气健脾，莪术行气破血消积，二者相配，功能行气活血。叶天士云："初病在经，久病入血。"对萎缩性胃炎、胃癌前期病变，王庆其教授认为病机乃气虚血瘀湿热，常采用益气活血清热法，有较好疗效。瘀血表现为胃脘刺痛，部位固定，夜间疼痛，久痛不止，舌质紫暗，边有瘀点，舌下静脉紫暗、迂曲、增粗、过度充盈等症。胃镜下表现如黏膜下静脉可见，有陈旧性出血点，小颗粒增生，息肉增生等。白术配莪术亦有较好的抗癌防变的作用。②党参配厚朴。党参甘平，可补中益气；厚朴苦辛温，可燥湿、行气、消积。二药相伍，消补兼施，补益而不壅中，行气而不破气。王庆其教授临床常用于治疗脾胃虚弱、气血两亏而致体倦无力、脘胀食少、久泻腹胀、肛坠脱肛者。③白术配鸡内金。白术补脾燥湿，和中消滞；鸡内金可发胃气、养胃阴、生胃津、消食积、助消化。二药相伍，一补一消，健脾开胃。王庆其教授用其治疗脾胃虚弱、运化无力、食欲不振、食后不消、痰湿内停、脘腹胀满、倦怠无力等症，疗效确切。

5. 动静结合

人身本乎阴阳，阴阳见乎动静。动静合宜，气血和畅；动静失调，气血逆乱。王庆其教授指出，凡治病用药，必须把握动静变化。常用药对：①枳实配白术。二药伍用，出自《金匮要略》枳术汤。枳实辛散温通，破气消积，化痰导滞，消痞止痛；白术甘温补中，补脾燥湿，益气生血，和中消滞，固表止汗。枳实辛散性烈，以泻为主，白术甘缓补中，以补为要。枳实以走为主，白术以守为要。二药参合，一泻一补，一走一守，一急一缓，相互制约，相互为用，以达补而不滞，消不伤正，健脾强胃，消食化积，消痞除满之功。王庆其教授用其治疗脾胃虚弱，消化不良，饮食停滞，腹胀痞满，大便不爽诸症。②黄芪配莪术。黄芪为补中益气之良药，莪术功善破血祛瘀行气。两药配伍，一补一通，适用于脾胃气虚，升降功能失职，造成胃气阻滞，胃络血瘀的患者。王庆其教授用二者治疗萎缩性胃炎伴肠上皮化生或异性增生的患者，屡见效验。

6. 升降有常

王庆其教授认为脾胃同属中焦，为升降转输之枢纽，升降药物的配伍可助其运化、受纳功能恢复正常。常用药对：①桔梗配枳壳。桔梗辛以入肺，性主升，善开肺中痰浊郁滞；枳壳苦泄下降，理气宽胸，能泻胸膈郁结之气。二药相伍，一升一降，一宣一散，疏理气机，宽胸利肺，调和脾胃。王庆其教授临床上多用于治疗气机郁滞所致的胸膈满闷，或肺郁失宣，大肠气滞的腹满便秘者。②大黄配升麻。大黄苦寒，可泻下攻积，清热泻火；升麻辛甘，体清升散，善引清阳之气上升，而为升阳举陷之要药。二药相伍，虚实同治，升降兼备。王庆其教授临床多用于治疗恶心呕吐、胃脘痞满、口苦、纳呆、四肢困乏、头晕、舌淡而苔黄腻者。

王秀薇　王少墨　戴彦成　柳涛　王倩蕾　卢嫣　王晔　陈正　肖定洪
李素素（上海中医药大学附属龙华医院王庆其名医工作室）

179

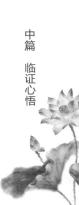

中篇　临证心悟

第二章 中医脾胃病心身问题探赜

当前，医学科学迅速发展，社会生活环境逐渐改善，许多生物理化致病因素已得到极大的控制。与此同时，各种生活、家庭、工作、社会事件等社会心理致病因素日益增多。心身疾病的患病率不断攀升，该趋势在脾胃病科尤为突出。同时临床疗效欠佳、治疗费用增长、精神类药物的不良反应等问题接踵而来。中医学中蕴含丰富的心理学、哲学思想，强调形神一体，人与天地相参。中医的思想体系对解决脾胃心身问题有显著优势，基于中医基础理论探讨脾胃心身问题具有重要临床价值和实践意义。本篇围绕中医脾胃病心身问题，对其产生原因、表现特点及解决方案、研究展望进行探讨，以期为开展中医脾胃心身专科研究、提高脾胃心身疾病诊疗成效提供思路。

当前临床，伴有心身问题的脾胃病患者人数约占脾胃科总门诊量的80%。现有生物医学研究证明消化系统最易接受外界刺激，是心身相关最敏感的器官。不少难治性消化系统疾病常由心理社会因素引起，同时患者对疾病的担忧、恐惧，也成为新的心理刺激因素，使原有的病情缠绵难愈。现阶段西医治疗消化心身疾病的基本原则是"专科治疗＋心理疏导＋抗焦虑、抗抑郁药"，目的是阻断躯体与精神症状间互为因果的恶性循环。然而，专科医生对伴有焦虑、抑郁的脾胃病证的识别与诊疗技术明显不足。中医学对情志发病、心身关系的论述颇丰，有着深厚的理论基础并积累了丰富的实践经验。《黄帝内经》中"形神合一"理念奠定了中医心理学的基础，心身关系是建立在天、地、人三才模式基础上，表现为人与自然、人与社会、人与人关系的诸多方面。心身发病观包含了"因郁致病"及"因病致郁"两种类型。七情、五神依赖五脏活动而生，即"精化气，气生神"；情志活动也可反向调控五脏，即"神役气，气役精"。五神、七情过用会伤及五脏；五脏功能紊乱也会影响情志。中医文献中关于脾胃心身相关的论述颇丰，记载了大量的诊疗经验，中医心身同治的思想尤其适用于脾胃心身疾病的诊疗。面对脾胃心身问题日益突出的现状，当下亟须对脾胃心身问题开展专科研究，探索情志所致脾胃病的病证规律，寻找脾胃心身问题的防治策略，发挥中医药的优势作用。

一、中医心身理论的基本观点

（一）心身关系的基础

《素问·至真要大论》言："天地之大纪，人神之通应也。"《黄帝内经》提出"人与天地相参"的观点，强调自然环境对人的生理、心理活动具有制约作用。四时之气的变化，阴阳消长，人与天地遵循同一自然规律。人不仅有自然属性，又具有社会属性。人的社会活动、文化背景、生活境遇、人际关系等因素时刻影响着人的精神心理变化。人从本质上讲是人与自然、人与社会、人与人关系的总和。心身之间的作用关系是在综合天地气候、自然环境、人事境遇等背景下形成的，这也是心身健康、心身疾病发生的内在机制。因此，中医学认为心身相关的理论基础是"天、地、人三才一体"的医学模式，这与心身医学的"生物-心理-社会"医学模式不谋而合。

（二）心身关系的本质

中医心身关系的本质是形神关系，形神一体的整体观是中医学的核心理念之一。形和神辨证统一，不可分离。形和神是物质与精神、体和用的关系。人的精神活动依附于形体而生，五脏所藏的精、气、血是精神活动的物质基础。《素问·阴阳应象大论》曰："人有五脏化五气，以生喜怒悲忧恐。"《灵枢·本神》曰："肝藏血，血舍魂……脾藏营，营舍意……心藏脉，脉舍神……肾藏精，精舍志。"五脏藏精，为神之宅。五脏化五气，参与情志的生成。同时，精神活动也可以影响形体。《灵枢·本脏》曰："志意者，所以御精神，收魂魄，适寒温，和喜怒者也……志意和，则精神专直，魂魄不散，悔怒不起，五脏不受邪矣。"《素问·移精变气论》曰："得神者昌，失神者亡。"神是生命功能的外在表现，反映了人体正气的盛衰，同时对脏腑活动有反向调控作用。张景岳所言"形者神之体，神者形之用，无神则形不可活，无形则神无以生"，高度概括了中医学的形神关系。形和神是一个整体的两个部分，中医更强调神对形的主导作用。

（三）心身健康的标准

《黄帝内经》认为，形神和谐是心身健康的标准，具体体现在人与天地的和谐，以及人体内部脏腑气血、志意精神的和谐。《灵枢·本脏》曰："是故血和则经脉流行，营复阴阳，筋骨劲强，关节清利矣；卫气和则分肉解利，皮肤调柔，腠理致密矣；志意和则精神专直，魂魄不散，悔怒不起，五脏不受邪矣；寒温和则六腑化谷，风痹不作，经脉通利，肢节得安矣。此人之常平也。"文中"人之常平"就是指健康无病之人。所谓"气血和"可以理解为维系脏腑活动正常运行；"志意和"就是心身相安，精神活动平和有度，不受外界侵扰；"寒温和"就是指人体能够适应自然气候和环境的变化，不为外邪所感。以上三条实际概括了中医心身健康的标准，对心身养护具有科学指导价值。

二、中医心身发病观

（一）因郁致病

《黄帝内经》最早提出"喜怒不节则伤脏"，情志伤脏的条件有：①外部因素：包括自然气候、生活境遇等因素。如《素问·疏五过论》曰："尝贵后贱，虽不中邪，病从内生，名曰脱营。尝富后贫，名曰失精，五气留连，病有所并。"此为生活境遇对精神心理的影响。此外，情志活动同自然变化相适应，受外在自然环境的影响。如《灵枢·厥病》曰："风痹淫泺，病不可已者，足如履冰……久则目眩，悲以喜恐，短气，不乐。"《素问·四气调神大论》曰："春三月……以使志生……夏三月……使志无怒……秋三月……使志安宁……冬三月……使志若伏若匿。"人与天地相参，人的精神情志波动在春夏生发活跃，在秋冬收敛沉静。可见，自然界气候的变化也会影响精神的盛衰。②内部因素：先天体质、人格特质、性格缺陷。《灵枢·本脏》曰："五脏皆小者，少病，苦憔心，大愁扰；五脏皆大者，缓于事，难使以扰。"先天体质的强弱、阴阳偏颇同时可反映心理素质的差异。

张景岳提出："凡五气之郁，则诸病皆有，此因病而郁也，至若情志之郁，则总由乎心，此因郁而病也。"由情志因素导致的脏腑病证概括为"因郁致病"。

情志因素导致的疾病范围很广泛，包括了中医的情志病及西医的心身疾病。中医学中常见的情志病有脏躁、梅核气、郁证、卑慄等。20世纪30年代，亚历山大提出了7种典型的心身疾病，分别为消化性溃疡、溃疡性结肠炎、高血压病、神经性皮炎、类风湿关节炎、甲状腺功能亢进、支气管哮喘。中医学中没有心身疾病的具体概念，但早在《黄帝内经》即有关于情志致病的病证阐释，如《灵枢·五变》曰："思虑伤脾，脾不能为胃行其津液，而为消渴。"《素问·疏五过论》曰："凡未诊病者，必问尝贵后贱，虽不中邪，病从内生，名曰脱营；尝富后贫，名曰失精。"《素问·生气通天论》曰："大怒则形气绝，而血菀于上，使人薄厥。"

（二）因病致郁

五脏藏五神，五脏化五气，生五志。五脏的病变反过来能影响情志活动，此所谓"因病致郁"。五脏中，心和肝对情志活动的影响最大。《灵枢·本神》曰："肝藏血，血舍魂，肝气虚则恐，实则怒……心藏脉，脉舍神，心气虚则悲，实则笑不休。"心主神明，肝主调畅情志，心和肝的功能失调，往往伴有情志的异常。另外，长期疾病折磨、慢性消耗性疾病后期，患者往往伴随抑郁或焦虑。各类疾病的慢性迁延期或危重病晚期，由于长期对疾病的担忧、恐惧导致原有的症状夹杂精神色彩，加剧病情，影响疾病预后。从中医学角度看，"因病致郁"与"因郁致病"的病因病机互为因果。躯体疾病引起的情志不调，其病因来自疾病本身带来的慢性应激，以及患者自身人格缺陷或焦虑忧郁的体质特征；其病机围绕形郁、气郁、情郁展开，即脏腑功能异常导致肝气郁滞、心神不安、情志郁结的过程。该类病证后期表现为形郁、情郁胶着，互为因果，形成"病－郁－病－郁"渐进性加重的恶性循环。

久病多郁。各个系统反复发作的慢性病、危重病、疑难病，基本都会伴发不同程度的精神心理问题。合并情志不调的临床症状常携带精神因素的色彩。如有些慢性结肠炎患者自诉"肠中生了肿块，时隐时现"等，怀疑自己得了结肠癌，这些症状与器质性检查结果不相符，往往是合并精神心理因素却以新奇百怪的躯体症状表达。抑郁和焦虑是"因病致郁"的两种典型心理障碍表现，临床发现 15% ～ 20% 的糖尿病患者合并抑郁，痛风患者常合并抑郁、焦虑，梅尼埃病反复发作性眩晕常导致焦虑，肿瘤患者最常出现抑郁状态，颅脑损伤后会导致精神异常及人格改变等。这些精神心理问题作为新的诱发因素进一步加重病情，直接影响疾病病程、病势及预后转归。

三、脾胃病心身问题的产生

受社会生活环境影响，情志因素作为重要的致病内因，参与许多疾病的发生发展。其中，脾胃心身疾病在所有心身疾病发病率中占居高位。外在客观因素的刺激、内在体质的偏颇、脾胃脏腑本身对情志刺激的易感性都是引起脾胃病心身问题的因素。

（一）社会因素

美国著名的精神病学教授恩格尔于 1977 年首次提出"生物－心理－社会"医学模式，开启了心身时代的到来。这种整体医学模式在研究人的生物属性的基础上，着重强调人的社会属性。随着医学科学的迅速发展，社会生活环境逐渐改善，许多生物理化致病因素已得到极大的控制。与此同时，各种生活、家庭、工作、社会事件等社会心理致病因素日益显著。来自精神心理活动的慢性应激正提高心理、社会性致病因素在病因结构中的比例。这不仅引起了医学界对心理因素的关注，同时促进了中医学理论的现代化。中医学集社会学、人文学、自然科学为一体，其"天－地－人三才一体"的整体观念与现代整体医学模式殊途同归。可见，心身问题实质上伴随着人类的社会活动产生，而其真正作为研究对象肇始于整体医学模式下病因学结构重心的转移，即社会生活外环境作用下使人面临的心身应激越发显著。

（二）体质因素

人的个体差异性影响着对疾病的易感性，以及人发病的形式和特征。体质学基于人的形态、生理、心理三大基本结构，把人分为不同类别。王琦教授提出人有 9 种体质，其中，气郁质的人具有郁郁寡欢、敏感脆弱的性格特质，最易感受精神心理刺激，出现各种精神心理问题。这类人群也是罹患心身疾病的高危人群。他们内在的体质特质在引发心身问题过程中起驱动作用。同样阈值的社会心理活动刺激，不同体质的人对其做出的应答各异，由此引起的心身表现也不同。事实证明，气郁质的人群相较于其他人更容易出现负性情绪，出现心身失调。

（三）脾胃因素

心身疾病的患病率不断攀升，该趋势在脾胃专科尤为突出，伴有心身问题的脾胃病发病率约占脾胃科总门诊量的 80%。《素问·逆调论》曰："胃不和则卧不安。"胃脘不和，可直接影响心神，反之，卧不安则胃不和，心神不宁，忧思烦闷，也会影响脾胃运化。《推求师意》云："凡六淫、七情、劳役妄动，一有不平，则中气不得其和而先郁"。脾胃最易受情志的影响，是心身相关较敏感的脏腑。现代研究发现，消化系统最易受精神、心理应激及其他内外因素刺激。有关消化心身疾病的发病机制主要有：①大部分胃肠神经的活动是独立于中枢神经之外受自主神经支配的，最易受心理因素影响。②精神应激直接作用于免疫系统，通过影响神经内分泌导致消化功能紊乱。③在神经通路与血液循环中承载"脑—肠对话"的调控物质，心理社会因素通过肠、脑双向调节变化可致胃肠道功能异常。④应激和其他心理社会因素可通过中枢调节及情绪唤起环路输出信号，影响胃肠道的运动、免疫和屏障

中篇　临证心悟

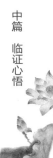

功能。疾病状态下，精神、神经免疫、胃肠道功能常发生网络式相互影响的恶性循环。脾胃与情志的形神关系已得到科学验证，奠定了脾胃病心身问题产生的病因学基础。

四、脾胃病心身问题的表现特点

心身问题的本质是形神关系失调，表现在脾胃藏象系统包括了脾胃脏腑功能、心理认知、情志活动三者的相互关系。神伤及形，即"因郁致病"，常见的有消化心身疾病，如浅表性胃炎、胃溃疡、肠易激综合征、神经性厌食、功能性便秘等。形伤及神，即"因病致郁"，常见的是脾胃病迁延日久伴随抑郁、焦虑、烦躁、失眠等。到后期，形和神互为因果，出现"郁—病—郁"的恶性循环。

（一）情志因素引起脾胃失调

临床特征：情志因素导致的脾胃病证表现繁多，七情内伤，可导致纳呆、胃痞、嘈杂、胃痛、泄泻、腹痛、便秘、嗳气、吞酸、嘈杂等。不同症状可相互兼夹，临床表现多变。例如忧思伤脾，可同时出现纳呆、便秘、嗳气、胃痞等症状；暴怒伤肝，可引起胃痛、嘈杂、吞酸、腹泻等症状；七情合而致病，则病机更为复杂，可导致胃痛、腹泻、纳呆等症状交替出现。最常见的是思、悲、忧、怒等负性情志过极，临床表现不仅有脾胃症状，同时存在精神心理症状。有些患者精神心理问题相对隐匿，常以一系列胃肠症状为情志不舒的表达形式，即躯体化反应。还有些患者的症状比较典型，属于被抑郁、焦虑情绪覆盖的胃肠神经官能症。此外，情志因素引起的脾胃失调，躯体症状变化多端，反复无常。如李中梓《证治汇补》言："七情不快，郁久成病，或为虚怯，或为噎膈，或为痞满，或为腹胀，或为胁痛。"脾胃症状常随情志因素波动。当情志病因消解，脾胃症状也会随之减轻。

病机特点：整个过程包括伤心神、伤气机、伤脾胃。气机失调是情志伤脾的中间环节。隋唐时期，巢元方对情志引起的结气病、五膈气病进行了阐述，论述了七情气郁引起中焦脾胃升降逆乱的病机。李东垣认为脾虚是情志伤脾的内在条件，情志病因是脾胃病病因之首，情志伤脾与心、肝关系密切。张从正认为情志化火是七情伤脾的病机归宿。朱丹溪提出"郁多在中焦"的观点，治疗当重视调和肝脾，畅达中焦气机。明清时期，有关情志伤脾的病机及病证表现的论述颇丰。包括思郁气滞、怒郁气逆、脾气下陷、肝脾不和、肝胃不调、心肝火旺、心脾血虚、脾胃气虚等。张景岳提出"情志三郁"说，即七情致病，以忧郁、思郁、怒郁为主。不同情志，病机演变各异。忧郁者，肝气不舒，心脾气虚，血虚神衰；思郁者，肝气郁滞，脾胃气结，心脾两虚，痰气凝滞；怒郁者，肝气上逆，肝胃不和，心肝火旺，肝肾阴虚，痰火扰心。情志伤脾引起的脾胃病证繁多，包括嗳气、嘈杂、便秘、反酸、腹胀、腹痛、便秘、胃痞、呕吐等，几乎涵盖了脾胃系所有的病证。通过梳理情志病因、病机及脾胃病证的关联发现，忧思伤脾，病机特点是气机郁滞，容易出现嗳气、痞满、便秘、腹胀。而恚怒伤肝，病机特点是肝郁化火，常见嘈杂、胃痛、吞酸、腹泻。以上可为研究脾胃心身疾病的病证规律提供线索。

（二）脾胃病引起的精神心理问题

（1）忧郁、抑郁。脾胃系疾病常病程较久，且易反复发作。长期的反酸、胃痛、胃胀等症状得不到缓解，久治不愈，患者经常出现各类心理问题。或忧郁、或烦躁。有部分患者常出现忧郁、闷闷不乐、多思寡欢。这种忧郁的情绪得不到及时缓解，进而会导致抑郁状态，进一步发展成抑郁症。临床中，这些患者不仅表现有脾胃的症状，同时伴有精神心理障碍。合并抑郁的患者，其突出表现是情绪低落。抑郁的情绪进一步影响脾胃症状，加剧病情，延长病程。同时，患者本身的体质属性也起到了作用，许多患者具有忧郁的性格特征，在罹患脾胃病过程中，最易伴发抑郁的心理状态。

（2）烦躁、焦虑。有些患者的心理问题集中表现为烦躁、焦虑。许多脾胃病患者普遍存在焦虑状态。这些患者对自身的不适过分担忧，导致反酸、烧心、胃痛等症状反复发作，久治不愈，常会引起精神烦躁不宁、夜不能寐、坐立难安。由烦躁进展到焦虑状态，再到焦虑症，患者的精神问题随着病情的发展不断加剧。同样，偏于焦虑性格特质者或阴虚火旺的更年期妇女，这部分脾胃病患者最容易兼见焦虑、烦躁的心理状态。

（3）抑郁、焦虑。消化系统疾病最常伴随抑郁、焦虑等心理问题。如消化性溃疡、慢性萎缩性胃炎、溃疡性结肠炎，患者的焦虑、抑郁发病率显著高于其他人群。研究统计，功能性消化不良的患者中 70% 合并抑郁、焦虑。这部分患者的心理问题既表现有忧郁，同时又有烦躁、抑郁和焦虑交替出现。同时，这部分患者的躯体症状也复杂多变，病证更加缠绵难愈。

五、脾胃心身疾病的治疗概况

现阶段西医治疗消化心身疾病的基本原则是"专科治疗＋心理疏导＋抗焦虑、抗抑郁药"，目的是中止躯体与精神症状间互为因果的恶性循环，同时也是心理治疗的先导。然而，现有的治疗方法不能满足临床需求，长期临床疗效较差、发病率难以控制及抗抑郁药物的不良反应等问题亟待解决。中医学虽没有明确提出"脾胃心身疾病"的概念，但记载有很多情志因素引起的脾胃病证，涉及病因、病机、病证表现及辨证治疗。经过梳理古籍中的医理、医案，笔者发现其中有很多丰富而有效的对脾胃心身疾病的辨治理念及临证方法，至今仍值得我们借鉴和思考。现概括如下。

（1）脾胃心身疾病的病机。初期表现为肝郁气滞，脾胃升降失调；中期可发展到气郁化火，痰湿阻滞，湿热蕴结；后期出现津血不足，阴虚火旺，气虚血瘀。病位主要涉及心、肝、脾。

（2）辨证论治，心身同治。辨证论治包括从肝脾论治、从心脾论治、从脾胃论治、综合论治、分期论治等，具体涉及疏肝健脾、疏肝和胃、清肝降逆、抑木扶土、补益心脾、理气宽中、调气活血、益气升阳、温中化滞等法。同时强调情志致病全在病者能移情易性，心理治疗在脾胃心身疾病中不可或缺，必须心身同治。

（3）解郁不离疏肝。肝主调畅情志，情志不畅，必有肝郁。《黄帝内经》提出"木郁发之"，《续名医类案》中云"木郁土中之证，非柴胡不能达"。肝和脾胃关系最为密切，肝郁是脾胃心身疾病的主要病机，治疗中当把疏肝解郁贯穿始终。

（4）重视脾胃升降。脾主升清，胃主降浊。脾胃升降失调是脾胃病理的主要表现形式，情志致脾胃病亦不例外。《类证治裁》曰："大抵脾脏以守为补，胃腑以通为补，脾宜升运，胃宜通降也。"在辨治过程中，除了理气解郁之外，当不离中焦脾胃，恢复脾胃升降是治疗的目标。

（5）从形神分离到形神一体的原则。情志内伤，导致形神分离，才会引起脾胃心身疾病。治疗的原则是将分离的形和神重新归位，心身相安。李东垣强调七情过度最伤心神，导致形神分离。情志导致的脾胃病，也可以通过调和脾胃，益气养血，使心神得养，可助神复舍位。可见，治神与治形可以相互补充，相得益彰。

（6）补益脾胃为基础。李东垣提出，百病皆由脾胃衰而生，七情内伤脾胃，同样会损伤脾胃气血。反之，脾胃亏虚更易受情志所伤。因此，治疗脾胃心身疾病，不忘调补脾胃，健脾是治疗的基础。

当代中医医家对情志因素引起的脾胃病多以药物治疗为主，主要采取脏腑辨证的方法，从心、肝、脾论治者最为常见。脾胃心身疾病的证候表现复杂多样，医家根据各自经验，在古代文献基础上延展，增加了不同证型分类，但尚未达成统一辨治方案。在消化心身病中西医专家诊疗共识中，提出运用主症、共症、次症、佐证"四位一体"综合诊疗方案识别脾胃心身疾病。该共识提倡中医心身同治的方法，对脾胃心身疾病分成13种证候，可供临床参考应用。然而对脾胃躯体症状和精神症状的相关性，以及脾胃心身疾病的证候表现规律未做研究和阐述。治疗的目的以改善脾胃症状为主，改善情志为辅。此外，现阶段临床中采取的心理治疗方法存在理论和实践的落差。改善精神的用药大多依赖抗抑郁、抗焦虑药物，未从中药辨治中寻找出路。这使得"心身同治"流于表面，基本是治形和治神的简单叠加，未找到心身同治的连接点，仍然是形神分治的状态。

六、王庆其教授辨治脾胃心身疾病心验

西医学把社会心理因素在消化系统疾病中的发生、发展、转归中起重要

作用的躯体疾病称为"心因性消化病"或"心身消化病"。王庆其教授从中医学角度解读"心身消化病"，是指由长期的精神情志因素导致的各类脾胃病证，或者由于脾胃病久治不愈，从而引发一系列精神症状者，可以称"情志相关性脾胃病"。具体涉及情绪障碍相关性脾胃病和认知偏差相关性脾胃病。抑郁情绪所引发的脾胃症状多有早饱、嗳气、便秘或腹泻等胃肠功能下降的表现，称为"抑郁情绪相关性脾胃病"；焦虑情绪导致的脾胃症状常见口干口苦、吞咽困难、反酸烧心、腹痛腹胀等胃肠功能亢进的表现，称为"焦虑情绪相关性脾胃病"。此外，因患者认知偏差使脾胃症状具有过分夸大或无中生有等特征，如就诊中描述自己"肚子里有虫子窜来窜去""胃胀十多年""感觉胃黏膜烂掉"等，自己对病感的描述千奇百怪，严重程度远超过实际情况，甚至不符合医学常理，这类称为"认知偏差相关性脾胃病"。

（一）宣阳开郁法治疗抑郁性脾胃病

抑郁症属阴证，主要表现为"三低"症状，即情绪抑郁、思维迟钝、行为减少。抑郁症属木、属肝，木喜条达，肝喜疏泄，木郁达之。何梦瑶《医碥》言："郁而不舒，则皆肝木之病矣。"赵献可《医贯》强调郁病以木郁为本，并提出"以一法代五法"。王庆其教授主张采用宣阳化痰开郁法治疗抑郁性脾胃病。自拟宣阳化痰开郁汤，该方由柴胡、桂枝、郁金、石菖蒲、制半夏、竹茹、枳壳、枸橘、玫瑰花、厚朴花、茯苓、茯神、藿梗、苏梗、炙甘草等药物组成。其中柴胡、枳壳、枸橘、玫瑰花、厚朴花旨在疏肝利气解郁；桂枝、郁金、石菖蒲取其宣阳开郁之效；制半夏、竹茹、茯苓、茯神、藿梗、苏梗化痰利湿解郁。王庆其教授认为，气机内郁则痰湿内聚，欲解郁必先化痰湿，欲开郁必赖通阳，此《黄帝内经》所谓"阳化气"。离照当空，抑郁的阴霾就会消失。

临证加减：气滞甚者加四逆散，痰湿重者加温胆汤，睡眠差者加柏子仁、酸枣仁，心脾两虚者加归脾汤、甘麦大枣汤，元阳不足者佐以淫羊藿、仙茅，惊悸不宁者加龙骨、牡蛎，胃脘痞满者加炙鸡内金、焦山楂、焦神曲，腹部胀满者加大腹皮、葫芦壳，咽中似有物梗者加半夏厚朴汤。

（二）清火消虑法治疗焦虑性脾胃病

焦虑性脾胃病主要表现为"三亢"症状，焦虑紧张情绪、运动性不安、植物神经功能亢进，人体处于一种激惹状态。焦虑症属火，火分君火与相火。君火指心火；相火指肝肾之火，包括肝郁化火、肝肾阴虚火旺及心肾不交等证型。王庆其教授认为，《黄帝内经》有"诸躁狂越，皆属于火"之说，故治疗焦虑性脾胃病主张用清火消虑法。自拟栀子消虑汤，该方由山栀、淡豆豉、黄连、莲子心、灯心草、连翘、龙骨、牡蛎、柏子仁、天麻、枳壳、郁金等组成。其中山栀、淡豆豉取自仲景栀子豉汤，有清宣郁热除烦的作用，黄连、莲子心、灯心草、连翘旨在清心火，龙骨、牡蛎、柏子仁镇静安神，天麻、白芍、枳壳清肝利气。

临证加减：相火旺者加知母、黄柏，肝火旺者加龙胆草，肝肾阴虚者加女贞子、制龟甲、炙鳖甲、山茱萸，睡眠不安者加酸枣仁，肝阳亢者加珍珠母，气机不舒者加制香附，泛酸者加海螵蛸、煅瓦楞，便秘者加大黄、芦荟、生地黄，腹痛者加川楝子、延胡索，口干者加天花粉、芦根等。

（三）养心益肾法治疗认知偏差性脾胃病

心神主宰人的思维、意识、情感活动，同时是认知活动的中枢。"意志"是最高级的认知，可协调人的思想和行为。《灵枢·本神》曰："脾藏营，营舍意；肾藏精，精舍志。"脾、肾是意志之藏舍，参与意志的产生。思发于心而应于脾，包括情志之思及意识之思两层含义。因而，认知同心、肾、脾三脏有关，其中与心、肾最为密切。如《不居集》言："思郁伤者，是神气受困，七情之火，交煎真阴，不久告匮，岂药石之所能疗哉！唯早适其志为第一义。此病起于肾，关于心，而迫伤肝及脾，再交水火，谓之七情……在初起真阴未耗时，急宜调治，如地黄丸、逍遥散、归脾汤之类。"王庆其教授治疗认知偏差性脾胃病主张从心肾论治，兼顾脾胃。心血充则神明有主，肾精旺则志意定。自拟养心益肾定志汤，该方由太子参、山茱萸、枸杞子、熟地黄、柏子仁、茯苓、茯神、石菖蒲、麦冬、远志、酸枣仁、五味子、炙甘草组成。其中太子参、柏子仁、茯苓、茯神、麦冬、远志、石菖蒲、炙甘草等养心安神；山茱萸、枸杞子、熟地黄、酸枣仁、五味子等益肾填精。

临证加减：心肾不交者佐以黄连阿胶汤，心脾两虚者合归脾汤、甘麦大枣汤，夜寐不安者予柏子仁丸、酸枣仁汤，胃脘不和者佐以半夏秫米汤，肝郁脾虚者合逍遥散，伴肝郁化火者予丹栀逍遥散、知黄逍遥散（逍遥散加知母、黄柏），气机不畅者合柴胡疏肝散。

（四）心理疗法

情志性脾胃病的病因始终与情志因素密切相关，故须根据起病原因进行心理治疗。《灵枢·师传》记载的"告之以其败，语之以其善，导之以其所便，开之以其所苦"的方法，值得借鉴。我们的实践体会是加强沟通，耐心解释，尽量用客观的证据使患者确信该病不至于危及生命，消除患者的恐惧和疑虑。告诉患者对疾病的恐惧比疾病本身的危害更大，只要积极配合治疗，是完全有可能康复的，帮助患者树立信心，尽可能取得患者的配合，发挥患者的主观能动性，提高战胜疾病的信念和信心；真诚帮助，帮助患者掌握恰当的应对心理应激的方法，建立合理的生活方式，增强对治疗措施的依从性。另外，放松训练法又称松弛疗法，是一种通过训练有意识地控制自身的心理生理活动、降低唤醒水平、改善机体紊乱功能的心理治疗方法。通过一定程式有规律的训练，可以使患者学会从精神上和躯体上进行放松，有助于情志性脾胃病的康复。

七、中医脾胃病心身问题研究展望

解决脾胃病心身问题，既包括对情志伤脾所致病证因、机、证、治的研究，也包含对脾胃病相关抑郁、焦虑的心身防治策略。现阶段的治疗方案不能满足临床需要，专科医生对伴有焦虑、抑郁的脾胃病证的识别与诊疗技术明显不足。具体表现在：①许多不能在生物－医学模式下解释的脾胃症状往往走向无穷尽检查的怪圈，其背后的心理障碍常被忽视，导致极大的医疗资源浪费。②脾胃心身问题被延误，使原本的躯体症状进一步加剧，趋于慢性化、难治化。③脾胃病慢性迁延期或重症晚期常伴有焦虑、抑郁等心理障碍，心理问题未得到有效处置，严重影响疾病预后。④当前西医学用抗抑郁、抗焦虑等药物治疗心身消化病的顺应性不够理想，并存在难以避免的不良反应。⑤长期临床疗效较差、发病率难以控制、精神类药物使用不规范等问题亟待解决。中医学"形神一体""心身同治""养护精神"的理念正发挥着不可替代的作用，是今后治疗脾胃病心身问题的重要指导。

（一）落实"心身同治"

形神相和则安，不和则病，形神相离则死。《医原》曰："《内经》论内伤，首言七情……推言六极者，穷病之所至极也。一言以蔽之，不外精、气、神三者而已矣。且夫精也、气也，人身之一阴一阳也；神者，又贯乎阴阳之中，相为交纽者也。"回顾古今医家对脾胃心身疾病的治疗方法，基本围绕心、肝、脾辨证论治。调理心、肝针对的是神，调理心脾或肝脾主要聚集在脾胃，以完成治神和治脾胃的统一。脾胃病的心身问题，核心是形神分离的问题。解决这一问题的关键是将分离的形和神重新归位，心身相安，而非单纯以改善脾胃症状为目标。中医学主张形神并俱、形神同调，并有丰富的心理治疗方法。然而目前临床中，心理治疗存在理论和实践的差距。此外，心身同治大都停留于表面的心身结合，心理疗法的使用不规范等现象屡见不鲜。因此，我们采取的一切治疗措施当兼顾形和神两方面。不论是药物的辨证施治，还是有针对性的心理疗法，应考虑情志和脾胃的相互关系。临床辨证当兼顾脾胃症状和精神症状，把握病机规律，找到脾胃心身同治的靶点，挖掘既能减轻脾胃症状，亦可改善精神症状的方药。同时，心理治疗当围绕情志病因及患者的心理特征进行，以实现"心身同治"具体化、专科化、规范化。

（二）重视多维度防护

脾胃心身问题包括由精神、心理、社会因素导致的脾胃系统的功能紊乱，以及由脾胃疾病引发的精神心理障碍。脾胃心身问题的出现涉及个体心理应激、外界环境刺激及脾胃功能紊乱多方面。因此，脾胃心身问题的防护当包括个人防护、社会防护及医疗防护三个方面。

个人防护中，首要是精神养护，养神的关键是"守神"。《素问·上古天真论》言："恬惔虚无，真气从之，精神内守，病安从来。"养生必先养心，养心必先养神。其次，是积精全神。《灵枢·本神》曰："是故五脏主藏精者也，不可伤，伤则失守而阴虚；阴虚则无气，无气则死矣。"五脏藏精、化气、生神，摄生养神当守护五脏精气，积精方能全神。再者，《素问·宝命全形论》曰："人以天地之气生，四时之法成。"自然气候也会影响人的精神心理活动，养神也要顺应自然之气，遵守四气调神之道。除了养神，做到食饮有节，起居有常，不妄作劳，四时皆以养胃气为本，养护脾胃是预防脾胃心身问题的基础。

社会防护当重视社会致病因素，提高对社会环境中危害心身健康致病因素的识别和筛查，减轻社会性心身危害。同时，加强心理卫生健康教育。心理学认为，性格、心理特质从幼年形成，并对成人后的思想、行为仍具有很强的影响力。心理健康教育当普及社会各个群体，尤其要推广应用于幼年教育体系中。此外，社会心理防护措施也应因人制宜。针对不同职业群体面对的应激源，采取相应的干预方式，解决社会心理应激引发的心身问题。

医疗防护，首先要提高识别脾胃心身问题的诊疗能力，截断形神间的互损。在短暂的问诊中尽快发现患者可能存在的心理问题。通过四诊，判断患者的体质特征、人格特质，以便采取心身并治的诊疗方略。其次，要普及心理治疗。目前临床中，心理治疗存在理论和实践的差距。药物治疗是脾胃心身疾病的主要治疗措施，心理疗法尚未得到有效普及应用。脾胃心身疾病的患者往往内心敏感脆弱，更需要心理开导和精神安抚。因此，医学防护措施中，最基本的是进行积极有效的心理治疗。《灵枢·师传》曰："人之情，莫不恶死而乐生，告之以其败，语之以其善，导之以其便，开之以其苦。"医生要关注患者的精神、情绪，耐心倾听，给予心理开导。此外，望神也反应脏腑功能的状况。掌握患者的精神情志状态并进行调节是临床治疗脾胃心身问题的重要环节。

（三）建立中医脾胃病心身问题专题研究

当前脾胃心身疾病高发，而中医界尚未对这类问题引起足够的重视，同时欠缺相应的专病研究。为提高中医诊治脾胃心身疾病的疗效，更好的发挥中医药的优势，当前亟须成立中医脾胃病心身研究组，或开展脾胃心身专科门诊。实现这一目标，需要多学科交叉协作，包括医学心理学、社会心理学、精神科、脾胃科及现代消化医学的助力。规范脾胃心身疾病心身同治的临床实践。实现脾胃病心身同治具体化、专科化、规范化。最后，构建脾胃心身生理、病理、防治为一体的理论体系。世界卫生组织有专家倡议"世界心身医学要向中医学寻找智慧"。发掘中医学心身理论的精华，并将其应用于脾胃心身关系当中，由此构建脾胃心身生理、病理、防治为一体的理论体系，这对开展中医脾胃心身专科研究、提升脾胃心身疾病诊疗实践具有积极意义。

夏梦幻（上海中医药大学）

指导：王庆其

中篇　临证心悟

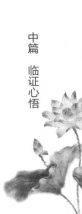

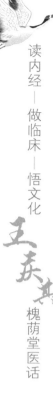

第三章　论"穷必及络"及其临床运用

　　近年来，关于络脉理论及其临床运用的研究，成为学界的热点。王永炎院士等在实验基础上提出瘀毒阻络是络病形成的病理基础，指出络脉系统是维持体内稳态的功能性网络，络病是以络脉阻滞为特征的一类疾病，邪入络脉标志着疾病的发展和深化，其基本病理变化是虚滞、瘀阻、毒损络脉。吴以岭院士对络病学进行了长期研究，承担了国家中医药管理局"络脉理论及其应用研究"的课题，提出了"三维立体网络系统"理论框架，初步建立了"络病证治"体系，首次形成了系统络病理论，主编出版《络病学》《脉络学》等专著。在创新理论的基础上，研制了卓有成效的新药，提高了防治心脑血管病的疗效，造福民众。

（一）"穷必及络"概念的提出

　　《景岳全书》记载："五脏之伤，穷必及肾。"言五脏的疾病发展至极期必然影响及肾。"穷"有极度之意，在疾病指病变的末期、极期。匡调元教授通过对猝死患者尸体解剖提出了"急必及肾"的观点，即许多急危重症至极期往往出现肾功能损伤。清代医家叶天士提出"初病气结在经，久病血伤入络""久发频发之恙，必伤及络，络乃聚血之所，久病必有瘀闭""病久气血推行不利，血络之中，必有瘀凝，故致病气缠绵不去"。叶氏总结了"久病必入络，气血不行"的病机特点。

　　《灵枢·百病始生》所记载："虚邪之中人也，始于皮肤……传舍于络脉……传舍于经……留而不去，传舍于肠胃……稽留而不去，息而成积……或著络脉……邪气淫泆，不可胜论。"经文提示：邪气伤人→皮肤→络脉（阳络）→经脉 →脏腑→息而成积（斑块、息肉、结节、肿瘤）→着于络脉

（阴络）→邪气淫泆，不可胜论。结合临床观察，发现许多急慢性疾病发展至末期、极期，病变往往深入络脉（阴络），或气滞络脉，或痰阻络脉，或瘀痹络脉，或毒损络脉，从而衍生出种种险象，或梗死，或出血，或动风，或肢体瘫痪，或脏气衰竭，所谓"邪气淫泆，不可胜论"，终致危及生命。如心络痹阻可以出现心悸、心痛、胸痹等；肝络痹阻可见胁痛、癥瘕、惊厥等；肺络痹阻可见胸闷、胸痛、气喘、咳血、紫绀等；肾络痹阻可见癃闭、关格、水肿等；胃络痹阻可见脘痛、呕血、黑便等；脑络痹阻可见失语、麻木、偏瘫、痴呆等。这些临床现象提示许多病变发展至极期存在"穷必及络"的病理特点。

"穷必及络"与"久病入络"的概念有相似之处，但不完全相同。久病不一定"穷"，"穷"亦未必久病，急病也可以致"穷"。"穷"一般指疾病的末期、危重期。

（二）"穷必及络"与临床举隅

1. 糖尿病并发症的病机是瘀滞络脉

中医学认为，糖尿病是由饮食不节、情志失调、劳欲过度而形成的，如果长期过食肥甘厚味，导致形体肥胖，影响脾的运化，酿湿生痰生内热，耗伤津液，形成糖尿病，最后出现多种并发症。其病理演变可以概括为：过食肥甘厚味，劳欲过度→脾气不能散精→精化为浊（高血糖、高脂血症）→浊凝成斑（痰瘀互结络脉出现血管病变）→斑结成积（络息而成积）→不通则痛（痰瘀痹阻络脉，出现心、脑、肾、神经、视网膜并发症）→完全不通则亡（脏络衰竭）。

西医学认为，糖尿病是一组以高血糖为特征的代谢性疾病。高血糖则是由于胰岛素分泌缺陷或其生物作用受损，或两者兼有引起。长期高血糖会导致各种组织，特别是眼、肾、心脏、血管、神经的慢性损害、功能障碍。其病理演变可以概括为：先天遗传因素、饮食失节→肥胖→代谢综合征（血浊）→糖尿病（消渴）→微血管病变（络病）→各种并发症（邪气淫泆，不可胜论）。

现代研究证明：糖尿病患者血液存在"高浓、高凝、高聚、高黏"状态，并且常见的并发症如动脉硬化、脑血管意外、冠心病、高血压、视网膜病变等，莫不与瘀血痹阻络脉密切相关，治疗应提前予以活血化瘀通络法，实践证明对于预防及治疗糖尿病并发症大有裨益。

2. 新冠肺炎危重期的核心病机是疫毒损伤肺络

新冠肺炎属疫病，其病变过程可以概括为：疫毒从口鼻而入（表）→邪毒犯肺（里）→痰瘀阻滞肺络、毒损肺络（呼吸窘迫综合征）→气血两燔、邪入营血、疫毒弥漫血络（弥散性血管内凝血）→肺心功能衰竭（络脉痹阻，不通则死）→多脏器功能衰竭（邪气淫泆，不可胜论）。

刘良院士团队在《法医学杂志》发表的论文"新型冠状病毒肺炎死亡尸体系统解剖大体观察报告"指出：死者肺部损伤明显，肺肉眼在观呈斑片状，可见灰白色病灶及暗红色出血，切面可见大量黏稠的分泌物从肺泡内溢出，因为肺里有大量的黏液，氧气无法进入肺泡进行气体交换，输氧也无法吸收，最后就窒息。提示新冠病毒主要引起深部气道和肺泡损伤为特征的炎性反应。钟南山院士说：对比严重急性呼吸综合征（SARS）患者和新冠肺炎患者的肺部病理学活检结果，二者最主要的区别就是新冠肺炎患者的细支气管和肺泡中有大量黏液，黏度很高，阻碍气道通畅，这些黏液可能是导致危重患者死亡的原因之一，这些分布在肺泡和细支气管中的黏液非常浓稠，影响了机械通气的效果。科学家发现新冠病毒除了感染性强外，带来的后遗症风险也很大。根据俄罗斯媒体报道新冠病毒会削弱脑内小血管屏障功能，让患者出现中风和出血的后遗症。美国神经疾病专家在《新英格兰医学杂志》发表的最新研究显示，新冠病毒不仅对肺部有害，对其他器官也有影响，包括食道、鼻黏膜、心脏和血管等。通过磁共振方式对新冠病毒进行相关研究，最终在死亡病例大脑的两个区域发现了炎症和出血。

这些研究提示在新冠肺炎病理性演变过程中，至极期因疫毒损伤肺络是其核心病机，诚如清代医家王清任所说"瘟疫在内，烧炼真血，血受烧炼，其血必凝"，痰瘀凝聚肺络，引起弥散性血管内凝血，导致患者多脏器功能衰竭而死亡。因此，根据"络病以通为用"的原则，对新冠肺炎危重期应该以化痰、行瘀、解毒、通络为基本治则，待痰清、瘀解、毒化、络通，可望获效。

3. "穷必及络"与慢性萎缩性胃炎胃癌前病变的治疗

慢性萎缩性胃炎癌前病变的病理演变过程可以归纳为：急性胃炎→慢性胃炎→慢性萎缩性胃炎→黏膜萎缩、肠腺化生（胃癌前病变）→异型增生（大肠型未分化性）→肠型胃癌。

慢性萎缩性胃炎的病理特点：①病程长，常迁延不愈，部分严重者可能有癌变倾向。符合中医学穷必及络、久痛入血、久病属虚的理念。②胃镜下见萎缩的黏膜褪色，呈红白相间，以白为主，或呈具有菲薄感的灰白色，还可观察到网状和树枝状的细小血管。

病理诊断要点：固有腺体不同程度的萎缩或消失，肠上皮化生或幽门腺化生，黏膜肌增生。符合《脉络论》总结的易滞易瘀、易入难出、易积成形的病理特点。叶天士《临证指南医案》谓："盖胃者汇也，乃冲繁要道，为患最易，虚邪、贼邪之乘机窃发，其间消长不一……凡气既久阻，血亦应病，循行之脉络自痹。"

络脉为病的病机分虚实两端：实证有络气郁滞、络脉绌急、络脉瘀塞、热毒滞络、寒凝络脉、络息成积6种；虚证有络脉损伤、络虚不荣2种。临床多见虚实兼夹，故治疗当攻补兼施。

（1）气郁者，见胃脘胀痛，或累及两胁，嗳气时作，舌苔薄白，脉弦。治宜理气通络，药以柴胡、枳壳、制香附、郁金、制半夏、延胡索、佛手等。

（2）脉绌急者，表现为胃脘拘急疼痛等，治宜缓急和中，药用白芍、高良姜、制香附、延胡索、木香、小茴香、五灵脂等。

（3）脉络瘀阻者，表现为胃脘隐隐作痛，舌下脉络瘀滞等，治宜化瘀通络，药用参三七、桃仁、赤芍、土鳖虫、泽兰叶等。

（4）热毒滞络者，胃黏膜表现为色红充血、舌红苔黄等，治宜清热通络，药用黄芩、黄连、蒲公英、芙蓉叶、连翘等。

（5）寒凝络脉者，表现为畏寒肢冷、胃痛隐隐、遇寒痛甚等，治宜温中散寒，药用乌头、肉桂、沉香、小茴香、制香附等。

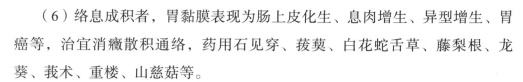

（6）络息成积者，胃黏膜表现为肠上皮化生、息肉增生、异型增生、胃癌等，治宜消癥散积通络，药用石见穿、菝葜、白花蛇舌草、藤梨根、龙葵、莪术、重楼、山慈菇等。

（7）络虚不荣者，胃黏膜表现为腺体萎缩，红白相间，以白为主，治宜补气养血通络，药用八珍汤、人参养荣汤、归脾丸等。胃阴不足者，见口干舌燥，胃痛隐隐，大便干结，食后饱胀，舌红少苔，或裂纹，或呈剥苔，脉细数。可选用北沙参、川石斛、玉竹、白芍、麦冬、黄精、山楂等。

另外，可以根据胃镜病理特征加减变化：①萎缩性胃炎伴中、重度肠上皮化生或不典型增生者，选用白花蛇舌草、藤梨根、蛇六谷、野葡萄藤、半枝莲、石见穿等。②胃镜示"干胃"，胃酸不足者，选用黄精、沙参、木瓜、乌梅、生山楂、白芍、山茱萸、麦冬、石斛等。③幽门螺杆菌阳性者，选用白花蛇舌草、蒲公英、芙蓉叶、黄连、黄芩、丹参、红花等。④胃镜示伴有糜烂性胃炎者，选用芙蓉叶、甘松、薏苡仁、黄连、连翘、砂仁、蔻仁、制大黄、苏梗等。⑤伴胆汁反流者，选用竹茹、制半夏、旋覆花、代赭石等。⑥反酸者加海螵蛸、煅瓦楞等。

（三）医案举例：慢性萎缩性胃炎胃癌前病变案

陈某，男，59岁。2012年9月8日初诊。

患者有慢性胃炎病史5年，平素反复中上腹隐痛，无反酸、嗳气，胃纳一般，大便调。2012年8月24日于某医院胃镜检查提示胃炎（隆起糜烂型）。病理检查结果：炎症（++），肠上皮化生（++），异型增生（++）。

刻下症：胃脘部隐痛，时有嗳气，食欲尚好，多食微胀气，睡眠欠佳，形体消瘦，面、舌稍黑，舌淡，苔薄腻，舌下静脉稍增粗，色紫暗，脉弦滑。

中医诊断：胃脘痛。

辨证：脾虚气弱，瘀阻络脉。

治法：健脾补气，理气化瘀通络，兼以解毒散结。

处方：黄芪30g，党参15g，麸炒白术12g，甘草6g，茯苓12g，薏苡

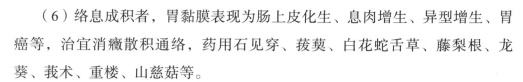

仁 30g，石见穿 30g，延胡索 12g，九香虫 6g，龙葵 30g，土茯苓 15g，白花蛇舌草 30g，木蝴蝶 9g，藤梨根 30g，藿梗 12g，苏梗 12g，枳壳 12g，制香附 12g。14 剂。

上方加减治疗 1 个月后症状消失，胃中和，心情良好。后以上方为基础，随症加减，曾用菝葜、莪术、重楼、土鳖虫、天龙、半枝莲、野葡萄藤、当归、丹参、木香等药物。经加减治疗 3 个月后，2012 年 12 月底医院复查胃镜提示慢性萎缩性胃炎伴胃窦糜烂。病理检查结果示慢性炎症（+），萎缩（+~++），未见肠上皮化生和异型增生。

继续服药至 2013 年 12 月，复查胃镜病理提示慢性炎症（+），萎缩（-），肠上皮化生（-），异型增生（-）。患者自我感觉良好。

按：慢性萎缩性胃炎病程长，常迁延不愈，部分严重者可能有癌变倾向。颇与"穷必及络"的理念相合。其特点是胃络易滞易瘀、易入难出、易积成形。证候表现多虚实兼夹，治疗应该攻补兼施。补虚以香砂六君子汤加减，至癌前病变应辅以行气化瘀、活血软坚、散结通络，守法守方，悉心调理，定期进行胃镜复查，效果尚满意。

王庆其（上海中医药大学）

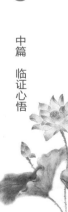

中篇　临证心悟

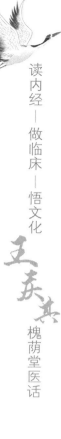

第四章　相反相成，反激逆从

——王庆其教授临证组方遣药经验

　　王庆其教授认为，疾病千变万化，尤其是慢性病之病机纯虚纯实、纯寒纯热者很少，往往是气血共病，虚实并存，寒热错杂，病位入脏入腑，浸淫三焦，临证用药应针对复杂病机，兼顾寒、热、温、凉、气、血、虚、实之实际情况。王庆其教授在继承先师裘沛然先生学术经验的基础上，常用药物相反之性，取相激之功，收相成之效，每可取得较好的临床疗效。

（一）寒热散收并用治疗肺系疾病

　　呼吸系统疾病，尤其是慢性呼吸道炎症，如慢性支气管炎、哮喘等，此类疾病往往反复发作，病势缠绵，病机虚实夹杂，因疾病反复发作，使肺气虚弱，而又因久病，痰湿日盛，蕴而化热，而湿为阴邪，又易伤人阳气，而患者久病反复感染，乃本虚标实之基础，若又因气候之变化，或因起居不节而感染外邪，内外相引，新邪引动宿疾，临床症状加重，病机相应也变得复杂。

1. 麻黄、干姜、龙胆草适用于咳喘急性发作

　　《伤寒论》小青龙汤中麻黄、细辛、干姜、五味子并用，散中有收；临证王庆其教授常以麻黄、干姜、龙胆草共用治疗急性咳喘。咳喘急性发作，多以肺、脾、肾三脏虚损为本，风寒、痰饮、痰热外束为标，病邪束肺，肺气失宣，麻黄散风寒之束，干姜性热味辛，消散痰饮。肺以降为和，风寒、痰饮、痰热袭肺，肺气不能肃降，转而气逆而上，故喘咳气逆，痰蕴而化热。龙胆草味苦，归肺、肝、胆、肾、膀胱经，清泄三焦之热，在咳喘病中清泄上焦肺热，降肺金之气。麻黄、干姜、龙胆草寒热并用，宣发肃降并

投，契合慢性咳喘病急性发作之内饮外寒或素有内饮兼有痰热的病机，故常有良效。

2. 麻黄、杏仁、五味子配伍治疗久咳不愈

久咳伤肺，肺气亏虚，肺失收敛，则久咳不已，伴气短、气促。临床王庆其教授针对肺虚久咳不愈的患者，常以麻黄、杏仁、五味子相配。久咳伤气，五味子味酸，收敛肺气；久咳者肺气上逆，杏仁降肺气；肺虚者卫外不固，易致外邪侵袭，使肺气失宣，更加重了咳嗽之症状，配以麻黄者宣肺散邪。三者相合，宣敛合用，宣降并存，适用于肺虚久咳又感外邪之人。

3. 医案

胡某，男，72岁。反复咳喘10余年，胸闷，动则气促，汗出，咳嗽咳痰，痰色白，呈泡沫状，既往有慢性阻塞性肺疾病。神清，桶状胸，两肺满布哮鸣音，舌质淡红，苔薄白，脉滑数。治以宣肺降逆平喘。药用生麻黄12g，葶苈子12g，炙苏子12g，旋覆花12g，炙地龙12g，黄芩12g，枳壳15g，鸡内金12g，炒白术15g，猪苓、茯苓各12g，泽泻15g，香橼皮15g。14剂。

二诊，药后诸症好转，气促，动则汗出，上方去枳壳、鸡内金、白术、猪苓、茯苓，加麻黄根15g，五味子15g，煅龙骨、煅牡蛎各30g，黄芪30g。14剂。三诊，患者咳痰喘促明显缓解。

按： 王庆其教授治肺病时言："治肺者，无非宣降二字。"《素问·脉解》云："呕咳上气喘者，阴气在下，阳气在上，诸阳气浮，无所依从。"肺病上气者，当降逆肺气，使之肃降。宣降本是一对矛盾共同体，有宣更有助于降，王庆其教授以生麻黄宣发肺气，五味子配麻黄收敛肺气，以防麻黄升散过度；葶苈子、苏子、旋覆花以助降肺之用。

（二）辛开苦降、寒热并用治疗脾胃病

脾胃为中焦，吴鞠通认为"治中焦者如衡，非平不举"（《温病条辨》）。脾升胃降，斡旋中焦，中焦受气取汁生血，濡养全身；一旦脾不升清，则生飧泄；胃不降浊，胃气上逆，则呕吐呃逆。治疗脾胃疾病，王庆其教授十分

注重药物的升降配伍。

1. 吴茱萸、黄连治疗泛酸

"少阳之胜，热客于胃……呕酸善饥""诸呕吐酸，暴注下迫，皆属于热"（《素问·至真要大论》）。酸的产生是因为"客于胃之热"所致，又胃受邪热，失其和降之性，胃气上逆，酸水随之而出，故治疗泛酸以清胃热、降胃气为主。酸者，肝之味，火盛制金，不能平木，泛酸之病机是肝胆木郁，横逆犯胃，胃气上逆，选左金丸治之，方中黄连清胃热，吴茱萸清肝降逆。

2. 柴胡、半夏、干姜、黄连、黄芩治疗胃脘病

脾胃者，水谷之海，脾为阴土，喜燥恶湿，胃为阳土，喜润恶燥，脾升胃降，斡旋中焦，受纳、运化水谷，并生成水谷精微输送至全身。因各种原因致使脾胃之气受损，导致脾胃升降失和，气机痞塞于中，痰饮内停，水热互结。王庆其教授宗《伤寒论》小柴胡汤、半夏泻心汤之意，选柴胡、半夏、干姜、黄连辛开苦降，助脾胃升降，寒热并用，化饮清热。

3. 升麻、黄连、细辛治疗口腔黏膜溃疡

口腔黏膜溃疡，中医学称之为"口疳""口疮"，多因肺胃内热所致，或实，或虚，或虚实夹杂。王庆其教授临证治疗口腔溃疡，无论虚实，均在方中加入升麻、黄连、细辛。黄连，归心、胃经，清心胃之火；升麻，李东垣在其"补中益气汤"中用柴胡、升麻，言其可升胃中清气，引甘温之药上升，后《本草纲目》言"升麻引阳明清气上行"，于是后世常将其作为升提药物使用。然王庆其教授认为升麻之效在于清热凉血、解毒升阳、发散透疹。《神农本草经》中记载："升麻味甘辛，主解百毒……辟瘟疫瘴气，邪气虫毒。"陶弘景《名医别录》中记载升麻具有"主中恶腹痛，时气毒疠，头痛寒热，风肿诸毒，喉痛，口疮"之效；《药性赋》中述"升麻清风热肿毒，发散疮痍"。查宋代以前的医学文献，升麻都以清热解毒、升阳发散透疹之功效载录于医案中。如《伤寒论》中升麻鳖甲汤治疗阴阳毒之发斑、咽喉糜烂；升麻葛根汤治疗麻疹。宋代名医朱肱曾言"无犀角以升麻代之"。临证王庆其教授治疗口腔溃疡，升麻常用剂量为 15～30g。口腔溃疡患者因疼痛影响言语进食，所以在治疗之际，王庆其教授常以细辛一味与黄连、升麻配伍。细辛，性热味辛，具有温经散寒发表之功，临证常用于少阴里寒证，如太阳、少阳合病之外感、外寒内饮之咳喘、风寒湿入里之痹证等。王庆其教授认为细辛有止痛作用，虽口腔溃疡以热性症状居多，然细辛与升麻、黄连配伍，寒热并用，相互制约，去性存用，共同达到清热散火止痛的目的。近年来，王庆其教授以升麻30g，黄连或胡黄连6g（临床阴虚症状明显者，以胡黄连替代黄连），细辛6～9g，黄芪30g，白术15g，党参15g等治疗口腔黏膜扁平苔藓，也取得了较好的疗效。

（三）治五脏病补中寓通，治六腑病通塞并用

胃、大肠、小肠、三焦、膀胱、胆合称六腑。胃肠之病变为泄泻、痢疾，膀胱之病变为小便异常。王庆其教授在治疗泄泻、痢疾、前列腺肥大、尿路结石等疾病时常通塞并用。六腑以通为用，是因为腑病之本质乃气机失调所致，泄泻、痢疾是肠道气机紊乱，前列腺肥大、尿路结石之尿频、尿涩、尿痛乃膀胱气化失司所致。因此，王庆其教授在治疗慢性泄泻、痢疾时必以理气、固涩同用。

1. 木香、槟榔与益智仁、石榴皮、芡实配伍治疗腹胀、腹泻、肛门坠胀

"泄泻之本，无不由于脾胃"，同时与大小肠的分清泌浊、传化物之功能失调也密切相关。泄泻患者大便不成形，大便次数增多，伴小腹腹胀、腹痛隐隐，甚至泻后肛门坠胀，有里急后重感，这些均为肠道气机不畅之表现。因此，王庆其教授临证时除予人参、茯苓、白术、甘草等健脾益气之药外，常加入芡实、益智仁、石榴皮涩肠止泻，木香、槟榔行气止痛、调中导滞，以调节肠道功能。

医案

戚某，女，35岁。2012年5月15日初诊。大便次数增多，伴大便不成形3年。每于餐后10分钟出现微腹痛，后排便，大便不成形，进食生冷饮食后加重，怕冷；舌淡红，苔薄，脉濡细。肠镜示直肠炎、乙状结肠炎。治以健脾温阳止泻，清肠渗湿。药用白术、白芍各12g，茯苓15g，山药、白扁豆、薏苡仁、煨葛根、芡实各30g，马齿苋30g，防风12g，桂枝12g，川

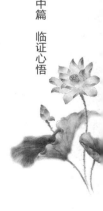

黄连 6g，半夏 12g，木香 6g，青皮、陈皮各 6g。14 剂。

药后，患者大便每日 1 次，成形，腹部隐痛。处方：党参、白术、白芍、山药各 15g，薏苡仁、葛根各 30g，川黄连 6g，吴茱萸 6g，萆薢 6g，木香 6g，槟榔 12g，乌药 9g，枳壳 12g。14 剂。

其后，患者因饮食不慎，症状有反复，王庆其教授在此基础上，加附子、干姜温阳，取补火生土之意。至 9 月下旬，患者再次复诊，诉现食螃蟹等寒性之品，大便亦无异常，处以黄芪、党参、白术、干姜、川黄连、薏苡仁、木香、肉桂、半夏、青皮、陈皮、藿梗、苏梗等药善后。

按：泄泻无不由脾胃，中气不足，溲便为之变。脾、胃、大小肠均为仓廪之本，所以无论饮食、消化、排便，其功能之异常均责之脾胃，脾胃升降失常，气机痞塞于中，水湿内停，水热互结，胃气失和，脾气失运。人参、茯苓、白术、白扁豆、薏苡仁健脾渗湿，葛根、防风升清，桂枝通阳，干姜温中，附子补火生土，半夏温燥，渗湿降浊，川黄连苦寒，清肠中湿热且厚肠胃，木香、槟榔、乌药等行气止痛，调畅气机，芡实涩肠止泻。患者经 5 个月的中药调理，脾胃功能复运如初。

2. 滑石、冬葵子与金樱子、覆盆子配伍治疗尿频、尿涩

《素问·宣明五气》曰："膀胱不利为癃，不约为遗溺。"排尿出现异常，是膀胱功能失调，尿频为不约，尿涩为癃，既有约束异常，亦有排出困难，因此治当以固涩与通利为主。王庆其教授取滑石、冬葵子通利，金樱子、覆盆子收涩，乌药加强气化功能。

医案

张某，男性，73 岁。2013 年 8 月 29 日初诊。因"尿频尿急 1 个月"就诊。患者于 2013 年 7 月 29 日膀胱恶性肿瘤部分切除术后，病理提示浸润性尿路上皮癌，高级别，伴大片坏死，癌组织浸润膀胱壁全层，神经未见侵犯。术后出现尿频，1 小时一次，无腰酸，胃纳可，夜寐因尿频而多醒。舌红，苔薄，脉弦。王庆其教授治以补肾固涩，利湿通淋。药用怀牛膝 12g，巴戟天 12g，红藤 15g，鹿衔草 15g，通草 6g，川黄柏 12g，冬葵子 12g，白花蛇舌草 30g，半枝莲 30g，生甘草 6g，覆盆子 15g，煨益智仁 15g，乌药 9g，薏

苡仁 30g，藿梗、苏梗各 12g。14 剂。

2013 年 9 月 12 日复诊。药后患者小便次数减少，夜寐欠佳，口不干，舌淡红，苔薄，上方覆盆子改 30g，煨益智仁改 20g，加五倍子 12g，黄芪 30g。患者因膀胱癌术后，长期在王庆其教授处服中药治疗，目前白天排尿次数基本正常，夜尿平均 3～4 次。

按：《素问·宣明五气》曰："膀胱不利为癃，不约为溺。"本患者因膀胱癌术后，膀胱括约肌功能障碍导致小便频数，乃术后正气受损，肾气不固所致。处方中怀牛膝、巴戟天补肾，益智仁、覆盆子益肾固涩，冬葵子、通草利湿通淋，鹿衔草、红藤清热利湿，又"膀胱者，州都之官，津液藏焉，气化则能出矣"，所以仅以通利仍不能改善排尿异常，故用乌药通阳化气。复诊时患者尿频症状改善，因以正气受损为主，故王庆其教授在补肾固涩、利湿通淋的基础上，再予黄芪益气固摄。经治疗，患者尿频症状得到较好缓解。

3. 仙茅、淫羊藿和知母、黄柏配伍治疗更年期综合征

"女子七岁，肾气盛，齿更发长，二七天癸至，任脉通，太冲脉盛，月事以时下……七七，任脉虚，太冲脉衰少，天癸竭"（《素问·上古天真论》）。人之生、长、壮、老、已，均赖肾中阳气精血之充沛。女性年届半百，绝经之际，肾阳、肾阴逐渐亏虚，阴阳不和，阴虚则热，故有潮热阵作；肾阳不足，阴无以化生，故汗出身冷；取仙茅、淫羊藿温润以补肾中之阳，知母、黄柏甘寒以泻肾中相火，如此一温一寒，一补一泻，相反相成，适合更年期女性机体阴阳不和、虚实夹杂之情况。

医案

张某，女，48 岁。潮热，汗出，怕冷，月经两月一行，伴烦闷，易怒，夜晚入睡困难，辗转反侧。舌质淡红，苔白腻，脉弦滑。处方以知母、黄柏、地骨皮、龟甲各 12g，煅龙骨、煅牡蛎各 30g，柴胡 12g，黄连 6g，黄芩 12g，栀子 9g，牡丹皮 12g，仙茅、淫羊藿各 12g，葛根 15g，莲子心、灯心草各 6g，胡颓子叶 12g。14 剂。

药后患者潮热症状减轻，汗出相应亦减；入睡仍困难，口中黏腻不适，加石菖蒲 12g，远志 9g，郁金 12g，月季花 9g。药后患者潮热、汗出明显缓

解，只在凌晨稍作，汗出不明显，晚上也能入睡，月经复潮。

按：《素问·上古天真论》曰："女子七岁，肾气盛，齿更发长，二七天癸至，任脉通，太冲脉盛，月事以时下……七七，任脉虚，太冲脉衰少，天癸竭。"所以女子之更年期症状当责之肝肾不足，肝肾精血不足，肝肾内寄相火，阴不足无以敛阳，故阳亢于外，阴在内，阳之守，阳在外，阴之使。今阴阳不调，故出现潮热汗出、怕冷等寒热并存的症状；阳不入于阴，夜间入睡困难。治疗以知母、黄柏、地骨皮清泻肾中之相火，淫羊藿、仙茅温肾阳，龟甲、龙骨、牡蛎潜阳；牡丹皮、栀子、黄芩、黄连泻心、肝、肺之火，莲子心、灯心草养心安神助眠。

（四）结语

中医临床当理、法、方、药一以贯之，辨证时亦须"审察气机，无失气宜"，用药则应"谨守病机，各司其属"，相反相成之用药，看似杂乱无章，然却契合病邪与机体脏腑功能、气血相互作用后的病机变化。所以，王庆其教授在临证时根据疾病特点、患者体质、脏腑功能，提出了"治病因者为君药，调体质者为臣药，治症状者为佐药，顾胃气、引药直达病所者为使药"之君臣佐使新解，以此为原则组方，常可获得较好的疗效。

王秀薇　王少墨　柳涛　戴彦成
（上海中医药大学附属龙华医院王庆其名医工作室）

第五章 王庆其以"治未病"思想治疗胃癌前病变的思路和经验

　　1972 年世界卫生组织提出，将胃癌前期分为癌前状态和癌前病变。前者是临床概念，是指一些发生胃癌可能性较大的疾病，如慢性萎缩性胃炎、慢性胃溃疡、胃息肉、残胃、巨大肥厚性胃炎等；后者是一个组织病理学概念，是指某些容易转化为胃癌的胃黏膜病变，主要是不典型增生、肠化生，特别是重度异型增生、大肠上皮化生、结肠上皮化生者，发生癌变的概率更高。虽说胃癌前病变易转化为胃癌，但这是一个漫长的过程，而且，如果在这个阶段通过某些干预措施的介入，可以逆转病变的过程。因此，目前对于胃癌的防治重点放在胃癌前病变阶段。

　　王庆其教授从事内科临床工作 50 余年，致力于消化系统疾病的诊疗，临床实践中，运用中医学理论指导胃癌前病变的诊疗，积累了丰富的经验，取得了很好的疗效，现将其治疗思路进行总结。

一、王庆其治疗胃癌前病变的理念

1. "治未病"理念——见微知变，癌前干预

　　治未病的理念，早在《黄帝内经》中就有提出。《素问·四气调神大论》曰："圣人不治已病治未病。"《素问·刺热》曰："病虽未发，见赤色者刺之，名曰治未病。"前者强调未病先防，后者指病未盛而治之，以防疾病传变加重。胃癌前病变最终演变成胃癌，是一个漫长的过程，任何疾病的发展和传变都是有规律的，因此在治疗时，医生根据疾病的传变规律，先安未受邪之地，拦截病邪之深入，不致任其发展而不可收拾，预先对可能受影响的部位加以固护，增强其抗邪能力，从而达到"治未病"的目的，也是治疗胃

209

中篇　临证心悟

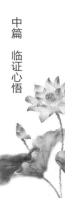

癌前病变，阻止病理向肿瘤转变的指导思想。

2."援物比类"——种子／土壤学说

《素问·示从容论》说："援物比类，化之冥冥。"援物比类，又称取象比类，是中医学常用的认知方法。1889年，Paget提出关于癌变发生的"种子／土壤学说"类似"援物比类"法。他认为人体与癌症的关系就如同土壤与种子的关系，种子的生长需要合适的土壤、生态环境，人体的癌细胞就像一颗种子，其生长也需要"土壤"和"土壤"周围的生态环境。对癌细胞而言，它生长的"土壤"就是人类的身体。因此，对于胃癌前病变来说，改变人体内的环境条件，使之不利于癌细胞生长，从而达到抑制癌细胞生长应该是可行的。王庆其教授认为，从生态医学角度理解，"土壤"（即生态环境）有三个层次："大生态"即自然环境，"小生态"指人体内环境，"微生态"指病灶局部环境。从中医学角度而言，"大生态"在中医理念中指自然界与人的关系状态，按"天人合一"观念，胃癌的发生与自然环境的变化息息相关；"小生态"指的是人体内环境，按中医学的整体观，癌症的产生必然有适合癌细胞生长的内环境，即"邪之所凑，其气必虚"，癌之所生，体内必然有某些薄弱环节，是癌毒侵袭的内在依据；"微生态"是指某种疾病好发于某一脏器，类似中医学"同气相求"的观点，癌细胞之所以会发生在该脏器的局部，一定在其局部有着某种易感因素。因此运用中医学理论，是我们治疗胃癌前病变的切入点，而我们的重点应放在改变小生态、微生态环境，令其不利于发生癌变。

3."久病入络""息而成积"——络脉理论指导胃癌前病变辨治

络脉是经络系统的重要组成部分，根据其走行的部位有阴阳之分，阳络是指位于体表的浮络，阴络是指隶属于脏腑的络脉。通常阳络之伤多见于外感病，而阴络之病则多由内伤杂病所致。"初病在气，久病入络"，胃癌前病变的形成是一个漫长的过程，符合久病入络、久痛入血、息而成积的病机特点。吴以岭院士在《脉络论》中归纳了络脉病机有易滞易瘀、易入难出、易积成形三个特点。我们完全可以运用络脉理论分析胃癌前病变的形成过程。胃癌前病变病程长，常迁延不愈，部分严重者可能有癌变倾向。符合中医学久病入络、久痛入血、久病属虚的理念。胃镜下见萎缩的黏膜褪色，呈红白相间，以白为主，或呈具有菲薄感的灰白色；可观察到网状和树枝状的细小血管。病理看到胃固有腺体不同程度的萎缩或消失，肠上皮化生或幽门腺化生，黏膜肌增生，完全符合易滞易瘀、易入难出、易积成形的病理特点。所以，络脉理论是指导中医药治疗胃癌前病变的理论基础。

4. 脾主黏膜——胃黏膜的屏障作用

无论胃炎或胃癌前病变总属胃黏膜病变，西医学认为胃黏膜是人体的重要屏障，它对胃酸、胃蛋白酶及外源性致溃疡物质等的损害有着自身的防御机制。胃黏膜的屏障作用，是指胃黏膜上皮细胞和相邻细胞的紧密连接所形成的脂蛋白层，能防止 H^+ 侵入黏膜和 Na^+ 从黏膜向胃内扩散，故所谓屏障作用。王庆其教授认为，人体从口腔黏膜到胃肠黏膜，都具有这样的屏障作用。中医文献有"脾主口""脾主唇""脾与胃相表里"（中医学的"脾"实际包括了胃与肠的生理功能）之说。另外，医学界有"胃肠是人体最大的免疫器官"之说，实践证明口、胃、肠的黏膜病变与人体免疫功能密切相关，而临床实践和实验研究提示健脾补气药物可以增强人体的免疫功能，对口、胃、肠黏膜的病变有很好的治疗效果。据此，王庆其教授倡导"脾主黏膜"的理念，坚持以补气健脾为宗旨，指导胃癌前病变的治疗。

二、中医药治疗胃癌前病变的临床思路

1. 改善"小生态"：调五脏以治脾胃

西医学认为，癌症既是局部病变，也是全身性病变。从中医学整体观念出发，胃癌前病变不仅是胃局部的病变，其是否发生癌变与全身的状态密切相关，可以通过调节全身的状态来改变致癌环境。具体方法即如张景岳在《景岳全书》中所说："脾为土脏，灌溉四旁，是以五脏中皆有脾气，而脾胃中亦皆有五脏之气。""故善治脾者，能调五脏，即所以治脾胃也；能治脾胃，而使食进胃强，即所以安五脏也。"通过调五脏以治脾胃，着眼整体辨证治疗，达到改善人体"小生态"的目的。

（1）疏肝以理脾胃：胃癌前病变病在胃，但与肝的关系最为密切。肝气之疏泄与脾胃之运化相互影响。肝气疏泄，分泌胆汁，输入胃肠，以助脾胃消化。脾主升清，又必须赖少阳春升之气的升发。《素问·宝命全形论》说："土得木而达。"脾胃的升降，亦赖肝之疏泄。肝胃不和临床常见胃脘胀痛，或累及两胁，嗳气时作，舌苔薄白，脉弦。治疗用柴胡、黄芩、青皮、陈皮、制香附、郁金、川楝子、延胡索、佛手、八月札、当归、白术、白芍等药，通过疏肝利胆达到调理脾胃的目的。

（2）补火以生脾土：王庆其教授认为，脾主运化，运与化略有不同。运指从甲地到乙地，化指从此变化成彼，但无论运与化都须阳气的推动、温煦、气化作用。《素问·调经论》说："血气者，喜温而恶寒，寒则泣不能流，温则消而去之。"有了阳气的温煦作用，气血保持流通协调。《灵枢·百病始生》曰："积之所生，得寒乃生，厥乃成积。"胃癌前病变属于中医学"积聚"范畴，在阳气不足的情况下，容易造成气滞、血瘀、痰凝、毒聚的病理性演变，日久成积。而"脾为阴脏，得阳始运"，临床实践证明，脾阳亏虚，寒从内生，也是造成积聚的原因。所以通过健脾补气以助健运，温阳以促进气化功能，改善整体环境。《张聿青医案》言："脾胃之腐化，尤赖肾中一点真阳蒸变，炉薪不息，釜爨方成。"临床见火不生土，消化不良，纳少腹胀，神疲乏力，脉细无力等症者，治疗宜在黄芪、党参、白术、茯苓、甘草等健脾补气药的基础上加温阳之品。其中桂枝功能通阳，干姜旨在温中阳，附子主要温元阳；或用淫羊藿、仙茅、补骨脂等补火以生土，可收良效。

（3）调心以和脾胃：王庆其教授主张治胃先治心。人体胃肠道功能受神经、内分泌系统协同支配调节，其所拥有的神经细胞数量仅次于中枢神经，对外界刺激十分敏感。胃肠道是人类最大的"情绪器官"，人的消化功能会随着情绪波动而出现"情绪化"的反应。众多能够影响自主神经功能的异常刺激，如心理压力过大、过度劳累、情绪紧张、焦虑、抑郁等，都可能导致胃肠蠕动减慢，消化液分泌减少，出现食欲下降、上腹不适、饱胀、嗳气、恶心等消化不良症状，从而导致功能性胃肠病的发生。所以，对于胃癌前病变来说，解除对癌变的恐惧，进行一定的心理治疗是必不可少的。心主神明，要让患者保持良好的心理状态，正确对待胃癌前病变及生活、工作中的各种挫折和困难。当患者存在严重焦虑、抑郁等心理障碍时，应该采用调养心脾、镇惊安神、交通心肾、清心泻肝等方法，以改善焦虑、抑郁状态。这些措施对于胃癌前病变的防治十分重要。

（4）补肺以壮脾气：脾为肺母，土能生金，肺气盛则脾气壮。《医碥》说："脾为生气之源，肺为主气之枢。"在病理情况下，无论脾病及肺，还是肺病及脾，其结果都可以导致脾肺俱虚。临床上肺病及脾，子盗母气，治宜泻子脏以安母脏。

2. 改善"微生态"：调升降和气血

改善"微生态"的宗旨是调节脾胃的内环境，具体措施有二：一是调节脾胃的升降功能；二是调节胃腑络脉的气血。脾胃为升降之枢纽，气血生化之源。"脾宜升则健，胃宜降则和"，脾升，以升清阳为主，并助胃行津液；胃降，以降浊气为主。若脾胃升降失和，脾不升清，则水谷精微气血无以化生，导致机体的免疫能力下降；胃不降浊，浊气上逆，湿浊积滞，化生湿热，伤及胃阴。脾胃升降失调是导致痰、湿、瘀、毒等癌变因素积聚的重要原因，因此调节脾胃升降，改善致癌前胃内环境，如胃酸分泌减少、胃排空时间延迟、胃肠激素分泌紊乱等。改善胃黏膜血液循环，纠正病变局部的缺血、缺氧和营养代谢障碍，促进炎症吸收，以期逆转黏膜腺体的病变，促使损伤修复。具体来说，"降"法包括降气、行瘀、祛湿、通腑、泄浊等，药用枳壳、枳实、大黄、半夏、厚朴、黄芩、黄连、木香、砂仁、蔻仁、泽泻、藿香、苏梗等。"升"法包括补气、健脾、升清等，药用黄芪、党参、白术、茯苓、甘草、柴胡、葛根、桔梗、薄荷、荷叶等。王庆其教授常采用补泻兼施、寒热并用、升降相因等法，取其相激相成的作用机制，仲景辛开苦降法的代表方剂半夏泻心汤就是调节脾胃升降的经典方。

络脉是气血通行的道路，络病的治疗遵循"以通为用"的原则。邪滞络脉（实证）治以祛邪通络（气滞、血瘀、痰凝、毒聚），络虚不荣（虚证）治以养荣通络（气、血、阴、阳、五脏）。具体辛温通络用桂枝、细辛等；辛润通络用当归、桃仁等；虫类通络用土鳖虫、九香虫等；化瘀通络用桃仁、丹参、川芎、莪术等；化痰通络用半夏、陈皮、瓜蒌等；祛湿通络用薏苡仁、茯苓、藿香、苏梗等；养荣通络用人参、黄芪、当归、鸡血藤、丹参等；络积成形用莪术、三棱、白花蛇舌草、藤梨根、石见穿、龙葵、薏苡仁、牡蛎、制半夏、生蒲黄等。

3. 针对局部：消积聚、解癌毒

以中医学的观点，局部的病变往往是全身疾病在局部的表现。治疗胃癌前病变，除了重视整体阴阳、虚实、气血的辨治外，还应该重视局灶。整体是以辨证为基础，而局灶胃部病变治疗是以辨病（理）为基础，如此治疗就有针对性，有利于提高疗效。重点关注的是胃黏膜的肠化生和异型增生，抑制细胞分化增殖，防止细胞突变，阻止其向胃癌发展是治疗胃癌前病变的重要部分。萎缩性胃炎伴中、重度肠化生或不典型增生者，选用白花蛇舌草、藤梨根、蛇六谷、野葡萄藤、半枝莲、石见穿、三棱、莪术、菝葜等；胃镜示"干胃"，胃酸不足者，选用黄精、沙参、木瓜、乌梅、生山楂、白芍、山茱萸、麦冬、石斛等；幽门螺杆菌感染者，选用白花蛇舌草、蒲公英、芙蓉叶、黄连、黄芩、丹参、红花等；胃镜示伴有糜烂性胃炎者，选用芙蓉叶、甘松、薏苡仁、连翘、砂仁、蔻仁、制大黄等，伴胆汁反流者，选用竹茹、制半夏、旋覆花、代赭石等。

4. 典型病例

陈某，男性，59 岁。2012 年 9 月 8 日初诊。

患者有慢性胃炎病史，平素反复中上腹隐痛，无反酸，无嗳气，胃纳一般，大便调。2012 年 8 月 24 日胃镜检查提示胃炎（隆起糜烂型），病理结果示炎症（++），肠化生（++），异型增生（++）。西医建议手术治疗，患者不愿意接受手术，遂来诊。舌淡，苔薄腻，脉弦滑。

处方：黄芪 30g，党参 15g，炒白术 12g，甘草 6g，茯苓、茯神各 15g，薏苡仁 30g，石见穿 30g，延胡索 12g，九香虫 6g，龙葵 30g，土茯苓 30g，白花蛇舌草 30g，木蝴蝶 6g，藤梨根 30g，藿梗、苏梗各 12g，枳壳 12g，制香附 12g。

治疗 1 个月后症状消失，胃中和，心情好。以上方为基础，随症加减，先后用过菝葜、莪术、重楼、土鳖虫、天龙、半枝莲、野葡萄藤、当归、丹参、木香等药物。经加减治疗4个月，同年12月底医院复查胃镜提示慢性萎缩性胃炎伴胃窦糜烂，病理检查示慢性炎症（＋），萎缩（＋～＋＋），未见肠化生和异型增生。继续服药，至2013年12月复查胃镜及病理提示慢性炎症（＋），萎缩（－），肠化生（－），异型增生（－）。自我感觉良好。

　　按： 根据前述治疗胃癌前病变的理念，首先在辨证的基础上，坚持补气健脾以改善全身状况（小生态），症状消失后，着重改善"微生态"（脾胃）环境及针对局灶的辨病治疗，旨在消积聚、解癌毒，标本兼顾，得收全功。

王少墨　王秀薇　柳涛

（上海中医药大学附属龙华医院王庆其名医工作室）

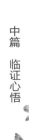

中篇　临证心悟

第六章　王庆其从"半从痢治，半从疡疗"论治溃疡性结肠炎经验

溃疡性结肠炎（ulcerative colitis，UC）是一种慢性炎症性疾病，表现为结肠、直肠黏膜的持续性炎症反应，常反复发作，病程多在 4～6 周以上，临床主要表现有腹痛、腹泻、黏液脓血便和不同程度的全身症状，多呈现发作与缓解交替的慢性病程特点。西医学认为遗传、环境、心理等多重因素相互作用，导致肠道黏膜局部屏障功能受损、上皮通透性改变、神经内分泌调节紊乱、肠道菌群移位等，最终形成 UC。西药治疗主要采用氨基水杨酸类、糖皮质激素、免疫抑制剂、生物制剂等，在炎症改善方面有较好疗效，但药物不良反应较大，且均存在停药后易复发的问题。

UC 属于中医学"痢疾""肠风""肠澼""便血"等范畴，中医药治疗在改善 UC 临床症状、促进肠黏膜愈合、调控肠道微生物菌群、促进结肠黏膜组织缓解等方面已取得较好疗效，并具有降低 UC 复发率、不良反应少等优势。王庆其教授认为，UC 病程长，病机多属本虚标实，以脾胃气血亏虚为本、湿热毒蕴为标；同时他受中医外科疮疡理论启发，提出"半从痢治，半从疡疗"为 UC 的治疗总则，并分别从发作期和缓解期进行论治。现将王庆其教授治疗 UC 的临证经验总结如下。

一、UC病机为本虚标实

王庆其教授提出"脾主黏膜"的观点，即全身各部位黏膜由脾所主，认为黏膜保护、吸收、分泌排泄功能分别与中医学"脾为之卫""脾主运化""脾在液为涎"的功能相对应，脾胃气血亏虚影响黏膜生理功能的正常发挥，进而导致黏膜病变发生。UC 为黏膜炎症性疾病，主要病理表现是结

直肠黏膜的损伤、糜烂、溃疡，亦与脾胃密切相关。《诸病源候论》云："凡痢皆由荣卫不足，肠胃虚弱，冷热之气，乘虚入客于肠间，肠虚则泄，故为痢也。"而荣卫之气源于脾胃，说明脾胃气血亏虚为 UC 发病之本。《杂病源流犀烛》云："痢之为病，由于湿热蕴积，胶滞于肠胃中而发。"提出湿热之邪为 UC 的重要致病因素。湿热邪盛，渐成热毒炽盛之势，湿热毒邪壅滞肠道，损伤肠络，发为 UC。

1. 发作期以脾胃气血亏虚、湿热毒蕴为关键病机

素体脾胃虚弱，或感受外邪、饮食不节等损伤脾胃，均可致脾胃气血亏虚，则中焦运化失常、升清降浊失职，使水谷不化、清浊不分，影响肠道分清泌浊功能，同时水停则生内湿，郁而化热，湿热壅滞使肠腑气机不畅、通降不利，终致肠道传化失司，则见腹痛、腹泻、里急后重、大便黏腻不爽，可伴口苦、小便黄、舌红、苔黄腻等。湿热之邪肆虐，渐成热毒，则湿热毒邪与气血搏结于肠道，致血络受损，化为脓血，可见黏液脓血便、肛门灼热，肠镜下可见局部黏膜广泛充血水肿，甚则出血、糜烂、溃疡等。

2. 缓解期以脾胃气血亏虚为关键病机

《类证治裁》云："溃疡主治，脓将成而根盘散漫者，气虚不能束血紧附也……口不敛，肌不生者，脾气虚也。"久病必虚，UC 常病程迁延，甚至可至数年，疾病进入缓解期后则脾胃气血亏虚愈加严重，致机体无力荣养肠道而修复溃疡，出现肠道局部溃疡久不愈合、稍食不慎或劳累后复发，大便稀薄或夹杂少量黏液，肛门有下坠感甚则脱肛，常伴见疲倦乏力、面色无华或萎黄、腹部隐痛、消瘦、贫血等脾胃气血亏虚的表现。

此外，缓解期调护失当，可致湿热毒邪胶着难解，日渐深伏于脏腑，使正虚邪恋，则 UC 易复发。UC 发作与缓解长期交替，出现局部黏膜不断增生、修复、损伤，致病情迁延反复，而湿热毒邪日久可能会蕴生癌毒，故 UC 日久不愈有癌变风险。

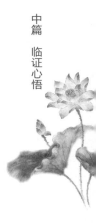

二、以"半从痢治，半从疡疗"为治疗总则分期论治UC

（一）"半从痢治，半从疡疗"观点阐释

《医学衷中参西录》云："乃有腹中时时切疼后重，所下者多如烂炙，杂以脂膜，是其肠中已腐烂矣……西人谓之肠溃疡，不可但以痢治，宜半从疮治。"认为UC不可仅以痢疾论治，还须从疮疡论治。UC肠镜下可见黏膜充血水肿、弥漫性点状糜烂或浅溃疡，由肛端直肠逆行向上扩展，常附着脓性分泌物，甚至自发性出血；肠镜病理常表现为弥漫性的炎症细胞浸润，有隐窝炎和隐窝脓肿形成。此充血水肿、溃疡、脓肿的肠镜表现与中医疮疡症状特点相似，故UC可从内生疮疡论治。《医略》言："以痢之赤白为脓血，即是痈疡之类。""治痢之法，当参入治痈之义。"基于此，王庆其教授结合临床实践经验，提出"半从痢治，半从疡疗"为UC的治疗总则，临证重视清痢之本源，在运用清热、利湿、解毒等法止痢的同时，遵循中医外科学疮疡病"消、托、补"的治则，施以消痈排脓、健脾益气、托疮生肌等治法，以达修复溃疡的目的。

（二）发作期半从清热利湿解毒以治痢，半从解毒消痈排脓以疗疡

UC发作期以湿热毒蕴为标，急则治其标，应以祛实邪为主，治当清热利湿、解毒止痢，即"半从痢治"；并根据疮疡病初期之消法治则，治以清热解毒、消痈排脓为法，即"半从疡疗"。王庆其教授自拟加减清肠汤，组成：黄芩12g，黄连6g，木香6g，槟榔12g，桑叶12g，防风12g，当归12g，马齿苋30g，煨葛根30g，炒薏苡仁30g，牡丹皮12g，仙鹤草30g，木槿皮30g，地锦草30g。治痢方面，以苦寒之黄芩、黄连清热燥湿、泻火解毒，以速除肠中湿热；马齿苋、葛根是王庆其教授治疗UC的常用药对，马齿苋性寒，长于清热解毒、凉血止痢，葛根性凉，煨用能升脾阳、止泄痢。二者配伍可增强清热凉血止痢之功，尤适用于UC大便夹有黏液脓血者。严用和在《严氏济生方》中指出治痢"必先导涤肠胃，次正根本"，UC

发作期湿热毒邪壅滞肠道，不能仅用收涩补敛之法，还应重视通利之法，故用木香、槟榔行气化滞、通腑泄热；UC 常见腹痛、腹泻发无定时，与风邪特点相似，临证时适当加入祛风药有助于祛风胜湿、辛润活血，以提高临床疗效。王庆其教授常用桑叶、防风祛风胜湿清肠，并配伍当归养血活血，以增强祛风润肠之力。疗疡方面，以薏苡仁健脾祛湿、清热排脓；牡丹皮功善清热凉血、散瘀消痈，《神农本草经》载其可"除癥坚瘀血留舍肠胃，安五脏，治痈疮"，其与黄芩、黄连配伍能增强消痈排脓之功。仙鹤草、木槿皮、地锦草是王庆其教授治疗 UC 的常用角药，仙鹤草既能收敛止血、涩肠止痢，又能益气健脾、补虚解毒；木槿皮可入血分，具有清热凉血、解毒排脓之功；地锦草清热解毒、凉血止血。三药配伍能清热凉血解毒，消痈排脓止血。王庆其教授根据长期临床实践认为，该角药可有效促进溃疡面愈合而改善黏液脓血便症状。

（三）缓解期半从补中升阳固脱以治痢，半从健脾托疮生肌以疗疡

缓解期以脾胃气血亏虚为主，缓则治其本，应重视补虚固本，治当健脾补中、升阳固脱以止痢，即"半从痢治"；结直肠黏膜溃疡久不愈合，治宜健脾益气、托疮生肌以荣养肠道、促进溃疡愈合，即"半从疡疗"。王庆其教授自拟加减养膜汤，组成：黄芪 30g，麸炒山药 30g，米炒党参 15g，芡实 30g，炒白扁豆 30g，炒薏苡仁 30g，木蝴蝶 6g，珍珠母 30g（先煎），白及 6g。UC 缓解期脾胃气血亏虚尤甚，无力祛邪则使邪气留恋，导致痢下时发时止，宜半从补中升阳固脱以治痢；用黄芪、山药健脾补气，升阳止痢，痢下严重者黄芪、山药可用至 60g；以米炒党参、芡实、炒白扁豆、炒薏苡仁健脾补中，固脱止痢。脾胃气血亏虚，不能荣养肌肉、黏膜，则 UC 肠黏膜溃疡久不愈合，反复发作，宜半从健脾托疮生肌以疗疡；《神农本草经》载黄芪"主痈疽，久败疮，排脓止痛"，谓山药可"补虚羸……补中，益气力，长肌肉"，黄芪、山药配伍亦可健脾补虚、托疮生肌，有助于修复黏膜损伤。木蝴蝶、珍珠母、白及是王庆其教授治疗消化道溃疡如胃十二指肠溃疡、UC、克罗恩病等的常用角药，具有止血敛疮生肌的功效。现代药理研

究表明，珍珠母有抗溃疡作用，白及能促进创面修复愈合，木蝴蝶护膜生肌，多用于治疗疮口不敛。此外，气血亏虚日久可致肠道气血运行不畅，脉络瘀阻，瘀血不去，新血不生，则肠道长期失于濡养，致 UC 反复难愈，可用茜草、蒲黄、三七活血化瘀，止血敛疮。

（四）临证灵活化裁

1. 随症加减

若发作期里急后重、大便脓血且血色鲜红、口干苦、舌红、苔黄腻等湿热毒之象明显，可加金银花、连翘清热解毒，其中金银花是治疗一切内痈外痈之要药，既可清热止痢，又可凉血解毒；连翘则有"疮家圣药"之称，能解毒消痈排脓。另加三七、白及、地榆炭、姜炭、槐花炭等收敛止血。腹痛发无定时、肠鸣时作明显者，加白芍、败酱草、川芎活血化瘀止痛，全蝎、蜈蚣祛风定痛；畏寒肢冷、胃脘冷痛、腹胀时作者，加仙茅、淫羊藿、附子、桂枝、干姜等温肾壮阳；神疲倦怠、少气懒言明显者，加牛膝、巴戟天、功劳叶补益肝肾，以助阳气升发；肛门坠胀，甚则脱肛等中气下陷者，加柴胡、升麻、枳实、葛根等升阳举陷。

2. 辨大便性状加减

水样大便，称为"濡泻"，加麸炒苍术、麸炒白术、茯苓、泽泻、车前子等健脾利水，祛湿止泻；大便夹杂未消化水谷，称为"飧泄"，加麸炒白术、焦山楂、焦神曲、陈皮、沉香曲、炒莱菔子等健脾消食、调中化积；大便脓血黏液状明显，称为"肠澼"，加白头翁、辣蓼清利肠中湿热；大便黏腻质稀，呈鸭溏状，称为"鹜溏"，加补骨脂、赤石脂、粳米、干姜、附子、石榴皮炭等温阳补脾、涩肠止泻；大便夹杂脂肪块，称为"白痢"，加麸炒苍术、麸炒白术、干姜、补骨脂等健脾温中，散寒除湿；大便日行十余次、滑脱不固者，加煨诃子、乌梅炭、石榴皮炭等涩肠固脱止泻。

三、膏方补虚扶正

UC 病情平稳后，可用膏方调治以巩固疗效，防止复发。膏方是在中医学理论指导下辨证处方，将中药饮片煎汤去滓浓缩，再加适量蜜或糖类、胶类收膏而成的稠厚半流质的制剂。具有润泽滋补、宜于久服的特点，适用于病情缠绵、日久难愈之脾胃病的调治。

王庆其教授治疗 UC 所用膏方多为大方，常用 40～50 味药物，临证按照"半从痢治，半从疡疗"的治疗原则，以黄连、黄芩、马齿苋、地锦草、木槿皮等清热利湿、解毒消痈；以炙黄芪、党参、太子参、麸炒白术、炒薏苡仁、麸炒山药、炒白扁豆、莲子肉、芡实、茯苓、炙甘草等补益脾胃气血，以助托疮生肌之效；以仙鹤草、石榴皮炭、木蝴蝶、白及、珍珠母等敛疮止血；酌加青皮、陈皮、藿香、紫苏梗、佛手、香橼、木香、槟榔、枳壳、枳实、醋香附、乌药等理气行气以调理中焦气机，配伍焦山楂、焦神曲、炒谷芽、炒麦芽等开胃消食，共同防止膏方滋腻而阻脾碍胃；另加女贞子、枸杞子、山萸肉、楮实子、淫羊藿、仙茅、狗脊、续断、牛膝、杜仲、桑寄生等补益肝肾之品，补先天而养后天。最后常用阿胶和黄明胶收膏，起补血止血、补虚生肌之效，用量至少为 150g，每一料服用 45 天。其中阿胶为血肉有情之品，可促进组织器官修复，有助于黏膜疾病的治疗；黄明胶有消痈止痛、活血生肌之功，《本草汇言》言其能"散痈肿，调脓止痛，护膜生肌"。阴虚火旺可加鳖甲胶滋阴润燥，阳虚者可加鹿角胶温肾填精。

四、验案举隅

患者，女，42 岁，2019 年 8 月 8 日初诊。

主诉：腹泻伴黏液脓血便反复发作半年，加重 3 个月。患者半年前因饮食不洁诱发腹痛、腹泻，大便夹有黏液，自行服用双歧杆菌、黄连素片（具体用量及疗程不详）后症状改善，后因劳累或饮食不慎即诱发腹泻伴黏液脓血便。3 个月前因熬夜加班和聚餐后腹泻伴黏液脓血便加重，有腹痛难忍、里急后重的表现，于外院行肠镜检查（2019 年 5 月 6 日）示直肠、乙状结肠慢性活动性炎症，局部黏膜充血水肿，有点状糜烂和浅溃疡，可见隐窝脓肿。诊断为溃疡性结肠炎，予抗炎、对症等治疗（具体不详）后症状稍缓解，但仍反复发作。现口服美沙拉嗪肠溶片每次 1g，每天 3 次。

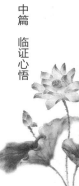

刻下症：大便日行 3～5 次，质稀，不成形，夹有黏液脓血，里急后重，矢气频作，腹部胀痛，排便后腹痛稍减，口干口苦，纳眠尚可，舌红，苔厚腻，脉沉滑。

西医诊断：溃疡性结肠炎。

中医诊断：痢疾（湿热毒蕴证）。

治法：清热利湿解毒，消痈排脓止痢。

处方：加减清肠汤化裁。

黄芩 12g，黄连 6g，木香 6g，槟榔 12g，桑叶 12g，防风 12g，马齿苋 30g，煨葛根 30g，牡丹皮 12g，仙鹤草 30g，木槿皮 30g，地锦草 30g，藿香 12g，紫苏梗 12g，枳实 12g，炙甘草 6g。14 剂，每日 1 剂，水煎，分早晚 2 次口服。

外用药予清肠栓（上海中医药大学附属龙华医院院内制剂，由三七、青黛、五倍子、马齿苋、冰片制备而成的纯中药肠道用栓剂，每盒 10 粒，每粒 2g），直肠给药，每次 1 粒，每天 2 次。嘱停用美沙拉嗪肠溶片。

二诊（2019 年 9 月 5 日）：患者服初诊方后抄方继服 14 剂，现大便日行 2～3 次，仍质稀、不成形，夹有少量黏液，无脓血，无里急后重，偶有矢气，脐周偶有隐痛，偶有烧心，无腹胀及口干口苦，舌淡，苔薄腻，脉沉滑。初诊方去藿香、紫苏梗、黄芩、桑叶、枳实、地锦草，加白头翁 20g，姜炭 9g，辣蓼 20g，赤芍 15g。14 剂，煎服法及外用药同前。

三诊（2019 年 9 月 19 日）：大便日行 2 次，稍成形，偶夹有少量黏液，肠鸣、矢气偶作，无烧心、腹痛，舌红，苔薄白微腻，脉沉。二诊方去煨葛根、牡丹皮、仙鹤草、木槿皮、白头翁、辣蓼、赤芍，将马齿苋增量至 40g，炙甘草改为生甘草，加秦皮 15g，乌药 9g，麸炒白术 12g，炒白芍 12g，当归 12g，炒薏苡仁 30g，金银花 9g。28 剂，煎服法及外用药同前。

患者病情稍平稳，四至六诊继予三诊方加减，煎服法及外用药同前，巩固治疗 2 个月余。

七诊（2019 年 12 月 28 日）：大便日行 2 次，成形，偶夹有少量黏液，无脓血，矢气偶作，腹部有隐隐下坠不适感，易困倦乏力，面色少华，四肢不温，纳食一般，眠可，舌暗红，苔薄腻，脉沉细。辨证为脾胃气血亏虚，治以补中升阳固脱、健脾托疮生肌，予加减养膜汤化裁。

处方：黄芪40g，麸炒山药40g，米炒党参15g，芡实30g，炒白扁豆30g，炒薏苡仁30g，木蝴蝶9g，珍珠母30g（先煎），麸炒白术12g，乌药9g，木香6g，仙茅12g，淫羊藿15g，炙甘草6g。28剂。煎服法及外用药同前。

八诊至十二诊继予七诊方加减巩固治疗半年余，患者病情持续向好，未见UC复发。十三至二十五诊期间，患者偶因饮食不节、劳累、情志不遂等原因导致UC复发，呈发作期和缓解期交替出现，分别予加减清肠汤和加减养膜汤化裁交替治疗1年余，病情基本稳定，二十五诊时嘱患者复查肠镜。

二十六诊（2021年9月25日）：患者大便日行1～2次，质软成形，无明显不适症状，纳眠可，精神佳，舌淡，苔薄白，脉沉细。2021年9月8日肠镜检查提示结肠未见异常改变。2022年3月电话随访，病情未见复发。

按：本案患者因饮食不节、劳累而损伤脾胃，致脾胃气血亏虚，则中焦运化失常，酿生湿热毒邪，与气血搏结于肠道，致肠道传化失司，血络受损化为脓血，故见腹痛、腹泻、黏液脓血便、里急后重等UC典型症状；湿热壅滞肠腑，故见矢气频作，腹部胀痛，口苦口干、舌红、苔厚腻、脉沉滑均为湿热毒邪内蕴之征。治疗以"半从痢治，半从疡疗"为总则，患者初诊时为UC发作期，方予加减清肠汤化裁以清热利湿解毒、消痈排脓止痢；舌苔厚腻则加藿香、紫苏梗行气化湿，腹部胀痛、矢气频作则加枳实破气消胀，炙甘草健脾益气，调和诸药。

二诊时腹泻及黏液脓血便症状稍缓解，口干口苦、腹胀及矢气好转，且舌淡、苔薄腻，说明湿热之邪有所减轻、肠腑气机得通，故去黄芩、桑叶、地锦草、藿香、紫苏梗、枳实等以减弱清热利湿行气之力；偶有烧心，故加姜炭，与黄连配伍以辛开苦降，制酸降逆；大便质稀、不成形、夹有少量黏液，加白头翁、辣蓼、赤芍增强清热解毒、凉血止痢之功。

三诊时患者症状基本好转，宜减少清热利湿、凉血解毒药物的使用，故去牡丹皮、木槿皮、白头翁、辣蓼、赤芍以防祛邪伤正；但湿热毒蕴病机仍

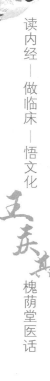

存，故增加马齿苋用量，改炙甘草为生甘草，加秦皮、炒薏苡仁、金银花以助清热利湿排脓。王庆其教授指出药物久服，可产生耐药性而降低疗效，应更换为功效相仿的药物，故去煨葛根、仙鹤草，加麸炒白术补虚止泻；仍有肠鸣、矢气，加乌药调畅气机，当归、炒白芍补血养血以增强祛风润肠之力。四诊至六诊患者病情稍平稳，继予三诊方加减巩固疗效。七诊时病情处于缓解期，脾胃气血亏虚之象明显，遂以加减养膜汤化裁以补中升阳固脱、健脾托疮生肌，达扶正补虚防复发之目的。腹部有下坠不适感，提示中气下陷，故重用黄芪和麸炒山药，加麸炒白术增强健脾益气、升阳固脱之功；矢气偶作，加乌药、木香调畅肠腑气机；困倦乏力、面色少华、四肢不温，加仙茅、淫羊藿温肾助阳。八诊至十二诊患者病情持续平稳，脾胃气血渐复，则 UC 无复发。然 UC 易因情志不遂、饮食不节、劳累等因素导致复发，本案中患者十三诊至二十五诊期间，UC 呈发作期和缓解期交替出现，故仍遵循发作期以加减清肠汤化裁、缓解期以加减养膜汤化裁的治疗思路，结果治疗有效，患者病情好转，肠镜复查病理逆转正常。全程遵循"半从痢治，半从疡疗"的治疗总则，既祛实邪又补虚固本，灵活随症加减，缓缓图之，达标本兼治、预防 UC 复发之目的。

李素素　王少墨　王秀薇　陈正
（上海中医药大学附属龙华医院王庆其名医工作室）

第七章　王庆其膏方调治心验

膏者，泽也。《正韵》《博雅》解释为"润泽"。"膏"指黏稠的糊状物，含有滋润的意思。近代名医秦伯未在《膏方大全》中指出："膏方者，盖煎熬药汁成脂液，而所以营养五脏六腑之枯燥虚弱者也，故俗称膏滋药。""膏方非单纯补剂，乃包含救偏却病之义。"可见，膏方是将中药加水蒸煮后滤渣，再浓缩熬成膏状制剂，具有滋补强身、延缓衰老、治病纠偏的作用。王庆其教授从事膏方门诊近40年，拥有丰富的临床经验，兹总结如下。

一、膏方与治未病

"治未病"是中医学的重要思想，是中医预防医学的实践和总结，是医学的最高境界。《黄帝内经》首先提出"治未病"的观点。《素问·四气调神大论》曰："圣人不治已病治未病，不治已乱治未乱，此之谓也。夫病已成而后药之，乱已成而后治之，譬犹渴而穿井，斗而铸锥，不亦晚乎！"《淮南子》曰："良医者，常治无病之病，故无病；圣人常治无患之患，故无患也。"《备急千金药方》曰："消未起之患，治未病之疾。医之于无事之前，不追于既逝之后。""上医医未病之病，中医医欲起之病，下医医已病之病。"《证治心传》曰："欲求最上之道，莫妙于治其未病。"这些论述是对《黄帝内经》"治未病"思想的引申和发挥。

世界卫生组织发布的题为"迎接21世纪的挑战"报告中指出：21世纪的医学，不应继续以疾病为主要研究对象，而应以人类健康作为医学研究的主要方向。20世纪末，75位诺贝尔奖得主发布的《巴黎宣言》提出：医学不仅是关于疾病的科学，更应该是关于健康的科学。"治未病"的思想则充分体现了中医学是"关于健康的科学"。

《灵枢·逆顺》曰："上工刺其未生者也；其次刺其未盛者也；其次刺其已衰者也……故曰上工治未病。"提示人体对于疾病有三种状态，即未生、未盛、已衰。"治未病"的含义主要有三：①防病于先，未雨绸缪。防患于先是"治未病"思想的第一要义。《丹溪心法》曰："与其救疗于有疾之后，不若摄养于无疾之先。盖疾成而后药者，徒劳而已。"②欲病救萌，防微杜渐。"治未病"的第二层含义是欲病救萌。《素问·八正神明论》曰："上工救其萌芽。"《素问·刺热》曰："肾热病者颐先赤，病虽未发，见赤色者刺之，名曰治未病。"所谓"欲病"，现代称为"亚健康状态""第三状态""灰色状态"等。③已病早治，防其传变。"治未病"的第三层含义是已病早治，防其传变。《素问·阴阳应象大论》曰："故邪风之至，疾如风雨，故善治者治皮毛，其次治肌肤，其次治筋脉，其次治六腑，其次治五脏。治五脏者，半死半生也。"经文提示，外邪入侵由表入里的传变规律，强调有病早治，防其传变。《金匮要略·脏腑经络先后病脉证》曰："适中经络，未流传脏腑，即医治之。四肢才觉重滞，即导引、吐纳、针灸、膏摩，勿令九窍闭塞。""见肝之病，知肝传脾，当先实脾。"明确指出已病之后，防其传变的具体办法。《医学源流论》言："病之始生浅，则易治；久而深入，则难治。""故凡人少有不适，必当实时调治，断不可忽为小病，以致渐深；更不可勉强支持，使病更增，以贻无穷之害。"进一步说明了早期治疗的重要意义。

孙思邈《备急千金要方》强调"上医医未病之病，中医医欲起之病，下医医已病之病"。这里将医学研究对象分为未病、欲病、已病三种状态；将医学的功能分为上、中、下三个层次，即"上医"为维护健康的养生医学；"中医"为早期干预的预防医学；"下医"为针对疾病的治疗医学。

中医学对"未病"（健康状态）者强调通过养生以防病，对"欲病"（亚健康状态）者强调救其萌芽；对"已病"（疾病状态）者要求早期治疗，防止传变。

王庆其教授认为，膏方可以增强各个年龄段人群的体质，预防疾病。正气存内，邪不可干，邪之所凑，其气必虚。膏方对少年儿童来说，可以助长发育，提高智力；对中青年来说，能增强体质，青春常驻；对老年人来说，可以延缓衰老，保持健康。现代研究提示，滋阴药含有多糖成分，使细胞免疫力增强，部分滋阴药有降糖、生津、润肠的作用；补阳药可以增强肾上腺皮质功能，提高人体免疫力；补气药含有多糖、多肽、维生素、微量元素，可以提高人体免疫力、增强消化功能等。

王庆其教授强调，西医学将人群分为健康、亚健康、疾病三种状态，调查发现约15%的人处于健康状态，15%的人处于疾病状态，而70%的人处于亚健康状态。目前服膏方的人群中约一半以上是属于亚健康状态者。亚健康状态者是中医膏方"治未病"的重点。关于亚健康的定义，一种说法是亚健康是一种既没有疾病，又不健康的状态，是介于健康与疾病之间的一种状态。王庆其教授认为，亚健康状态是指有疑似疾病的症状，而无明确疾病的证据。

王庆其教授运用膏方对亚健康的治疗主要有以下两个方面。

（1）辨体质治其本：如阴虚体质，见自觉内热、手脚心热、口干咽燥、容易失眠、大便干结、面颊潮红、怕热、舌稍红等症状，可以用滋阴填精方药；阳虚体质，见手脚怕冷、畏寒、大便稀溏、吃凉食物胃易不舒服等症状，可以用壮阳补气方药；气虚体质，见精神疲乏无力、气短、容易感冒、出虚汗、脉搏无力等，可以用益气养血方药；血瘀体质，见皮肤干燥粗糙、有紫斑、胸胁刺痛、面色晦暗、舌有瘀斑等，可以用活血和营方药；痰湿体质，见形体肥胖、汗多、肢体困倦沉重、口舌黏腻等，可以用祛痰化湿方药；另外还有一种过敏体质，见经常感冒、鼻塞、打喷嚏、容易哮喘、皮肤过敏等，可以用扶正脱敏方药。至于正常体质的人，阴阳平和，气血协调，可以不必服膏方。

（2）随症治其标：根据亚健康的常见症状论治，如睡眠障碍，加入安神定志方药；食欲不振，加入健脾开胃方药；经常便秘，加入润肠通便方药；腰膝酸软，加入补肾健腰方药等。

总之，中医学"治未病"思想具有战略意义，治未病的方法甚多，膏方就是其中之一，用膏方治未病可以发挥中医药的特色和优势。

二、膏方治已病

已病，指的是现有病证和既往病史。王庆其教授认为，膏方的主要功用有二：一是增强体质，二是调理慢性病。现代膏方应该在治未病的基础上扩大应用范围，如高血压、糖尿病、高脂血症、高尿酸血症等代谢性疾病，慢性胃炎、肠炎、结节、肿瘤等慢性病均可以用膏方调治。膏方具有服用方便、口感好、患者易于接受的特点，因此可以更好地发挥对慢性疾病治疗的优势，缓缓图之。

王庆其教授认为拟定膏方必须将辨病与辨质相结合。祛邪可以安正，扶正有助于祛邪，两者相辅相成。辨病无外乎以气血阴阳、寒热虚实，治疗以协调气血阴阳，以平为期；辨质按阳虚质以壮阳祛寒法，阴虚质以滋阴清热法，气血偏虚质以益气生血法，痰湿质以除湿化滞法，瘀血质以行血消瘀法等。辨病与辨质相结合，既疗病又强身，一箭双雕，事半功倍。拟定膏方的时候要根据疾病病种的不同特点加以精细用药，如糖尿病患者忌开含糖量高和淀粉类含量较高的药物，矫正口味以元贞糖、木糖醇代替冰糖、麦芽糖，少用大枣、龙眼肉等药物；对于高脂血症患者，以清膏为主，不用或少用阿胶、鹿角胶等滋腻助湿助热之品；结节类疾病多加化痰软坚散结的中药，发挥消除结节的作用。

王庆其教授临证处膏方尤其重视已病的传变，根据疾病的传变规律采取一定的措施。关于已病的传变，大致有以下几种情况：①根据五行生克规律防变，其中按相生传变，有子病及母，母病及子；按相克传变，如见肝之病，知肝传脾，当先实脾。②根据病邪由表传里规律防变，如《素问·阴阳应象大论》中疾病"皮毛→肌肤→经脉→六腑→五脏"的传变规律；叶天士言："初为气结在经，久则血伤入络。"初病在经在气，久病入络在血。③根据西医学关于疾病的演变规律，预防并发症和后遗症。例如，世界卫生组织将糖尿病的慢性并发症分为5类，分别为糖尿病性眼病、糖尿病肾病、糖尿病神经病变、糖尿病足、糖尿病心血管并发症。但其基础病理改变主要是微血管和大血管，微血管病变主要包括糖尿病肾病、糖尿病视网膜病变、白内障及糖尿病精神病变等；大血管病变主要包括缺血性心脏病、脑血管病变及末梢动脉病变等。

王庆其教授用膏方防病传变的原则有三：①按制已病，防止传变。②先安未受邪之地。③去除影响疾病传变的病理基础。这些原则相信医者均耳熟能详，这里就不一一赘述了。

三、膏方问诊经验

每值冬令时节，膏方求治者甚众，在忙碌的诊疗过程中如何做到忙而不乱，紧张而有序，王庆其教授总结了"问诊四要"，即近问上中下，远问过去病，再问脂糖压，女问经带产。大大提高了问诊效率和辨证的精准度。

所谓"近问上中下"，就是说现病史的问诊重点在于"三大常规"，即睡眠（上）、饮食（中）、二便（下）。这是人体最重要的三个方面，若这三方面正常，即使有病，也容易恢复。当然，"上"部的问诊还包括是否有头痛、头晕等；"中"部的问诊还包括是否有腹痛、腹胀、吞酸、嗳气等；"下"部的问诊还包括是否有腰酸、肢冷、肢体水肿、关节疼痛等。

"远问过去病"，指对既往病情的询问，借以了解疾病演变的全过程及其体质情况。

"再问脂糖压"，当前患者或亚健康人群中，血脂、血糖、血压升高者很多，这直接关系到膏方的立方遣药，不可不问清楚。如果血糖偏高，辅料中尽量改用元贞糖或木糖醇；如果尿酸偏高者，辅料中尽量不用阿胶、龟甲胶、鹿角胶等，改用木瓜膏、桑椹膏等素胶。

"女问经带产"，女性患者不可忽视经、带、产病情的询问，这是辨证用药的重要参考。

"问诊四要"旨在执简驭繁，抓住问诊的要领，可以节约时间。

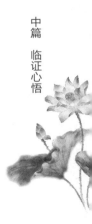

中篇 临证心悟

四、膏方配伍原则

（一）进补有方略，护胃最重要

王庆其教授认为，冬令进补当讲究方略。首先，"虚则补之"，不虚则无须补之，而补有平补、清补、温补、峻补和缓补之分，还有消补兼施等，切忌蛮补，否则易致偾事。不论何种补法，时时固护胃气最为紧要。李东垣在《脾胃论》中云："脾胃之气既伤而元气亦不能充，而诸病之所由生也。"又说："胃虚则脏腑经络皆无所受气而俱病。"叶天士有"胃喜为补"之说，若补而碍胃，必补之无益，还可能横生枝节。诸种补法必得胃气资助而后效。举凡胃有夙疾者当先治其病，而后再行滋补；中焦枢机不畅者，必先燮理升降枢机为开路方；食欲不振者，当先益胃以振奋中气；脾虚便溏者，宜扶中州以实大便。膏方中均须伍以健胃、调胃、苏胃的药物，待胃气旺则五脏六腑皆旺。

（二）阴中求阳与阳中求阴

"一阴一阳之为道"，人体阴阳气血的协调平衡是健康的标志。拟定膏方之要诀，贵在调节人体气血阴阳之偏颇，所以邪气侵犯人体，即使只是损伤人体的阳气，但由于阴阳互根，阳气亏损不能化生阴液，必进而损伤人体之阴精，反之亦然。最终均可导致阴阳两虚。王庆其教授临证用药尤为注重"阴中求阳"与"阳中求阴"，"阴中求阳"为在大剂的补阴药中，佐以少量的温阳药，用于阴偏衰证；"阳中求阴"为在大剂的补阳药中，佐以少量的滋阴药，用于阳偏衰证。他强调治病须分清阴阳虚损之主次，阴精虚损，久而及阳者，在滋阴的同时辅以少许补阳之品，如治疗肾阴虚之患者，往往在熟地黄、山茱萸、何首乌、枸杞子、龟甲等滋阴药中配以少量菟丝子、淫羊藿等扶阳之药；若属阳气匮乏，久病及阴者，则补阳之时不忘护阴，于阳中求阴，如以二仙汤治疗更年期综合征，在用仙茅、淫羊藿、巴戟天等温肾助阳的同时，辅知母、黄柏等以泻相火，滋阴润燥。阳虚当温阳以益阴，阴虚则当滋阴以和阳，掌握阴阳互根互用之妙，自能提高膏方调理之疗效。

（三）大方复治，立方"三元"

一料膏方有数十味药，属于"大方""复方"。王庆其教授认为，大方大致由四部分组成：一是针对病因的药物，二是针对体质偏颇的药物，三是调和胃气的药物，四是辅料。关于药物、药量的选择，他认为重在配伍，而在配伍时应斟酌疾病的主要矛盾与次要矛盾，采用组药相配的方式，有的以古代成方为组药，如四君子汤、四物汤、当归补血汤、交泰丸、芍药甘草汤、桂枝甘草汤等；或以功效相得益彰之对药，如枳壳与枳实、茯苓与茯神、旋覆花与代赭石、半夏与黄芩，或以川断、杜仲、狗脊、桑寄生等功用相似的药物组方以补肝肾、健腰膝，或以黄芪、白术、人参等健脾益气，诸类组药相配，杂而不乱，搭配精妙，大方复治，紧扣病机，灵活运用。这样组方，用药思路清晰，收效甚好。

中医膏方药味众多，成分复杂，如何把握立方遣药的要领？王庆其教授的经验是掌握立方"三元"：一是治既病，二是调体质，三是和胃气。即膏方是由三部分组成的，一是针对现在病情的，例如一位亚健康患者，主诉神疲乏力、失眠早醒、头胀头晕、记忆力减退等，膏方治疗宜投以养心安神、补肾柔肝的方药；二是根据其体质偏颇，有口干、舌红、大便不畅、五心烦热、脉细弦等症状，属于阴虚之体，佐以滋阴清虚热之方药；三是考虑方药中有较多的滋腻之品，恐出现虚不受补，或滋腻碍胃的不良反应，故适当辅以消导和胃气之方药。"三元"相合，构成疗效的总和，从而达到治疗的预期目的。

五、膏方"组药"经验

王庆其教授通过多年临床实践，逐步形成了使用"组药"来拟方的经验。即根据中药配伍的规律，"或用以专攻，或用以兼治，或以相辅者，或以相反者，或以相用者，或以相制者"（《医学源流论》）。使药各全其性，以成一方之妙，从而发挥较好的治疗作用。他以四味中药组成"组药"来处

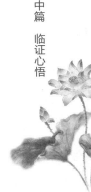

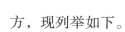
方，现列举如下。

健脾止泻药组：薏苡仁、怀山药、白扁豆、莲子。四药均有健脾、厚肠、止泻之功，对素来脾胃虚弱，大便溏薄或次数增多者，有很好的疗效。

清肠止泻药组：葛根、黄芩、黄连、马齿苋。系葛根芩连汤加马齿苋，有清利肠中湿热的作用，适用于慢性结肠炎、肠易激综合征、溃疡性结肠炎。

痛泻方药组：炒白术、炒白芍、炒防风、陈皮。四药系治疗泄泻的名方痛泻要方，有调和肝脾、缓急止痛的作用，对慢性结肠炎、肠易激综合征等有较好的疗效。

理气通腑药组：木香、槟榔、青皮、制大黄。有理气通腑之功，适用于腹胀、便秘或大便不畅者。

养血润肠药组：生地黄、生何首乌、当归、桑椹。四药有养血润肠通便之功，对血虚便秘、老年性便秘、产后便秘等均有很好的治疗作用。

润燥通便药组：火麻仁、瓜蒌仁、柏子仁、松子仁。四药均含有油脂类物质，有润燥通便之功，对体质虚弱的便秘患者比较适合。

制胃酸药组：黄连、吴茱萸、浙贝母、海螵蛸。四药系成方左金丸及经验方乌贝散相合而成。有很好的制胃酸作用，适用于胃食管反流病、胃十二指肠溃疡胃酸偏多者，有很好的功效。

启脾甦胃药组：炒谷芽、炒麦芽、砂仁、桂枝。四药有启脾甦胃、增进食欲之功。其中桂枝有通阳和胃的作用，根据药理学研究其可以增加胃液分泌、增进食欲。

辛开苦降药组：制半夏、黄芩、黄连、炮姜。四药为半夏泻心汤的组成，为辛开苦降的经典组合。适用于脾虚失运、胸脘痞满、消化不良、胃排空延迟诸症。

活血止痛药组：川楝子、延胡索、生蒲黄、五灵脂。四药由成方金铃子散、失笑散组成。有活血止痛之功，适用于各种因气血瘀滞引起的痛证。

疏肝理气药组：柴胡、枳壳、木香、香橼皮。四药皆属疏肝理气之品，适用于肝气郁滞，或脾胃气机不畅所致的腹胀、胁胀、胃痞等症。

降脂药组：茵陈、泽泻、决明子、生蒲黄。脂质皆属痰、湿、瘀滞留体内，本组药物有利湿、祛瘀、清泄之功，临床证明有降脂作用。

降糖药组：黄芪、葛根、苍术、玄参。临床实践及实验研究证明，四药具有一定的降糖作用。

降压药组：天麻、黄芩、桑寄生、石决明。临床实践及实验研究证明，四药具有一定的降压作用。

安神药组：黄连、肉桂、石菖蒲、郁金。四药中黄连、肉桂系成方交泰丸，取相反相成之意，功能交通心肾，主治心肾不交的失眠；石菖蒲、郁金取温病中的菖蒲郁金汤之意，二者有理气解郁安神之功，主治肝郁失眠。

调肾阴阳药组：仙茅、淫羊藿、知母、黄柏。四药取经验方二仙汤之意，寒热并用，相反相成，有温肾阳、泻相火、调冲任之功，对更年期综合征及老年人肾阴阳俱虚者，有很好的调节作用。

补肾健腰药组：杜仲、制狗脊、续断、桑寄生。四药均有补肾健腰、强筋健骨之功，适用于肾虚腰膝酸软、骨节酸痛者。

滋肾明目药组：女贞子、墨旱莲、枸杞子、杭白菊。四药中女贞子、墨旱莲系成方二至丸，有补肝益肾之功，主治肝肾亏虚，头目昏花，腰背酸软；枸杞子、杭白菊取杞菊地黄汤意，有补肝肾、明目之功，适用于肝肾不足、目涩不明、眩晕眼花等。

补肾纳气平喘药组：人参、蛤蚧、紫河车、冬虫夏草。四药中人参、蛤蚧系经验方参蛤散，有补气平喘化痰之功，合紫河车、冬虫夏草，加强补肾纳气的作用，对哮喘、慢性支气管炎缓解期有很好的疗效。

清咽润喉药组：桔梗、甘草、玄参、射干。四药中桔梗、甘草系仲景桔梗甘草汤，为清咽止咳的经典方；加玄参、射干，加强清热养阴利咽的作用，适用于慢性咽喉炎等。

王庆其教授膏方组药内容很多，有的来自成方加减，有的是他多年实践的经验方，通过合理组合，临床实践证明，既便于处方，又有较好的疗效。

关于忌食萝卜及饮茶的问题：服人参忌食萝卜，不仅是民间传统，而且在一些古代、近现代的中药书中也如此说。其根据是人参补气而萝卜消气，

233

中篇 临证心悟

二者同食会消解人参的补益功效。其实，人参所补的是人体中的元气，萝卜消的是胃肠消化不良所产生的胀气。两气的含义不尽相同。现代营养学研究认为，萝卜中含丰富的淀粉酶，具有助消化和消除胃肠胀气的功能。同时服人参、萝卜应该没有禁忌。《本草纲目》记载："萝卜子平气之有余，非损气之不足，实制人参以平其气，非判人参以伤气也。"人参和萝卜同食，人参补气，萝卜顺气，一补一通，相反相成，相得益彰。清代医家陈士铎《本草新编》也说："或问萝卜子专解人参，一用萝卜子则人参无益矣，此不知萝卜子而并不知人参者也。人参得萝卜子，其功更神，盖人参补气，骤服气必难受，得萝卜子以行其补中之利气，则气平而易受，是萝卜子平气之有余，非损气之不足，实制人参以平其气，非制人参以伤其气也。"现代有医家将莱菔子（萝卜子）用于缓解消除服用人参等补药后出现的不良反应，治疗人参中毒综合征等。此外，人参与茶能否同服？人参含有很多蛋白质、矿物质等，还含有大量的苷类。人参皂苷有很强的抗氧化功能，能防止细胞的衰老和凋亡。人参与茶同服，茶碱和鞣酸可能会影响人参中苷类等物质的吸收，降低人参的有效作用。但只要间隔开饮茶和服用含有人参膏方的时间就可以了。

结语：王庆其教授曾言处方用药"如迎浮云，若视深渊"，必须认真揣摩，细细品味。冬令进补，护胃为首，所谓"有胃气则生，无胃气则亡"。同时辨病因人施补，有的放矢。尽管膏方药味较多，却是杂而不乱，配伍精妙。另外，膏方用药以补益为主，若同样能治病，须选用毒性较小或无毒的平和之药，祛邪而不伤正，正如王庆其教授所言："大毒治病，十去其六……无毒治病，十去其九。"处方当以平淡之中见神奇，实寓"借和平而藏妙"之意。如此，一剂处方，杂而有序，兼备而有奇，和平但藏妙，方可获佳效。

邹纯朴　薛辉　陈正（上海中医药大学）

王少墨　王秀薇　戴彦成（上海中医药大学附属龙华医院）

第八章　王庆其辨治肺系疾患临床经验撷要

一、主要学术观点

（一）肺主宣发肃降——利气化痰为上，不可见咳止咳

肺主气，司呼吸。肺主宣发，布散水谷精微，呼出浊气；肺主肃降，下输清气和水谷精微，保障气道洁净通畅。若肺失于宣肃，则易出现咳、喘、上气、少气、短气、胸满等症，故有"诸气膹郁，皆属于肺"（《素问·至真要大论》）。同时，气机郁结则津液凝聚而成痰，肺金清虚，不容一物，若痰浊壅于肺系，清肃失司，随气升降，气道不畅而见咳逆上气之症迁延反复，痰亦是致咳的重要病理因素之一。

临证论治中，鉴于痰阻、气逆两大因素，王庆其教授推崇刘完素"咳嗽者，治痰为先，治痰者，下气为上"（《素问病机气宜保命集》）之说，治疗时兼顾化痰、降气，多于祛痰剂中配伍理气行气之品，以加强化痰之功。王庆其教授宣肺多用麻黄、桔梗、薄荷、桑叶等，肃肺多用杏仁、前胡、紫菀、桑白皮等，化痰多用二陈汤、三子养亲汤，宣降同施，温润并用，顺应肺脏喜润恶燥之性，以复肺脏宣降之功。同时，尊崇仲景治"喘家"太阳病中加入"厚朴、杏子"，旨在下气肃肺，故在止咳平喘的处方中亦常加入厚朴、枳壳等理气之品，以达气顺则咳喘自平之目的。

（二）五脏六腑皆令人咳——治五脏以安肺

五脏六腑的病变皆可传变于肺，使其宣降功能失调，肺气上逆而见咳

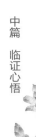

235

中篇　临证心悟

嗽，是中医学整体观念的典型体现，王庆其教授在临证中逢久咳不愈，往往不拘于治肺一法，而是立足于"五脏相关"的整体观进行辨治，达到止咳平喘之效。

1. 补肾纳气

肾为水火之脏，内寄元阴元阳，肺金肾水，金水相生，助肺纳气，共司呼吸运动，故有"新喘在肺，穷必及肾"之说，如慢性咳喘的老年患者，多合肾虚之象，如短气息促、动辄加剧、呼多吸少、腰膝酸软、耳鸣眩晕等，故治宜补肾纳气之法；而益肾主在水火，补肾之法常水火并调，王庆其教授以生地黄、龟甲、山萸肉、黄柏等补肾水，以巴戟天、枸杞子、淫羊藿、仙茅等温肾阳，寄寓培补肾中阴阳而收精气互生之效。

2. 培土生金，疏通气机

脾为后天之本，为肺金之母，主运化，通调水道，若运化无权则聚湿生痰，上贮于肺而见喘嗽，如支气管哮喘缓解期患者往往合并气短、语声低微、食少脘痞、大便不实等症，故治宜健脾益气、行气化痰；而脾胃为气机升降之枢纽，补脾重在升降，王庆其教授既用人参、黄芪、白术、甘草等健脾升发，又多配伍黄芩、黄连、半夏等辛开苦降，升降相合，共奏补脾滋养、培土生金之效。另外，胃食管反流病所致的慢性咳嗽可属"胃咳"范畴，王庆其教授常宗仲景半夏泻心汤辛开苦降、疏通气机之法，以同降肺胃之气。

3. 清肝泻火

肝主疏泄，调气机升降，助肺气之宣肃，若肝失条达，郁而化火，木火刑金，多见久咳之证，以干咳少痰为主，咳甚则胁痛口苦，症随情绪波动而增减，王庆其教授常以丹栀逍遥散加地骨皮、沙参、麦冬等以疏肝泻火清肺。

4. 养心培元

心主血，肺主气，气血同源，相生而互用，心为阳脏，以阳气为用，若心阳不振，血脉失养，瘀阻失畅，致气机不利、肺失宣肃发而为咳，久咳不愈，咳声低微，伴气短乏力，心悸，自汗，王庆其教授多取养心培元之法，以养心汤、保元汤之属益气肃肺。

（三）风善行而数变——顽咳祛风

风为百病之长，其性轻扬，易袭阳位，肺为娇脏，位于上焦，易受风邪；且风性游走，善行而数变，其易动善变的特性也符合顽咳速发迁延的特点。临证中，如慢性咳嗽，反复迁延日久，伴咽痒不舒，稍遇刺激即发呛咳阵阵，干祖望先生谓之"喉源性咳嗽"，遇痒辨证多与风相关，正所谓"风盛则痒"，论治则以祛风为要，王庆其教授多以桑叶、菊花、防风、蝉蜕、荆芥等祛风之品，配以桔梗、甘草、薄荷、牛蒡子、射干、连翘等清喉利咽之药。若植物类祛风药难见其效之时，王庆其教授会加入蝉蜕、地龙、僵蚕、蜈蚣、天龙等动物类祛风药物。

（四）"消炎"的循名责实——不囿于"清热"一法

肺系疾患中咳嗽、喘证、哮病、肺胀等，常与西医学支气管炎、肺炎等感染性疾病相对应，起病多合并炎症性因素，临床常见寒战、高热、咳痰增多、血白细胞增多，西医首选抗感染治疗，而中医论治处方若单为"炎"字所惑，而非据证立法，仅清热解毒，不仅局限了思路，更可谓是"中药的处方，西医的灵魂"。大量的临床实践证明，肺系炎症性病患并非尽属实证、热证，辨证施治下诸如益气、养阴、活血、温阳、补中等法，若切中病机，都可能最终达到"消炎"的目的，但在西医药理学中却并非具有明确的杀菌抑菌之效。

王庆其教授在治疗急性支气管感染中常不用清热解毒之法，多在小青龙汤、金水六君煎、真武汤、阳和汤等方的基础上灵活加减变化，常获良效。由此可见，中西医学是两个完全不同的理论体系，治疗中不可牵强附会，须辨证施治。

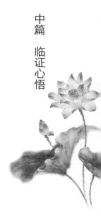

二、肺系疾患立方遣药经验撷英

(一)治法撷要

关于咳嗽的治疗，王庆其教授提出了"宣、降、润、收"的四字治疗原则，外感多用宣肺止咳，久咳多用肃肺止咳，而对于顽咳久治不愈者，则不单执一法，多采用寒热并投、敛散同用、润燥相合等法。

1. 寒热并投

即清热与温化之法同用，适用于寒热错杂的复杂病机。王庆其教授认为，临证所见的部分疑难病证，病机寒热单纯者少有，而寒热错杂者为多，此皆为阴阳互根、寒热互化之理。肺系疾患中，起病多由于外感风寒之邪，或内伏寒饮、痰浊为患，阳气被戕而生内寒，同时，病久寒痰留滞未消，郁而化热灼津，而呈寒热兼夹之势。故王庆其教授拟方多以阴阳寒热并调，每多建功，遣药中如干姜、细辛、麻黄、桂枝与龙胆草、黄芩、桑白皮、鱼腥草、开金锁同用，以干姜、细辛温化寒饮，龙胆草、黄芩、桑白皮苦寒降肺，鱼腥草、开金锁清化痰热，另予补骨脂、巴戟天等温补肾阳，寒温并用，清肺化饮与温肾纳气并投，适用于慢性咳喘寒热兼夹之证。

2. 敛散同用

敛，即收敛耗散之阳气阴津；散，即解散邪气。敛散同用即宣散外邪与收敛肺气之法同用。适用于正虚邪恋的复杂病情，王庆其教授临证中多用于以慢性咳喘为主症的肺系疾患，病患咳喘已久，肺气已虚，内有伏邪留恋，外又复感新邪，此时敛散二法单取一端，必有虚虚实实之患，故敛散同用，可使邪气去而肺气和。王庆其教授遣方用药常仿仲景小青龙汤之义，以麻黄、桂枝宣散表邪于外，细辛、干姜蠲饮散寒于内，五味子、诃子、白果等收敛耗散之肺气，使得散中有收、开中有阖，既防闭门留寇之患，也杜过度发散以致耗散肺气之忧。

3. 润燥相合

即辛香枯燥与阴柔滋润之品合用，适用于湿浊不化而阴津已伤的病证。

张景岳金水六君煎即源于此理，虽陈修园因"燥湿二气，若冰炭之反"而抨其"以骑墙之见杂凑成方"，但一味以燥湿祛痰为遣方大法，过于辛燥而阴津益伤，患者易出现口干、痰黏难咳等症，专以滋养则湿浊愈滞，唯有润燥互用方可使湿化津复。王庆其教授实践中常用于外见痰湿内盛，内合阴血不足之久咳久喘者，滋养阴血以治其本，燥湿除痰以治其标，相反相成，屡见奇效。临证多以生地黄、熟地黄、当归、沙参、麦冬、芦根、玉竹等与陈皮、制半夏、苍术、厚朴等相佐使用，结合病证加减权衡，论治高龄肺胀病、喘证患者中湿邪内滞不化而阴津已伤者，金水相生、养阴和血以治其本，燥湿理气、化痰运脾以治其标，使得湿化津复，不留湿滞或津益伤之患。

4. 虫以祛风

王庆其教授辨治咳喘，或宣、或肃、或清、或化、或敛、或散之法，均可收效；但面对顽咳、哮病，单守常法往往效果不显，此类患者是痒即咳，难以忍受，王庆其教授遵顽疾怪病从"风"论治之则，常加桑叶、菊花、防风、荆芥、羌活、苍耳子、蔓荆子等祛风之品，当病程迁延反复，草木之品难取其效时，则多加僵蚕、蝉蜕、露蜂房、地龙等虫类祛风药；若病情严重者则加用全蝎、蜈蚣，利用其走窜入络、搜剔逐邪之效，去肺经伏邪，入络搜风，解筋脉拘挛，疏通气道壅塞及血脉瘀痹，增强平喘降逆之功。从现代药理学而言，部分虫类祛风药物还具有抗过敏、解除支气管平滑肌痉挛的作用。

5. 辨痰施治

痰为肺系疾患中重要的病理产物，也是遣方用药的重要依据，王庆其教授将痰大致分为寒痰、热痰、燥痰、老痰、脓痰等，痰色白质稀者为寒痰，治以温化，药以干姜为首选之品，次选半夏、陈皮、胆南星、细辛等；痰色黄质稠者为热痰，治以清化，药以浙贝母、瓜蒌皮、竹沥、黄芩、青礞石、鱼腥草等；痰黏稠难咳出、吐之不畅者为老痰，治以软坚，药以海浮石、青礞石、海蛤壳、皂荚、牡蛎等；痰少难咳出者为燥痰，治以甘寒滋润，药以麦冬、沙参、芦根、天花粉等；痰腥臭者为脓痰，治以清肺化痰逐瘀，药以薏苡仁、败酱草、鱼腥草、皂角刺等。

（二）经方化裁

1. 小青龙汤

王庆其教授辨治慢性支气管炎，认为其病机为外邪引动伏饮，饮为阴邪，入里易化热，故呈寒邪与痰热混杂之势，论治痰饮阴邪仲景早有"以温药和之"之说，同时须兼顾入里久蕴之痰热，故王庆其教授在继承裘沛然先生经验的基础上，遵"肺欲辛"之旨，辛散寒邪，温化痰饮，并以苦寒清泄内蕴之痰热，在仲景小青龙汤的基础上加减配伍，秉承裘老"反激逆从"用药之法，用黄芩、龙胆草与细辛、干姜配伍，寒温并用，兼顾慢性支气管炎寒热兼夹之证，另配以枳壳、紫菀、前胡降泻肺气，合先贤"治痰先治气"之理。

同时，在临证应用中，如患者咳喘气逆较剧者，加葶苈子、白芥子、紫苏子；痰量多者加竹沥、胆南星；肢体浮肿者加猪苓、茯苓、车前子；气短不足以吸者加人参、黄芪；腰酸肢冷、小便清长者加补骨脂、巴戟天等。

2. 止嗽散

王庆其教授辨治慢性咳嗽迁延不愈者，多采用温而不燥、润而不腻的止嗽散加减，因病程长久，寒热难辨，止嗽散温润平和，不寒不热，"既无攻击过当之虞，大有启门驱贼之势"，具有行气驱寒之效，王庆其教授在此基础上，酌情加入荆芥、防风、桑叶、地龙、僵蚕、蝉蜕等，共奏祛风解痉、止咳化痰之效。临证中，如患者呈痉咳状，加白僵蚕；声音嘶哑者，加蝉蜕；咽痒明显者，加木蝴蝶等。

3. 金水六君煎

王庆其教授在辨治慢性咳喘时发现，除咳嗽、喘逆、痰多等痰湿内盛之症外，还有神疲、气短、口苦而黏、舌质干燥少津、苔厚腻或积粉等阴津不足的证候，故兼顾标本，王庆其教授多取法张景岳金水六君煎之义，甘柔滋腻的当归、熟地黄滋养阴血以治其本，陈皮、半夏燥湿化痰除饮以治其标，并在此方的基础上加减配伍，天冬、麦冬、芦根、玉竹甘寒滋阴，使得津液充润而胶固之邪浮游，同时加细辛、白芥子，辛温燥湿，润燥并投，以此论治老年患者肺肾亏虚、水泛为痰的咳喘之证。

临证中，合并气机停滞而见胸胁不快者，加白芥子、枳壳；大便不实者，加山药、白术；久咳不愈者，加细辛、前胡；兼表邪寒热者，加柴胡；兼肺热内蕴者，加黄芩、鱼腥草等。

（三）经验药对

1. 细辛、干姜、五味子

三药合用源自仲景"病痰饮者，当以温药和之"，论治外感表寒、痰饮内停。细辛味辛性温，能散能行，温化痰饮，祛寒止咳；干姜温中散寒，温化痰饮；五味子敛肺止咳，益肾固精。三药相伍，敛散同用，有走有守，共奏温肺蠲饮、收敛止咳之功。

2. 麻黄、黄芩

论治外寒内热、寒热兼夹的咳喘之证。麻黄辛温发散解表、平喘止咳，黄芩味苦性寒，清肺泻火、燥湿解毒，王庆其教授认为二者相配，为清泄肺热之黄金搭档，共奏解表清热之效。

3. 麻黄、龙胆草

论治肺失宣肃、气机上逆的咳喘之证。麻黄辛温宣肺平喘；龙胆性寒味苦，清肺肃降。二者相伍，辛开苦降，通利肺气，共奏清肺热、平喘咳之效。

4. 紫菀、款冬花

论治咳逆久嗽，寒热皆宜。紫菀、款冬花皆味苦性温，紫菀开宣肺气，长于祛痰，款冬花润肺止咳，长于止咳，二者相须为用，共奏清肺祛痰之功，止咳效果倍增。

5. 白前、前胡

论治痰湿内阻，肺气上逆，新咳久咳皆可。白前肃降肺气、祛痰平喘，前胡疏散风热、宣发肺气。白前重于降气，前胡偏于宣发，宣降清化得宜，自可使痰化咳止。

6. 枳壳、桔梗

论治痰气壅滞、胸脘痞塞之证。枳壳苦温降泄，下气消痰、行气宽胸，调畅脾胃并肃降肺气；桔梗辛散上行，开宣肺气，利气祛痰。一宣一降，共奏宣肺祛痰之功。

7. 僵蚕、地龙

论治风热痰阻、肺气壅滞的痉咳、哮病。僵蚕、地龙皆有祛风止痉之效，僵蚕辛散风热，息风止痉，化痰定惊；地龙性寒降泄，清肺止咳，降气平喘，共奏疏散风热、宣肺镇咳之效。

8. 桑叶、桑白皮

论治风热、痰热郁肺的咳喘之证。桑叶、桑白皮为同源异部药对，桑叶轻清疏散、宣肺润燥，桑白皮甘寒降泻、泻肺平喘。二者相伍，一宣一降，祛邪利肺，调畅气机，咳喘可平。

9. 桑白皮、地骨皮

论治肺中伏热、气逆不降的咳喘之证。桑白皮清泻肺气、降气平喘，善入气分，偏于清肺中邪热；地骨皮清热泻火，养阴润肺，善入血分，偏祛肺中伏热。二者皆甘寒之品，相须为用，泄肺热而不损娇脏，护阴液而不恋邪，共奏清肺热、除喘咳之效。

10. 生地黄、玄参

论治慢性咽喉炎。生地黄治伤寒温病应发汗，玄参清咽利喉，育阴防燥，加强了清热、养阴、利咽的作用。

11. 葶苈子、桃仁

论治痰涎壅盛、肺气郁闭的喘咳痰多之证。葶苈子辛散苦降，功善降泻肺气，平喘利水；桃仁苦温，功善活血行瘀，止咳平喘。现代研究表明，该药对可明显改善肺功能。

12. 桃仁、杏仁

论治痰瘀阻滞，又复新感的久咳、喘满之证。桃仁入肝经血分，活血润肠，止咳平喘；杏仁入肺经气分，行气散结，润肺止咳。二者合用，上下同治，气血相伍，气行血动，解肺脏之郁闭则喘平咳止，共奏活血行瘀、利气化痰之效。

三、验案举隅

1.慢性阻塞性肺疾病案

胡某，男，78岁。2013年11月22日初诊。

患者反复咳嗽、咳痰、胸闷、喘息20多年，近3年来，每逢季节交替时咳嗽咳痰易反复发作，并伴有胸闷如窒，气促乏力，活动后尤甚，近1周因气温骤降后出现咳嗽频多，咳痰色白，胸脘胀满，气短不足以息，泛恶欲呕，口干，纳差，不思饮食，小便短赤，夜尿频数，大便干结，夜寐少安。舌质暗红，舌下脉络曲张，苔黄腻，脉滑数。

西医诊断：慢性阻塞性肺疾病急性加重。

中医诊断：肺胀。

辨证：痰饮内停，痰热郁肺。

治法：辛温蠲饮，苦寒泄肺。

处方：生麻黄9g，炒黄芩12g，龙胆草9g，干姜9g，细辛6g，杏仁9g，五味子9g，茯苓9g，黄芪15g，桂枝12g，炒枳壳12g，生地黄12g，炒白芍12g，制半夏12g，炙甘草6g。7剂。水煎服，每日2次温服。

二诊：药后诸症好转，受凉后略觉胸闷，有痰难以咳出，畏寒，气短，动则汗出，胃纳平，寐安，便调，口干。舌暗红，苔薄腻，脉细滑。前方加麻黄根15g，金沸草12g，八月札12g，路路通12g。14剂。水煎服，每日2次温服。

三诊：药后自觉胸闷气短乏力诸症较前明显减轻，动辄汗出，口干，多食易饱，舌质暗红，苔薄腻，脉细。前方加煅龙骨、煅牡蛎各30g，浮小麦30g，碧桃干30g，瓜蒌皮12g。14剂。水煎服，每日2次温服。

继续上方加减，服用2个多月巩固疗效，咳痰、气短诸症皆较前缓解。

【按】本病属于中医学"肺胀"范畴，其病位在肺。本案患者素体亏虚，痰滞气道则咳嗽喘息，痰饮内停则饮凝成痰，肺气壅滞上逆致喘，肺气虚弱，津凝为痰，痰愈甚，喘愈甚，迁延难愈，故平素多见反复咳嗽、咳痰、喘息等症。本次因寒温不调，外邪引动痰饮而致病情加重。本案关键在于外

中篇 临证心悟

邪与痰饮互结，寒邪与痰热相兼，为虚实夹杂之证。临证处方须寒热兼施、补泻同用，方中生麻黄、桂枝相须为用，发汗散寒以解表邪，且麻黄又能宣发肺气而平喘咳，桂枝化气行水，配茯苓、半夏以利里饮之化；龙胆草苦寒，可降肺胃之气，清肝胆湿热，还可清三焦之火，常用于清肺热，热平气降则咳喘平；细辛、干姜温肺化饮，兼助麻、桂解表祛邪；黄芪补肺益气，生地黄养阴生津，久咳耗气伤阴，二药合用，益气养阴；炒黄芩苦寒泻肺火，杏仁苦温降肺气，二药相配，泻火降肺；五味子敛肺止咳，炒白芍和营养血，二药与辛散之品相配既可增强止咳平喘之功，又可制约诸药辛散温燥太过之弊；制半夏燥湿化痰，和胃降逆；炒枳壳宽胸理气，散结除痞，使气顺而痰消；炙甘草为止咳化痰之良药，又兼能调和诸药。全方寒热并用，相反相成，祛邪与敛肺、补肺并投，敛肺与宣肺、肃肺同施，反激逆从，共奏辛温蠲饮、苦寒泄肺之功。

治验发挥：寒热并用之"蠲饮泄肺"脱胎于寒热并用法。寒热并用法是指将寒凉性质与温热性质的中药共同用在一首方剂中，使之能各自发挥性味功效，是用于治疗寒热错杂证的一种常用方剂配伍方法，在八法中属温、清两法，亦称温清并用。这样的配伍可认为是相反相成之法，即把寒热性质相反的药物配合在一起使用，构成新的药物功效，张仲景则为寒热并用法开创了先河。寒热药对配伍疗效各异，温清并用。如黄芩与半夏相配，辛开苦降；干姜与黄连配伍，散结消痞；桂枝与白芍相配，调和营卫，缓急止痛等。调和药性，去性而用，互相制约，消除不宜药性，保留其功用。如麻黄与石膏相配，麻黄得石膏，宣肺平喘而不助热；石膏得麻黄，清解肺热而不凉遏；如黄连与附子相配，辛苦相投；黄连与生姜相配，辛开苦降。皆为"寒热并用"的验方药对。

本案中以辛温蠲饮、苦寒泄肺为治疗大法。辛能散郁结，温可化痰饮，苦能降上逆之肺气，亦可清内蕴之痰热，寒热并用，相反相成，往往获效。蠲饮泄肺方中龙胆草、炒黄芩与细辛、干姜寒热并用，辛开苦降，相反相成，反激逆从。生麻黄、桂枝与苦杏仁、炒枳壳一宣一肃，肺失宣肃，临床上咳声不畅，咳痰不爽，为肺气失宣的表现，而气逆喘促，为肺气上逆、失于肃降的表现，两者每每并存，故宣肺与肃肺之品兼施，自在情理之中。细辛、干姜与五味子、炒白芍辛散酸收。对久咳、剧咳者，以辛散宣肺祛寒邪，以酸收敛肺气以止咳，使邪气去而肺气和。黄芪、生地黄与龙胆草、炒黄芩，一补一泄，相反相成，祛邪与补肺并投，苦寒不伤正，泄肺不伤阴。生地黄与制半夏一润一燥，相反相成，单用辛燥则津益伤，专以滋阴则湿愈滞，唯有润燥互用，可令湿化津复，养阴清热与燥湿化痰，各尽其责又相互协助。

2. 支气管哮喘案

严某，女，75 岁。2013 年 8 月 23 日初诊。

患者有支气管哮喘病史多年，近日受寒后咳嗽气促症状再次发作，万托林气雾剂吸入治疗中，咳嗽，气促，少痰，口干，夜间可平卧，胃纳可，夜寐易醒，二便调。舌质淡红，苔薄，脉濡。

西医诊断：支气管哮喘急性发作。

中医诊断：哮病。

辨证：寒哮证。

治法：祛风散寒，纳气平喘。

处方：生麻黄 12g，光杏仁 12g，甘草 12g，南沙参、北沙参各 12g，天冬、麦冬各 12g，瓜蒌皮 12g，细辛 6g，五味子 12g，黄芩 12g，地龙 12g，桑叶、桑白皮各 12g，炙苏子 12g，川朴 6g，海蛤壳 30g。7 剂，水煎服，每日 2 次温服。

二诊：患者咳嗽气促较前改善，现有午后及夜间气促，咳嗽少痰，万托林雾化吸入中，夜间可平卧，后背发凉，胃纳可，大便欠爽。舌质红，少苔，脉濡。治以温肺散寒，降气平喘。生麻黄 15g，光杏仁 12g，甘草 12g，地龙 15g，泽漆 15g，炒白术 12g，细辛 9g，炙苏子 12g，葶苈子 12g，大枣 9g，制半夏 12g，蝉蜕 9g，枳壳 12g，黄芩 15g，鱼腥草 30g，桔梗 12g。14 剂。水煎服，每日 2 次温服。

三诊：诸症改善，哮喘发作次数减少，唯夜间气促，胃纳可，二便调。舌质红，苔薄，脉濡。治以散寒清肺，化痰平喘。生麻黄 15g，细辛 9g，五味子 12g，炙苏子 12g，葶苈子 12g，地龙 20g，制半夏 12g，南沙参、北沙参各 12g，天冬、麦冬各 12g，海蛤壳 30g，金沸草 15g，紫菀 15g，桑白皮 12g，鱼腥草 30g，黄芩 20g，甘草 12g，竹茹 6g，白前 12g。14 剂。水煎服，每日 2 次温服。

四诊：患者咳痰气促明显好转，已无胸闷，时有恶心，口干，夜寐不宁，但可平卧入眠，胃纳可，二便调，舌红，苔薄，脉濡。治以清肺平喘，养阴生津。上方改细辛 6g，加芦根 15g，天花粉 15g。14 剂。水煎服，每日 2 次温服。

药后诸症均较前减轻，另嘱患者注意防寒保暖，避免接触过敏原及刺激性气体、灰尘等，饮食忌生冷、油腻、辛辣、海鲜等物，以绝生痰之源，防止反复发作。

当年冬季患者症情基本稳定，未有急性发作。

【按】本案患者年逾古稀，病程反复致肺、脾、肾三脏功能失调，津液运化失常，津液凝聚成痰，内伏于肺，外束风寒，肺气宣降失常，闭阻气道，搏击有声，上逆成喘，属内外合邪、本虚标实之证。其发作突然、速发速止符合风性善行而数变、风盛则挛急的特性。因此，王庆其教授遵循"急则治其标，缓则治其本"的原则，拟祛风散寒、化痰平喘之法，同时注重应用疏风解痉药物，疏利透散风邪，宣畅肺气，取方三拗汤加减。方中以生麻黄为君药，辛温味微苦、归肺经，《神农本草经》有"哮喘为顽痰闭塞，非麻黄不足以开窍"的记载，取麻黄发散风寒，宣肺平喘之效，配以杏仁苦温降泄，降气定喘，麻杏配伍，宣肃并用，使肺气调畅，增强平喘之效；细辛味辛性温，温肺化饮，旨从《金匮要略》中"病痰饮者，当以温药和之"，使寒饮得化，咳喘自平；五味子酸甘固涩，敛肺降气，配以细辛，一开一阖，一散一收，使痰气得疏，肺气得敛；另配以地龙、桑叶、蝉蜕等祛风解痉、化痰通络之品。诸药合用，共奏祛风化痰、平喘止咳之功。

治验发挥：①重用麻黄。哮喘发作期，肺失宣肃、气机不畅是关键病机，依据法随证立的原则，涤痰化饮、宣肃气机贯穿治疗始终。其中，麻黄有宣肺平喘、开肺气郁闭、降逆止咳的功效，为平喘要药，主要用于风寒外束型哮喘。现代研究证明麻黄中含有的麻黄碱，对痉挛支气管有明显的解痉作用，一般剂量可用 12～18g。正如徐灵胎论麻黄"能透出皮肤毛孔之外，又能深入积痰凝血之中，凡药力所不能到处，此能无微不至"。同时，因麻黄药性以升散为主，且肺为娇脏，喜润勿燥，因此使用中须辨患者体质、证型，对于阴虚、阳亢、喘脱证患者须慎用，防止耗气伤阴；对于体质虚弱、汗出量多者，可选用炙麻黄。②虫以祛风。哮喘发病多呈反复发作、速发速止、传变迅速的特点，符合风"善行而数变"的特性；且哮喘患者发病前多有风邪犯肺之先兆症状，如喷嚏、鼻痒、咽痒等，另外，风为百病之长，为外邪致病之先导；可见在哮喘的论治中宜宣肺祛风，开泄宣通，用药多配以桑叶、蝉蜕、荆芥、防风、薄荷等；反复发作、久不能愈者，草木之品难以透达，常加入僵蚕、地龙、全蝎、蝉蜕等虫类药物，取其走窜通达、搜剔通络之效，从而祛风平喘，解除气道挛急。但因其性猛峻利，须注意配伍，中病即止，防伤胃气。

3. 间质性肺疾病案

秦某，女，70 岁。2013 年 5 月 11 日初诊。

患者既往有慢性阻塞性肺疾病病史，动则气促，咳嗽咳痰，痰呈白色泡沫状，近半年来症状逐渐加重，伴纳谷不馨，体重减轻，动则气促，咳嗽，少痰，手足心热，盗汗，疲乏口干。舌质红，苔薄黄腻，脉细涩。

辅助检查：CT 示肺间质纤维化、肺气肿、肺部支气管扩张。

西医诊断：间质性肺疾病。

中医诊断：肺痿。

辨证：肺胃两虚。

治法：培土生金，益气生津。

处方：生黄芪 30g，南沙参、北沙参各 12g，党参 12g，甘草 6g，藿梗、苏梗各 12g，炙苏子 12g，黄芩 12g，胡颓子叶 12g，百部 12g，鱼腥草 30g，仙茅 12g，淫羊藿 15g。14 剂。水煎服，每日 2 次温服。

二诊：药后咳喘乏力、盗汗症状改善，胃纳有所增加，但仍不多，大便可，夜寐多梦，口干口苦，舌质淡暗，苔白腻，脉细。生黄芪 30g，南沙参、北沙参各 12g，党参 12g，甘草 6g，炒麦芽 15g，胡颓子叶 12g，黄芩 12g，百部 12g，炙苏子 12g，鱼腥草 30g，淫羊藿 15g，补骨脂 15g，仙茅 12g，藿梗、苏梗各 12g，脐带 2 条。14 剂。水煎服，每日 2 次温服。

三诊：稍有口干，胃纳可，二便调，形体偏瘦，夜寐佳，舌质暗，苔薄白腻，脉细。黄芪 30g，太子参 12g，炒白术 12g，藿梗、苏梗各 12g，砂仁 6g，制半夏 12g，炒谷芽、炒麦芽各 15g，胡颓子叶 12g，鱼腥草 15g，甘草 6g，山萸肉 12g，脐带 2 条，五味子 12g，枸杞子 12g，当归 12g。

继续上方加减，服用 3 个多月巩固疗效，咳嗽减少，每日步行 800 米亦不觉气促，症情平稳。

【按】本病属于中医学"肺痿"范畴，发病多由肺虚邪侵，气阴两亏，日久累及脾肾，久病入络，痰瘀互结，而致脉络痹阻，为本虚标实之证。治疗当标本兼顾，益气养阴，调补肺脾肾，纳气平喘，化瘀通络。遵《素问·痿论》"治痿独取阳明"之旨，本案患者治疗遵循虚则补其母——培土生金之法。方中黄芪、党参、甘草等益气健脾；炒谷芽、炒麦芽消食导滞；又肺主吸气，肾主纳气，金水相生，子病及母，故治疗中，王庆其教授用补肾填精纳气之法，药用仙茅、淫羊藿、补骨脂、脐带等。全方合用，共奏补肺、健脾、温肾之效，益气生津之功。

治验发挥：①扶正祛邪。化痰行瘀，补益脾肾。间质性肺疾病不同于一般性肺炎，发展至后期病情顽固的阶段时，往往表现为肺通气功能的障碍、肺组织纤维化和伴有部分肺实质的肉芽肿，严重者伴发肺血管性病变，其中，宿疾久病致瘀乃病变关键，肺络中痰瘀久积，或外邪伤及气血，化为败血凝痰，皆属痰瘀痹阻脉络之证，可归为中医学的"积"病范畴，治疗应软坚散结，可用石见穿、菝葜、羊乳根、石上柏、藤梨根，也可用生牡蛎、青礞石、海蛤壳等。同时，针对此经年累月之疾，可适当加用虫类药"追拔沉混气血之邪""搜剔络中混处之邪"，化痰逐瘀，改善患者脉络瘀滞状态。邪之所凑，其气必虚。间质性肺疾病本于正气亏虚，久病耗气伤津，难以上行濡养肺脏，肺焦萎不用而发病，久病损及脾肾二脏，肺不主气，肾不纳气，脾不化生气血，使得病情加重。因此，在滋阴润肺、温肺益气的同时，调理脾肾乃扶正之本，益气养阴为大法，养阴者常以南沙参、北沙参、天冬、麦冬、生地黄、石斛、芦根、百合、玉竹、女贞子、黄精等，益气者常以党参、黄芪、白术、山药、太子参、茯苓、甘草之属。其中，黄芪不仅取其"补五脏诸虚"之效，还取"通调血脉，流行经络"之功，并契合"治痿独取阳明"之旨。②安和五脏，培养肺气。临床上间质性肺疾病缺少根治的方法，治疗上切忌见肺治肺，应安和五脏，以培补肺气。安和五脏的目的就是防止复发，结合辨证灵活施以治肾、健脾、治心、调肝等方法。临床上可以在冬病夏治期间将生晒参、蛤蚧、冬虫夏草、水蛭等磨成粉，装入胶囊后服用，以整体调理扶助人体正气，增强机体抗病能力。

汤杰　李海燕

（上海中医药大学附属岳阳中西医结合医院）

中篇　临证心悟

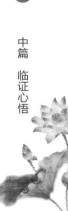

第九章　王庆其运用《黄帝内经》脾胃理论的临床经验

　　王庆其教授从事内科临床 50 余年，擅长脾胃病及心身疾病的治疗，具有丰富的经验，有《内经临证发微》《内经临床医学》等著作。本文重点介绍他运用《黄帝内经》脾胃理论的临床经验。

一、脾气散精——健脾散精化浊法治疗代谢综合征

　　《素问·经脉别论》曰："饮入于胃，游溢精气，上输于脾，脾气散精，上归于肺，通调水道，下输膀胱，水精四布，五经并行，合于四时五脏阴阳，揆度以为常也。"脾气散精，是指脾输送、气化水谷精气的功能。"散"是扩散、播散、弥散的意思。现代人不能节制饮食，缺少运动，营养过剩，逐渐形成代谢综合征，进而导致肥胖、高脂血症、糖尿病、痛风等疾病。王庆其教授认为此类病变的病机是"脾不能为胃行其津液"，脾气不能散精，水谷精微不能敷布，反成痰湿、浊邪、瘀血等滞留，进而形成代谢性疾病或心脑血管疾病。治疗应该从健脾散精着手，辨证与辨病相结合，或健脾以化湿，或补气以利脾，或芳香以辟浊，或健脾活血以行瘀，实践证明运用"健脾散精"理论治疗这些代谢性疾病，能够收到较好的效果。

　　医案举例：唐某，男，56 岁。2012 年 9 月 15 日初诊。患者身体素好，去年 12 月单位体检时发现部分指标异常。血压 145/92mmHg，体重指数 28，总胆固醇 7.50mmol/L，甘油三酯 2.10mmol/L，高密度脂蛋白胆固醇 1.50mmol/L，低密度脂蛋白胆固醇 3.81mmol/L，空腹血糖 6.23mmol/L。其父有高血压病，其母有糖尿病。患者自我感觉良好，无特别症状。形体稍胖，舌体略胖，苔薄腻色白，脉微弦滑。诊为代谢综合征，辨证为痰湿内阻

证。治以健脾散精化浊方。药用炒白术 30g，薏苡仁 30g，茵陈 30g，生蒲黄 15g，砂仁、蔻仁各 6g，滑石 30g，泽泻 20g，三七 15g，虎杖 30g，决明子 30g，藿梗、苏梗各 12g，制半夏 12g。嘱患者少吃油腻食物，坚持每天散步。

上方加减连续服用 4 个月，复查上述指标示血压 130/86mmHg，体重指数 25，总胆固醇 6.50mmol/L，甘油三酯 1.80mmol/L，高密度脂蛋白胆固醇 2.50mmol/L，低密度脂蛋白胆固醇 3.30mmol/L，空腹血糖 5.60mmol/L。

按： 方中重用白术 30g，佐以薏苡仁健脾散精以治本，砂仁、蔻仁、藿梗、苏梗、制半夏、决明子化湿辟浊，滑石、泽泻、茵陈、虎杖清利湿热，三七、生蒲黄行瘀化浊。守法守方，持之以恒，可以收功。

二、"阳道实，阴道虚"——用健脾益气、温阳散火法治疗扁平苔藓

《素问·太阴阳明论》云："阳者，天气也，主外。阴者，地气也，主内。故阳道实，阴道虚。"意思是六淫之邪侵袭人体多从外进入为"阳道"，其致病的性质多为实证、热证、阳证；七情、劳倦内伤等因素多由内而发，即从"阴道"侵犯人体脏腑，其致病的性质多为虚证、阴证。柯韵伯在《伤寒来苏集》中进一步发挥，谓："胃实则太阴转属于阳明，胃虚则阳明转属于太阴。"叶天士在《临证指南医案》中概括说："实则阳明，虚则太阴"。胃属阳明，脾属太阴，阳明之病，易伤津液，多从燥化、热化，故以热证、实证多见；太阴病多虚证、寒证。

王庆其教授根据"阳道实，阴道虚"及"实则阳明，虚则太阴"的理论，治疗多发性口腔溃疡的经验是实火治胃，虚火治脾。虚火包括阴虚火旺及李东垣所说的阴火。其中阴火由"饮食损胃，劳倦伤脾，脾胃虚，则火邪乘之而生大热"（《脾胃论》），治疗以补气健脾、温阳散火的方法，对治疗多发性口腔溃疡、扁平苔藓有良好的效果。

医案举例：潘某，女，66 岁。2013 年 5 月 18 日初诊。

主诉：反复口腔疼痛 5 年。

现病史：患者 2009 年出现口唇、双侧颊部溃疡，疼痛糜烂，曾至当地医院多方治疗，诊断为口腔黏膜扁平苔藓，曾予激素治疗，炎症明显时，予抗生素治疗，但症状仍不能缓解，近 1 年来症状加重。唇周、双侧颊部疼痛，咽痛，唇周糜烂，舌白干裂，因口腔疼痛而影响进食，只能服用半流质食物，大便畅，小便常不能控制，有时失禁，寐差，动则汗出。舌质淡，苔薄，脉细。

体格检查：口唇、双颊黏膜红肿、糜烂、血痂。

西医诊断：口腔黏膜扁平苔藓。

中医诊断：口疳。

辨证：脾虚气弱，湿热内蕴，肌腐生疮。

治法：补气养血，健脾补肾，清热利湿。

处方：黄芪 30g，太子参 20g，茯苓 15g，炒白术 12g，生地黄、熟地黄各 12g，熟附片 9g，肉桂 3g，细辛 9g，生石膏 30g，升麻 30g，苦参 12g，连翘 12g，生甘草 6g，胡黄连 9g，珍珠母 30g，藿梗、苏梗各 12g。7 剂。

二诊（2013 年 5 月 25 日）：口腔内疼痛程度减轻，以口腔黏膜疼痛为主，唇周发痒，咽干口干，汗出如水滴，腹痛水样泻，一日 2 次，大便臭秽，口腔内唾液分泌多。舌质淡，苔薄，脉细。生黄芪 40g，炒白术 30g，薏苡仁 30g，制半夏 12g，炒玉竹 15g，胡黄连 6g，生石膏 20g，生甘草 6g，苦参 10g，升麻 20g，蒲公英 20g，珍珠母 30g，煅龙骨、煅牡蛎各 30g，熟附片 6g，细辛 6g，藿梗、苏梗各 12g。7 剂。口唇较干燥，嘱购买甘油兑水至 70%，合锡类散，涂抹唇周患处。

三诊（2013 年 6 月 8 日）：口腔黏膜疼痛明显好转，能进食干饭，出汗减少，咽痛，干咳，大便通畅，夜间流泪。舌质淡红，苔薄白腻，脉细。黄芪 60g，炒白术 30g，薏苡仁 30g，茯苓 15g，升麻 20g，胡黄连 9g，连翘 12g，生甘草 6g，熟附片 6g，细辛 6g，川石斛 12g，藿梗、苏梗各 12g，白及片 12g，珍珠母 30g，炙紫菀 15g，炒谷芽、炒麦芽各 15g。7 剂。

四诊（2013 年 6 月 15 日）：口腔黏膜疼痛症状基本消失，两颊部黏膜稍疼痛，咽微痛，吞咽痛，咽部有痰，咳嗽、汗出好转，小便症状改善，舌质淡，苔薄白腻，脉右濡左弦。上方加川断 12g，淫羊藿 12g，牛膝 15g。因患者要回原籍，拟方 30 剂维持。

按：扁平苔藓是一种慢性角化性病变，病损多发生在口腔，病程迁延，病机多虚中夹实，属李东垣"阴火"范畴。王庆其教授临证常用大剂黄芪配伍党参、白术之类健脾益气，黄芪味甘性温，有健脾补中、益气升阳、托疮生肌等功效。处方中清补兼施（黄芪、太子参补气，石膏、升麻、苦参、生地黄清热凉血），寒热并用（石膏、升麻、苦参、胡黄连配伍熟附片、肉桂、细辛）。升阳散火用大剂升麻配伍细辛，升麻味辛、甘，性微寒，入脾胃经，具有清热凉血解毒等功效，细辛可祛风止痛，通利九窍，与升麻合用具有升阳散火止痛之功效。细辛可通利九窍，升麻、细辛一寒一热，相激相成，对于口腔溃疡、口腔黏膜扁平苔藓具有良好疗效。其他如细辛配黄连或配石膏等，皆是常用的有效方法。

三、"土得木而达"——疏肝和脾、祛风清肠法治疗肠易激综合征

《素问·脏气法时论》曰："土得木而达。"《血证论》言："木之性主于疏泄，食气入胃，全赖肝木之气以疏泄之，而水谷乃化，设肝之清阳不升，则不能疏泄水谷，渗泄中满之证，在所不免。"肠易激综合征的发病原因除生物和理化因素外，与心理因素、性格缺陷和情绪障碍等也有关，属于中医学"肠风"范畴。《素问·风论》言："久风入中，则为肠风、飧泄。"后世亦称"风利""风泻"等。结合临床观察，该病善变，或胀、或痛，或泄泻，或便秘，或便血，或便黏液，变化疾如风雨，发病符合风邪致病特点。疾病或得寒而作，或呈热痢发作，病机属纯寒纯热者少，属寒热错杂者多。病程迁延，久病脾胃虚惫是其本，腹胀痛、里急后重、黏液脓血便是其标，提示肠中湿热浸淫、气滞血瘀。故王庆其教授主张以疏肝健脾、清肠祛风作为肠易激综合征的治疗大法。

医案举例：孙某，女，50 岁。2011 年 12 月 1 日初诊。

患者自诉食后腹胀 1 个多月，近两年反复大便不成形。曾外院行肠镜检

253

中篇 临证心悟

查无异常，胃镜示萎缩性胃炎（中度），病理示萎缩（＋），肠化（＋～＋＋）。曾用中药治疗，效果欠佳。现诉食后腹胀，偶有嗳气、腹隐痛，胃纳尚可，大便每日1～2次，不成形，质烂，夜寐尚可，舌淡红，苔厚白，脉细滑。

西医诊断：肠易激综合征，萎缩性胃炎。

中医诊断：肠风，胃痞。

治法：健脾和胃，清肠祛风，调肝理气。

处方：炒白术、炒白芍各12g，炒防风12g，延胡索12g，制香附12g，薏苡仁30g，芡实30g，葛根30g，川黄连6g，炮姜6g，山药30g，马齿苋30g，藿梗、苏梗各12g，木香6g，黄芩12g。14剂。

二诊（2011年12月15日）：患者诉服用上方后自觉食后腹胀较前明显好转，无嗳气。现诉口干明显，自觉四肢不温，大便质偏烂，每日1次。舌淡红，苔薄白，脉细。治以健脾化湿，温阳止泻。炒白术、炒白芍各12g，延胡索12g，五灵脂12g，炮姜6g，荜茇6g，川黄连6g，吴茱萸6g，藿梗、苏梗各12g，枳壳12g，厚朴6g，薏苡仁30g，山药30g，煨葛根30g，木香、茴香各9g，甘松9g，制香附12g。14剂。

三诊略。

四诊（2012年1月19日）：患者诉口干稍好转，大便前段成形，后段质软，日行1次。胃纳佳，无明显腹胀、嗳气，无泛酸，夜寐尚安。舌红，苔薄白略腻，脉细。治以健脾渗湿，养阴生津，宽肠理气。川石斛12g，玉竹12g，炒白术、炒白芍各12g，薏苡仁30g，山药30g，炒扁豆30g，马齿苋20g，川黄连6g，补骨脂15g，芡实30g，青皮、陈皮各6g，枳壳12g，制香附12g，煨肉豆蔻9g，佛手9g，焦山楂、焦神曲各12g。14剂。

按：脾胃的功能离不开肝木的疏泄，"土得木而达"是辨治胃肠病之圭臬。肠易激综合征的临床表现变化无常，或痛，或泄，或秘，疾如风雨，符合风邪的致病特点，故治疗中除了调和肝脾外，还要祛风清肠。实践证明，此法疗效满意。

四、"邪在胆，逆在胃"——利胆降逆和胃法治疗胆汁反流性胃炎

《灵枢·四时气》曰："邪在胆，逆在胃，胆液泄则口苦，胃气逆则呕苦，故曰呕胆。"黄元御谓："胆位于胁，随胃气下行，胃气上逆，则胆无下行之路。"苦为胆味，口苦乃胆汁上逆之象，嗳气为胃气上逆之征。胃食管反流病的病变部位主要在胃和食管，但也涉及肝、胆、脾。肝胆属木，主疏泄，脾胃属土，主升降，人的消化功能离不开脾、胃、肝、胆。脾宜升则健，胃宜降则和，升降相因，则气化氤氲，生化气血津液，灌输脏腑经络、四肢百骸。木能疏土，胆汁之降泄，有助于脾胃的消化、转输。在病理情况下，肝气旺则木横逆克土，肝气虚则木不疏土而壅滞，肝血虚则脾胃失养，肝火盛消灼胃阴；邪侵胆则逆在胃，令胃气上逆，胆热则液泄，使人口苦呕逆，胆气虚则胆失疏泄致胆胃不和；脾失健运则胃气呆滞，脾不升清则胃不受纳，脾阴不足则胃阴亦亏，胃气壅滞，土壅而木郁，胃失和降则浊阴留滞，变化出种种病证。所以应以协调脾、胃、肝、胆之升降，作为治疗本病的大法。具体以通降法为主，常综合半夏泻心汤、旋覆代赭汤、丁香柿蒂汤、橘皮竹茹汤等方剂，加减变化，遣方用药。

医案举例：陆某，男，44岁。2013年2月23日初诊。

现病史：胃内嘈杂，胃脘隐痛，咽部有物梗阻，打嗝，胃纳减。脐周腹痛欲便，夜寐差，舌质红，苔薄腻，脉细。胃镜检查示胆汁反流性胃炎。肠镜检查无异常。

既往史：胆囊手术。

西医诊断：反流性胃炎。

中医诊断：嘈杂。

治法：利胆降逆和胃。

处方：旋覆花9g，川黄连6g，淡吴茱萸6g，制半夏12g，陈皮6g，枳壳12g，苍术、白术各12g，藿梗、苏梗各12g，砂仁、蔻仁各6g，川朴6g，桔梗6g，甘草6g，射干12g，煅瓦楞30g，茯神20g，夜交藤30g，合

欢皮 30g，荷叶 9g。14 剂。

复诊（2013 年 3 月 13 日）：患者诉嗳气，手足发冷，大便调，夜寐一般，容易外感。舌淡，舌中裂纹，苔稍黄腻，脉细滑。制半夏 12g，川黄连 6g，淡吴茱萸 6g，黄芩 9g，姜竹茹 6g，煅瓦楞 30g，菝葜 15g，桔梗 6g，射干 12g，枳壳 12g，藿梗、苏梗各 12g，佛手 9g。14 剂。

三诊（2013 年 3 月 27 日）：服药后泛酸、嗳气等症状好转，喉中梗塞感消失；寐差，四肢冷，小便量多，大便调。舌质淡红，苔黄腻，脉弦滑。党参 15g，川黄连 6g，干姜 6g，桂枝 12g，苍术、白术各 12g，枸橘李 12g，香附 12g，木香 6g，佛手 9g，藿梗、苏梗各 12g，八月札 12g，薏苡仁 30g，茯苓、茯神各 15g，远志 9g，夜交藤 30g，补骨脂 12g。14 剂。

四诊（2013 年 4 月 15 日）：大便通畅，嗳气，无泛酸，夜寐差，舌红，苔白腻，脉弦。苍术、白术各 12g，茯苓、茯神各 15g，枳壳、枳实各 12g，香橼皮 12g，藿梗、苏梗各 12g，枸橘李 12g，香附 12g，木香 6g，蒲公英 15g，仙茅 12g，淫羊藿 15g，远志 9g，酸枣仁 15g。14 剂。

按：胆汁反流性胃炎的病位在胃，与肝、胆、脾、胃密切相关。脾主升、胃主降，肝主升、胆主降。《黄帝内经》"邪在胆，逆在胃"之说完全契合该病的病机。故治疗重点是疏肝利胆，和胃降逆。王庆其教授常用辛开苦降法，调节肝、胆、脾、胃之升降。患者用上法加减治疗 4 个多月，症状基本消失，嘱近期做胃镜复查。

五、"胃不和则卧不安"与"卧不安则胃不和"——脾胃与睡眠关系的临床运用

"胃不和则卧不安"出自《素问·逆调论》。现代临床上对此句理解为因脾胃不和引起失眠的病证，以失眠、脘闷、嗳气、呕恶、大便不爽、脘腹胀满、舌苔腻或黄腻、脉滑或滑数等为特征。治宜和胃安神，方予半夏秫米汤加茯神、远志、黄连、藿香、紫苏梗、竹茹、枳壳、枳实等。如见痰多胸闷、目眩口苦、口渴心烦等，为痰郁化热之象，可加黄连温胆汤化痰清热。

王庆其教授认为，从临床实际看，"卧不安"也可以引起"胃不和"。长期睡眠不安的患者，每多出现胃肠功能紊乱的症状，如腹胀、嗳气、食欲不振、食不知味、消化不良等。西医学认为，在多数情况下，胃肠道的功能受大脑支配，所以大脑的情绪会影响胃肠道的功能状态。反之，胃肠功能不正常也会反过来干扰人的情绪，需要通过对神经系统的心理和药物干预来最终解决长期困扰我们的胃肠问题。从中医学理论来说，脾主思，思虑过度可以伤及脾胃；反之，脾胃有病也可以影响情绪和睡眠。

基于上述理念，王庆其教授对于部分失眠患者临床辨证属于脾胃气虚者，采用健脾补气，佐以安神的方法治疗，取得一定疗效。

医案举例：张某，女，51岁。2014年1月25日初诊。

患者素有胃病，2013年10月外院胃镜检查示慢性胃炎。患者正值绝经期，月经先后无定期。诉失眠，烦躁不安，潮热汗出，口干，腹胀，嗳气，大便不畅，舌质稍红，苔薄，脉弦细数。久服中西药物疗效不佳。此乃"卧不安"引起"胃不和"。证属更年期心肝火旺，扰乱神明，致长期失眠。进一步引起肝胃失和，仅治其胃效果不佳，必须滋阴潜阳，清心安神，佐以调肝和胃。王庆其教授常采用二仙汤合柴胡疏肝散，再佐以安神之品，可以提高疗效。

处方：知母12g，黄柏12g，煅龙骨、煅牡蛎各30g，麦冬12g，地骨皮15g，郁金12g，石菖蒲15g，枳壳、枳实各12g，枸橘李12g，制香附12g，夜交藤30g，柏子仁15g，合欢皮15g，麻仁30g。14剂。

二诊（2014年2月8日）：患者潮热汗出等症状稍减，睡眠没有改善，腹胀嗳气依然。上方加大腹皮12g，八月札15g。14剂。另加用黛力新，每天上午9时服1片。

三诊（2014年2月22日）：失眠症状明显好转，腹胀嗳气改善。

后维持原方加减，前后调治3个多月，更年期综合征及慢性胃炎诸症均有明显改善。每晚能睡6小时左右，偶有腹胀嗳气，精神好转。

按：患者患慢性胃炎伴更年期综合征，服中西药疗效不佳，此属于"卧不安则胃不和"。通过泻火潜阳安神的方药治疗，再佐以黛力新，睡眠改善，腹胀嗳气等肝胃失和的症状逐渐消失。

王少墨　王秀薇　柳涛　戴彦成

（上海中医药大学附属龙华医院王庆其名医工作室）

第十章 治脾胃安五脏，调五脏理脾胃

——王庆其教授治疗脾胃病经验

根据中医学整体观念，五脏是一个整体，它们在生理情况下相互联系、相互制约，在病理情况下相互影响。《素问·太阴阳明论》说："脾者土也，治中央，常以四时长四脏……土者生万物而法天地。"四时之气的生、长、收、藏皆得"脾土"助益，心、肝、肺、肾的生理活动无不赖脾胃之生化。据此王庆其教授在临床上主张"治脾胃以安五脏，调五脏可理脾胃"，并积累了宝贵的经验。

一、治脾胃安五脏

中医学认为，土为万物之母，人体脏腑的生理活动无不赖脾土以生化。《医理真传》言："五行之要在中土，火无土不潜藏，木无土不植立，金无土不化生，水无土不停蓄。"清代陈修园《时方妙用》曰："五脏受气于脾，故脾为五脏之本。"可见脾胃与其他四脏密切相关。《景岳全书》说："能治脾胃，而使食进胃强，即所以安五脏也。"《杂病源流犀烛》也说："盖脾统四脏，脾有病，必波及之；四脏有病，亦必待养于脾。故脾气充，四脏皆赖煦育；脾气绝，四脏不能自生。"王庆其教授认为，通过治疗脾胃可以达安和五脏的目的。

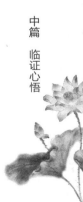

（一）心系病证从脾胃论治

案1 健脾胃、养心血治心悸失眠

张某，女，54岁。2014年9月12日初诊。

患者诉近半年来出现食少，腹胀，神疲乏力，短气，心悸，失眠，头晕。心率96次/分。心电图示窦性心动过速，S-T段压低。肝肾功能正常，血常规示红细胞、血红蛋白偏低。

刻下症：面色无华，言语气短，眼睑结膜色淡，舌质淡，脉虚弱无力。此脾胃气虚，不能荣养心血所致，治以健脾气、养心血，投归脾汤化裁。

处方：黄芪30g，太子参15g，炒白术12g，茯苓15g，茯神15g，酸枣仁12g，大枣10g，当归12g，丹参15g，鸡血藤15g，炙甘草6g，夜交藤30g，龙骨30g，牡蛎30g，郁金12g。14剂，水煎服。

二诊：患者睡眠有所改善，其他症状尚无明显变化。病起良久当缓缓图功，前方加柏子仁15g，大枣9g。14剂。

三诊：患者心悸好转，精神渐振，原方继服14剂。

四诊：患者诉胃脘稍有胀气，前方加枳壳12g，焦山楂12g，神曲12g。14剂。

五诊：上方加减治疗2个多月，睡眠好转，心悸消失，精神改善，食欲正常，大小便如常。心率82次/分。心电图示窦性心律，S-T段压低改善。肝肾功能正常。血常规示红细胞、血红蛋白正常。舌质微红，脉濡。继续治以健脾气、养心血。黄芪30g，太子参15g，炒白术12g，茯苓15g，茯神15g，阿胶12g，合欢皮15g，枸杞子12g，熟地黄12g，大枣10g，当归12g，丹参15g，鸡血藤15g，炙甘草6g，夜交藤30g，郁金12g。14剂。

随访：上方进退治疗2个多月，患者工作生活如常，遂停药。

按：心主神明，主身之血脉，心"主神明"及"主血脉"的生理功能必须依赖脾胃所生化的气血作为物质基础。在病理情况下，脾胃气虚则心血生化匮乏，即会导致血虚而心无所主；若脾气不足，统血失司，可致血溢脉外，造成心血不足，从而出现眩晕、心悸、失眠、多梦、体倦、食少便溏、面色不华等心脾两虚的证候。本案治疗始终以归脾汤健脾养心血，加枸杞子、熟地黄、阿胶、鸡血藤，加强补血功效，再佐以安神定志，疗效显著。

案2　健脾化痰升阳法治冠心病

李某，男，78岁。2018年9月23日初诊。

患者诉心胸闷痛数月，表现为心胸时有憋闷疼痛，发作时疼痛难忍，昼轻夜重，形体肥胖，舌淡，苔薄白，脉沉滑。

西医诊断：冠心病。

中医诊断：胸痹。

辨证：痰浊痹阻，胸阳不振。

治法：健脾化痰，通阳宣痹。

处方：党参20g，茯苓15g，炒白术15g，制半夏10g，全瓜蒌20g，薤白头15g，桂枝9g，陈皮6g，丹参20g，郁金12g，枳壳12g，柴胡12g，甘草6g。7剂。

二诊（2018年9月30日）：患者诉偶有胸闷疼痛，善太息，脘腹胀满，神疲乏力，夜寐欠安，舌淡，苔薄白，脉弦细。柴胡12g，郁金15g，制香附12g，枳实12g，赤芍15g，当归20g，瓜蒌20g，薤白15g，丹参15g，炙鸡内金15g，夜交藤30g，甘草6g。7剂。

三诊（2018年10月7日）：患者药后诸症好转，偶有心悸怔忡，嗳气，寐欠安，舌淡，苔薄白，脉沉细。党参20g，麦冬12g，五味子12g，石菖蒲15g，远志9g，郁金12g，制香附12g，枳壳、枳实各12g，砂仁6g，炙鸡内金12g，甘草6g。7剂。

四诊（2018年10月14日）：患者诉偶有胃脘胀闷不适，胸闷心悸症状显著减轻，舌淡，苔薄白，脉沉缓。党参20g，麦冬12g，五味子12g，枳壳12g，厚朴6g，半夏12g，陈皮6g，制香附12g，郁金12g，丹参20g，炙鸡内金12g，甘草6g。7剂。

按：湿蕴者治以芳香化浊，湿去则胸阳自展；痰阻者治以健脾化痰，痰消则血脉自通。患者因胸阳痹阻，不通则痛，治宜升阳宣痹以治其标，健运脾胃以治其本。脾胃得健，气血生化正常则心阳振奋，血脉充养，痰瘀减

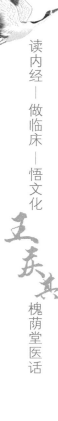

少，体内气血运行通畅，有效防止了胸痹的发生。方以瓜蒌薤白白酒汤合二陈汤加减，乃标本兼治也。

（二）肝系病证从脾胃论治

案1　健脾重剂治肝硬化腹水

陈某，男，57岁。2012年12月13日初诊。

主诉：腹胀伴尿少肢肿2个月。患者有乙肝肝硬化病史，近2个月来出现尿少、泡沫尿伴腹胀，入住上海市某三甲医院，诊断为乙肝后肝硬化（肝功能失代偿期、腹水形成），肾病综合征。因患者系病毒复制及肝功能失代偿，故未使用激素，予对症处理，症状稳定出院。

刻下症：患者自觉腹胀，饮食无味，疲劳，尿少。现每周2次静脉注射白蛋白；口服速尿片50mg，每日3次；安替舒通500mg，每日3次。

既往史：高血压，乙肝后肝硬化病史，2011年脾切除。

体格检查：神清，面色苍黄，腹部膨隆，按之硬满，叩诊有移动性浊音，双下肢肿胀，按之凹陷，舌质淡红，苔薄，边有齿痕，脉弦滑，舌下瘀斑。

辅助检查：2012年12月12日查肝肾功能示白蛋白24g/L，球蛋白33.7g/L。

西医诊断：乙肝后肝硬化失代偿期，肾病综合征。

中医诊断：鼓胀（肝脾两虚，水湿积聚）。

治法：健脾行气利水，分消中满。

处方：炒白术60g，猪苓15g，茯苓15g，泽泻15g，商陆根12g，薏苡仁30g，车前子30g（包），腹水草30g，大腹皮15g，葫芦壳30g，川厚朴9g。7剂，水煎服。嘱记录24小时尿量，并每日清晨空腹测腹围。

二诊：尿量较前略增多，24小时尿量900mL，腹胀略减，微微发热，胃纳差，口干，大便每日1次，质干，无腹痛，舌质红，苔白腻，脉细。24小时尿蛋白7867.5mg。治以健脾利水，分消中满，利尿消肿。继以重剂健脾为治。炒白术60g，大腹皮30g，葫芦壳30g，猪苓30g，茯苓30g，桑白皮 15g，茵陈 30g，商陆根 15g，桂枝 9g，乌药 9g，车前子 30g（包），蝼蛄 9g，将军干 6g。7 剂。

三诊：患者初诊、二诊时坐轮椅来诊，现能自己乘车来诊，尿量增多，腹胀明显改善，食欲尚好，睡眠欠佳，舌质微红，苔薄腻，脉细弦。上方加牡丹皮 12g，赤芍 12g，白芍 12g，酸枣仁 15g，生龙骨 30g，生牡蛎 30g。14 剂。

四诊、五诊：症状进一步好转，24 小时尿量 1500 ~ 1700mL，无腹胀，精神好转，睡眠稍改善，西药速尿片减至 30mg，安替舒通减至 200mg。自觉症状明显改善，纳便均安好。黄芪 30g，党参 15g，炒白术 60g，茯苓 15g，腹水草 30g，僵蚕 12g，金蝉花 15g，山茱萸 12g，枸杞子 12g，大腹皮 15g，玉米须 30g，薏苡仁 30g，将军干 6g，苏叶 12g，藿梗 12g，苏梗 12g。14 剂。

六诊：24 小时尿量 1600 ~ 1900mL，无腹胀，舌苔薄腻，情况良好，嘱停用西药利尿剂。继服上方 14 剂。

七诊：诉口干，胃纳正常，食后无腹胀，右脉弦，舌质嫩红，苔薄。肝功能检查示白蛋白 35g/L，球蛋白 30g/L，谷丙转氨酶 45U/L，谷草转氨酶 60U/L，γ-谷氨酰转肽酶 65U/L，碱性磷酸酶 160U/L。肾功能检查示尿素氮 6.0mmol/L，肌酐 110μmol/L，尿酸 450μmol/L。24 小时尿蛋白定量 1714mg，尿微量蛋白 916mg，尿量 1730mL。治以健脾利水养阴。党参 15g，炒白术 60g，茯苓 15g，腹水草 15g，僵蚕 12g，葫芦壳 15g，金蝉花 15g，山茱萸 12g，枸杞子 12g，大腹皮 15g，玉米须 20g，薏苡仁 30g，苏叶 12g，白蒺藜 15g，藿梗 12g，苏梗 12g。14 剂。

2015 年 8 月随访，前后治疗已 2 年余，患者至今仍在门诊服用中药。利尿剂停用后腹水未再出现，自我感觉良好，小便正常，肝肾功能均正常，唯有 24 小时尿蛋白定量仍然较高，目前正在进一步治疗观察中。

按：临床上肝之疏泄与脾之运化常相互为用，所以肝病可以累及脾，脾病可以影响肝。肝气太过，土受木克，故临床肝之为病，常表现为脾胃的症状。张仲景在《金匮要略》中说"见肝之病，知肝传脾，当先实脾"。若脾气壅滞，土反侮木，导致肝病。王庆其教授临床治疗肝病常遵循"肝病实脾"的原则，屡建奇功。本案患者肝硬化腹水兼肾病综合征，用健脾重剂治疗，白术用 30～60g，旨在崇土胜湿，土可以制水。现代研究表明，大剂量白术有保肝的作用，黄芪有补气利水之功。肝硬化患者制造白蛋白的功能下降，再加上肾病综合征大量蛋白流失，造成低蛋白血症，用大剂黄芪、党参、白术健脾以生气血，再用金蝉花、僵蚕、山茱萸、枸杞子等补肝肾、益精气，有助于提高血浆蛋白含量，改善腹水症状。本案利水剂中选用腹水草、商陆根、车前子、蝼蛄、将军干等，利水作用明显，也是治标之良药；再佐以桂枝、乌药通阳化气，患者尿量迅速增加，腹水较快消退。但患者同时伴有肾病综合征，24 小时尿蛋白定量未能得以控制，故仍在治疗观察之中。

案 2　健脾化痰、益气养阴治中风

孙某，女，87 岁。因突发左侧肢体活动不利 2 天入院。

患者 2 天前夜间如厕时出现左侧肢体活动不利，当时无头痛晕厥，无恶心呕吐，无言语不利。送院查体示左上肢肌力Ⅳ级，左下肢肌力Ⅲ级。查头颅 CT 示双侧基底节区及半卵圆中心多发腔隙梗死及缺血灶。心脏彩超示左心房增大，二尖瓣、三尖瓣轻度返流。心电图示异位心率，心房颤动，心室率 70 次／分。有原发性高血压病史 10 余年，血压最高 180/100mmHg，目前服复方降压灵，血压控制不稳定。高脂血症、冠心病、高血压心脏病、心房颤动病史 1 年余，长期服用地高辛 0.125mg，异山梨酯 50mg，阿司匹林肠溶片 100mg。

刻下症：患者左侧肢体活动不利，偶有胸闷，夜间时有咳嗽咳痰，痰白质黏，乏力，口干，纳可，大便稀，每天 3～4 次，夜寐尚安。舌红，苔薄腻，脉涩结代。

诊断：中风（气阴亏虚，痰瘀阻络）

治法：健脾化痰，益气养阴，活血通络。

处方：黄芪 30g，党参 12g，怀山药 15g，石斛 12g，麦冬 12g，白术 12g，茯苓 15g，浙贝母 9g，竹茹 9g，香附 12g，丹参 12g，赤芍 12g，地龙 12g，当归 12g，炙甘草 9g。7 剂。

264

按：《脾胃论》中有"邪之大者，莫若中风……必先中虚"之论，《景岳全书》中指出中风的发生"皆内伤积损颓败而然"。均指出老年人脏腑日衰，气血渐亏，机体阴阳失衡为中风的发病基础。该患者气阴亏虚，脾失健运，痰浊瘀血闭阻经络而发病。中医治疗的原则是根据病情的标本缓急而定，正所谓"急则治其标，缓则治其本"。该患者目前以肢体活动不利为主，兼有咳嗽咳痰，便溏，应标本兼治，故以益气养阴、健脾化痰、活血通络为治法。赤芍、地龙活血通络，丹参、当归养血通络。四药相配，取补阳还五汤补气活血通络之功。党参、白术、茯苓、山药益气健脾，渗湿止泻；石斛、麦冬甘寒养阴通络；浙贝母、竹茹清热化痰；香附理气和胃而不伤阴。诸药合用，共奏益气养阴、健脾化痰、活血通络之效。

（三）肺系病证从脾胃论治

案　培土生金治疗慢性阻塞性肺疾病缓解期

陈某，男，74岁。2018年8月5日初诊。

患者有慢性支气管炎病史30余年，吸烟史40余年。平时经常咳嗽，近年咳嗽不多，但随着年龄增加，体力逐渐下降，动则气喘，形体消瘦，食欲渐差，经肺功能测定（报告不详）拟诊为慢性阻塞性肺疾病。来诊时面色无华，色暗，舌质淡，苔薄，脉濡无力。此肺肾两虚，不能纳气。采用"冬病夏治"法调理。

处方：黄芪50g，党参20g，炒白术15g，怀山药30g，茯苓20g，茯神20g，炙甘草9g，补骨脂15g，山茱萸12g，五味子12g，巴戟天12g，熟地黄15g，桑白皮12g，细辛6g，炙地龙12g，枳壳12g，陈皮9g。14剂。

上方加减服用50余剂，改用经验方。生晒参30g，冬虫夏草10g，蛤蚧3对，三七30g，紫河车30g。上药磨成粉，装在胶囊中。每天2次，每次2g。以上为一料，连续服用3料。冬病夏治，每年入伏开始服用，连续服用3个月，目前症情稳定。

按：慢性阻塞性肺疾病的稳定期治疗很重要，很多人都会忽视，造成该病的急性发作，病情反复甚至加重。建议在稳定期积极治疗，使缓解期延长，

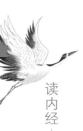

从而减少急性发作的概率。王庆其教授常采用经验方治疗，有很好的疗效。

（四）肾系病证从脾胃论治

案　健脾益肾泄浊治慢性肾功能衰竭合并肝硬化失代偿期

王某，女，43岁。2014年3月1日初诊。

患者发现肝硬化1年余，腹胀纳差7个月。2007年因脾大而行脾切除术，1年前因上消化道出血而发现肝硬化、门脉高压，去年6月因急性肾功能衰竭而行血液透析治疗，症状缓解。现大便每日2～3次，尿少，肢肿，服速尿1粒、螺内酯1粒，尿量700～800mL。无腹胀，胃纳可，大便色黄，怕冷，面色萎黄，下肢肿。舌质淡红，苔薄，右脉濡滑。

西医诊断：①肝硬化，门脉高压（肝前性，失代偿期），腹水。②胃十二指肠动脉多发梭形扩张伴动静脉瘘（胃十二指肠动脉分支-门静脉瘘，肠系膜上动脉分支-门静脉瘘）。③慢性肾炎，肾功能不全。④尿路感染（肺炎克雷伯菌）。

中医诊断：虚劳（脾肾两虚证）。

患者病情复杂，阴阳气血俱虚，宜采用健脾补气重剂，佐以通阳利水，标本兼顾。

处方：黄芪30g，炒白术30g，土茯苓30g，薏苡仁30g，淫羊藿15g，桂枝9g，丹参15g，功劳叶15g，藿梗12g，苏梗12g，仙鹤草15g，佛手6g。28剂，水煎服。前后加减治疗10余次。

2015年4月18日复诊，症状明显改善，颜面虚浮，腹胀较前好转，双下肢微肿，排气少，大便每日2～3次，量少，怕冷，牙龈出血，饮食稍增加。肝功能好转，24小时尿量1200mL。超声示肝前间隙、盆腔液性暗区，双肾缩小。舌质淡红，苔薄白，脉滑数。继宗前法治疗，重剂健脾。黄芪60g，炒白术60g，猪苓15g，茯苓15g，防己12g，泽泻15g，桂枝15g，大腹皮20g，葫芦壳20g，商陆15g，茵陈15g，积雪草12g，仙鹤草15g，仙茅12g，淫羊藿30g，薏苡仁30g，金雀根30g，车前子30g，枳壳12g，熟附片9g，金蝉花15g。28剂。

患者前后治疗 1 年余，目前情况较稳定，纳、眠、便均可，仍每月 1 次来沪治疗观察之中。

按： 对于疑难杂症，病情复杂而危重，阴阳俱虚者，当求其中气。中气守住，胃气振奋，病乃有回春之机，然后再从容调理。切忌猛浪攻伐，徒伤正气，则邪气更加泛滥，以致不可收拾。本案患者病情复杂，治疗颇为棘手。重用黄芪 30～60g，炒白术 30～90g，再佐以益肾利水活血，令患者全身情况逐渐改善，腹水逐渐消退，食欲增加，部分检验指标得以改善。该患者虽然未能完全康复，但精神状态及生活质量均有明显改善。

二、调五脏理脾胃

李东垣《脾胃论》有"心之脾胃病""肝之脾胃病""肺之脾胃病""肾之脾胃病"等记载。又说："大抵脾胃虚弱，阳气不能生长，是春夏之令不行，五脏之气不生。"张景岳在《景岳全书》中也说："五脏之邪皆通脾胃，如肝邪之犯脾者，肝脾皆实，单平肝气可也……心邪犯脾者，心火炽盛，清火可也……肺邪之犯脾者，肺气壅塞，当泄肺以苏脾之滞。"说明对五脏病波及脾胃者，当先治疗五脏之本病，有助于脾胃病的康复。

1. 从脾肾调治脾胃病

案　补火生土治疗功能性消化不良

张某，女，18 岁。

自幼懦弱，体型瘦长，皮肤白皙。来诊时诉食欲不振，嗳气，腹胀，虽知饥饿，但得食早饱，大便不畅，形体消瘦，体质甚差，不耐寒温，平素多感冒，经常因病而辍学，羡起近 2 年，久治罔效。不久前在外院行 X 线钡餐造影，诊为功能性消化不良。平时经常服用酵母片、多酶片、吗丁啉、复合维生素等，症情时轻时重。肢冷，苔薄白微腻，脉细濡。

中医诊断为胃痞。《素问·阴阳应象大论》有"阳化气，阴成形"之说。人体饮食的消化过程，赖气化以健运，有形食物之腐熟、消化、吸收、转输无不赖阳气之蒸腾和推动，少火之气壮，食得阳助而消化。治宜健脾和胃，理气宽中。黄芪 20g，党参 12g，炒白术 12g，焦薏苡仁 12g，茯苓 12g，甘

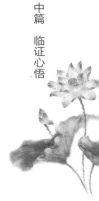

草 4.5g，制半夏 12g，紫苏梗 12g，炙鸡内金 12g，炒枳壳 12g，焦山楂 12g，神曲 12g，制大黄 6g，大枣 7 枚。

此方加减治疗 30 天后，症情有所缓解，大便 1～2 日一行，食欲增，嗳气减，精神爽。但近因饮食油腻荤腥而症复如故，胃脘隐隐作痛，食后中上腹痞满不解，按之濡，食纳减。此火不生土之象，治宜补火生土法。党参 12g，焦白术 12g，熟附块 9g，肉桂 3g（后下），炙鸡内金 12g，炒莱菔子 12g，焦山楂 12g，炒枳壳 12g，木香 9g，茴香 9g，炒蟾皮 9g，陈皮 9g，荜澄茄 9g，甘草 4.5g，制半夏 12g。7 剂。药后早饱、脘胀、嗳气、胃脘隐痛等症状明显缓解。药已对症，效不更方。在以后的治疗过程中曾先后用过大腹皮、香橼皮、炒谷芽、炒麦芽、旋覆花、代赭石、麻仁等药物。

前后调治 4 个月，症状基本消失，偶尔因天气变化或饮食不慎出现小反复，继以原法化裁，基本康复，形体渐丰，神色转佳，可以胜任学习任务。

按：《素问·阴阳应象大论》有"阳化气"之句，考虑患者久病中阳不振，无火无以熟谷，故取健脾温阳之品。党参、焦白术、熟附块、肉桂、荜澄茄补火以生土，化气促健运；取炙鸡内金、炒莱菔子、焦山楂、炒枳壳、木香、茴香等利气消导。全方消补兼施，动静结合，疗效甚佳。

2. 从肝论治脾胃病

案 1　疏肝健脾治疗慢性结肠炎

宋某，男，36 岁。2013 年 5 月 6 日初诊。

患者慢性腹泻 2 年余，症状时有反复。大便日行 2～3 次，不成形，有时伴有腹痛，胃纳尚可，舌淡，苔薄，脉缓。外院肠镜检查示慢性结肠炎。此属中医"肠风"，治以疏肝祛风、健脾化湿、利气清肠。柴胡 12g，炒白术 12g，炒白芍 12g，木香 6g，槟榔 12g，黄连 6g，干姜 9g，马齿苋 20g，葛根 20g，制香附 12g，甘草 6g，防风 12g，炒石榴皮 12g，芡实 30g，枳壳 12g。14 剂，水煎服。

二诊：药后症无进退。疾病迁延 2 年余，非短期可以获效，当恒心调治。上方加黄芪 30g，党参 12g，秦皮 15g。14 剂。

三诊：大便次数减至每天 1～2 次，腹痛有所缓解，舌苔薄腻，脉滑。

黄芪 30g，炒白术 12g，炒白芍 12g，木香 6g，槟榔 12g，黄连 6g，干姜 9g，马齿苋 20g，葛根 20g，秦皮 12g，甘草 6g，防风 12g，桑叶 12g，炒石榴皮 12g，地锦草 30g，枳壳 12g。14 剂。

四诊、五诊：症情逐渐改善，大便每天 1 次，偶有 2 次，基本成形，腹痛消失。继续上方守法治疗。

八诊时大便日行 1 次，有时 2 次，基本成形，无黏冻状，无腹痛，纳可。以后随访均在此方基础上随症加减，至今未复发。

按：王庆其教授治疗慢性结肠炎常从肝论治，以疏肝健脾、清肠祛风法收效。药用痛泻要方合葛根芩连汤、木香槟榔丸、四君子汤等参伍变化。其中配伍中最有特色之处是佐以祛风之品，如防风、桑叶等，有时也加白蒺藜等，理由是结肠炎的临床表现类属中医学"肠风"。久风入胃中，则为肠风飧泄。风者善行而数变。风气通于肝，祛风药有疏肝以调理肠胃之功，祛风可以解痉止痛，有抗变态反应性炎症的作用，临床用之有很好疗效。

案 2　利胆降逆和胃法治疗食管反流性胃炎

陆某，男，44 岁。2013 年 2 月 23 日初诊。

主诉：胃内嘈杂，胃脘隐痛，咽部梗阻感半年。患者既往有胆囊手术史。

刻下症：常呃逆，脐周腹痛伴欲便感，胃纳减，夜寐差，舌红，苔薄腻，脉细。胃镜提示胆汁反流性胃炎。肠镜无异常。

西医诊断：食管反流性胃炎。

中医诊断：胃痞。

治法：利胆降逆和胃。

处方：旋覆花 9g，川黄连 6g，吴茱萸 6g，制半夏 12g，陈皮 6g，枳壳 12g，苍术 12g，白术 12g，藿梗 12g，苏梗 12g，砂仁 6g，白蔻仁 6g，川厚朴 6g，桔梗 6g，甘草 6g，射干 12g，煅瓦楞 30g，茯神 20g，夜交藤 30g，合欢皮 30g，荷叶 9g。

二诊（2013 年 4 月 13 日）：期间自行停药后嘈杂复发，嗳气，咽部梗阻感，手足发冷，大便调，夜寐一般，自述容易外感。舌淡中裂纹，苔稍黄腻，脉细滑。继以辛开苦降、利气和胃治疗。制半夏 12g，川黄连 6g，吴

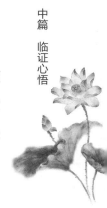

茱萸 6g，黄芩 9g，姜竹茹 6g，煅瓦楞 30g，菝葜 15g，桔梗 6g，射干 12g，枳壳 12g，藿梗 12g，苏梗 12g，佛手 9g。

三诊（2013 年 4 月 27 日）：泛酸等症状好转，仍有嗳气，喉中梗阻感消失，寐差，四肢冷，小便量多，大便调，舌淡红，苔黄腻，脉弦滑。治以健脾和胃，利气化湿，兼以安神。党参 15g，川黄连 6g，干姜 6g，桂枝 12g，苍术 12g，白术 12g，枸橘李 12g，香附 12g，木香 6g，佛手 9g，藿梗 12g，苏梗 12g，八月札 12g，薏苡仁 30g，茯苓 15g，茯神 15g，远志 9g，夜交藤 30g，补骨脂 12g。

按：食管反流性胃炎病位在胃，但其病机与肝、胆、脾密切相关。脾主升，胃主降，肝主升，胆主降。《黄帝内经》有"邪在胆，逆在胃"之说，完全契合该病的病机。故治疗关键在于疏肝利胆、和胃降逆。王庆其教授常用辛开苦降法，调节肝胆、脾胃之气机升降。二诊在辛开苦降的基础上加桔梗、射干、枳壳、藿梗、苏梗加强清咽利气之功。至三诊咽喉异物感明显好转，但仍睡眠不安，故在原方基础上加入茯神、远志、夜交藤等。经治疗症状基本消失。

3. 从肺论治脾胃病

案　肃肺润燥治疗顽固性便秘

尤某，男，71 岁。2013 年 5 月 18 日初诊。

患者长期大便不爽，3 ～ 7 日一解。时有腹胀，口干，饮水不多，食欲尚可。有高血压病史，长期服降压药，基本可以控制血压，血脂偏高，血糖在临界线上下。经常服用润肠通便药物，大便时通时秘。舌质微红，苔薄腻，脉弦滑有力。前医已用过各种润肠通便方法及药物，改以肃肺润燥法治疗。

处方：北沙参 12g，麦冬 12g，光杏仁 15g，桔梗 9g，炙紫菀 12g，枳壳 15g，枳实 15g，全瓜蒌 30g，莱菔子 15g，生白术 30g，生白芍 30g，甘草 6g。14 剂，水煎服。

二诊：药后大便 2 ～ 3 日一解，仍较干结不爽。上方改炙紫菀 30g，生白术 40g，生白芍 40g，枳壳 20g，枳实 20g。14 剂。

三诊：大便 1～2 日一次，质较软，口干好转。守上方继服 14 剂。

四诊：近日大便 1～2 日一次，成形，自觉腹部舒适，纳好，精神佳。北沙参 12g，麦冬 12g，光杏仁 15g，桔梗 9g，紫菀 20g，枳壳 20g，枳实 20g，全瓜蒌 30g，莱菔子 20g，生白术 50g，白芍 50g，甘草 6g。14 剂。

随访：症情稳定，大便每天 1 次，成形，腹部安和。

按： 临床治疗便秘或简或难，难者屡治屡败，必须开拓思路。王庆其教授根据肺与大肠相表里，采用肃肺润燥法治疗顽固性便秘，每每有效。方中北沙参、麦冬、光杏仁、全瓜蒌、炙紫菀润肺利肠；桔梗与枳壳、枳实配伍，调节肺与大肠之升；生白术和白芍用治顽固性便秘是王庆其教授的经验药对，二者常用 30～60g，治便秘润而不伐，通便效果甚佳。

4. 从心论治脾胃病

案 1　泻心安神治疗更年期焦虑症合并胃炎

王某，女，45 岁，工人。2003 年 5 月 8 日初诊。

因家庭矛盾而肝气不舒，出现喜叹息、胸闷，牵至背部。外院 X 线及心电图检查均无异常。有血糖升高史。舌红，苔黄腻，脉滑。该患者性格内向，多愁善感，心中常抑郁，睡眠不佳，肝气郁滞，失于条达，影响脾胃运化。诊为郁证。治以泻心火，安神志，佐以健和脾胃。

处方：黄连 9g，栀子 12g，生龙骨 30g，牡蛎 30g，柏子仁 15g，麦冬 12g，莲子心 6g，茯苓 15g，茯神 15g，炒白术 12g，白芍 12g，延胡索 12g，藿梗 12g，苏梗 12g，枳壳 12g，制香附 12g。14 剂，水煎服。

二诊：药后症无变化，患者诉潮热汗出，睡眠不佳，心烦气躁，口干口苦，舌尖红，苔薄黄微腻，脉微数。黄连 9g，栀子 12g，生龙骨 30g，牡蛎 30g，知母 12g，柏子仁 15g，麦冬 12g，莲子心 6g，茯苓 15g，茯神 15g，酸枣仁 15g，郁金 12g，枳壳 12g，制香附 12g。14 剂。

三诊至四诊：心火旺之症逐渐平息，入夜睡眠逐渐好转，每晚能睡 5 小时，胃气逐渐安和。上方继服。

五诊至十诊：症情基本稳定，每晚能睡 6 小时左右，胃纳好，无腹胀，偶有潮热，有时动则出汗。上方继服。

十一诊：上方加减治疗 3 个多月，用清心安神、健脾和胃法调理，症情基本稳定。近时有潮热、口苦，大便溏薄，喉间有痰。自测血糖 5.6～6.6mmol/L。舌质暗，苔薄腻，脉微弦。患者素体脾虚，复因更年期临近，潮热汗出频繁。治以滋阴潜阳、健脾止泻。知母 12g，黄柏 12g，煅龙骨 30g，煅牡蛎 30g，川石斛 12g，玉竹 12g，煨葛根 15g，炒白术 12g，栀子 12g，藿梗 12g，苏梗 12g，枳壳 12g，茯苓 15g，茯神 15g。14 剂。

药后症情基本稳定，睡眠明显改善，情绪好转，脾胃功能明显改善，气色渐润。陆续查餐后 2 小时血糖基本波动在 5.4～6.6mmol/L，外院测糖化血红蛋白 6.0mmol/L。

按：根据王庆其教授的经验，大凡脾胃病三诊后不能取效者，患者必有精神因素兼夹其中，如抑郁或焦虑，仅治脾胃无功。必先治其抑郁或焦虑，而后再治脾胃，方能收功。抑郁和焦虑是一对矛盾，"阳不交于阴则阴盛"，容易抑郁；"阴不交于阳则阳盛"，容易焦虑。抑郁多因肝气郁滞，脾失升清；焦虑多因心火旺，肝阳亢。故王庆其教授治焦虑崇尚清心火、平肝阳，常用黄连、栀子、龙骨、牡蛎、知母，清心肝之火，佐以柏子仁、莲子心、茯苓、茯神、酸枣仁等安神定志。治抑郁旨在疏肝气、调肝脾，常用柴胡、郁金、枸橘李、枳壳、制香附，再加合欢皮、灵芝、茯苓、茯神，有时再加少量桂枝通阳开郁。

案 2　泻心肝之火治疗情志相关性脾胃病

患者，女，58 岁。2017 年 8 月 15 日初诊。

主诉：失眠焦虑、食后腹胀 1 年余，大便不成形。患者诉长期睡眠不安，容易紧张烦躁，浑身不舒服，主诉多而变化不定，心悸，气急，头昏晕，口干，多汗，潮热，面部发红，吞咽梗阻感，胃部经常不适，腹泻，大便每天 2～4 次。外院肠镜检查无异常，胃镜示慢性萎缩性胃炎（中度），病理示胃黏膜萎缩（＋），肠上皮化生（＋～＋＋）。曾用中西药治疗，效果不显。近日食后腹胀，偶有嗳气，腹隐痛，胃纳尚可。大便日行 2 次，不成形，便质烂，夜寐尚可。舌质稍红，苔白腻微黄，脉细数滑。

西医诊断：围绝经期综合征，肠易激综合征，慢性萎缩性胃炎。

中医诊断：脏躁，肠风，胃痞。

治法：清火消虑，疏肝理气，健脾和胃，清肠祛风。

处方：生山栀12g，淡豆豉12g，黄连6g，莲子心6g，灯心草6g，煅龙骨（先煎）、煅牡蛎（先煎）各30g，天麻12g，枳壳12g，炒白芍12g，白术12g，延胡索12g，制香附12g，薏苡仁30g，葛根30g，马齿苋30g，藿香12g，苏梗12g，木香6g。14剂。水煎，早晚分服。

二诊（2017年8月29日）：症无进退，仍潮热汗出，睡眠不安，食后腹胀不适较前好转，嗳气未作，口干明显，大便质偏烂，每天1～2次。舌红，苔薄腻，脉细数。上方加合欢皮30g，茯苓、茯神各20g，知母12g，黄柏12g。14剂，煎服法同前。

三诊（2017年9月12日）：潮热汗出好转，睡眠改善，大便前段成形、后段质软，日行1次，近因进食甜食，出现反酸、烧心等症状，口干稍好转，胃纳佳，腹胀，嗳气。舌红，苔薄白略腻，脉细数。治以泻相火，疏肝宽肠理气。生山栀12g，淡豆豉12g，黄连6g，煅龙骨（先煎）、煅牡蛎（先煎）各30g，天麻12g，枳壳12g，川石斛12g，玉竹12g，马齿苋20g，青皮6g，陈皮6g，枳壳12g，制香附12g，佛手9g，玫瑰花6g，厚朴花6g。14剂，煎服法同前。

四诊至九诊：患者潮热汗出等更年期症状较前好转，时有反复。腹痛、腹泻未作，偶有嗳气不适，饮食不当偶有泛酸，精神和睡眠较前明显转佳，继以前方加减。

十诊（2018年1月24日）：潮热汗出消失，每天能睡5～6小时，精神较前有改善，大便日行1次，胃中偶有不适，稍有胀气、嗳气、痞满等症状，胃纳佳，舌苔薄，脉细。治以疏肝理气，健脾和胃。柴胡12g，炒白术12g，枳壳12g，玫瑰花6g，厚朴花6g，青皮6g，陈皮6g，枳壳12g，茯苓、茯神各12g，佛手9g，合欢皮30g。14剂，煎服法同前。

2018年4月15日随访：近期复查胃镜示慢性萎缩性胃炎，病理示胃黏膜萎缩（+），肠上皮化生（-）。诉睡眠尚好，焦虑情况明显改善，胃中稍有不适，时有嗳气，轻度腹胀，纳好，大便每天1次，偶不成形。嘱可以停

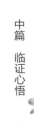

273

中篇　临证心悟

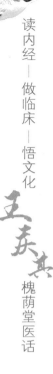

药，注意饮食起居调摄，并定期随访。

按： 更年期妇女往往会发生生理、心理方面的改变，同时伴有脾胃病的情况很多，临床多见"肝阳有余，肾阴不足"，水不涵木，在情志方面容易出现焦虑症，同时伴有胃肠器质性病变，属典型的心身消化疾病。本案患者存在焦虑症表现伴萎缩性胃炎和肠易激综合征。治疗采用经验方栀子消虑汤（由山栀、淡豆豉、黄连、莲子心、灯心草、连翘、生龙骨、生牡蛎、柏子仁、天麻、枳壳、郁金等组成）辨证加减，其中山栀、淡豆豉清宣郁热除烦，黄连、莲子心、灯心草、连翘清心火，龙骨、牡蛎、茯神镇静安神，白芍、延胡索、制香附疏肝理气止痛，白术、薏苡仁、木香健脾和胃，解肝郁乘脾之泻；马齿苋、葛根清肠祛风。患者反复出现腹胀、腹痛、嗳气、焦虑等肝郁气滞乘脾之症，故以疏肝宽肠理气之药加减，如陈皮、青皮、佛手、玫瑰花、厚朴花、柴胡、枳壳等。同时不断进行心理治疗，经过半年左右的调理，精神症状和脾胃功能明显好转，症情稳定，生活质量改善，复查胃镜也明显好转。

陈正（上海中医药大学）

卢嫣（上海中医药大学附属岳阳中西医结合医院）

第十一章　王庆其运用虫类药治疗神经系统疾病验案

王庆其教授擅长治疗脾胃病、神经系统疾病及各种疑难杂症，善用虫类搜剔之品蠲除顽疾，积累了丰富的临床经验，笔者有幸伺诊在侧，现将其运用虫类药治疗神经系统疾病的部分经验整理如下。

一、虫类药应用概述

虫类药是动物类药物的一部分，其药力峻猛且为血肉有情之品，具善行走窜之性，可深入脉络、攻剔固结痰瘀之邪，具有独特的生物活性，早在《五十二病方》中即有应用记载，为历代医家所重视。东汉张仲景《伤寒杂病论》中涉及虫类药12味，创立了抵当汤（丸）、大黄䗪虫丸、下瘀血汤等著名方剂；唐代《新修本草》载动物药128种，孙思邈《千金要方》、王焘《外台秘要》将虫类药更广泛地应用于内、外、妇、儿各科；宋代许叔微《普济本事方》中记载虫类药14种；明代李时珍《本草纲目》中收录虫类药107种，占动物药总数（444种）的24%，使虫类药的应用得到进一步发展；清代温病学家对虫类药多有论述，叶天士认为虫类药"飞者升、走者降""灵动迅速，搜剔络中混处之邪"，为后世留下了宝贵的经验。

王庆其教授认为虫类药物因其走窜通达、灵活迅速的特性，多具有搜风剔络、破血行气、化痰散结、破积消癥的作用，在治疗病机复杂、病程迁延、久治无效、症情反复的顽难之疾方面往往有奇效，"可搜剔络中混处之邪""追拔沉混气血之邪"，为草木、矿石类药物所不能比拟。神经系统疾病多以眩晕、肢体震颤、强直痉挛、痿废不用等为表现的行动障碍和感觉异常为特征，究其发病根本，多为风痰瘀闭阻脑窍；而虫类药物以其息风止痉、化痰散结、活血

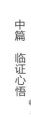

行瘀作用见长。因此，王庆其教授临证处方中多有虫类药物的应用。

根据药物性味功效，王庆其教授将常用的虫类药分为祛风通络和活血通络两大类，长于祛风走窜的如全蝎、蜈蚣、僵蚕、蝉蜕、蜂房等；长于破血逐瘀的如九香虫、土鳖虫、虻虫、水蛭等。其中，以肢体震颤、强直痉挛等为主要表现者，多以风邪为患，临证多以僵蚕、蝉蜕息风定痉。如病程日久，经年累月，久治不效者，气血俱伤，化为凝痰瘀血，则以全蝎、蜈蚣搜剔停滞脉络之间的风邪，通络消瘀；《灵枢·邪气脏腑病形》曰："十二经脉……血气皆上注于面而走空窍。"久病多瘀，久病入络，气血瘀阻，肢体痿废不用、脑窍不利者则多配以地龙祛风通络，水蛭、虻虫等破血逐瘀。

因虫类药常有毒性，作用峻利，须注意配伍和剂量，防止毒副反应、过敏反应的发生。对于毒性较大的药物须掌握"中病即止"的原则。同时，虫类药物多性温燥烈，过用易耗伤阴血，因此应注意配伍滋阴养血润燥之品，如生地黄、麦冬、沙参等，以防其耗伤营血。另外，因虫类药多具有毒性，故须严格控制药物剂量，并注意炮制及服用方法，防止中毒。

二、临证验案

1. 三叉神经痛

郭某，男，三叉神经痛，外院久治疗效不显，迁延年余。来诊时诉左侧颞颌部针刺样疼痛，左耳前有扳机点，季节交替（秋冬、冬春）时反复发作，发作时伴头晕，牙痛，目涩，口干，大便略干。诊见患者面色暗淡，舌红，苔白腻，脉弦滑。目前服用卡马西平等药物，并不规律使用止痛药。治以活血理气、通络止痛。

处方：炙乳香9g，炙没药9g，延胡索30g，血竭6g，川芎15g，葛根30g，赤芍15g，白芍15g，徐长卿15g，炙僵蚕12g，炙地龙12g，生甘草6g，白芥子9g，炒白术12g，佛手6g，藿香12g，苏梗12g。

药后月余患者疼痛程度明显减轻，发作次数减少，以此方加减2个月，针刺样疼痛基本消失，停服止痛药物。

按：三叉神经痛是累及面部、局限于三叉神经分布区反复发作的剧烈疼痛，属中医学"面痛"的范畴，头面居人体高位，易受风邪侵袭，与寒、热、痰等邪气兼夹致病，或因水不涵木、肝风内动、风火上炎入络导致，手足三阳经均循行于头面，邪气客于三阳经以致经气循行受阻、清阳之气被遏而发病，病机关键在于不通则痛。本案中患者病势迁延多年，久病多瘀，病久入络，故治以活血通络为要。因此，方中采用通窍活血汤合失笑散活络止痛，佐以葛根上行头面，引诸药直达病所，同时重用地龙、僵蚕等动物药，取其善走窜之性，直趋高巅之所，入络搜剔沉疴痼疾，畅通经络，活络止痛。

2. 偏头痛

陈某，女，左侧头痛多年，劳累后、情绪激动时加重，以左侧额颞部胀痛或跳痛为主，上及颠顶，伴同侧耳部蒙塞感，乏力，胃纳一般，大便欠畅，夜寐欠安，梦扰纷纭。面色少华，舌质暗红，苔薄白，脉细。治以平肝息风，理气止痛，活血通络。

处方：天麻12g，川芎15g，延胡索15g，徐长卿15g，蔓荆子15g，僵蚕12g，地龙12g，细辛6g，夏枯草12g，香附12g，合欢皮15g，白蒺藜15g。

药后1周，疼痛次数减少，但仍时有反复，上方去僵蚕、地龙，加全蝎6g，蜈蚣2条。2周后痛势大减，夜寐转佳，随症加减调治2个月后，头痛基本未作。

按： 偏头痛属中医学"头风病"范畴。头为诸阳之会、清阳之府，又为髓海之所在，五脏六腑之气皆上荣于头，故外感六淫邪气、七情内伤，脏腑气血功能失调，痰浊、瘀血内阻，或蒙蔽清窍，或瘀阻经络，皆可引起头痛。本案中患者生活起居不节，劳倦内伤，脏腑虚弱，清阳之气不能上荣于头，髓海空虚，浊阴不降，扰乱清空，瘀阻脑络，故发头痛。王庆其教授处方在平肝潜阳、活血通络的同时，配合僵蚕、地龙。僵蚕气味俱薄，轻浮而升，散风止痛；地龙味咸性寒，下行降泄清热，息风止痉。二者相配祛风解痉止痛效果更佳。如针对头痛日久、迁延反复者，王庆其教授喜用全蝎、蜈蚣，二者走窜力速，内至脏腑，外达经络。全蝎味辛咸，性平，为息风解痉

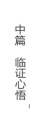

要药；蜈蚣味辛性温，可开瘀通络，性能入脑。二者相合，凡气血凝滞之处皆可开之，搜邪通络止痛。

3. 面神经瘫痪

陈某，女，右侧面神经瘫痪2个月，于外院神经科、针灸科多方求治，现仍存在左侧口角㖞斜，右侧额纹消失，鼻唇沟变浅，左眼闭合不全、迎风流泪，夜眠口角流涎，进食填腮。治以祛风活血通络。

处方：羚羊角粉1.2g，丹参30g，红花9g，川芎30g，葛根30g，白蒺藜30g，全蝎6g，蜈蚣2条，地龙12g，僵蚕12g，白附子12g，天麻12g，钩藤20g，甘草6g，白芥子9g，羌活9g，炒白术12g。

并嘱患者用热毛巾敷面、干洗脸、嚼口香糖等日常注意事项。药后1周复诊口角㖞斜、流涎、闭目不全等症状均较前好转。以此方为基础，随症加减调治3个月后，面容基本已如常人。

按：面瘫，即周围型面神经麻痹，也称"吊线风"，多由于正气不足，络脉空虚，风邪乘虚入经络，气血痹阻，阳明失于濡养，肌肉弛缓不收，以致口眼㖞斜。风邪善行而数变，多为先导，王庆其教授多选用牵正散加减，祛风化痰通络，配以全蝎、僵蚕、蝉蜕祛风定痉和络，但治疗中仍不可一味以祛风为务，"治风先治血，血行风自灭"，还需配伍养血和血扶正之品，如川芎、丹参等。同时，王庆其教授嘱患者要配合按摩、局部外敷等方法，对减少后遗症、提高生活质量具有积极的作用。

4. 癫痫

沈某，男，75岁。确诊癫痫2年，有腔隙性脑梗死病史。2010年10月癫痫首次发作，发作时四肢抽搐，意识丧失，昏仆倒地，持续3分钟左右。纳可便调，夜寐尚安。诊时见患者面色潮红，舌暗红，苔白腻，脉弦滑。目前服用丙戊酸钠缓释片0.5g，每天3次。治以平肝潜阳，息风止痉，豁痰开窍。

处方：天麻12g，钩藤15g，丹参30g，景天三七30g，红花6g，当归12g，白芍15g，珍珠母30g，柏子仁12g，茯苓15g，甘草6g，全蝎6g，蜈蚣3条，白附子9g，女贞子12g，甘菊花12g。药后2个月未有发作，随症加减，配合补益肝肾之法，症情平稳。

按：癫痫为慢性反复发作性短暂脑功能失调综合征，以脑神经元异常放电引起反复痫性发作为特征，又名"羊痫风"。痫为痼疾，多五脏为病，肝风内动，痰浊中阻，蒙蔽心神，壅塞清阳之气而致病。本案患者年逾古稀，脏腑虚损，肝常有余，脾常不足，风从内生，脾虚生痰，风动痰升，阻塞清窍，气血瘀滞而致病。究其根本，痰瘀为病机关键，治疗应重在豁痰逐瘀开窍，同时不忘养血和血。王庆其教授处方使用天麻钩藤饮合四物汤加减，配合全蝎、蜈蚣，全蝎善走窜入肝经，为痉挛抽搐之要药，蜈蚣疏肝荣筋，二者配合，平肝息风，搜剔通络，相得益彰。

李海燕　陈磊　汤杰　黄瑶

（上海中医药大学附属岳阳中西医结合医院）

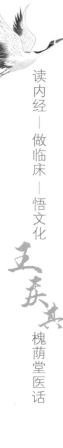

第十二章　王庆其从瘀论治老年病经验举隅

人至老年，"血气经络胜形则寿，不胜行形则夭"（《灵枢·寿夭刚柔》）。气血正常运行是脉道通畅的必要条件。但是老年人气血已亏，脏腑之精已衰，生血乏源，运血乏力，从而出现血行迟缓涩滞或瘀阻脉中的现象。王庆其教授认为"瘀"是老年人重要的体质特点和病机演变规律，也是贯穿老年病始终的重要病理因素，既是老年人衰老的表现，也是导致衰老的重要因素，因此他提出"老人多瘀"的观点，认为老年病的治疗重在调畅气血。兹引王庆其教授医案数则，探讨其临床治疗经验。

一、调和化瘀治疗老年顽固性耳鸣

"阴平阳秘"是人体的最佳状态，然人至老年，阴阳渐虚，而以元阳的衰败最为明显。若阳不能制阴，就会使五脏之气不能平静，进而导致九窍瘀塞不通。《素问·阴阳应象大论》云："年四十，而阴气自半，起居衰矣……六十，阴痿，气大衰，九窍不利"。朱丹溪在《格致余论》中云"人生至六七十岁以后，精血俱耗"，这是因为"人身之阴，难成易亏，六七十后，阴不足以配阳，孤阳几欲飞越"。老年人"阳常有余，阴常不足"，而阴阳者，血气之男女也，阴阳失调，则气血失和，气不助血行，血行失常，故停滞而成瘀。

案 1

杨某，男，88 岁。2007 年 11 月 24 日初诊。

耳鸣数年，伴头晕头胀 1 周余。就诊时诉耳鸣，如音乐般不绝于耳，头晕头胀，夜寐梦多，偶有夜间汗出，口干甚，纳佳，大便欠畅。舌苔薄，唇干赤，脉结。血压 160/60mmHg。患者既往有脑梗死、高血压、糖尿病、慢性非萎缩性胃炎等病史。

辨证属肝阳上亢，肾阴亏虚。治以平肝潜阳，滋阴生津。

处方：羚羊角粉 0.6g（吞服）、天麻、钩藤各 15g，石决明、珍珠母各 30g，丹参、葛根、天花粉、火麻仁各 30g，生地黄、熟地黄、黄柏、枳实各 12g，石斛 15g。

2007 年 11 月 28 日复诊，患者诉头晕好转，仍有耳鸣，神疲乏力，行走有漂浮感，夜寐梦多易醒，大便通畅。舌暗红，苔薄，脉弦涩。血压 140/70mmHg，肝阳渐平，血行瘀阻仍在。治以养血活血，滋水涵木。

处方：丹参 30g，红花 9g，川芎 12g，当归 15g，赤芍、白芍 12g，熟地黄 15g，磁石、石决明各 30g，制首乌、枸杞子、山茱萸、景天三七、天麻、钩藤各 12g，女贞子 15g，葛根 30g，远志 9g。

守方加减治疗 3 个多月，患者耳鸣明显好转，头晕缓解，能正常活动。随访至今，收效良好。

按： 此案是老年病辨质论治，即辨体质论治的重要体现。老人多瘀，指老年人普遍存在"瘀"的体质特点。即使没有"瘀"的明确指征，但是考虑老年人的体质特点有瘀，疾病发展过程中易瘀，治疗应加入活血的药物。本患者在经过平肝潜阳、滋阴补肾之法治疗后，头晕的主症有所好转，但耳鸣未见改善。重新审视，见患者舌暗、脉涩，乃瘀之征象，且年高肾精亏虚非一日之功，肾阳无以温煦，肾阴无以滋养，久病入络，瘀阻脉络。遂在滋阴平肝药物中加入活血药物红花、丹参、川芎等治疗 3 个多月，收效理想。

王庆其教授在临床治疗老年性耳鸣、耳聋时，喜用养血活血药物，如丹参、川芎、赤芍、当归、鸡血藤等行血通络，还常加入磁石、葛根两味药，总有奇效。磁石乃潜阳纳气之品，现代药理研究证实葛根有改善微循环的作用。二者与活血化瘀之品同用，能调和阴阳，通行血脉而逐瘀，药到病除。

二、祛痰化瘀治疗老年高脂血症

瘀为血滞所成，痰为津液所化。津血同源，二者同为病理产物，能互相

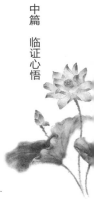

转化，故津血为病，常见痰瘀互结。人至老年，津液输布不利，易成痰饮，所聚之处，血行不畅，易成壅塞，故常痰瘀互见，闭阻脉络。现代研究表明，痰证患者血液流变性异常，表现为血液浓稠性、黏滞性、聚集性和凝固性增高，这些特征类似瘀证的变化，从微观证实了痰瘀密切的关系。

案 2

丁某，男，70 岁。2008 年 9 月 6 日初诊。

患者因体检示血脂升高而就诊。血脂报告示甘油三酯升高（6.45mmol/L），低密度脂蛋白降低（1.11mmol/L），余项正常。平素自觉腰酸背痛，胸闷，口干，二便调，纳可，夜寐安。既往有冠心病（曾放 3 次支架）、高血压、糖尿病等病史。舌质暗，舌中裂纹，苔薄白略焦，脉弦滑。

辨证属痰瘀内结，肾气不充。治拟活血化瘀，清化痰湿，滋肾填精。

处方：葛根、丹参、茶树菇、决明子、徐长卿、薏苡仁各 30g，川芎、延胡索、芦根、制半夏各 12g，续断、杜仲、天花粉各 15g。

2008 年 9 月 20 日复诊，患者诉胸闷明显好转，纳少，二便调，夜寐安。舌苔薄白略腻，脉弦滑。葛根 30g，川芎 12g，景天三七 15g，当归 12g，薏苡仁 30g，制半夏 12g，徐长卿、茶树根、焦山楂各 30g，荷叶 6g，续断、杜仲、桑寄生各 15g。

2008 年 11 月 12 日，患者诉仍有腰酸感，无其他不适。血脂检查示甘油三酯降至 3.6mmol/L，低密度脂蛋白已达正常水平（2.06mmol/L），余皆正常。血液流变学检查正常。守原治疗思路，活血化瘀，祛痰除湿。丹参 30g，红花 6g，川芎 15g，炒决明子 15g，虎杖 30g，荷叶 6g，茵陈 15g，制首乌 12g，生山楂 15g，茶树根 30g，接骨木、徐长卿、千年健、杜仲各 15g。其间曾加水蛭、景天三七、葛根、狗脊、桑寄生、山茱萸、炙龟甲等。2009 年 2 月 21 日复查血脂示甘油三酯 1.89mmol/L，其余指标均正常。血液流变学检查正常。疗效佳，继续治疗，目前仍在随访。

按：痰瘀互结是高脂血症最基本的病机之一。患者就诊时血脂升高，虽无明显不适，但是血脂情况、冠心病史、舌质暗均已提示体内瘀血的存在。王庆其教授用川芎、红花、水蛭等活血破血，配合制半夏、薏苡仁、虎杖等祛湿。另外患者腰酸背痛，年事已高，用狗脊、杜仲、续断等品补肾气，炙龟甲等填精以助血行。全方标本兼治，收效明显。

西药调节血脂虽有确切的疗效，但有不同程度的不良反应。自前公认调脂最有效并广泛应用的西药是他汀类，但费用高，且有肝脏和肌肉毒性，严重者可导致横纹肌溶解。老年人多体弱，不宜使用不良反应较大的药物。中药调脂以其疗效好、不良反应少的优势而成为研究的重点。现代研究表明，活血化瘀药物具有降低血浆黏度、红细胞比容、纤维蛋白原及胆固醇等作用，在调节脂质代谢、改善血流动力学方面有一定疗效。

三、通络化瘀治疗老年脑梗死后遗症

络脉既是血液运行的通路，也是病邪侵入人体的通道。《灵枢·百病始生》指出"是故虚邪之中人也，始于皮肤……留而不去，则传舍于络脉"，认为邪气日久可传于络脉。清代叶天士指出"初则气结在经，久则血伤入络""经年累月，外邪留着，气血皆伤，其化为败瘀凝痰，混处经络……年多气衰，延至废弃沉疴"（《临证指南医案》）。络脉之病，又常具有易滞易瘀、易入难出、易积成形的特点。老年人常有多种疾病缠身，迁延不愈，久则气病及血，络气瘀滞，络脉瘀塞，气滞血瘀络阻，病邪聚于脏腑之络。另外，老年人病久正气耗损，脏腑之络空虚，病邪乘虚内袭，久病不愈，甚则积聚成形，是为瘀也。

案 3

戴某，男，65 岁。2007 年 10 月 8 日初诊。

患者 2004 年患脑梗死（右顶颞叶腔隙性梗死）。现口齿不清，听力尚可，但表达欠畅，常不自主流口水，伴头晕，右侧手臂麻木，四肢活动尚可，汗出频频，大使欠畅，2～3 天一次，睡眠差，记忆力差。舌苔白腻，舌质暗红，边有瘀斑，脉弦滑。血压 140/90mmHg。查肝功能示门冬氨酸转移酶 138U/L，天冬氨酸转移酶 43 U/L，余项正常。查血脂示甘油三酯 2.44 mmol/L，胆固醇 5.19 mmol/L，余项正常。全血黏度 4.93mPa·s（切变率 200/s），6.60 mPa·s（切变率 30/s），11.53mPa·s（切变率 5/s），25.21mPa·s（切变率 1/s）。

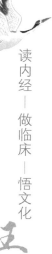

辨证属血瘀痰凝，治以化痰行瘀。

处方：制半夏、制胆南星各12g，竹茹4.5g，川芎12g，葛根15g，丹参18g，西红花1g，赤芍、白芍各12g，石菖蒲15g，丝瓜络6g，泽泻12g，桃仁12g，炮穿山甲12g，水蛭9g，炙全蝎4.5g。

患者定期随诊，其间还曾用炙僵蚕15g，丹参用至30g，西红花增量至2g，并对症处理。2008年1月12日复诊，患者口齿较前明显清楚，能正常交流，诉已无不自主流口水现象，睡眠改善，舌苔白腻，脉弦滑。收效，继续治疗。

按：此患者有高脂血症，血液黏稠度增高，曾有脑梗死病史，提示血瘀证的存在。就诊时以口齿不清为主诉，伴有右手臂麻木，乃脉络不畅之征。使用活血药丹参合桃仁、赤芍、西红花活血，其中西红花取其活血通经之力较其他药更为显著之意，剂量由1g增至2g，取得良好临床疗效。除此之外，加入搜剔通络之虫类药和通络药丝瓜络，使药物能直达病所而起效。王庆其教授善用僵蚕、全蝎、水蛭等虫类药搜剔化瘀，通络药常用丝瓜络、海风藤、桑枝等，均收到良好效果。

王庆其教授提倡在老年病的治疗中重视瘀证，某些疾病常以血瘀证为主要辨证点，如老年冠心病、心肌梗死、脑梗死、高脂血症、肝硬化等，可根据病情选用养血、活血、破血之品，以活血化瘀为主要方法进行治疗。老年病在辨证论治的基础上，应充分认识到"瘀"是老年人的体质特点，即使没有瘀证的表现，也可以加用养血活血等入血分之品，将辨体质论治与辨证论治相结合，协同治疗，截断疾病发展趋势，预防并发症。在其他治疗方法无效的老年疑难杂症中，可以从瘀入手，采用活血化瘀之法，常能收效。

刘煊（上海中医药大学附属华医院）

第十三章　王庆其"脾主黏膜"学术思想及其在胃肠疾病中的应用

黏膜广泛分布于人体各组织器官，黏膜相关疾病是临床常见病、多发病。王庆其教授在多年的临床实践中提出了"脾主黏膜"的学术思想，兹论述如下。

一、"脾主黏膜"理论的提出

上皮组织由许多排列密集、形态规则的上皮细胞和少量结缔组织组成，具有保护、吸收、分泌、排泄和感觉的功能。上皮组织分布于体表即皮肤，分布于各器官内壁即黏膜。皮肤和黏膜使人体形成一个密闭的系统，将外界致病因素阻挡在体外，是人体抗感染的第一道防线。

卫气为运行于脉外之气，由水谷精气化生而来。《素问·痹论》云："卫者，水谷之悍气也，其气慓疾滑利，不能入于脉也，故循皮肤之中，分肉之间，熏于肓膜，散于胸腹。"《灵枢·本脏》云："卫气者，所以温分肉，充皮肤，肥腠理，司开阖者也。"因此卫气分布于皮肤、分肉、肓膜、胸腹等全身各处，具有温养内外、护卫肌表、抗御外邪、滋养腠理、开阖汗孔等作用，与西医学中皮肤和黏膜的分布、功能类似。

根据中医学理论，皮为肺之合，皮毛赖肺气滋养和温煦，与肺气宣发肃降密切相关，因此有"肺主皮毛"的理论。黏膜与卫气的关系，中医学理论虽无明确论述，但《黄帝内经》中对脾与卫气的关系有所论述。《灵枢·师传》云："脾者，主为卫，使之迎粮，视唇舌好恶，以知吉凶。"《灵枢·五癃津液别》亦云："五脏六腑，心为之主，耳为之听，目为之候，肺为之相，肝为之将，脾为之卫，肾为之主外。"均指出了脾具有护卫肌体、防病

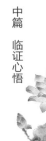

中篇　临证心悟

抗邪的功能。究其原因，卫气为"水谷之悍气"，由水谷经脾运化而来，《灵枢·营卫生会》云："人受气于谷……浊者为卫。"张景岳解释为"脾主运化水谷以养肌肉，五脏六腑皆赖其养，故脾之主为卫。卫者，脏腑之护卫也"。

王庆其教授在临床实践中，根据黏膜的功能、组织学特点，结合《黄帝内经》"脾为之卫"的论述及脾主运化的生理功能提出"脾主黏膜"的学术观点，即全身各部位黏膜由脾所主。

二、"脾主黏膜"的内容及理论依据

人体黏膜遍布全身，包括消化道、呼吸道、泌尿道、生殖系统等部位的黏膜，具有保护、吸收、分泌、排泄等功能。多数黏膜均具有阻挡致病因素的保护作用，部分部位如小肠、肾小管黏膜的微绒毛结构具有吸收功能，黏膜中的腺上皮则具有分泌功能，呼吸道黏膜中的纤毛则具有将灰尘、细菌等排出的功能。

脾位于中焦，与胃互为表里，开窍于口，其华在唇，在液为涎，其主要生理功能为主运化、升清和统血。黏膜的保护、吸收、分泌排泄功能根据中医学理论对应脾的不同生理功能，分别为保护功能对应"脾为之卫"，吸收功能对应"脾主运化"，分泌排泄功能对应"脾在液为涎"。"脾为之卫"前已述及。《素问·经脉别论》云："饮食入胃，游溢精气，上输于脾，脾气散精，上归于肺，通调水道，下属膀胱。水精四布，五经并行，合于四时五脏阴阳，揆度以为常也。""脾气散精"即脾主运化的生理功能，是指脾具有把水谷化生为精微，并转输全身的生理功能，包括运化水谷和运化水液两方面，即西医学的消化吸收功能。黏膜的分泌功能，根据中医学取象比类的方法论，与"脾在液为涎"的功能描述类似，而涎可进一步延伸为黏膜分泌的黏液等物质。"涎"据《新华字典》释义，可理解为黏液。《素问·咳论》云："咳则腰背相引而痛，甚则咳涎。"其中的涎亦为黏液之意。

脾主黏膜功能的发挥还依赖脾气血、阴阳的协调。黏膜的保护和吸收功能均依赖于脾气、脾阳的充足，使水谷经脾运化成卫气等精微物质，顾护周身。黏膜的分泌排泄功能依赖脾阳、脾阴的动态平衡。

三、消化道的"脾主黏膜"论

消化道黏膜被覆于胃肠道内侧，由上皮、固有层、黏膜肌层组成。消化道各部分黏膜有着不同的生理功能。口腔黏膜固有层具有小唾液腺，能分泌唾液，帮助消化。食管黏膜分泌碳酸氢盐等黏液，保护食管黏膜，帮助食团润滑；胃黏膜分泌胃酸、胃液、内因子及其他物质；小肠黏膜分泌小肠液，吸收大量营养物质；大肠黏膜分泌黏液蛋白，吸收水分、电解质及其他物质。

《素问·六节藏象论》云："脾、胃、大肠、小肠、三焦、膀胱者，仓廪之本，营之居也，名曰器，能化糟粕，转味而入出者也，其华在唇四白，其充在肌，其味甘，其色黄，此至阴之类，通于土气。"指出了胃、大肠、小肠、三焦等皆与脾相通，且在临床诊疗中，肠道疾病也常从脾论治。

脾主运化常指西医学的消化吸收功能，其中消化道黏膜发挥着至关重要的作用。消化道的分泌功能，与"脾在液为涎"的功能描述类似，而涎可进一步延伸为消化道黏膜分泌的唾液、黏液等物质。消化道的消化功能则依赖脾气、脾阳的温煦，帮助胃腐熟水谷。消化道黏膜的吸收功能有赖于脾气散精，把水谷精微布散至全身，正如《素问·奇病论》云："五味入口，藏于胃，脾为之行其精气。"

消化道黏膜还与人体免疫功能密切相关。消化道上皮细胞是人体免疫系统防止外来有害物质入侵的重要防线。消化道免疫在非特异性免疫和特异性免疫应答中发挥着重要作用。肠道相关淋巴液组织（GALT）是黏膜相关性淋巴样组织（MALT）的一部分，是全身最大的淋巴器官。肠道微生物代谢产物与肠上皮细胞中的免疫细胞互相作用，共同维持肠道稳态。研究发现，脾虚证免疫失衡以非特异性免疫功能及细胞免疫功能低下为主。临床及实验研究均发现健脾补气中药能提高人体免疫功能。

四、"脾主黏膜"理论在消化道黏膜疾病中的临床应用

王庆其教授在诊治该类疾病时非常重视脾气血、阴阳的平衡。脾的三大生理功能均依赖于脾气血、阴阳协同发挥作用。"脾主升清"依赖脾的阳气升发，气血才能得以生化有源，因此《素问·阴阳应象大论》曰："清气在

下，则是飧泄。""脾主统血"也依赖脾的阳气固摄。元、明、清时期的医家对脾阴的论述较为详细，元代朱丹溪《局方发挥》云："脾土之阴受伤，传输之官失职"。明代万密斋《养生四要》云："散水谷之气而成营卫者，脾胃之阴也。"明代廖希雍《先醒斋医学广笔记》曰："脾阴亏则不能消。"清代唐容川《血证论》则对脾阳、脾阴的协调作用进行了详细论述，曰："调治脾胃，须分阴阳。重脾胃者但知宜补脾阳，而不知滋养脾阴。脾阳不足，水谷固不化；脾阴不足，水谷仍不化也。譬如釜中煮饭，釜底无火固不熟，釜中无水亦不熟也。"由此可见，脾阴对脾的运化功能具有重要作用，脾阴不足则营血、津液濡润失司。

常见的胃肠道黏膜疾病不外乎炎症和肿瘤两大类，常见黏膜炎症性疾病包括口腔溃疡、糜烂型口腔扁平苔藓、胃炎、胃及十二指肠溃疡、炎症性肠病等，常见肿瘤类疾病包括胃肠道息肉、消化道癌症等。

1. 胃肠道黏膜炎症性疾病

胃肠道黏膜炎症性病变轻则充血水肿，重则糜烂，甚至溃疡，发病过程取决于损伤黏膜的侵袭力和黏膜自身防卫能力的强弱。王庆其教授认为，该类疾病的发病在于脾气、脾阳的护卫作用与外邪侵袭的消长平衡失调，类似于中医外科疾病的"疮疡病"。因此，借鉴《外科全生集》治疗疮疡理念，针对胃肠道黏膜炎症性疾病不同阶段，采取"消、托、补"的治疗原则，正如吴师机所云"外治之法即内治之法"。对黏膜充血水肿、糜烂阶段，以消为主，常选用蒲公英、黄连、黄芩清热解毒消痈；对发展至溃疡者，若经久不愈，反复发作者，常采用补气托疮之法，选用"五君子汤"（四君子汤加黄芪）加减，重用黄芪、党参补气健脾。黄芪具有托疮生肌、补气升阳、益卫固表之功，《本草纲目》认为其能壮脾胃。王庆其教授根据不同胃肠道部位黏膜炎症性疾病病因病机特点，在"消、托、补"治疗原则的基础上加减化裁。

复发性口腔溃疡、口腔扁平苔藓是常见的口腔黏膜疾病。口腔扁平苔藓好发于中年人，女性多于男性，是一种癌前病变。复发性口腔溃疡、糜烂型口腔扁平苔藓属中医学"口疮""口糜"范畴，通常认为与火邪关系密切。

读内经—做临床—悟文化

王庆其

槐荫堂医话

288

王庆其教授根据"阳道实，阴道虚"及"实则阳明，虚在太阴"的经典理论，提出"实火治胃，虚火治脾"的观点，认为虚火包括阴虚之火及李东垣之"阴火"，即脾胃气虚，内生阴火，而脾开窍于口，内生之阴火上炎，正如《素问·至真要大论》云："火气内发，上为口糜。"治疗上以补气健脾、温阳散火为法，常重用黄芪、党参、白术补气健脾，升麻、苦参清热解毒，佐以细辛止痛。

胃十二指肠黏膜具有黏液/碳酸氢盐屏障、黏膜屏障等一系列黏膜防御修复机制。胃、十二指肠溃疡的发生是致病因素与黏膜防御修复机制失衡的结果。近年大量研究表明，幽门螺杆菌感染是胃、十二指肠溃疡的主要病因。王庆其教授也主张积极进行抗幽门螺杆菌治疗，在规范抗幽门螺杆菌的基础上，以消为主，常用白花蛇舌草、蒲公英、芙蓉叶、黄连、黄芩等清热解毒消肿。胃十二指肠溃疡最终形成是因为胃酸或胃蛋白酶自身消化所致，因此胃酸是溃疡发生的决定因素。王庆其教授常于煅白螺蛳壳、煅瓦楞、煅龙骨、煅牡蛎、海螵蛸中择一二味抑酸护胃，对伴有烧心、反酸症状者常配伍半夏泻心汤辛开苦降、和胃降逆。对溃疡经久不愈者，除采用补气托疮的"五君子汤"外，还常用白及收敛生肌，促进溃疡面愈合。

炎症性肠病包括溃疡性结肠炎和克罗恩病，由多因素综合致病，引起肠黏膜炎症和肠道动力紊乱，常表现为腹痛、腹泻、黏液脓血便、里急后重等症状。王庆其教授认为本病病变在脾，累及肝肾，夹杂寒热湿毒，病变日久，伤及气血而发病。治疗上针对脾虚用药首推五君子汤、参苓白术散健脾，并参以外疡之法"消、托、补"三期分治。针对湿邪，方选白头翁汤、葛根芩连汤加减，以清热化湿、调气行血止血。若存在伤及气血的表现，则治以行气为主，予枳壳、木香、青皮、陈皮、香橼皮等行气消胀。此外还根据《素问·风论》"久风入中，则为肠风飧泄"之论，辅以马齿苋、地锦草、白头翁等清肠，防风、荆芥、蝉蜕等祛风。

2.胃肠道上皮性肿瘤类疾病

胃肠道上皮性肿瘤类疾病分为良性和恶性两类。常见的良性肿瘤包括息肉、腺瘤，恶性肿瘤则称为癌。

王庆其教授认为胃肠道良性肿瘤如大肠息肉，邪盛、正虚、禀赋不足是主要的发病因素，常因正气虚弱，痰湿瘀毒积滞而发病。在辨证上，须分清气血、寒热、虚实。治疗上以安肠胃、祛邪积为原则。扶助正气方面，脾气虚者治以五君子汤加减；胃阴虚者，甘寒养阴，选石斛、沙参、麦冬、玉竹等；阳虚可用桂枝通阳化气，干姜温中阳，附子温元阳。祛邪积以化湿浊、行瘀浊、通腑气、解积毒为大法，常重用白术助肠胃运化以化湿浊，莪术、三棱祛瘀，生白术、生白芍润肠通便，枳壳、枳实理气通腑，藤梨根、白花蛇舌草、菝葜等清热解毒，牡蛎、夏枯草、石见穿软坚散结。

恶性肿瘤细胞具有生长信号的自给自足、抗生长信号的不敏感、抵抗细胞死亡、潜力无限的复制能力、持续的血管生成、组织浸润和转移、避免免疫摧毁、促进肿瘤的炎症、细胞能量异常、基因组不稳定和突变等特征。根据肿瘤细胞的特征及黏膜代谢修复快的特点，王庆其教授认为黏膜起源的癌前病变及恶性肿瘤是阴阳调节失衡的结果，表现为"阳常有余，阴常不足"。

胃肠道恶性肿瘤多起源于黏膜，有其特有的微生态环境。王庆其教授认为人体存在于人与自然界、人体内环境、疾病发生的微生态环境这三个层次的生态环境中。而治疗胃肠道恶性肿瘤，重点是改变小生态、微生态环境，令其不利于发生癌变。因此治疗上应调五脏以治脾胃改善"小生态"，调升降和气血改善"微生态"。《景岳全书》云："善治脾者，能调五脏，即所以治脾胃也。"以柴胡、黄芩、香附等疏肝理脾，桂枝、干姜等补火生土，情绪疏导调和心脾，山药、沙参等补肺壮脾。脾胃升降失调是导致痰、湿、瘀、毒等癌变因素聚集的重要原因，予辛开苦降法调节脾胃升降，三棱、莪术活血通络，藤梨根、白花蛇舌草、菝葜等清热解毒。除此之外，王庆其教授在胃肠道癌前病变及恶性肿瘤治疗中非常重视脾阴的作用。在用药方面，常采用滋阴填精、甘寒养阴、咸寒养阴等方法，常选用山药、黄精、沙参、麦冬、地黄、石斛等药。王庆其教授尤其喜欢使用山药、黄精养脾阴，《本草求真》云山药"色白入肺，味甘入脾，气虽温而且平，补肺脾之阴"。《周慎斋遗书》亦云"脾阴不足，山药宜多用"。黄精一味，《本草求真》载"究其黄精气味，止是入脾补阴"。对存在脾肾之阴均不足者，王庆其教授还在养脾阴药物的基础上，加用咸寒养阴的龟甲、鳖甲等药物。

五、典型病例

患者，男，59岁。2010年10月6日初诊。

患者有慢性胃肠炎病史30年。近日查胃镜示反流性食管炎，慢性糜烂性胃炎，十二指肠球炎。病理示慢性萎缩性胃炎伴低级别上皮瘤变，炎症（++），萎缩（+），活动性（+），肠化生（+），异型增生（+），HP（+）。肠镜示结肠炎。已行抗幽门螺杆菌治疗。

刻下诉胃脘疼痛，胀满，嗳气，嘈杂，咽干，大便1～2次/日，欠畅。舌红，苔薄白，脉小弦。辨证为脾气亏虚，肝郁气滞。治以健脾疏肝理气。

处方：炒白术12g，藿香12g，紫苏梗12g，川楝子12g，延胡索12g，制香附12g，石见穿15g，白花蛇舌草30g，木香9g，茴香9g，炒白芍12g，炒薏苡仁30g，黄芩12g，乌药9g，制半夏12g，甘草6g。上方加减治疗3周。

二诊（2010年10月27日）：胃脘疼痛、嗳气、嘈杂等症减轻，仍上腹饱胀，偶有腹泻，怕冷。舌红，苔薄白，脉小弦。辨证为脾阳不足，运化失司，瘀血阻络。治以温阳健脾，益气活血。黄芪30g，党参20g，枳壳20g，香橼皮15g，炒莱菔子15g，炙鸡内金12g，桂枝9g，半夏12g，炒薏苡仁30g，炒白扁豆30g，枸橘李15g，石见穿30g，龙葵30g，白花蛇舌草30g，三棱15g，莪术15g。上方治疗3周，其后因感冒改服治疗感冒中药1周。

三诊（2010年11月24日）：餐后饱胀，胃脘、少腹隐痛，嗳气，夜寐欠安，大便1～2次/日，不成形。舌红，苔薄黄腻，脉小弦。辨证为湿浊内蕴，瘀血内阻。治以健脾化湿，化瘀通络。炒白术12g，石见穿30g，龙葵30g，三棱15g，莪术15g，丹参15g，藿香12g，紫苏梗12g，川楝子12g，延胡索12g，五灵脂12g，九香虫6g，枳壳15g，炙鸡内金12g，香橼皮12g，党参15g，制半夏12g，白花蛇舌草30g。上方治疗2周。

四诊（2010年12月8日）：胃脘疼痛、饱胀好转，口干黏腻，大便2次/日，先干后溏，吸气时背部不适。舌红，苔薄腻，脉小弦。此为脾阳不足，湿浊未化，兼有瘀血。治以温阳健脾化湿，活血通络。黄芪 30g，党参 12g，炒白术 12g，焦山楂、焦神曲各 30g，山药 30g，肉豆蔻 12g，桂枝 12g，炙鸡内金 12g，大腹皮 12g，木香 9g，茴香 9g，石见穿 30g，三棱 12g，莪术 12g，白花蛇舌草 30g，炮姜 9g，郁金 12g，路路通 12g，制半夏 12g。上方治疗 2 周。

五诊（2010 年 12 月 22 日）：偶有餐后饱胀，胸背不适，大便先干后稀，每日 1 次。舌红，苔薄白。阳气渐充，湿浊渐化。治以温阳健脾，兼以活血。炒白术 10g，党参 15g，黄芪 30g，藿香 15g，紫苏梗 15g，制半夏 15g，石见穿 30g，三棱 15g，莪术 15g，木香 6g，茴香 6g，香橼皮 15g，白花蛇舌草 30g，炒薏苡仁 30g，佛手 6g，焦山楂、焦神曲各 10g。上方加减治疗 4 周。

六诊（2011 年 1 月 19 日）：餐后饱胀，少腹夜间隐痛，胃脘嘈杂，大便成形，每日 1 次。饮食不节，症状复作，予温中健脾理气，活血通络。黄芪 30g，党参 15g，炒白术 12g，炒白芍 12g，延胡索 15g，三棱 15g，莪术 15g，石见穿 30g，白花蛇舌草 30g，炙鸡内金 15g，枳壳 15g，木香 9g，茴香 9g，龙葵 15g，香橼皮 12g，炒薏苡仁 30g，焦山楂、焦神曲各 12g。服上方后症状改善，前后以此方加减治疗 5 周。

七诊（2011 年 2 月 23 日）：中上腹饱胀感偶作，胃脘隐痛未再发作，口中黏腻。舌红苔薄，脉小弦。乃脾虚气滞，瘀血阻络。治以益气健脾，活血通络。黄芪 30g，党参 15g，炒白术 12g，茯苓 15g，甘草 6g，三棱 15g，莪术 15g，白花蛇舌草 30g，石见穿 30g，龙葵 30g，枳壳 15g，制半夏 12g，炒薏苡仁 30g，丹参 15g，延胡索 15g，九香虫 9g，藿香 12g，紫苏梗 12g。上方治疗 2 周。

随访（2011 年 3 月 9 日）：胃镜示慢性糜烂性胃炎，病理示炎症（＋），活动性（＋），诊断为黏膜慢性非萎缩性胃炎。胃脘胀满、腹痛未再发作。

按：本案患者病理提示异型增生，根据"脾主黏膜"的指导思想，辨证为脾阳、脾气亏虚，湿浊内蕴，瘀毒积滞，以安肠胃、祛邪积为治疗原则，遣方用药以五君子汤加减，同时辅以桂枝、木香、茴香温补中阳，半夏、藿香、紫苏梗、草豆蔻、薏苡仁化湿浊，三棱、莪术活血化瘀，白花蛇舌草、石见穿、龙葵等清热解毒。遵循上法，前后治疗 5 个月，复查胃镜未发现异型增生。

肖定洪（上海中医药大学附属龙华医院）

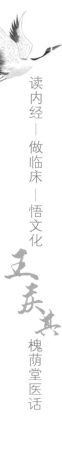

第十四章 王庆其用逍遥散加味治疗"长新冠综合征"

"长新冠"又称长新冠综合征、新冠后综合征。世界卫生组织定义为患者感染新型冠状病毒后，出现的一系列长期身体不适症状，症状持续3个月以上，且其中至少有2个月不能用其他疾病来解释。长新冠综合征并不等同于新冠感染后遗症，而是病毒感染后的长期持续症状，可累及全身多个系统，常表现为疲乏、失眠、心慌心悸、脑雾、嗅觉减退、呼吸短促、记忆力减退、肌肉疼痛等。临床上，长新冠综合征表现形式多样，往往一名患者有几种症状同时或先后出现，西医认为与病毒引起的组织损伤和免疫反应失调有关，但并无有效的治疗手段。

王庆其教授在多年临床实践中，提出"肝为调节之本"的观点，并据此理论运用逍遥散加味治疗"长新冠"，取得了一定疗效。兹根据近年跟师实践总结如下。

一、对"长新冠"病机的认识和治疗原则

（一）"长新冠"的病机

新型冠状病毒感染属中医学"湿毒疫"范畴，《温疫论》中指出"一病自有一气"，新型冠状病毒肺炎为感染湿毒疫疠之气，湿毒合邪而发病。而对于长新冠综合征，王庆其教授认为主要病机有三，即余邪未尽、久病属虚、因病致郁。

湿毒疫中，湿邪既是主要致病因素，又是重要病理产物。湿为阴邪，湿性黏滞，表现为病势缠绵，复杂多变。湿邪为病，留滞于脏腑经络，最易阻

遏气机，损伤阳气，而"长新冠"的形成往往因正气亏虚，无力驱余邪外出，且湿邪黏滞，缠绵难去，故余邪未尽，多见咳嗽咳痰、咽部不适。新型冠状病毒感染病起于肺，肺为五脏之华盖，其气以降为顺，又为清肃之脏，久病则耗伤肺气，出现嗅觉减退、呼吸短促等。根据《黄帝内经》的观点，脾属阴土而位居中央，既能运化水谷精微，又主人身之气机升降，所以脾具有坤静之德，又有乾健之能，可使心肺之阳降，肝肾之阴升，而成天地交泰之常。邪去正虚，毒邪虽除，但未能尽去，湿性缠绵，耗伤脾胃阳气，久病属虚，表现为疲乏、肌肉疼痛等肺脾气虚证。正气未复，余邪未尽，耗伤气阴，又因疫气各经传变，脑神亦伤，出现失眠、心慌心悸、汗多、低热、脑雾、记忆力减退等气阴两虚的表现。

在人体功能正常的情况下，能够通过自我调节而不出现病理状态。但如果长期气机不畅，就会出现功能性甚至器质性的病变。《素问·六微旨大论》曰："出入废则神机化灭，升降息则气立孤危。"王庆其教授提出，"长新冠"阶段，患者病痛缠身导致抑郁、焦虑等情志失调，属因病致郁；而抑郁、焦虑的情绪又会进一步加重各种不适症状，或直接引起一些情志内伤导致的病证，属因郁致病。临床上精神与躯体疾病往往难以分割，两者互为因果，相互作用，此属"病郁同存"。"长新冠"阶段，机体阴阳未平，脏腑功能未复，脾胃居中焦，权衡一身之气血；"神者，水谷之精气也"，脾胃运化水谷精微，化生血液，为情志活动提供能量来源。情志失调，"喜则气缓，怒则气上，悲则气消，恐则气下，思则气结，惊则气乱"（《素问·举痛论》）。脾胃运化布散功能失调、肝之疏泄功能失常，致机体气血运行不畅，故可见胸闷不舒、情志不畅、全身不适、周身疼痛等症状。

（二）从肝论治"长新冠"，以逍遥散加味

"长新冠"阶段，外邪虽已大部分解除，但其引发的人体一系列阴阳气血损伤、脏腑功能失调等问题仍然存在，整体上符合余邪未尽、久病属虚及因病致郁的病机特点。其病机以肝脾的运转失衡为要，肺脏为余邪未尽所害。因此治疗当以疏调气机为首，同时补肺健脾，益气养血，得以调理脏腑，清肃余邪。

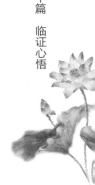

1. 肝为"调节之本"

《素问·六节藏象论》云:"肝者,罢极之本,魂之居也。"历代对"罢极"二字的注解不一,故"罢极之本"的含义解说众多。王冰注:"夫人之运动者,皆筋力之所为也,肝主筋……故曰肝者罢极之本"。吴昆云:"罢,音皮。动作老甚,谓之罢极。肝主筋,筋主运动,故为罢极之本。"这一注解,为多数医家所认可。张登本《内经词典》注:"罢,通疲,软弱,松弛。极,通急;刚强、紧张。罢极,软弱刚强,松弛紧张……罢极之本犹刚柔之本,缓(松弛)急(紧张)之本。喻肝和筋的生理表现。"上述注家都认为肝是主司人体运动的根本。人体的运动,有赖于精神思维活动的支配,"魂之居也"中的"魂",概指精神思维活动。人一出生,就要活动,而人体活动由肝所主。故肝是主司人体活动的刚柔之本。

人的生理及心理活动,形与神,都依赖于气的运动,生命的存在和活力来源于气及气机的调畅,而升降出入是气机运行的基本形式。《素问·六微旨大论》云:"故非出入,则无以生长壮老已;非升降,则无以生长化收藏。是以升降出入,无器不有。"《素问·举痛论》载:"百病生于气也。"许多疾病的产生首先表现为气机的逆乱与失调,《疡医大全》谓:"夫气之为用,虚实、逆顺、缓急皆能为病。"肝对全身气机升降出入的平衡协调起着重要的作用。气病不止于肝,亦不离于肝。王庆其教授认为肝能燮理人一身之阴阳,总统脏腑之气血,斡旋机体之枢机。肝主疏泄,调畅气机,若全身气机调畅,则气血流利,正气充盈,营卫和协,阴阳平衡,若气机阻滞,则机体失衡。

通过对肝之生理功能特点的深入研究,王庆其教授提出肝为"调节之本"的观点。《说文解字》载:"调,和也。"肝为"调节之本"指肝能使人体达到的一种和谐协调的状态。肝藏血,主疏泄,调节人体气血运行,对脏腑功能起到协调作用,为机体的调控中枢。肝的疏泄功能正常,则气机调畅,气血运行通达,方能使其藏血功能得以正常发挥;肝藏血的功能正常,方可使肝气有序运行,不至疏泄太过;脏腑的气机运行协调,方能产生正常的情志活动。心藏神,肝藏魂,人体情志总统于心,调控于肝。情志内伤的基本病机为肝气郁滞,气血不畅,神魂不安。肝气条达,肝血充沛,疏泄得宜，则情志舒畅，神采奕奕，百病不生。

2. 从肝论治"长新冠"

王庆其教授指出，肝为将军之官，《黄帝内经》记载"肝者，将军之官，谋虑出焉"。肝能协调脏腑功能，助气化，调气血，使机体功能保持正常，不易感受外邪。若肝疏泄功能失常，气血运行不畅，则五脏之气难以宣通，百病丛生。对于长新冠综合征，我们也可从肝论治。如肝气郁滞、气滞血瘀，气血运行不畅，心胸气血壅滞，则见心悸怔忡，胸闷气短；肝失条达，脾土被肝木所克，脾胃络脉受损，可见不欲饮食，胃脘不适；肝调节情志功能异常，导致气机失调，肝失疏泄，则会出现抑郁焦虑、周身不适、疲乏失眠等诸多症状。王孟英云："七情之病，必由肝起。"治疗内伤杂病兼有情志异常者多从调肝入手。《丹溪治法心要》载："气血冲和，万病不生，一有怫郁，诸病生焉。人身万病皆生于郁。"逍遥散配伍有升发舒达之意，善条达肝木，有治郁之功。

（三）逍遥散的出处及组方分析

逍遥散出自宋代《太平惠民和剂局方》，原文为："治血虚劳倦，五心烦热，肢体疼痛，头目昏重，心忪颊赤，口燥咽干，发热盗汗，减食嗜卧，及血热相搏，月水不调，脐腹胀痛，寒热如疟。又疗室女血弱阴虚，荣卫不和，痰嗽潮热，肌体羸瘦，渐成骨蒸。"其中包含阴虚火旺、阴血不足、荣卫不和之象，病属虚劳，因劳倦所得，血虚、血弱、血热、阴虚为病机。

王庆其教授认为，逍遥散的作用是疏调兼顾，气血并治，不仅能治疗妇科疾病，更是心身疾病、肝脾疾病、内分泌疾病之良方。张秉成在《成方便读》中指出："夫肝属木，乃生气所寓，为藏血之地，其性刚介，而喜条达，必须水以涵之，土以培之，然后得遂其生长之意。若七情内伤，或六淫外束，犯之则木郁而病变多矣……如是则六淫七情之邪皆治。"由此可见逍遥散并非仅限于治疗狭义的肝郁，因其可升发少阳肝胆清气，条达肝木，故该方可以治疗由外感六淫、七情内伤等诸多病因所致郁滞不通的病证。

从组方来看，针对"长新冠"导致的气机不畅，逍遥散中有柴胡疏肝解郁、解表清热；佐以薄荷疏散肝中郁遏之气，使肝郁得以疏解，治疗"长新冠"阶段常见的情绪抑郁、胸闷气短、周身不适、反酸灼热等症。白芍柔肝缓急，养血敛阴；配伍当归养血以涵养肝木，可以治疗如形体消瘦、面黄少华、脘腹隐痛等肝血不足证候。白术、茯苓健脾益气，补土以培其本，可治疗湿邪内困，余邪未尽引起的头目昏重、面浮肢肿、心悸心慌等。生姜味辛，可解郁升发清阳；配合甘草补中调和，可治疗中阳不足引起的食欲减退、大便溏稀等症状。《医学入门》云："逍遥散，言药能使病安，则逍遥翱翔自适也"。诸药配伍疏肝解郁，健脾和营，以解郁而逍遥也。

（四）逍遥散加味组方经验

在临床治疗长新冠时，王庆其教授常通过辨证论治化裁逍遥散，根据患者具体病情随症加减。如患者伴有焦虑症状，"诸躁狂越，皆属于火"，配伍山栀、淡豆豉，取张仲景"栀子豉汤"之意，组成栀豉逍遥散，起到清宣郁热除烦之效；或配伍知母、黄柏组成知柏逍遥散养阴清热。伴有抑郁症状者，可予四花逍遥散（逍遥散加绿萼梅、代代花、玫瑰花、合欢花），轻可去实，花类药清轻、甘平，无峻猛伤正之虞，轻灵疏通，芳香辟浊，调畅气机，理气不伤阴；或配伍四逆散，组成四逆逍遥散，加强疏肝解郁之功。对于有气血不足症状的患者，则配伍人参、黄芪组成参芪逍遥散以匡扶正气；配伍四物汤，组成四物逍遥散养血补血。伴失眠症状，则配伍柏子仁、酸枣仁，组成柏枣逍遥散，或配伍黄连、肉桂，组成交泰逍遥散养心安神、交通心肾。对于有味觉或嗅觉丧失的患者，予苍辛逍遥散（逍遥散加苍耳子、细辛、辛夷花、远志、石菖蒲）芳香辛开通窍，其中苍耳子、辛夷花祛风通窍，细辛利九窍，远志、石菖蒲化痰开窍。伴有咽痒咳嗽有痰者，可用桔射逍遥散（逍遥散加桔梗、射干、薄荷、款冬花、浙贝母）；如有虚热盗汗症状者，则用清骨逍遥散（清骨散）、知柏逍遥散、丹栀逍遥散、黑逍遥散化裁。黑逍遥散出自《医宗己任编》，配伍熟地黄滋水涵木、补益肝肾，则木土自安。伴有食欲不振的患者，可予甦胃逍遥散（逍遥散加炒白术、炒谷芽、炒麦芽）和胃四花逍遥散（逍遥散加绿萼梅、代代花、厚朴花、扁豆花）开胃醒脾。伴有大便秘结者，王庆其教授善用生白术与生白芍、枳壳与枳实配伍润肠通便，组成枳术逍遥散，通腑气，疏肝气，通便而不伤正。

总之，"观其脉症，知犯何逆，随症治之"，对治疗长新冠综合征有很好的疗效。

（五）验案举隅

崔某，男，40岁。2023年7月19日初诊。

患者2023年3月底感染新型冠状病毒（轻型），转阴后持续胸闷气短，头重脚轻，心慌心悸，胃纳欠佳，二便调，夜寐欠安。舌红苔白腻，脉弦滑。治以疏肝理气，健脾化湿。

处方：柴胡12g，炒白术、炒白芍各12g，当归12g，薄荷6g，茯苓、茯神各15g，黄芪30g，党参15g，夜交藤15g，绿萼梅6g，玫瑰花6g，代代花6g，合欢花9g。14剂。

二诊（2023年8月2日）：诸症好转，仍有心慌心悸，心电图示频发室性早搏，口服比索洛尔治疗。治以疏肝理气，养心安神。柴胡12g，炒白术、炒白芍各12g，当归12g，薄荷6g，茯苓、茯神各15g，甘草6g，龙骨、牡蛎各30g，酸枣仁30g，柏子仁15g，郁金12g，天麻12g，八月札12g，路路通12g，北沙参12g，五味子12g，川朴花6g。14剂。

按： 此患者为长新冠综合征，就诊时可观察到明显焦虑，故予四花逍遥散疏肝解郁，再配伍益气健脾化湿之品。诸药合用，共奏疏肝解郁、理气散结之功。二诊时患者焦虑状态明显缓解，不适症状明显减轻，予柏枣逍遥散养心安神，配合滋阴潜阳之药，共奏调畅气机、平衡阴阳之功。二诊之后随访，"长新冠"症状基本消失。

蔡玥娇　王少墨　王秀薇

（上海中医药大学附属龙华医院王庆其名医工作室）

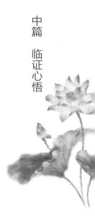

中篇　临证心悟

第十五章　王庆其"知行合一"经典与临床

一、临床经典，相互融合

（一）从临床角度研究《黄帝内经》的学术价值

《黄帝内经》作为中医四大经典之首，对中医理论体系的构建及临床病证的辨治，均具有超越时空的价值。王庆其教授研究《黄帝内经》40余年，他认为仅依靠文献研究《黄帝内经》未免过于局限，从临床的角度去研究其中的学术价值，可以进一步发遑古义，推陈致新。

如何从临床的角度进行《黄帝内经》的研究，王庆其教授总结了以下几种方法：①用《黄帝内经》理论指导临床的个案研究。这其中包括用《黄帝内经》阴阳五行理论指导临床、用《黄帝内经》藏象理论指导临床、用《黄帝内经》病因病机学说指导临床、用《黄帝内经》病证理论指导临床和用《黄帝内经》治则治法指导临床。②通过大宗病例回顾性研究验证《黄帝内经》理论。③用流行病学调查方法研究《黄帝内经》有关学术观点。④从古代医案考察《黄帝内经》理论的学术价值。并教导我们在研究和学习《黄帝内经》时要做到"俯而读，仰而思，起而行，静而悟""沉潜往复，从容含玩"。

（二）将《黄帝内经》之要义活用于临床

中医经典理论来自临床经验的总结与升华，学习经典的目的是运用于临床。例如《黄帝内经》有"邪在胆，逆在胃"的记载，颇能诠释现代胆汁反流性胃炎的发病机制，王庆其教授常采用疏肝利胆、降逆和胃之法，方以小柴胡汤、半夏泻心汤、旋覆代赭汤加减化裁，取效良好。又如《素问·上古天真论》言："帝曰：有其年已老而有子者何也？岐伯曰：此其天寿过度，气脉常通，而肾气有余也。"可知人体衰老的原因除与肾气亏虚有关外，气血流通不畅形成气血瘀滞亦是重要的原因，所谓"老人多瘀"。血瘀是许多老年病的共同病机，也是导致衰老的重要原因。因此，延缓衰老、治疗老年疾病，除补肾气外，更要调理气血，维护其气脉常通。

王庆其教授认为，将经典实实在在运用于临床，才能真正领悟并成为自己的知识，他40余年教经典、做临床的体会是经典需要临床，临床需要经典。经典通过临床彰显其活力，临床需要经典以激发智慧和灵感。

二、心身并重，调神为要

（一）临床强调心身观和整体观

人类疾病和健康是机体内外环境相互作用的结果，王庆其教授总结出心身相关疾病的四种发病机制：①情志因素先伤气机，继伤脏腑。《灵枢·寿夭刚柔》说："忧恐忿怒伤气，气伤脏，乃病脏。"②情志因素直接损伤五脏，如怒伤肝、喜伤心、悲忧伤肺、思伤脾、恐伤肾等。③情志因素先伤心，再损及五脏六腑。如《灵枢·口问》说："心者，五脏六腑之主也……故悲哀愁忧则心动，心动则五脏六腑皆摇。"④情志因素伤及精气，再损害形体。如《素问·疏五过论》说："暴乐暴苦，始乐后苦，皆伤精气，精气竭绝，形体毁沮。"

临床研究证实，具有焦虑、忧郁、情绪不稳定等神经质特征的人，是溃疡病、结肠炎等消化系统疾病的易患人群。王庆其教授曾对510例确诊胃肠病患者的情绪变化情况进行研究，结果发现有200例患者存在焦虑、抑郁、偏执、敌对、人际关系敏感等情绪症状，胃肠病变程度与情志因素呈显著性相关。

整体观是中医学理论的重要思想之一，《黄帝内经》中天人相应思想、脏腑相关思想及五行学说，都是中医整体观念的体现。中医学认为，人是一

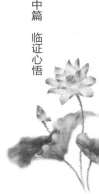

中篇 临证心悟

个有机的整体，人体的各个脏腑器官都是整体的一部分，任何疾病的发生都是整体功能失调的结果，而诊治疾病就是采用调节整体功能的手段，恢复机体内环境的平衡，因此有"阴平阳秘，精神乃治"的说法。

王庆其教授认为要调节阴阳，必须落实到脏腑、经络、气血的功能上来。治疗脾胃病时，不能只局限于脾胃，应根据中医的整体观念，从五脏辨治脾胃病，即《景岳全书》所云"治五脏可调脾胃"。如肝脾（胃）不和者，疏肝以理脾胃；肾阳不足者，补火以生土等。中医整体观可拓宽医生的治疗思路，提高疗效，避免头痛医头、脚痛医脚的误区。

（二）治病先调神

患者的精神因素与疾病的发生、发展、转归及预后关系密切。王庆其教授认为，医生欲治疗患者的病，必先抚慰其心，更不可伤其心。故临床中坚持"治病先调神，医病先医心"的原则。重视精神心理在疾病防治中的意义，主张医者当遵循"四心"原则，即热心、耐心、细心、安心。提出"胃肠是情绪变化的晴雨表"，认为心理因素是引发胃肠病的重要原因之一，临床治疗胃肠病应心身同治，即心理疏导与药物治疗相结合。调心（神）以治胃，佐以疏肝健脾并配合畅情、释疑等方法，其效果往往优于单纯疏肝理气、和胃降逆。方选百合地黄汤、天王补心丹、甘麦大枣汤等调养心神，配以山楂、麦芽、神曲、鸡内金、白术等健脾之药，临床效果较好，进一步体现了中医学形神合一的整体观。

三、善治胃肠，调节升降

（一）调理气机，辛开苦降

胃食管反流病的发病率逐渐上升，王庆其教授将其具体病机概括为胆胃不和、肝胃不和、肝郁脾虚、脾胃虚弱、气滞血瘀五个方面。在治疗方面主张以清代医家吴鞠通提出的"治中焦如衡，非平不安"为准绳，以调节脾胃升降为原则，以辛开苦降为大法，具体可运用疏肝健脾、和胃降逆、温中散寒、补气健脾等方法，常选用半夏泻心汤、旋覆代赭汤、丁香柿蒂汤等化裁。常用药物为制半夏、黄连、黄芩、旋覆花、代赭石、竹茹、枳壳、木香等。

随症加减方面，对于胆胃不和出现的口苦泛恶，胸胁烦闷，常重用黄芩、半夏、竹茹、枳壳等；肝胃不和见胃脘胀痛伴嗳气反酸，心烦易怒，在选用柴胡疏肝散、左金丸的基础上重用柴胡、枳壳、川楝子、延胡索等；肝郁脾虚表现为情志抑郁，两胁胀满，不思饮食，常重用柴胡、白芍、郁金、枳壳、香附等；脾胃虚弱症见面色萎黄，肢体困倦，常重用黄芪、党参、白术、茯苓、白芍、甘草、大枣等。

（二）治"萎"独取阳明

慢性萎缩性胃炎发病率高，病程长，常迁延不愈，严重者可能有癌变倾向。过去认为萎缩性胃炎发展至肠化生者，其病理变化难以逆转。近年来的实践证明，中医药可以逆转胃黏膜的病理变化。王庆其教授通过长期的临床观察总结，认为此类胃病的调治应注意以下三点：①辨证与辨征相结合，即把胃镜的病理特征作为辨证的依据，如胃黏膜苍白或灰白，属气血亏虚；胃黏膜糜烂充血，属湿热内蕴；病理报告见肠化生或不典型增生，属瘀血内结；伴胆汁反流，属胆胃不和等。②整体调理与局部改善相结合，萎缩性胃炎病变在胃，但应理解为全身失调在局部的表现，故辨证宜着眼整体，同时兼顾局部的病理改变。③从"痿"治"萎"，萎缩性胃炎经胃镜与组织活检，黏膜多呈苍白或灰白色，皱襞变细或平坦，黏膜变薄，严重萎缩时，黏液量极少或无，称"干胃"。

《素问·痿论》有云："治痿者，独取阳明。""阳明者，五脏六腑之海。"主生化气血津液。痿证由阳明虚，不能主润宗筋以束骨利机关；萎缩性胃炎由脾胃虚，不能濡养胃之黏膜以运水谷、化精微。病虽不一，其理相同。故王庆其教授主张以健脾养胃、养血活血为治疗萎缩性胃炎的大法。临床选用黄芪、党参、炒白术、茯苓、甘草、当归、丹参、莪术、大枣为基本方。随症加减，耐心调治，多数患者不仅症状得到改善，胃部病理表现（萎缩、肠化生）也可得到缓解。

三、冬令膏方，护胃为先

王庆其教授认为，冬令进补当讲究方略。虚则补之，补有平补、清补、温补、峻补和缓补之分，还有消补兼施等，切忌蛮补。不论何种补法，时时固护胃气最为紧要。叶天士有"胃喜为补"之说，若补而碍胃，必补之无益。因此，王庆其教授明确指出，在以膏方调理时，护胃最为重要。举凡胃有宿疾者，当先治其病，而后再行滋补；中焦枢机不利者，必先燮理升降枢机为开路方；脾虚便溏者，宜扶中州以实大便。膏方中均须伍以健胃、调胃、苏胃的药物，脾胃气旺则五脏六腑皆旺。

四、辨治疑难，组方相激相成

国医大师裘沛然教授擅治疑难杂病，提出"治疗疑难病八法"，其中"大方复治，反激逆从"是其立法遣药的重要特点之一。王庆其教授得裘老真传，治疗某些疑难杂病时常采用大方复治的方法，即广集寒热温凉、气血攻补之药于一方，以取药性之相逆相激、相反相成的作用，常收到出奇制胜的疗效。

复发性口腔溃疡属中医学"口疮""口糜"范畴，很多医生喜用苦寒清热药物进行治疗。但该病虚实夹杂，常反复发作，王庆其教授认为脾气亏虚、阳气不足、虚火上炎亦是其重要病机，诊疗时应根据"实则阳明，虚则太阴"的原则，区别阴阳虚实。对于脾气亏虚、阳气不足的患者应健脾益气，以补为主，用大剂黄芪配伍党参、白术等健脾益气之品。若升阳散火，喜用大剂柴胡、升麻配伍细辛。升麻味辛，性甘微寒，入脾胃经，具有清热、凉血、解毒等功效；细辛可祛风止痛，与升麻合用，具有升阳散火止痛之功效。王庆其教授认为，细辛可通利九窍，九窍有病，皆可用之。口疮乃口窍之病，升麻、细辛一寒一热，相激相成，对于复发性口腔溃疡的治疗具有良好效果。其他如细辛配黄连或石膏等，皆是常用的有效方法。

王庆其教授认为，治疗疑难杂病时采用"反激逆从"的方法有其优越性：①相反相成，激发新的治疗效应。②互相制约，减少毒性反应。③扩大治疗范围，开拓治疗新途径。临床实践中，很多患者患疑难杂症，病机较为复杂，往往虚实、寒热、阴阳交错。如慢性肾炎伴肾功能不全者，多因病邪久羁，阳气被伐，阳虚而生内寒；另外，余邪热毒蕴结未消，盘踞下焦，证见寒热兼夹。王庆其教授常选用附子、肉桂、淫羊藿、巴戟天、生地黄、山茱萸、黄柏、黄连、半枝莲、知母、泽泻等，阴阳寒热并调，每多建功。

五、学习仲景，善用辛温

王庆其教授研究张仲景遣方用药特点，发表过多篇心得与体会的论文，同时在临床中善于将经方及经典药物组合运用发挥，尤善运用辛温药物。在治疗疑难病证时，喜用大剂量附子、干姜及细辛，屡起沉疴。王庆其教授认为，附子、细辛、干姜皆是治病之王道药物，药力强，有一性之偏，若能活用这些药物，则一般临床问题即可解决。如细辛，一般医生对其性用之偏，颇有畏惧。但只要辨证准，剂量把握好，适当配伍，就是一味不可多得的佳品。

《素问·六元正纪大论》有"有故无殒，亦无殒"之说。清代高世栻注曰："有寒热之病，用寒热之毒，谓之有故。有故而用，则无陨灭之患，然亦无过用而致陨灭也。"医生的治疗贵在把握药与病相当，无太过、不及之偏颇。

王庆其教授从医从教数十载，在读经典、做临床方面积累了丰富的经验，发表出版了许多论文和著作，我跟师侍诊数年，获益良多，先生的教导，令我终生难忘，本文所记述者，只是十之一二而已。

陈敏（上海中医药大学附属岳阳中西医结合医院）

中篇 临证心悟

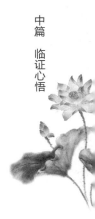

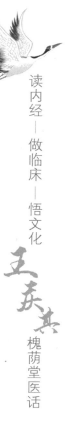

第十六章　王庆其从心论治脾胃病的学术经验

　　随着科学发展与社会进步，心身疾病发病率迅速提高，其中消化系统心身疾病居于内科心身疾病首位。心理障碍不仅是脾胃病的发病因素之一，同时影响着疾病的预后与复发。"情欲之感，非药能愈，七情之病，当以情治"。由此，王庆其教授提出从"心"论治脾胃病的原则，综合药物治疗与心理疗法，心身同治，获得满意疗效。

　　王庆其教授认为，中医心身理论是中医理论和临床的桥梁。中医心身关系的基础是"天、地、人三才一体"的医学模式，心身关系的本质是形神合一，中医心身观的特点是心总统形神。要求医生必须上知天文，下知地理，中知人事。

一、中医情志变化对脾胃病的影响

　　情志是以五脏气化活动为基础的人对外部客观事物的反映，这种反应虽然是由机体产生的，但反过来对机体能产生很大的影响。

　　情志对脾胃病的作用可以一分为二，既具有积极意义的"增力作用"，又具有消极意义的"减力作用"。

　　现代心理学认为，需要是行为动机的主要来源，而情绪和情感则是需要得到满足的主观体验，能够激励人的行为，改变行为效率，具备动力功能。《墨子》说："为，穷知而悬于欲也。"

　　《黄帝内经》提出"五脏气化论"，认为情志变化是五脏精气的一种表现形式。情志因素与脾胃疾病常相互影响，失调的五脏气机是情志病发病的关键。心、肝、脾是五脏中情志活动的关键部位，而脾胃则是气机升降运动的枢纽，最易受病变影响。心主神明，人体的情志活动由心神调控。心属火，脾胃属土，故见子病犯母，母病及子。

心身疾病的发病原因主要有社会心理因素与人格特点两方面。

1. 社会心理因素

社会心理因素即应激因素，分为外源性和内源性两种。外源性因素包括社会动荡与变迁、境遇变异、意外事件等。内源性因素包括紧张躁动、人际关系不和、欲求未遂、愚昧或疑惑等。

2. 人格特点

个体的人格和环境对应激反应有影响，同一应激因素可能导致不同的反应。适应性反应可帮助个体成长，非适应性反应则会留下创伤。

3. 心理应激导致消化系统疾病的机制

应激对消化系统心身疾病的影响可分为直接影响与间接影响。①直接影响：消化过程的进食、胃肠动力和排便都需要神经内分泌激素来调节。在应激状态下，中枢系统通过分泌激素来影响胃肠功能。同时，胃肠道疾病也可能通过周围神经向中枢系统传导，影响大脑皮层，进而影响情绪。两者存在脑 – 肠互动关系。②间接影响：应激可以导致情绪的变化及不良生活习惯，如抽烟、饮酒过度、饮食不节等，从而引起间接损害。其发病机制是应激源→不良心理应激→调节消化系统神经递质、激素分泌→影响消化系统运动、分泌功能→消化系统心身病/消化系统心身症。

4. 消化系统心身疾病患者的人格特点

人格特点与疾病的关系虽不是绝对的，但对心理障碍的发生、发展、复发等有着重要的影响。

消化性溃疡的人格特点：工作负责，进取心强，成就感明显，有报复心，压抑愤怒，不主动寻求帮助，不喜欢与人交往，缺乏创造性，有发泄敌意等。

溃疡性结肠炎的人格特点：依赖，顺从，温和，希望讨人喜欢，担心报复而压抑愤怒。

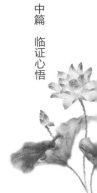

二、王庆其教授从心论治脾胃病经验

1. 治胃先治心

胃肠道是人体最大的"情绪器官"，脾胃病患者或因郁致病，或因病致郁，且合并情绪障碍者，病情常反复难愈。

王庆其教授在临床中坚持"治胃（肠）先治心，心身同治"的原则。临证时运用语言、行为等疗法使患者理性对待疾病，打消其顾虑。当合并严重心理障碍时，除针对原发病辨证施治外，还从"心"出发，采用调养心脾、镇静安神、交通心肾、清心泻肝等法调畅情志，或运用精神类药物，双管齐下，心脾同治，提高临床疗效。

2. 辨心身症与心身病

消化系统心身病证分为心身病与心身症，两者均与社会心理因素密切相关，前者有器质性病变，后者缺乏明确器质性病变依据，症状由消化功能障碍引起。

心身病：由心理因素引发的躯体疾病，如消化性溃疡、溃疡性结肠炎、部分慢性胰腺炎、胰腺癌、急性胃黏膜病变、肝炎后综合征等。

心身症：由心理因素引发的脏腑功能紊乱，如胃肠神经症、习惯性便秘、胃食管反流病、肠易激综合征、神经性呕吐、神经性厌食、贪食症、功能性消化不良及部分慢性胃炎、胆囊功能障碍、弥漫性食管痉挛、贲门失弛缓症等。

王庆其教授在治疗消化系统心身疾病时，主张首先辨别疾病属心身病还是心身症。心身病强调治标，用药侧重于治疗原发病，辅以理气、安神或精神类药物。心身症强调治心，用药侧重于改善患者临床症状，常用疏肝理气、清肝泻火、调节气机、健脾养心安神等法。

3. 辨病施治

（1）通降和胃法治疗胃食管反流病：王庆其教授认为情志及生活习惯对胃食管反流病发病、复发和疗效影响很大。本病病机主要为肝胆失于疏泄，脾失健运，令胃气上逆。治疗上主张"治中焦如衡，非平不安"，以调节脾胃升降为原则，以辛开苦降为大法。对于躯体症状明显者，王庆其教授采用心理认知疗法，使患者充分了解疾病，消除顾虑，使其树立战胜疾病的信心，对情绪障碍严重者联合精神类药物，中西合璧，取得了满意的疗效。

（2）健脾清肠、祛风调神法治疗溃疡性结肠炎：王庆其教授认为溃疡性结肠炎发病与心理因素密切相关。本病病程迁延，久病脾胃虚惫是其本，肠中湿热浸淫、气滞血瘀是其标，本病症状多变，符合风邪致病的特点，且患者多有情绪障碍。故主张以健脾清肠、祛风调神作为治疗大法。还可用中药保留灌肠，使药物直达病所。同时配合心理治疗，每获良效。

（3）健脾升阳散火法治疗复发性口腔溃疡：目前认为复发性口腔溃疡与精神因素、遗传、自身免疫、微量元素缺乏等相关。王庆其教授认为本病病机为压力大，精神紧张，心气不畅，饮食损胃，劳倦伤脾，脾胃虚，则火邪乘之而生大热，归属于中医学"阴火"范畴。故临证施治强调健脾益气培土之法，同时兼顾局部口疮由湿淫热蒸肌肤所生之病机，配合升阳散火之法，标本兼治。喜用补脾胃泻阴火升阳汤加减，同时根据患者的体质、性格、精神因素，加强心理疏导，脾胃与心同治。

（4）疏肝和脾祛风法治疗肠易激综合征：肠易激综合征是最常见的胃肠道功能性疾病，与心理因素、性格缺陷、情感障碍等有关。情志所伤导致肝气郁结，肝失疏泄，脾失健运，肠道清浊失司，传导失调，发为"肠风"，久病脾虚为本，气郁、湿阻、瘀滞为标。故王庆其教授认为本病应调畅气机，从情志入手，治以疏肝健脾、清肠祛风。此外还须注意日常调摄，控制饮食，以提高疗效。

三、中医治神法——心病还须心药医治

1. 言语劝导法

针对患者病情和心理状态，采用言语交谈的方式进行劝说开导，消除困惑，纠正不良情绪，帮助患者摆脱痛苦。善用心理治疗三原则：倾听、顺从和保证。对患者的疾病和情感问题进行疏导，倾听患者之所苦，表示同情与

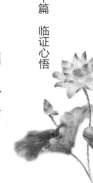

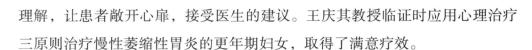

理解，让患者敞开心扉，接受医生的建议。王庆其教授临证时应用心理治疗三原则治疗慢性萎缩性胃炎的更年期妇女，取得了满意疗效。

2. 情志相胜法

情志相胜法又称以情胜情法，是根据情志五行相胜的法则，采用一种情志去纠正相应所胜的另一种情志的治疗方法。虽然情志相胜法简便易行，但临床上还是应因人而异，辨证施治，辅助心理治疗，才能提高和巩固疗效。

3. 行为疗法

行为疗法是一种通过学习来建立新的健康行为的治疗方法，也称为系统脱敏疗法，可以缓解情绪障碍和身体疾病。《素问·至真要大论》中有"惊者平之"的记载。该疗法通常需要联合认知治疗来实现患者病情的向愈。比如，肠易激综合征患者可以进行包含肌肉放松、热生物反馈和认知应对策略等12项训练。对于慢性胰腺炎患者，行为疗法可结合药物及电刺激进行厌恶治疗，帮助他们改掉不良行为习惯，降低患病风险。

（4）暗示疗法：暗示疗法是通过语言、文字、表情、手势、姿态等暗示手段，引导求治者产生顺从心理，被动接受医生的建议，达到治疗目的，古代的祝由也是一种暗示疗法。如医生对患者进行"没关系，不要紧，病不重"的暗示，同病室、同病患友病情好转的环境暗示，均可增强患者战胜疾病的信心。临床上，王庆其教授常向患者描述与其相似疾病患者经治获得改善甚至痊愈的消息，使患者获得积极暗示。该法常被用于治疗胃肠神经症、神经性呕吐等功能性疾病。

（5）移精变气法："移精变气"源自《素问·移精变气论》，通过言语、行为、环境影响患者，转移注意力，排解负面情绪，改变心态，创造治愈心理环境。王庆其教授在临诊时常嘱心身症患者，莫要过度重视自身的症状，当培养一些兴趣爱好，如听曲、谈笑、弈棋、书法、种花、垂钓等作为舒畅和转移情志的重要手段，将有助于疾病的向愈。

（6）认知疗法：认知疗法是通过调整认知方式与行为，改变患者的看法与态度，改善心理问题的治疗方法。情绪理性化疗法是其中一种方法，通过找到应激源、分析对应激源的非理性认识、意识到非理性认识的危害、用理性代替非理性认识、观察情绪是否已经正常等步骤，帮助患者控制负面情绪。王庆其教授每次临诊时都不厌其烦地向患者解释疾病的情况，纠正患者认知上的错误，使其获得对疾病的理性认识。

四、王庆其教授运用治神法的心得体会

1. 医生与患者标本相得，建立真诚的医患关系

《素问·汤液醪醴论》指出："病为本，工为标，标本不得，邪气不服。"这说明患者是治疗的核心，医生须根据患者的客观情况进行治疗，达到标本兼治的效果。因此，建立真诚的医患关系非常重要，包含以下两个方面。

（1）《灵枢·师传》说："人之情，莫不恶死而乐生……开之以其所苦。"医护人员须真诚、友善地对待患者，关注其健康和痛苦，才能赢得信任。在此基础上，针对患者的需求进行开导和劝慰。

（2）清代名医吴鞠通说："吾谓凡治内伤者，必先祝由……必使之心悦诚服，而后可以奏效如神。"医护人员应科学分析病情，合理解释患者的心理表现及临床症状，熟练使用心理治疗技巧，以有效发挥心理治疗的效应，让患者心悦诚服。

2. 因人制宜，有的放矢地采用心理疗法

（1）心理治疗须针对不同年龄患者的心理特点和病情，采用不同的语言方式。如青年患者时期多见恋爱、婚姻方面的心理异常；老年患者正气亏虚，阴亏性急，须补脾胃，还易肝阳妄动导致情绪失调，则应"先开之以义理，晓之以物性"。青年患者可用认知疗法，让其认识疾病性质及严重程度，帮助治疗。

（2）心理治疗须根据病情和患者心理特征采用不同措施。对性格内向、忧郁者可采用疏泄法，纠正不良情绪；对性格外向、偏于躁狂者应告诫其三思而后行；对于易恼怒者可学"制怒"等。心理治疗须灵活进行，抓住患者心理偏倚要领。

（3）心理疗法必须与药物等配合使用。《素问·举痛论》云："百病生于

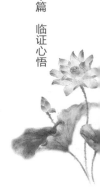

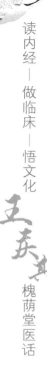

气也。"情绪波动可导致气机失调，引发脾胃疾病。如只进行心理安慰，则无法满足患者需求。因此，除了告知患者心理卫生知识外，配合方药或其他疗法同样重要。同时，利用患者对方药的期望，详细分析治疗目的、服用方法与禁忌，可发挥心理效应，缓解病情。这属于非专业心理治疗的心理疗法。

黄瑶（上海中医药大学附属岳阳中西医结合医院）

第十七章　王庆其运用通络四法治疗顽固性头痛的经验

　　西医学将头痛分为原发性头痛、继发性头痛、痛性颅神经病变及其他类型头痛，原发性头痛是主要的头痛类型。原发性头痛中具有病程长、反复发作、病因不明确、难以治愈特点的头痛可归属于顽固性头痛范畴，以偏头痛、紧张性头痛、三叉神经血管性头痛为多。对于顽固性头痛，西医主要分为发作期治疗和预防期治疗，发作期常用的药物有 5-HT 受体激动剂、非甾体类抗炎药等，以快速镇痛为主，虽效果显著，但长期使用会产生耐药性；预防期常用的药物有 β-受体阻断剂、钙通道拮抗剂、抗癫痫药、抗抑郁药等，虽然种类繁多，可以在一定程度上降低头痛发作的频率，但由于顽固性头痛发病机制不明确，上述药物治疗往往差强人意，且长期服用易产生不良反应。中医药治疗头痛历史悠久，且具有独特优势。头痛可归属于中医学"头痛""头风""颠疾"等范畴，其病机错综复杂。《中医内科常见病诊疗指南》中将头痛分为 9 个证型，分别为风寒证、风热证、风湿证、肝阳上亢证、痰浊上扰证、瘀血阻络证、气血亏虚证、肝肾阴虚证和肝郁气滞证。顽固性头痛的病机更为复杂，常多证相兼，治疗尤为困难，辨证稍有疏漏，便很难有显著疗效。

　　王庆其教授擅长治疗内科疑难杂症。在认识和治疗顽固性头痛方面积累了丰富的临床经验，基于久病入络、久痛入络的理论，扶正与祛邪并举，清热与辛温并用，多种通络法配合，常能一剂获效。笔者有幸跟师学习，现将王庆其教授运用通络四法治疗顽固性头痛的经验总结如下，以飨同道。

1. 久病入络，久痛入络

　　早在《黄帝内经》中就有体现久病入络、久痛入络观点的论述。如《素问·调经论》载:"风雨之伤人也,先客于皮肤,传入于孙脉,孙脉满则传入于络脉,络脉满则输于大经脉。"阐述了邪气致病由皮肤、孙脉、络脉传入经脉的渐进过程。《灵枢·百病始生》载:"虚邪之中人也,始于皮肤……留而不去,则传舍于络脉,在络之时,痛于肌肉,其痛之时息,大经乃代。"病久不去,传于络脉可引起疼痛的症状。叶天士在《黄帝内经》基础上,创立了久病入络、久痛入络的理论。他在《临证指南医案》中提出"初病在经,久病入络,以经主气,络主血""初为气结在经,久则血伤入络""病久痛久则入血络""百日久恙,血络必伤"等观点。

王庆其教授认为顽固性头痛属内伤头痛,除了常见的风、火、痰、瘀、虚等不同病理因素的组合外,"久病入络,久痛入络"是该病缠绵难愈的关键。顽固性头痛患者久病必瘀,久病必虚,有邪滞络脉的实证,也有络虚不荣的虚证。瘀阻血脉,上滞于脑,脑络瘀滞,旧瘀不除,新瘀再生,病越久脑络血瘀越重,则不通则痛。五脏久病虚损,穷必及肾,肾主精生髓,髓通于脑,肾精亏损,髓不可生,髓海空虚,脑络失养,不荣则痛。脾为生痰之源,肾为生痰之根,脾肾功能受损,痰浊内生,上蒙脑窍,痰浊与瘀血共同阻滞脑络,形成虚实夹杂的复杂病理变化,这是顽固性头痛的根本病机。

2. 通络四法

对于络病的治疗,叶天士在《临证指南医案》中记载,通过辨证采用辛温通络法、搜邪通络法、活血化瘀通络法、降气通络法、补虚通络法等通络方法治疗多种沉疴痼疾。吴以岭教授对络病学说进行了20余年的研究探索,创立了"络病辨证六要"及"络以通为用"的治疗原则,他归纳前人辛味通络、虫药通络、藤药通络、络虚通补等治络经验。辛味通络法使用辛温、辛香、辛润的中药达到通络的目的;虫药通络法使用虫类中药起到化瘀、搜风、通络的功效;藤药通络法使用藤类中药起到祛风、清热、通络的功效;络虚通补法使用补益类中药达到益气、温阳、荣养、填精通络的目的。

顽固性头痛因具有"久病入络,久痛入络"的特点,以及邪滞络脉、不通则痛、络虚不荣、不荣则痛的病机,王庆其教授提出治疗过程中应贯穿"以通为用"的法则。他把吴以岭教授络病学中的通络四法融会贯通,配合运用，在治疗顽固性头痛中常取得立竿见影的疗效。

王庆其教授认为因气滞、血瘀、痰凝、毒聚等所致的顽固性头痛，病机为邪滞络脉，属实证，当以祛邪通络为治疗原则，辛味通络法、虫药通络法、藤药通络法可有机结合，配合运用；因气虚、血虚、阴虚、阳虚、五脏虚损等所致的顽固性头痛，病机为络虚不荣，属虚证，当以养荣通络为治疗原则，运用络虚通补法治疗。结合顽固性头痛虚实夹杂的复杂病机，王庆其教授治疗中往往祛邪通络与养荣通络并用，辛味通络、虫药通络、藤药通络、络虚通补四种方法配合运用，多管齐下。

3. 通络药物

（1）辛味通络药：王庆其教授在治疗顽固性头痛时必用辛味药，且必用川芎。对于辛能通络，王庆其教授认为在治疗邪滞络脉的实证型顽固性头痛中，辛味药能散、能行、能通、能温、能升、能润、能化的作用可以行气血、通瘀滞、化痰浊，以达通则不痛之效。川芎为血中之气药，善行血中之气，上达巅顶，下行血海，走而不守，为诸经头痛之要药。王庆其教授在临床上常提及张元素《医学启源》中的话——头痛须用川芎，如不愈，各加引经药。且川芎常为大剂量（15～30g）使用。

在治疗顽固性头痛时，王庆其教授强调辨证仍是基础，对属于阳虚或寒凝者常用桂枝、川芎、细辛、延胡索、羌活、独活、威灵仙等辛温之品，温通脉络、散寒止痛；对属于瘀血、痰凝蒙蔽脑窍者常用香附、降香、薤白、乳香、冰片、小茴香、沉香等辛香之品，芳香走窜、宣通脉络止痛；对属于血瘀或血虚致血行不畅者，常用当归尾、桃仁、菟丝子等质润多脂之品，活血养血通络。

（2）虫类通络药：虫类药为血肉有情之品，性喜攻逐走窜，能通经达络，在治疗疑难杂症，尤其是顽固性头痛中应用颇多。国医大师朱良春教授把虫类药的功效总结为14种，分别为攻坚破积、活血祛瘀、息风定惊、宣风泄热、搜风解毒、利水通淋、化痰定喘、清热解毒、消痈散肿、开窍慧脑、行气和血、壮阳益肾、收敛生肌、补益培本。

王庆其教授在治疗顽固性头痛时必用虫类药，且必用全蝎、蜈蚣药对，取二者化瘀通络、搜风通络之功。治疗顽固性头痛痛处固定属瘀血阻络者，常用土鳖虫、水蛭等破血逐瘀、通络消癥，为化瘀通络法；痰瘀互结阻滞脑络者，常用全蝎、蜈蚣、蝉蜕、乌梢蛇等祛风、通络、止痛，为搜风通络法。全蝎与蜈蚣是经典的虫类药对，二者均味辛，归肝经，都有息风镇痉、攻毒散结、通络止痛的功效，相须为用，搜风通络止头痛的功效相得益彰。

（3）藤类通络药：《本草便读》有"凡藤蔓之属，皆可通经入络"的记载。藤类药具有去除络脉病邪、引诸药直达病所的作用。藤类药的功效可分为6种，即祛风通络、清热通络、除湿通络、舒筋通络、活血通络、养血通络。

王庆其教授在治疗顽固性头痛时常用藤类药，取其祛风清热通络之功。顽固性头痛位置游走不定伴有肢节疼痛、屈伸不利者，常用气香行散、祛风能力强的海风藤，祛风湿、通经络、止痹痛；伴头颈部筋脉拘挛者，常用舒筋活络力强的络石藤，均为祛风通络法。治疗顽固性头痛兼热者，常用忍冬藤清热解毒、疏风通络，或大血藤清热活血、通络止痛，为清热通络法。

（4）养荣通络药：《景岳全书》载"盖暂痛者，必因邪气，久病者，必兼元气"。王庆其教授认为顽固性头痛病程久，迁延难愈，机体气、血、阴、阳虚衰，五脏久病虚损，穷必及肾，肾主精生髓，髓通于脑，肾精亏损，髓不可生，髓海空虚，脑络失养，不荣则痛。他在治疗顽固性头痛时，不忘扶正补虚，强调在以上通络祛邪诸法基础上，详辨机体气血阴阳之偏颇。对于血虚明显者，加当归尾、鸡血藤、丹参等补血活血通络，为补血通络法。对于气虚明显者，加人参、黄芪、白术等补气行血通络，为补气养络法。对于肾精亏损者，加鹿茸、紫河车、龟甲、鳖甲、菟丝子等滋肾阴、温肾阳以助通络，为滋补络脉法。

4. 验案举隅

管某，女，37岁。2021年3月18日初诊。

主诉：头痛20余年，加重2周。患者头痛发作无定时，以双颞侧为主，伴有恶心呕吐、全身乏力，月经前加重。曾因头痛剧烈而晕厥，不能正常工作和生活，辗转多家医院治疗，效果不佳。多年前曾行头颅CT、脑血管造影等检查未见异常。

刻下症：不能站立，由家人推轮椅进入诊室。形体消瘦，神情倦怠，表情痛苦，双颞侧及头顶痛，伴头晕，情绪激动，易悲伤流泪，胃纳欠佳，入睡困难，二便调，舌尖红、苔薄，脉细弦。血压110/80mmHg，急查头颅CT示颅内未见出血等异常。

西医诊断：原发性头痛。

中医诊断：头痛。

辨证：肝阳上亢，心气亏虚。

治法：平肝潜阳，祛风止痛，养心安神。

处方：羚羊角0.6g（吞），川芎15g，天麻12g，石决明30g，蔓荆子12g，珍珠母30g，酸枣仁15g，莲子心6g，灯心草6g，延胡索15g，僵蚕12g，赤芍12g，炒白芍12g，黄芩12g，藁本12g，远志12g。14剂。每日1剂，水煎服。另予蝎蜈胶囊，每次4粒，每日2次，口服。

二诊（2021年4月15日）：家属陪同，患者已不用轮椅，自行步入诊室。头痛发作频次减少、程度减轻，月经前头痛症状有所改善，无恶心呕吐，情绪稳定，睡眠改善。守前法化裁，21剂，煎服法同前。

三诊（2021年5月13日）：患者病情稳定，停药1周后头痛再作，严重时昏厥1次，伴恶心呕吐，夜寐欠安，入睡困难，舌尖红，苔黄腻，脉弦。治以清热活血，通络止痛。川芎30g，夏枯草20g，珍珠母30g，黄芩12g，全蝎3g，蜈蚣3g，蔓荆子15g，葛根30g，炒白芍30g，藁本12g，苦丁茶10g，王不留行12g，甘草6g，丹参15g。28剂，煎服法同前。

另予蝎蜈胶囊，每次4粒，每日2次，口服；地西泮片，每次1粒，睡前口服（必要时）。

服药后患者头痛发作频次减少、程度减轻，睡眠改善明显，自述已能正常工作。再随症加减巩固治疗1个月，停药后症状无反复。

按：本案患者反复头痛20余年，病程长、病情重，曾因头痛剧烈而晕厥，不能正常工作和生活，身心受累。中医认为脑为元神之府，心主神明，心脑相通，心气亏虚，不能上荣元神之府则发为头痛。肝郁久而化火，耗伤

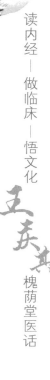

阴血，不能制约阳气上冲于脑，出现头痛发作不定时。所以本案患者病机为本虚标实，本虚为心气亏虚，标实为肝阳上亢，在病情变化中出现夹风、夹热、夹瘀的不同表现。根据顽固性头痛"久病入络，久痛入络"的特点和"邪滞络脉，不通则痛""络虚不荣，不荣则痛"的病机，治疗以平肝潜阳、通络止痛、养心安神为基本治法，兼以祛风通络、清热通络、活血通络，最终为患者解除了沉疴宿疾。

处方中用羚羊角、天麻、石决明、蔓荆子、珍珠母平肝潜阳；夏枯草、黄芩、苦丁茶清泻肝火；酸枣仁、远志宁心安神；莲子心、灯心草清心安神。多种通络之药配合使用，如川芎、延胡索辛温通络；僵蚕、全蝎、蜈蚣搜风通络；丹参、赤芍、王不留行补血活血通络；白芍、甘草补气血通络。另外，加用了引经药葛根、蔓荆子和藁本。纵观整个治疗过程，扶正与祛邪并举，清热与辛温并用，多种通络法配合，切中顽固性头痛虚实夹杂、久病入络、久痛入络的复杂病机。

谭丽　李素素　王玲玲

（上海中医药大学附属岳阳中西医结合医院）

第十八章　王庆其治疗脾胃病验案五则

王庆其教授从事中医内科诊疗工作 50 余年，尤擅治疗脾胃疾病。今整理其脾胃病医案 5 则，以窥其治疗慢性痼疾经验之一斑。

1. Barret 食管案

傅某，男，54 岁。2006 年 5 月 13 日初诊。

胃病史 20 余年。近日来胸口、咽部不适，无烧灼感，背部隐痛，嗳气，纳可，大便调，舌苔薄腻，脉滑。外院查胃镜示慢性萎缩性胃炎伴糜烂，慢性食管炎（B 级）。病理示食管增生异形上皮和黏膜肠上皮化生，Barret 食管。治以降逆和胃，软坚散结。药用炒白术 12g，制半夏 12g，薏苡仁 30g，旋覆梗 12g，枳壳 12g，木香 9g，茴香 9g，延胡索 12g，郁金 12g，路路通 12g，白花蛇舌草 30g，蛇六谷 30g，莪术 15g，三棱 15g，龙葵 12g。7 剂。

二诊：症状明显好转。治疗大法不变，上方去木香、茴香、旋覆梗，加石见穿 30g，陈皮 6g，黄芪 30g，半枝莲 20g，牡蛎 30g。14 剂。

三诊：胸脘痛好转，舌苔薄，脉弦。续前法。上方加天龙 2 条，女贞子 30g，玄参 12g。2006 年 9 月复查胃镜示胃窦部糜烂好转，食管鳞状上皮明显增生伴小血管增生。现右胁隐痛，嗳气，矢气。无泛酸，胀痛，眠欠安。舌苔厚腻，脉微弦。柴胡 12g，制半夏 12g，薏苡仁 30g，炒白术 12g，天龙 2 条，莪术 30g，三棱 30g，白花蛇舌草 30g，蛇六谷 30g，牡蛎 30g，藤梨根 30g，延胡索 15g，枳壳 15g，香橼皮 15g，佛手 9g。

于 2007 年 1 月查胃镜示胃窦处慢性炎症，食管黏膜光滑，齿状线存在。诊断为慢性非萎缩性胃炎伴糜烂。身体无不适，症情稳定，Barret 食管已消失。遂维持前法治疗。现患者仍继续中药治疗，定期复查胃镜，Barret 食管未见复发。

按：本案病程较长，病情较重。Barret食管是胃食管反流病的并发症。由于反流物长期对食管黏膜的损坏，致食管出现炎症、糜烂及溃疡，而食管黏膜的自身修复作用使食管贲门交界处的齿状线2cm以上的食管鳞状上皮被特殊的柱状上皮取代。因此，Barret食管是食管癌的主要癌前病变，其腺癌的发生率是正常人的30～50倍。所以要抓住时机，以阻止病情继续发展为首要任务。

患者初诊时以胃气上逆为主要病机，因此予制半夏、旋覆梗等降逆和胃；枳壳、木香、茴香等温中理气之药调理中焦气机。目的在于缓解症状，急则治标，辨病治疗。考虑胃食管反流病为该病的基础病，因而治疗过程中患者虽无泛酸、烧灼感，但也要给予制酸之品，同时要调节中焦气机升降。遂重用牡蛎30g，并与众多的理气药同时使用，如香橼皮、佛手、枳壳、陈皮等，以调节气机升降。辨病理特征治疗是王庆其教授一贯主张的治疗原则。他认为胃镜检查也应列入中医四诊中，作为四诊的延伸。尤其是在临床表现无证可辨的情况下，要针对疾病的病理改变进行辨征施治。本案Barret食管，在胃镜下可看到食管内壁红色羽绒样凸起，说明其血分有热，应清热凉血；并且高出食管黏膜，中医认为是癥痕，应活血化瘀消癥。因此，在本案治疗过程中，始终重用大量的清热解毒，活血散结之品。如白花蛇舌草、蛇六谷、藤梨根、龙葵、半枝莲、石见穿、天龙、莪术、三棱。根据中药药理研究，以上的清热解毒药都具有抗肿瘤的功效，从而也体现了中医学未病先防的思想。考虑该患者患病已久，中焦亏虚，恐攻伐之品更伤中气，遂予炒白术、黄芪、薏苡仁等健脾益胃之品，以健中焦之气。

2. 胃食管反流病案

何某，男，58岁。2004年11月4日初诊。

有胃病史多年，近半年来，食管中段隐痛，有烧灼感，嗳气泛酸频作，鼻腔干燥，纳眠尚可，舌苔薄腻，脉弦滑。外院查胃镜示慢性糜烂性胃炎伴胆汁反流性食管炎。治以降逆和胃，清胃泄热。药用旋覆梗15g，代赭石30g，制半夏12g，苏梗12g，姜竹茹4.5g，枳壳12g，路路通15g，川黄连4.5g，蒲公英30g，郁金12g，枸橘李12g，炒白术12g。

服 40 剂后，病情好转，诸症均有减轻，嗳气偶作，大便干结，舌质红，脉滑数。遂再以上方加减，药用川黄连 6g，黄芩 12g，旋覆梗 15g，竹茹 6g，枳壳 15g，煅瓦楞 30g，苏梗 15g，炒白术 12g，香橼皮 15g，焦山楂 12g，神曲 12g，炙鸡内金 12g，木香 9g，麻仁 30g，瓜蒌仁 30g。

药后症情稳定，继以前法治疗 3 个多月。柴胡 12g，制半夏 12g，黄芩 12g，川黄连 4.5g，芙蓉叶 12g，延胡索 12g，旋覆梗 12g，苏梗 12g，炒白术 12g，煅瓦楞 30g，制香附 12g，木香 6g，茴香 6g，枳壳 12g，竹茹 4.5g。

按：本病属中医学"反胃""吐酸""吞酸"等病证范畴，其病机主要为脾胃虚损，湿热痰浊内阻中焦，导致胃失和降而发病。本案患者有泛酸嗳气之症，辨证为胃气上逆，胃镜示糜烂性胃炎伴胆汁反流性食管炎。治疗应着重和胃降逆，清利湿热。方用黄连温胆汤和旋覆代赭汤化裁。胃食管反流病的病位在胃及食管，但涉及的脏腑有肝、胆、脾。肝胆属木，主疏泄，脾胃属土，脾升清，胃降浊。人的消化功能离不开脾胃肝胆。《灵枢·四时气》记载："邪在胆，逆在胃，胆液泄则口苦，胃气逆则呕苦，故曰呕胆。"因此在治疗时，不能单纯考虑脾胃。根据临床观察，该病的主要病机为气机升降失常，因此协调肝胆脾胃的气机升降，应作为治疗本病的大法。清代吴鞠通言"治中焦如衡，非平不安"，王庆其教授语"平则协调无恙，不平则病"。循此原则，具体治法以辛开苦降为主，常综合半夏泻心汤、旋覆代赭汤、丁香柿蒂汤、橘皮竹茹汤等方剂，组方遣药，调节气机升降。

胃食管反流病者大多胃酸分泌旺盛，泛则逆为病，故制酸是治疗本病的关键。制酸的常用中药有海螵蛸、煅瓦楞、白螺蛳壳、牡蛎等。辨证由胃热生酸者，佐以黄芩、地骨皮、蒲公英；由胃寒生酸者，佐以吴茱萸、干姜、荜茇、荜澄茄等。泛酸由胃气上逆所致，临床表现为嗳气频频，故具有降逆理气作用的中药如制半夏、旋覆花、代赭石、丁香、降香、柿蒂等都可选用。临床也常见一类患者，习惯性便秘，导致腹压升高，诱发反流。因此，针对伴有便秘的患者，治疗时当务之急是通便减压，常选用火麻仁、瓜蒌仁、制大黄、生地黄、生何首乌、肉苁蓉、桑椹、枳实、大腹皮等。保持大便通畅，有助于胃食管反流病的治疗。

3.萎缩性胃炎案

孙某，女，45岁。2004年9月30日初诊。

胃病史多年，近1个月来晨起嗳气泛酸，口干口苦，胃脘胀气明显，隐痛不适，近半年潮热汗出，月经紊乱。脉细数，舌暗红，苔薄腻少津。外院查胃镜示慢性萎缩性胃炎。病理检查示肠化（＋＋），萎缩（＋＋）。治宜和胃降逆，理气消痞。

处方：制半夏12g，川黄连6g，黄芩2g，枳壳15g，香橼皮15g，枸橘李12g，炙鸡内金12g，知母12g，黄柏12g，煅龙骨30g，煅牡蛎30g，苏梗12g，炒白术12g，代赭石30g，旋覆梗15g，木香6g，茴香6g。

服药后，泛酸、嗳气略减，胃痛缓解，仍有潮热汗出。舌苔薄腻，脉细数。上方去炙鸡内金，加煅瓦楞30g，海螵蛸30g，竹茹4.5g，柴胡12g。服药近半年后胃脘舒，后由于气候转变泛酸嗳气又作，胃不痛，伴潮热汗出，夜寐尚安，便调。舌苔腻，脉细数。

处方：知母12g，黄柏12g，煅龙骨30g，煅牡蛎30g，海螵蛸30g，炒白术12g，藿香梗12g，紫苏梗12g，枳壳9g，制半夏12g，竹茹4.5g，川黄连4.5g，香橼皮12g，牡丹皮12g，丹参15g，白花蛇舌草15g。

2005年10月复查胃镜示萎缩（＋），肠化（－）。随访症情稳定，后继服中成药香砂六君丸调理而安。

按：本案病史较长，病情较为复杂，不仅有胃病的证候，还有更年期综合征的表现。盖脾与胃同属中焦，一脏一腑互为表里，脾升清、胃降浊，共主中焦气机升降。胃气不降，痞结于上，遂致脘胀、嗳气、泛酸。故以半夏泻心汤为主方化裁。半夏、黄连、黄芩，辛开苦降，散结除痞；旋覆梗、代赭石降逆和胃；柴胡、香橼皮、枸橘李、木香、小茴香、枳壳等疏肝理气之品交替使用，以调节气机升降。考虑患者兼更年期综合征，方中佐以知母、黄柏、煅龙骨、煅牡蛎等滋阴降火潜阳之品。除此之外，该患者还有肠腺化生，治疗中不能仅改善临床症状，还要针对其病理改变施治，王庆其教授常用养血活血、化瘀散结之药，经过精心调治，临床症状基本消失，经过胃镜及病理复查，萎缩改善，肠化消失。

慢性萎缩性胃炎的患者，往往自觉症状与胃镜病理变化不完全一致。部分萎缩性胃炎已经发展到癌前病变，也未必有特殊症状。因此治疗时，王庆其教授一直强调辨病与辨证相结合。即把胃镜的病理特征作为辨证的延伸，如胃黏膜苍白或灰白，提示气血亏虚，不能荣养胃黏膜；胃黏膜充血糜烂，是湿热内蕴脾胃的证据；病理报告见肠化生或不典型增生，作为瘀血内结的辨证依据；伴胆汁反流者，属胆胃不和等。通过辨证与辨病理特征相结合，治疗更有针对性，对于提高临床疗效大有裨益。

对于此类疾病的治疗，主要从以下三方面着手：

一是中焦脾胃乃"五脏六腑之海"，主化生气血津液。若气血津液化生不足，不能荣养胃黏膜，则病理表现为红白相间以苍白为主。治疗以健脾胃为本，常以香砂六君子汤、小建中汤等为主加减。由于腺体的萎缩，导致胃液分泌不足，消化功能减退，经常出现胃脘痞满、胀痛、食欲不振、食而不化等脾失运化的症状。此时应以健脾养胃为主。可采用四物汤合沙参麦冬汤、保和丸等加减。中焦气机升降失调，出现嗳气、胀痛、泛酸等症状，可选用旋覆代赭汤合柴胡疏肝散加减。萎缩性胃炎多病程较长，久病入络，故佐以养血活血之品，如以丹参、当归、莪术、三棱等改善其病理。

二是对于伴有兼症者，应随症加减。萎缩性胃炎伴肠化生或不典型增生者，可选用白花蛇舌草、藤梨根、蛇六谷、半枝莲、石见穿等。幽门螺杆菌感染阳性者，可用黄芩、蒲公英、延胡索、铁树叶、白花蛇舌草、芙蓉叶等。胃镜示伴有糜烂性胃炎者，选用薏苡仁、黄连、砂仁、蔻仁、苏梗等；伴有胆汁反流者，选用竹茹、制半夏、旋覆花、代赭石等。胃酸反流者则加入有制酸作用的海螵蛸、煅瓦楞、白螺蛳壳、牡蛎等。

三是 Barret 食管病、胃食管反流病、萎缩性胃炎等，此类疾病均以扶正与祛邪相结合为治疗大法。扶正即健脾胃，固护中焦，调节气机升降，如降逆和胃、温中和胃、燥湿和胃、理气和胃、疏肝和胃等都是常用的基本治则；而大剂量的使用活血化瘀、软坚散结之品则是针对疾病病理改变进行施治。王庆其教授认为辨病理特征治疗与中医的祛邪有异曲同工之妙，并不违背中医传统的治疗法则。如此双管齐下，辨证治疗与辨病治疗相结合，充分抓住疾病本质，遣方组药才有法可依，临床上才能取得满意的疗效。

4.肠易激综合征案

马某，女，42岁。

患肠易激综合征多年，几经治疗，病情反复。每日腹泻伴腹痛，泻后痛减，且遇冷、受风或情绪紧张时腹泻加剧，影响正常工作。纳可，畏寒，乏力。舌淡，苔薄白，脉细。治以健脾益气，祛风涩肠。

处方：炒白术12g，白芍12g，薏苡仁30g，炒防风12g，山药30g，炒扁豆30g，黄芪30g，太子参15g，制香附12g，煨肉果12g，煨葛根30g，芡实30g，补骨脂15g，炮姜9g，青皮9g，陈皮9g，延胡索12g。7剂。

二诊诉有好转，再以上方化裁。治疗近2个月，每日大便2~3次，不成形，自觉受冷风时已无腹泻。柴胡12g，炒白术15g，白芍15g，薏苡仁30g，白蒺藜15g，延胡索12g，芡实30g，葛根30g，荆芥12g，乌梅9g，山药15g，马齿苋30g，木香9g，枸橘李12g。14剂。

续治2个多月，其间症有反复，随症加减。后病情控制，偶有大便不成形。嘱其口服参苓白术散，平素注意饮食保暖。

按：本案治以痛泻要方、参苓白术散为主方，健脾益气，强化后天之本；并佐以收涩之品，交替使用，改善症状，对症治疗；还针对患者敏感体质加入乌梅、葛根、荆芥等具有抗过敏作用的中药。嘱患者注意生活调理，注意饮食，改善情绪，放松心情，从而达到药物治疗与生活调理相结合的目的。

肠易激综合征（IBS）的临床表现主要为腹痛、腹泻或便秘，或交替出现，为功能性疾病，往往与精神紧张及工作劳累有关。天气骤变，特别是转冷，也是诱发因素之一。虽然本病不危及生命，但长期反复发作可影响和降低患者的生活质量。根据IBS的临床表现，中医辨证可归为"肠风""泄泻"或"便秘"范畴。对于IBS的患者，以腹痛腹泻为主症者，治疗多围绕疏肝健脾、调节情志。总的治疗原则为补虚泻实。疏肝理气往往选用四逆散、柴胡疏肝散、逍遥散等；健脾益气选用六君子汤、参苓白术散等。痛泻药方、补中益气汤、乌梅丸、连理汤、理中丸等都是常用方剂。

王庆其教授在治疗此病过程中，强调要特别注意辨别肝脾强弱，即区别肝木克土还是土虚木乘，因为二者用药侧重有所不同。虽然肝木克土和土虚木乘都能导致脾虚泄泻，但是肝木克土是肝气过盛，脾气不虚，可重用疏肝理气之品；而土虚木乘则是脾虚为本，导致肝乘，重点应在扶土健脾。另外，王庆其教授认为"顽病不妨治风"，IBS 患者多久治不愈，病情反复，变化莫测，与风邪致病的症状相似，并且 IBS 的患者多为过敏体质，药理学中大多祛风类的中药都具有抗过敏作用。因此，王庆其教授在治疗此类疾病时往往佐以防风、蝉蜕、荆芥、薄荷等品收效甚显，改善患者过敏体质，促进疾病向愈。

5. 慢性溃疡性结肠炎案

某女，患慢性结肠炎 10 余年，经常发作，或因饮食油腻，或由风寒侵袭，或缘劳顿过度，或起情志郁怒。发作时大便次数增多，呈黏冻血痢，或伴有黏膜样物，腹痛隐隐，或里急后重。久泻后形神俱衰，神疲乏力消瘦，食谷不馨。曾用中西药治疗，时息时作，迁延发病。来诊时舌苔微腻，脉细软。辨证为肝脾失和，脾虚胃弱。治以调肝健脾，清肠祛风。

处方：炒白术 12g，炒白芍 15g，炒防风 12g，葛根 15g，黄芪 30g，党参 15g，炒扁豆 30g，煨木香 12g，淡黄芩 15g，川黄连 9g，干姜 4.5g，甘草 6g，炙地龙 12g，枳壳 12g，青皮 9g，陈皮 9g，秦皮 15g，炙全蝎 4.5g。7 剂。

药后症状有所好转，大便 4 次／日，有少许黏冻，腹痛缓解，纳可，舌苔薄腻，脉弦滑。效不更方，治以上方加减，川黄连改为 9g，黄芩改为 15g。1 个月后情况进一步好转，大便 2 次／日，无黏冻，无腹痛，纳好，舌苔薄，脉弦。前方加地锦草 30g。

1 个月后症状基本稳定，大便 2 次／日，成形，无黏冻，无腹痛，纳好，舌苔正常。川黄连 6g，黄芩 12g，马齿苋 30g，地锦草 30g，炒石榴皮 15g，煨肉果 12g，炒白术 12g，炒防风 12g，黄芪 30g，木香 9g，白头翁 30g，薏苡仁 30g，青皮 9g，陈皮 9g。

2 个月后病情稳定，大便 1 次 / 日，成形，无腹痛，无黏冻。改用中成药健脾丸，每日 2 次，每次 9g，持续半年，未有反复。

按： 本案患者脾胃虚弱甚重，不可用重药，故治以温中健脾涩肠为要，故以理中丸合葛根芩连汤为主方，佐以祛风之品，兼顾涩肠。治疗过程中先后用到的收涩之品有乌梅、石榴皮、煨肉果等。同时使用大剂量清热解毒燥湿中药，如白头翁、地锦草、马齿苋、黄连、黄芩、秦艽等，但恐伤其正，因而使用薏苡仁、白术、黄芪、党参、木香、陈皮等健脾固中气。嘱患者禁冰冷食物，忌粗纤维食物，并酌情予以心理治疗。使患者认识到本病的特点，以及自己的不良情绪对本病产生的负面影响，消除其对疾病的恐惧忧虑。

大肠为传导之官，主津液，水谷之物经消化吸收后，成糟粕而俱下于大肠。风邪入中于肠则为"肠风"。其特征是腹泻腹痛，大便呈黏冻状或伴血液，后世称"风痢""休息痢"等，西医谓慢性结肠炎。《太平圣惠方》对此病病机阐述较清楚，曰："大肠中久积风冷，中焦有虚热……风冷热毒，搏于大肠，大肠既虚，时时下血，故名肠风也。"概括地说，其病因是风冷热毒中于大肠，病机特点是寒热交错，虚实夹杂。

王庆其教授结合临床观察，认为该病善变，或胀、或泻、或痛、或便血等，变化多端，符合风邪致病的特点。因此在治疗时必予祛风之品。考虑其病理改变是肠内黏膜的炎症、糜烂，从中医辨证来看，为湿热、瘀血互结。因此本病以脾胃虚弱为本，肠中湿热浸淫、气滞血瘀为标。王庆其教授主张以健脾、清肠、祛风作为溃疡性结肠炎的治疗大法。因而对于湿热蕴结于肠中的患者，表现为黏液脓血便时常选用健脾丸、葛根芩连汤加减，并予马齿苋、白头翁、地锦草等清热解毒的中药；而症状偏于腹泻，呈一派脾虚之象者，则以参苓白术散为基础方，合四神丸加减；对于以气滞腹胀肠鸣为主要表现的患者则用枳实导滞丸加减。治疗此类疾病，王庆其教授仍然坚持用辨证与辨病相结合的方法，疗效满意。

宋琦（上海市杨浦区中医医院）

陈正　薛辉（上海中医药大学王庆其名师研究室）

第十九章　王庆其对补脾胃泻阴火升阳汤的认识和运用

补脾胃泻阴火升阳汤出自金元四大家之一李东垣所著的《脾胃论》，为其中出现的第一首方剂，由柴胡、炙甘草、黄芪、苍术、羌活、升麻、人参、黄芩、黄连、石膏组成，功可补益脾胃、清泻阴火、升发阳气。现代医家常用其治疗间质性肺疾病、胃食管反流病、糖尿病胃轻瘫、溃疡性结肠炎、慢性肾病、复发性口腔溃疡、失眠等各科疾病。王庆其教授对《脾胃论》有深入研究，并著有《〈脾胃论〉评注》一书，因此对补脾胃泻阴火升阳汤的认识和运用也有着独到的见解，兹介绍如下，以飨同道。

一、方义诠释

1. 体现李东垣学术思想

李东垣认为内伤脾胃，百病由生。《脾胃论》中言"饮食劳倦，喜怒不节，始病热中"，此处之"热中"即由阴火所致。阴火产生的原因，总由脾胃虚损，阳气不升，伏而化火；或兼津伤血弱，内燥化火；或兼谷气下流，湿火结合；或兼心君不宁，化而为火。总之，阴火是由气火失调所致，元气不足，阴火亢盛；元气充盛，阴火内敛。根据上述思想，补脾胃泻阴火升阳汤用柴胡、升麻升发阳气；人参、炙甘草、黄芪、苍术健脾益胃；羌活发散郁火；黄芩、黄连、石膏清其内热。全方标本兼治，祛邪和扶正合用，辛散与苦降并投，达到补益脾胃、升发元气、潜降阴火的目的。对由劳倦内伤所致的发热，颇为适合。

2. 道尽升降浮沉之法

治疗脾胃疾患，最重要的是调节气机的升降，李东垣认为应该遵循升

327

中篇　临证心悟

降浮沉补泻法，因势利导，根据脏气升降浮沉的病理特征，施以补泻。《素问·脏气法时论》云："肝苦急，急食甘以缓之……心苦缓，急食酸以收之……脾苦湿，急食苦以燥之……肺苦气上逆，急食苦以泄之……肾苦燥，急食辛以润之。"此为用药之升降浮沉补泻法。王庆其教授认为，"肝苦急，急食甘以缓之"，肝为刚脏，其志为怒，怒则气急而肝气受损，甘能缓急，以柔克刚，用甘草、芍药以缓急。"心苦缓，急食酸以收之"，心主喜，喜则气缓，心气散而伤神，酸可收敛神气，用五味子、酸枣仁、山茱萸等收敛神气。"脾苦湿，急食苦以燥之"，脾喜燥恶湿，湿胜则脾土困顿，宜食苦以燥之，用苍术、厚朴、枳实、黄芩、黄连等苦以燥湿；"肺苦气上逆，急食苦以泄之"，肺行肃降之令，气逆则肺病，苦有降泄之功，用葶苈子、枇杷叶、紫菀、杏仁等降泄肺气。"肾苦燥，急食辛以润之"，肾主水火二气，肾阳不足，不能蒸化津液来濡润全身，则见燥象，辛能通阳化气，使水火得济，润泽周身，用黄柏、知母等辛润肾燥。这些论述为运用五味调治五脏病证提供了理论依据，但更重要的是从临床实际出发，以辨证论治为第一要务，同时应结合时令，审时度势，相机而行，此乃《黄帝内经》"脏气法时"的奥旨。

王庆其教授指出，补脾胃泻阴火升阳汤中用人参、黄芪、苍术、炙甘草辛甘温养补气；配黄芩、黄连、石膏等苦寒与甘寒之品，其中芩、连二味苦寒沉降，用酒炒制有引药上行之功，道尽升降浮沉之法；再佐以柴胡、升麻升发阳气，令走九窍。治疗由饮食劳倦损伤脾胃，火郁发热导致的各种疾病。人体之阳气，有升发、温煦、气化的作用。若因饮食劳倦损伤脾胃，阳气不足，或为外邪约束，阳气不得舒展，则容易郁而化热，变生他病，用补脾胃泻阴火升阳汤补益脾胃、升发阳气、苦寒降火，方证合拍，匠心独运。

3. 柴胡、升麻功用非一

柴胡、升麻升阳之说众所周知，沿用至今。然而，二者尚有其他功用。以柴胡而言，《神农本草经》云其"主心腹肠胃中结气，饮食积聚，寒热邪气，推陈致新"，《名医别录》指出柴胡"除伤寒心下烦热，诸痰热结实，胸中邪逆"。《药性论》认为柴胡"主时疾内外热不解"。金元之前把柴胡看作是一味祛邪退热、清火消结之药。对于升麻，《神农本草经》云："升麻味甘、平，主解百毒……辟温疾、瘴、邪蛊毒。"《名医别录》认为升麻"主中恶腹痛，时气毒疠，头痛寒热，风肿诸痛，喉痛口疮"，是一味清热解毒、辟温退热的药物。国医大师裘沛然先生也曾指出，升麻的升提作用是明代以后医家的误解，升麻真正的作用是清热解毒，发散解肌透疹，如《伤寒论》中用升麻鳖甲汤治疗阴阳毒。王庆其教授则认为，柴胡、升麻的功效，升发阳气和清热解毒兼具，两药的发散之性可以帮助阳气的升发，而其寒凉之气又能清热解毒，二者并不矛盾。

二、医案举隅

1. 尿失禁案

朱某，女，61岁。2009年9月2日初诊。

患者近4个月来反复尿失禁，每次小便量偏少，伴神疲，口舌生疮，胃纳可，夜寐尚安，大便调。舌红苔薄，脉细。

辨证：中焦气虚，失于摄纳，阴火上犯。

治法：补中升阳，固摄下焦，兼泻阴火。

处方：黄芪30g，太子参30g，炒白术12g，薏苡仁30g，山药30g，煨葛根15g，芡实30g，川黄连6g，煨肉果12g，赤石脂15g，禹余粮30g，木香9g，覆盆子15g，川续断15g，煨益智仁15g，甘草5g。7剂。

二诊（2009年9月9日）：服用前方后小便次数较前减少，口疮已愈，口干，神疲乏力，大便少，成形，舌红苔薄，脉细。阳气渐升，阴火已消，肾气不足。治以补益肾阳，兼以滋阴，以资生化。黄芪30g，太子参30g，炒白术12g，薏苡仁30g，赤石脂30g，禹余粮30g，覆盆子30g，煨益智仁20g，乌药9g，补骨脂15g，淫羊藿15g，芡实30g，煅龙骨30g，煅牡蛎30g，制香附12g，川石斛15g，佛手9g。14剂。

三诊（2009年9月23日）：夜尿已明显减少，日间活动后偶有尿失禁，神疲乏力。舌红苔薄，脉细。阳气已足，下焦得固，宗前法。上方加桑螵蛸12g，玉竹12g，五倍子12g。14剂。

按：《素问·宣明五气》曰："膀胱……不约为遗溺。"膀胱为贮尿之器，其摄纳尿液的能力受三焦气化功能影响。本案患者反复尿失禁，伴神疲乏力，缘于中焦气虚，失于摄纳。口舌生疮乃中焦之气不升，阴火上犯，与补脾胃泻阴火升阳汤之病机甚合。王庆其教授宗补脾胃泻阴火升阳汤意化裁，处以黄芪、太子参、炒白术、薏苡仁、山药补益中气；川黄连泻阴火；煨葛根升提阳气；川续断、煨益智仁、芡实、覆盆子益肾固精缩尿；赤石脂、禹余粮、煨肉果固摄下焦。经治疗，口疮已愈，然有口干，故加川石斛、玉竹养阴润燥。

2. 口腔扁平苔藓案

潘某，女，64岁。2013年5月18日初诊。

患者满口溃疡4年余，当地医院口腔科诊断为扁平苔藓，中西药治疗效果不佳，前来求治。

刻下症：口腔多处溃疡，靠近口唇处溃疡明显，口腔内疼痛，不能进硬食，只能进食稀饭，十分痛苦，平素怕冷。曾服知柏地黄丸、二地汤等治疗，效果不明显。患者有尿失禁史，经治疗好转。形体消瘦，气色无华，伸舌不便，苔白腻，脉细无力。此病情复杂，治疗宜健脾补气温阳、清热凉血解毒。

处方：黄芪30g，太子参20g，升麻30g，细辛9g，苦参12g，生地黄12g，熟地黄12g，熟附片9g，肉桂3g，炒白术12g，茯苓15g，珍珠母30g，连翘12g，胡黄连9g，藿梗12g，苏梗12g，生甘草6g，生石膏30g。7剂。

二诊（2013年5月25日）：口腔溃疡较前好转，局部稍有改善，口周仍疼痛，服药后呈水样腹泻，每天1～3次，昼夜多汗，口唇周围痒，咽干痒，口水、泪水多。治法不变，药微调，再进。

处方：生黄芪40g，炒白术30g，生甘草6g，生石膏20g，苦参10g，细辛6g，珍珠母30g，升麻20g，玉竹15g，熟薏苡仁30g，蒲公英20g，法半夏12g，藿梗12g，苏梗12g，煅龙骨30g，煅牡蛎30g，熟附片6g，胡黄连6g。7剂。另用锡类散，5支，盐水洗后外敷；再用75%甘油涂口唇处。

三诊（2013年6月1日）：口腔局部溃疡明显好转，仍轻微痛、唇干，无红肿，嘱用甘油搽抹口唇，饮食较前好转，咽痛，汗多，大便正常，无腹痛腹泻。舌淡边有齿痕，苔白中有裂纹。病似有转机，当击鼓再进。上方去煅龙骨、煅牡蛎，加瓜蒌皮 12g，款冬花 9g，川石斛 12g。7 剂。

四诊（2013 年 6 月 8 日）：口唇局部已基本正常，无结痂，患者仍自觉两颊痛、汗出，偶有咳嗽，耳鸣，气色好转，口干。舌淡，苔干呈粉样，脉细。

处方：黄芪 40g，炒白术 30g，薏苡仁 30g，熟附片 6g，细辛 6g，升麻 20g，白及片 12g，珍珠母 30g，胡黄连 9g，生甘草 6g，连翘 12g，川石斛 12g，藿梗 12g，苏梗 12g，茯苓 15g，炙紫菀 15g，炒麦芽 15g，炒谷芽 15g。7 剂。后续服中药月余，诸症得解。

按： 口腔溃疡的发生与体内之火关系密切。王庆其教授认为，火有阳火和阴火之分。阳火大多为肺胃之火，治疗宜清。阴火有两种：一为阴虚火旺之火，二为李东垣所说的脾胃气虚所致内生之阴火。本案病情较复杂，属阴阳气血皆虚，同时伴有阴火。故治疗仿补脾胃泻阴火升阳汤，重用补气健脾的黄芪、白术，旨在健补脾胃，托疮生肌；加入珍珠母、白及可加强生肌作用；清泻阴火用连翘、胡黄连、升麻、生甘草、石膏等。值得一提的是，本案中苦寒药与辛热药相配伍，可以起到相反相成的作用。王庆其教授指出，疑难杂症的病机往往虚实兼夹，寒热并存，故立方可采用相激相成的方法，出奇制胜。

三、结语

补脾胃泻阴火升阳汤作为《脾胃论》所列第一方，有其特殊内涵，该方配伍严谨，疗效确切，对于脾胃虚损、气火失调、阴火内生所致的各种疾病均有不错的治疗效果，值得临床应用和研究。然而，目前一提到李东垣，即有补中益气汤相应，在中国知网数据库中，以"补中益气汤"为主题词搜索，可找到 8000 余条结果，而以"补脾胃泻阴火升阳汤"作为主题词，仅有 200 余条结果，可见对于补脾胃泻阴火升阳汤的研究远远不够。王庆其教授结合多年的临床经验，对补脾胃泻阴火升阳汤有着深刻的认识，认为此方

中篇 临证心悟

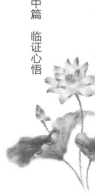

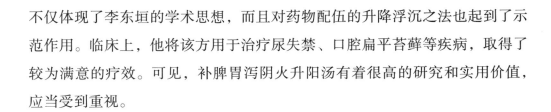

不仅体现了李东垣的学术思想，而且对药物配伍的升降浮沉之法也起到了示范作用。临床上，他将该方用于治疗尿失禁、口腔扁平苔藓等疾病，取得了较为满意的疗效。可见，补脾胃泻阴火升阳汤有着很高的研究和实用价值，应当受到重视。

马凤岐（浙江省立同德医院）

第二十章 从"年长则求之于府"论老年便秘的治疗

——王庆其教授治疗胃肠病经验

王庆其教授从事中医内科临床工作 50 余年，擅长治疗脾胃病、心身疾病及疑难杂症，主张用中医学经典激活临床，从临床拓展经典理论，对于老年性便秘的治疗有丰富经验和独到心得。

老年性便秘是指老年人持续性排便困难或排便不尽感，排便次数减少、粪便干结量少的一种病证。按病理可分为器质性便秘和功能性便秘，老年人的便秘大多为功能性便秘，便秘的发生率和便秘程度与年龄呈正相关。《千金翼方》说："人年五十以上，皆大便不利，或常苦下利。"《养生四要》亦云："人年六十，法苦大便艰涩秘结。"老年人便秘发生率为 15% ～ 30%，长期卧床的老人高达 80%。老龄化现已成为了功能性便秘的高危因素，极大地降低了老年人的生活质量，且易诱发肠梗阻、脑出血、急性心力衰竭等疾病，对老年人的身心健康构成了极大威胁。

老年便秘中医学称为"大便难""老人秘""阴结""阳结""脾约"等。老年便秘的临床治疗可难可易，易者数剂可愈，难者颇为棘手。王庆其教授结合《黄帝内经》"年长则求之于府"的理论，认为年老脏腑之气渐衰，肠不能传化则便结。凡察老年病，必先察其腑行情况，若腑气不畅则身不安，甚者变生诸症。笔者通过整理王庆其教授医案等资料，结合跟诊经历，现将其诊治老年便秘的经验介绍如下。

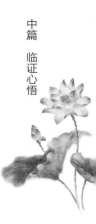

一、"年长则求之于府"理论溯源

"年长则求之于府"出自《素问·示从容论》，曰："夫年长则求之于府，年少则求之于经，年壮则求之于脏。"府，同腑。不同年龄的人，因其生理、病理特点各异，在疾病诊疗上也应有所侧重，防治老年病当首重"府"。《素问·五脏别论》曰："六腑者，传化物而不藏。"胃纳健，二便调，则传化之腑升降有序，是治病及养生保健之关键。清代黄元御《素问悬解》释曰："年长者肠胃日弱，容纳少而传化迟，府病为多，故求之于府。"足见此处"府"主要指胃肠而言。《灵枢·天年》说："六腑化谷，津液布扬，各如其常，故能长久。"将"六腑化谷，津液布扬"视为长寿、健康的标志。李东垣《脾胃论》曰："真气又名元气，乃先身生之精气也，非胃气不能滋之。""胃者，十二经之源，水谷之海也，平则万化安，病则万化危……胃之一腑病，则十二经元气皆不足也。气少则津液不行，津液不行则血亏。"胃气与疾病之间关系密切。《素问·灵兰秘典论》说："大肠者，传导之官，变化出焉。"所谓变化就是指水谷精微经腐熟，传入大肠变为粪便排出，大肠传导失司引起便秘。《素问·五脏别论》说："夫胃大肠小肠三焦膀胱，此五者，天气之所生也，其气象天，故泻而不藏，此受五脏浊气，名曰传化之腑，此不能久留输泻者也。魄门亦为五脏使，水谷不得久藏。""水谷入口，则胃实而肠虚；食下，则肠实而胃虚。故曰实而不满，满而不实也。"胃肠虚实交替，保证了水谷正常新陈代谢，若胃肠被糟粕塞满，则成为病态。简言之，老年人胃旺肠运，纳化正常，则身轻寿长；反之，胃衰肠壅，生化枯竭，升降失畅，则多疾早衰。不仅许多老年病关乎腑气通畅与否，而且从延缓衰老的角度，也须关注腑气，诚如葛洪《抱朴子》所言："若要长生，肠中常清。"

二、老年便秘从"府"论治要点

老年病是在老年人五脏功能减退，阴阳渐衰的基础上发生和发展的。因此老年便秘的根本病理是以虚为本，因正虚无力祛邪，易使正邪相持而致虚中夹实。可从以下几个方面来治"府"。

1. 首要固护胃气

老年便秘虽然多虚实并见，然以虚证为多。《灵枢·经脉》有云："人始生，先成精。"精有先后天之别，先天之精气随着年龄的增长而逐渐衰退，"五八肾气衰，发堕齿槁……八八，天癸竭，精少，肾脏衰，形体皆极。"先天之精气又依赖后天脾胃的滋养，李东垣《脾胃论》说："元气之充足，皆由脾胃之气无所伤，而后能滋养元气。"《素问·玉机真脏论》说："五脏者，皆禀气于胃，胃者，五脏之本也。""有胃气则生，无胃气则死。"五脏六腑皆赖胃气的滋养。胃气的存亡决定了机体的强弱盛衰。《养老奉亲书》言："脾胃者，五脏之宗也，老人肠胃虚薄，不能消纳，故成疾患。"因此，王庆其教授认为，调理脾胃是"养老人之大要也"，主张处方用药时忌伤胃气，虽然老年病以补虚为主，但运用补益滋腻之品，要防腻滞脾胃，当补中寓通、消补兼施。使用辛散行气之品，应防辛燥伤阴，适当佐以养阴之品；使用苦寒泻下通腑之品，注意防伤脾胃，把握用药剂量，不宜使用峻猛之剂。总之，养护胃气，要有补有泻，有通有散，有升有降，要以气血流通、脾胃健运、阴阳平衡为度。

2. 老年慎泻，不宜峻下

明代吴又可《瘟疫论》有云："老年慎泻，少年慎补。"王庆其教授认为，大便不通畅虽属实证，然而老年人气血阴阳不足，多为虚实夹杂，或因虚致实者，故祛邪慎用峻剂攻伐，否则，攻伐太过而伤正气，邪气虽去而正气难复。老年人机体生理功能日趋衰退，肾气亏虚，阳气不足，阴精匮乏。发病则如雪上加霜，不耐攻伐。伐之则非但邪气不克，反致正气易伤，致生变端。诚如宋代陈直《养老奉亲书》所言："老弱之人，大汗之则阳气泄，吐之则胃气逆，泻之则元气脱，立致不虞"。蒲辅周先生也强调："汗出勿伤，下而勿损，温而勿燥，寒而勿凝，消而勿伐……吐而勿缓。"老年便秘应慎用攻下峻下之品，《景岳全书》云："凡属老人、虚人……多有病为燥结者，盖此非气血之亏，即津液之耗。凡此之类，皆须详察虚实，不可轻用芒硝、大黄、巴豆……今日暂得通快，而重虚甚虚，以致根本日竭，则明日之

中篇 临证心悟

结必将更甚，愈无可用药矣。"王庆其教授认为老年患者平素气阴不足，切忌见便秘则攻下，否则会加重气虚，久致脾胃功能更加虚弱。若滥用攻伐，如芒硝、大黄、番泻叶、乳果糖之类，虽可图一时之快，实难长久奏效，反会伤及正气，贻误治机，犯虚实之戒，形成顽固性便秘。

《黄帝内经》治病强调"适事为故"，对老年便秘的治疗尤然。老年便秘原因甚多，治疗也非易事。或因肾阳不足，推运无力；或因脾气虚衰，健运失司；或因阴分亏虚，肠燥津枯；或因饮食积滞，失于传化；或因手术损伤，传导失职；或因气机阻滞，不能升降等。治疗时既要求本，又须注意个体差异，切不可妄治，以免徒伤正气，欲速不达。阳虚便秘，慎用苦寒重剂，须防重挫中阳；阴虚便秘，慎用滋腻太过，须防养阴滋腻碍胃；气机不利，不可久用辛燥，以免耗津；如欲攻泻，须处处固护胃气等。处方用药可采用复方小剂量，并注意配伍中的相使、相制，以免产生不良反应。另外，"中病即止"十分重要，不可尽剂，即《黄帝内经》所谓"谷肉果菜，食养尽之，无使过之，伤其正也"。

3. 调五脏以通"府"

老年便秘求之于"府"，胃肠转输水谷及糟粕，不宜久留，须按时排空，若满而不通则生食积、痞满、便秘、水肿等实证病变，故后世有六腑"以通为用""以降为顺""以通为补"等说法。胃肠通降功能正常与否，与五脏关系密切。《素问·五脏别论》言："魄门亦为五脏使。"

肺主宣发肃降，与大肠相表里。肺气宣发，布散津液输布至大肠，肠道濡润则糟粕排出通畅；肺气肃降，故能传导而助肠行便。唐容川在《医经精义》说："大肠之所以能传导者，以其为肺之腑。肺气下达，故能传导。"《石室秘录》亦云："大便秘结者，人以为大肠燥甚，谁知是肺气燥乎，肺燥则清肃之气不能下行于大肠。"说明宣降肺气可助大肠传导，提壶揭盖，肺失宣肃，津液干枯，则肠道不通，大便难行。王庆其教授喜用桔梗、紫菀、枇杷叶等降肺气以通便，天冬、麦冬等使肺阴复而津还肠润。

肝藏血，主疏泄，肝气条达顺畅则大便传送无阻，肝失疏泄，可导致胃的降浊功能异常而引起便秘，《症因脉治》中说："诸气拂郁，则气壅于大肠，而大便乃结。"《医学入门》有"肝与大肠相通，大肠病宜平肝"的记载。王庆其教授喜以柴胡剂加减治疗气滞型便秘，《伤寒论》即有以小柴胡汤治疗便秘的论述，《神农本草经》谓柴胡可"去肠胃中结气，推陈致新"。小柴胡汤可使上焦得通，津液得下，胃气因和，大便乃通。王庆其教授喜以柴胡、木香、枸橘李、八月札、佛手等疏肝理气。气滞甚者可予枳实、枳壳、大腹皮、刀豆子等。肝血肝阴不足，则肠道失润而便干。故治疗老年便秘属血虚津亏者，可予生何首乌、白芍、当归等养血柔肝润燥。

肾司二便，为水火之脏，乃元阴元阳之府。明代《景岳全书》有云："秘结之由，除阳明热结之外，则悉由乎肾。"老年人肾阳不足，命门火衰，不仅无力鼓动胃肠之气，使胃肠传导无力，而且阳不化气，阴聚于下，水寒凝结于下焦，皆可致排便困难，王庆其教授提出"通阳三步曲"，桂枝主通阳、干姜温中阳、附子温元阳。临床视阳虚程度可酌用桂枝、肉桂、炮姜、干姜、附子等品，亦可以锁阳、狗脊、核桃仁、肉苁蓉等温肾通便；肾精不足，肠津涩少，亦可影响大肠之传导，可用桑椹、黑芝麻、枸杞子、何首乌等滋肾通便。

脾主运化，一些习惯性便秘的老人，甚者数日或一周不便而不觉所苦，王庆其教授认为此多因患者年高脾胃虚弱，传导乏力而致，久之会对身体产生极大危害。他主张以枳术汤合补中益气汤加减治疗，常重用生白术。气血不足者加肉苁蓉、当归、火麻仁之属；脾虚气滞者加木香、槟榔、厚朴、乌药等药。

心主神明，又主血脉，为五脏六腑之大主，王庆其教授主张要形成有规律的排便习惯，并提出"治胃肠先治心"的观点，胃肠道是人类最大的"情绪器官"，《灵枢·本神》指出，五脏中与情绪关系最为密切的就是心肝二脏，"心气虚则悲，实则笑不休。"人的消化功能会随着情绪波动而出现"情绪化"反应，若心理压力过大、过劳等，均可导致胃肠蠕动减慢，消化液减少，引发便秘。心火旺盛，神明失常而便秘者，可清心泻火通便，酌用莲子心、灯心草、栀子等。且心主血脉，大肠、魄门亦依赖血液的营养而发挥其功能，老年人心血不足，血虚津少亦可致便秘。王庆其教授主张一方面进行心理治疗，让患者保持良好的心理状态，另一方面酌用《沈氏尊生书》之润肠丸或《世医得效方》之五仁丸加减。

因此，王庆其教授指出，通过调五脏以治胃肠，着眼整体辨证治疗，可达到改善人体内环境的目的。诚如《景岳全书》所言："脾胃中皆有五脏之气。""善治脾（胃）者，能调五脏，即所以治脾胃也。"

三、调"府"之用药配伍规律

1. 补泻互寓以通"府"

年老之人，五脏不坚，精血耗竭，神气衰弱，气血运行必生障碍，或内生痰浊，或血滞成瘀，或外邪乘虚而入，从而出现虚实夹杂之证，治疗当攻补兼施。秦伯未曾云："治内伤于虚处求实，治外感于实处求虚，乃用药之矩矱也。"无论外感或内伤脾胃，病经迁延，证见病邪内蕴与正气消伐并存，属本虚标实者多，故临证运用补泻互寓法时，须根据虚实之多少，又有"寓补于泻"及"寓泻于补"之殊。

王庆其教授常以白术配枳实治疗老年便秘，效果甚佳。枳实破气，除痞消积，白术补气健脾，二药一补一泄、一升一降。补而不滞，消不伤正。二药配伍，最早见于《金匮要略》的枳术汤，枳实用量倍于白术，以消为主，主要用于治疗水饮停于心下之痞满，后世张元素改汤为丸，白术用量倍于枳实，以补为主，治疗脾虚气滞、饮食停聚之证。现代临床白术乃补益脾胃之要药，亦有润肠之功。《金匮要略·痉湿喝病脉证治》曰："伤寒八九日，风湿相搏，身体疼烦，不能自转侧，不呕不渴，脉浮虚而涩者，桂枝附子汤主之；若大便坚，小便自利者，去桂加白术汤主之。"去桂加白术汤之白术二两，用量最大，仲景此意甚明，汗多伤津之脾虚便秘，可加白术生津润肠通便。《本草崇原》曰："土有湿气，始能灌溉四旁，如地得雨露能发生万物，若过于炎燥，则止而不行，为便难脾约之证。白术作煎饵，则燥而能润，湿而能和。"

王庆其教授认为，老年便秘本虚标实，以白术配枳实治疗再恰当不过，因大便硬而加白术，白术通便而不致腹泻。白术之通便，一是生用，二是剂量要大，生白术通便而不致腹泻，尤为适合老年人，宜逐步增量，可用到30～60g。《本草求真》载："白术味苦而甘，既能燥湿实脾，又可缓脾生津。"临床上遇到便秘且中气不足，可以考虑加大生白术的用量，以健脾除湿生津。同时根据气滞、脾虚的偏重不同，调整枳实与白术的用药比例。脾虚甚者，白术量倍于枳实，加党参、山药等；气滞甚者，枳实增量，并酌加木香、砂仁等；食滞甚者，配伍神曲、麦芽、鸡内金等；食滞兼痰饮者，配伍陈皮、半夏等；怕冷恶寒者，可伍干姜、附子、高良姜等；积滞化热者，伍黄芩、黄连、大黄等。

2. 调节升降以平"府"

胃肠属传化之府，以"通降"为顺，其功能的正常发挥有赖于气化运动的正常完成，脾胃中枢的升降、肺气的宣发肃降、肝胆之气的疏泄起着关键作用。

脾胃同属中焦，脾宜升则健，胃宜降则和，两者相互为用，脾健则令精气敷布全身，胃和则浊气转输于魄门，脾胃为糟粕秽浊升降转输之枢纽。升降药物的配伍可有助于胃肠的传导运化，王庆其教授以白芍或大黄配升麻。因老年人多体弱，故常以生白芍代替大黄，常用至30g。《伤寒论》言："本太阳病，医反下之，因而腹满时痛者，属太阴也，桂枝加芍药汤主之；大实痛者，桂枝加大黄汤主之。"《本经疏证》称"芍药破肠胃之结"，足见芍药有通便之功，其力较大黄轻。升麻辛甘，体清，升散，善引清阳之气上升，为升阳举陷之要药。二药相伍，虚实同治，升降兼备，通便甚佳。或仿厚朴七物汤之意，以厚朴、枳壳（枳实）、芍药（大黄）配桂枝、生姜，辛散苦降，调节脾胃之升降，疏利气机。肺与大肠相表里，大肠的传导功能依赖肺气的宣发肃降，肺气宣发布散津液，肠道得濡，肺气肃降，大肠之气随之而降。宣肃正常，糟粕得下。治疗老年便秘王庆其教授常以桔梗配枳壳，桔梗辛以入肺，性主升，善开肺中痰浊郁滞；枳壳苦泄下降，理气宽胸，能泻胸膈郁结之气。一升一降，疏理气机，宽胸利肺，用治肺郁失宣、大肠气滞所致的腹满便秘者。或于通腑之品中轻投少量枇杷叶、桔梗、荆芥、防风、杏仁、桑白皮等，有"提壶揭盖"之功，使肺气得降，津液得散，肠腑得濡。

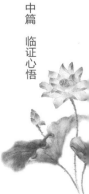

肝主疏泄，肝胆气机郁结不畅，进而影响肠胃运化，亦可致大便秘结，《备急千金要方》曰："老年之性，必持其老，无有籍在，率多骄恣，不循轨度，忽有所好，即须称情。"老年人脏腑气血功能逐渐衰退，加上情志等因素，容易产生异常情感，而引发便秘。章次公先生认为柴胡功用有三，即解热、祛癖和泻下，谓其"退热通便，稳当无比"。王庆其教授对于肝气不畅之便秘患者，亦常以小柴胡汤合青皮、木香、枳实等加减，辅以泄热通便润肠之品，疗效显著。

3. 养血生津以润"府"

老年人津液干枯，肠道失于濡润，宜生津润燥，使大便自通。《医门补要》曰："人至老年，未有气血不亏者。"《宝命真诠》言："老人津液干……病后血气未复，皆能秘结，但当保养气血，使津液生则自通。"精血亏虚、津液不足是老年便秘的病理基础，脾为气血生化之源，中气不足，津血生化无源，则肠道津枯血燥，窍失濡养，无水行舟，糟粕难下而成便秘；肾司二便，肾精不足则肠道津枯，大肠失于传导。如果肺气郁闭，津液不能正常敷布，易致肠道津液不足，上窍塞而下窍闭，大便涩滞不通。王庆其教授根据老年人精亏、血少、液枯的特点，常以白芍配当归治疗，合仲景当归芍药散之意，且白芍要量大生用，一般用 30～50g。当归芍药散在《金匮要略》中本为养胎方，《金匮要略·妇人妊娠病脉证并治》曰："妇人怀娠，腹中㿗痛，当归芍药散主之。"《金匮要略·妇人杂病脉证并治》曰："妇人腹中诸疾痛，当归芍药散主之。"该方有养血调肝、健脾祛湿之功，当归配芍药对于血虚型便秘较为适宜，尤为适合老年人及女性。生白芍滋阴养血，又能苦泻，与当归相配，养血活血，以治肝血不足。芍药、川芎、当归调血以柔肝；白术、泽泻、茯苓调津以益脾，便通肠润，阴血得复，不至再结。此外，王庆其教授设养血润肠药组：生地黄、生何首乌、当归、桑椹，补血滋阴、生津止渴。其中生地黄滋阴润燥、凉血生津，生何首乌补养阴血、润肠通便，当归补血活血、润肠通便，桑椹养血润肠通便。四药有养血生津、润肠通便之功，对血虚便秘、老年便秘尤为适合，可使肝肾得补，精血得养，津液充足，肠道得润，从而大便通畅。还常辅以杏仁、瓜蒌仁、桑叶之属，宣肺气、布津液以润肠道。

4. 阴阳互求以和"府"

"阴平阳秘"是人体的最佳状态，张景岳认为，"命门为元气之根，为水火之宅，五脏之阴气非此不能滋，五脏之阳气非此不能发""五脏之真，唯肾为根"。人七七、八八之后，肾气渐衰，天癸数尽，阴阳渐虚，常见老年患者阳虚中夹有阴虚，阴虚中伴有气虚或阳虚，单纯的阴虚或阳虚比较少见。老年人精、气、血、津液多有亏损，这使得老年人阴阳保持在低水平的平衡状态，当这种平衡被破坏则发病，不论伤阴或损阳，都会使阴或阳更虚，因此老年病阴阳两虚证非常多见，而且阴阳又多相互转化，正如张景岳所云："善补阳者，必于阴中求阳，则阳得阴助而生化无穷；善补阴者，必于阳中求阴，则阴得阳生而泉源不竭。"因此，针对阴阳两虚证，王庆其教授特别强调阴阳双补、温润寒热并行，治之扶阳、滋阴并举。

朱丹溪在《格致余论》中云："人生至六七十岁以后，精血俱耗。"这是因为"人身之阴，难成易亏，六七十后，阴不足以配阳，孤阳几欲亡越"，老年人阳常有余，阴常不足，此阳之有余，亦非阳盛，而是阴阳俱不足之相对有余状态，因此针对阴虚津亏之老年便秘患者，王庆其教授常于大队滋阴温肾之品中稍佐温阳之炮姜、干姜、附子之属，以在阳中求阴、滋阴养血的同时温阳助运。老年人阳气虚衰，元阳渐亏亦较常见。《素问·阴阳应象大论》云："阳化气，阴成形。"年老之人"阳化气"的功能减退，阳不化气，肠道传送无力，则大便难解。肾阳不足，命门火衰，阴寒内生，留于肠内，肠道传送无力亦导致排便困难。王庆其教授治以《景岳全书》中济川煎合仙茅、巴戟天等品加减，稍佐生地黄、芦荟、黄芩等，阴中求阳，助阳生津通便，阳虚当益阴和阳，阴虚当温阳滋阴，方得阴阳互补之妙，有助于提高临床疗效。

四、验案举例

尤某，男，71岁。2013年5月18日初诊。

患者长期大便不爽，3～7日一解。时有腹胀，口干，饮水不多，食欲

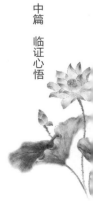

中篇 临证心悟

尚可。有高血压病史，长期服降压药，基本可以控制血压，血脂偏高，血糖在临界值上下。经常服用润肠通便药物，大便时通时秘。舌质微红，苔薄腻，脉弦滑有力。前医已用过各种润肠通便方法及药物，改以肃肺润燥法试投。

处方：生白术 30g，生白芍 30g，枳壳 15g，枳实 15g，北沙参 12g，麦冬 12g，光杏仁 15g，桔梗 9g，炙紫菀 12g，全瓜蒌 30g，莱菔子 15g，甘草 6g。14 剂，水煎服（下同）。

二诊：药后大便 2～3 日一解，仍较干结不爽。上方炙紫菀改为 30g，生白术改为 40g，生白芍改为 40g，枳壳改为 20g，枳实改为 20g。14 剂。

三诊：大便 1～2 日 1 次，质较软，口干好转。守上方继服 14 剂。

四诊：大便 1～2 日 1 次，成形，自觉腹部舒适，纳好，精神佳。生白术 50g，白芍 50g，枳壳 20g，枳实 20g，北沙参 12g，麦冬 12g，光杏仁 15g，桔梗 9g，紫菀 20g，全瓜蒌 30g，莱菔子 20g，甘草 6g。14 剂。

症情稳定，大便每日 1 次，成形，腹部安和。

按：老年便秘的治疗或易或难，易者数剂可愈，难者颇为棘手。本案患者年愈古稀，久服润肠通便之品，虽偶有通畅，实难长久奏效，反而久之机体耐受，易形成顽固性便秘。王庆其教授结合老年人体质特点，重用生白术以健脾生津，重用生白芍以滋阴养血，常合枳实（枳壳），补泻互寓，消补兼施，生白术和白芍常用 30～60g，治便秘润而不伐。妙在紫菀重用至 30g，《药品化义》载紫菀"味甘而带苦，性凉而体润，恰合肺部血分。"王庆其教授重用此药宣降肺气，辅以北沙参、麦冬、光杏仁、全瓜蒌润肺利肠；桔梗与枳壳、枳实配伍，调节肺与大肠之升降，又有"提壶揭盖"之意，使肺气得宣、津液得布、肠道得濡。诸药合用，通便效果甚佳。

薛辉（上海中医药大学）

第二十一章　王庆其辨治杂病潮热经验

潮热是指发热起伏盛衰有定时，好像潮水一般，中医文献记载有"日晡潮热""午后潮热"等。《伤寒明理论》曰："伤寒潮热何以明之？若潮水之潮，其来不失其时也。"《证治准绳》言："潮日有作有止，若潮水之来，不失其时，一日一发，若日三五发即是发热，非潮热。"《伤寒论》载有阳明腑实潮热及少阳里实潮热，《金匮要略》有风湿化热潮热及女劳阴虚潮热等，后世温病学医籍中还有湿温潮热等记载。

王庆其教授根据临床实践，认为潮热多属里证，但有虚有实，实证潮热多由于外感，热势较高，热退不清，到一定时间会复升；虚证潮热，多由于劳倦内伤，脏腑气血亏虚，发热较低，病情缠绵；在杂病中还有一些潮热，自我感觉发热，实际体温正常，表现为阵阵烘热，如潮而来，有的没有规律，反复发作，缠绵不解，病机错综复杂，部分患者与情绪变动有关，被诊断为植物神经功能紊乱、神经官能症、更年期综合征等，治疗颇为棘手。王庆其教授认为，这大多与脏腑阴阳水火升降失调有关，治当详辨。现整理王庆其教授治疗的杂病潮热医案数则，加以分析，从中探索其治疗的思路和规律，供同道参考。

1. 营卫不和潮热汗出恶风案

申某，女，54岁。2015年6月19日初诊。

主诉：潮热汗出如洗，伴恶风怕冷数月。

病史：患者有帕金森病15年，目前服美多巴、卡左双多巴控释片、舍曲林、氯硝西泮控制。近几个月出现潮热汗出如雨，甚者每天换数套衣服，畏风怕冷，常便秘，须用开塞露，食欲差，睡眠依赖安眠药。来诊时诉头、胸、背汗出，恶风怕冷，语声低弱，面色㿠白，失眠，纳差，口干，烘热。

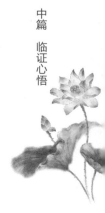

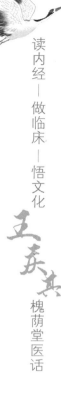

舌质淡红，苔薄腻，体胖大，脉沉细。

西医诊断：帕金森病，更年期综合征。

中医诊断：汗证（气阴两虚，营卫不和）。

治法：益气养心敛汗，调和营卫阴阳。

处方：黄芪30g，怀小麦30g，浮小麦30g，炙甘草9g，大枣9g，淫羊藿12g，煅龙骨、煅牡蛎各30g，知母、黄柏各12g，胡颓子叶15g，仙茅12g，杏仁9g，五味子12g，泽泻15g，薏苡仁15g，砂仁、白蔻仁各6g。14剂。

二诊（2015年7月2日）：患者夜间潮热汗出略减，白天仍汗出多，形寒怕冷，又见全身抽搐，大便不畅，食欲不振。口干，潮热，精神不振。舌质淡红，苔薄，舌下青筋微显，脉滑数。上方加生白术18g，生白芍15g，地骨皮12g，木香9g。14剂。

三诊（2015年7月16日）：白天汗出稍减，无盗汗，仍怕风怕冷甚。腋下、胸口、后背汗出黏腻，腰酸，舌质淡，苔薄腻，双手寸关弦小滑，双尺沉。上方去知母、黄柏、杏仁、白芍，加杜仲15g，熟地黄24g，莪术15g，羌活、独活各30g，改淫羊藿为30g。14剂。

四诊（2015年7月30日）：症无进退，汗出未减，仍汗出怕冷，恶风，乏力，大便日1次，关节酸痛。舌质淡红，苔薄白腻，脉细。一诊方去泽泻、仙茅，加姜黄12g，僵蚕12g，鹿衔草15g，紫石英15g。14剂。

五诊（2015年8月16日）：症无进退，汗出未减，仍怕冷恶风，潮热，口干，多饮，心烦，焦虑，怕声。黄芪60g，太子参12g，五倍子12g，乌梅12g，炒白术60g，潼蒺藜20g，蝉蜕9g，大枣9g，肉桂6g，藿梗、苏梗各12g，莲子心6g，灯心草6g，甘草9g，郁金12g。7剂。

六诊（2015年8月23日）：汗出怕冷，动则汗出，潮热稍减，大便无力。舌质淡红，苔薄白。淫羊藿30g，仙茅15g，知母、黄柏各12g，巴戟天12g，当归12g，潼蒺藜30g，五倍子15g，胡颓子叶15g，麻黄根30g，诃子15g，黄芪60g，桂枝、白芍各30g，藿梗、苏梗各12g。7剂。

七诊～九诊略。

十诊（2015 年 10 月 8 日）：潮热汗出再减，仍恶风怕冷，欲跌倒。面具脸，关节僵直感。大便难，无力，须用开塞露。偶咽痛。舌苔少，有裂纹，舌体胖，质暗红。黄芪 30g，桂枝 20g，生白术、生白芍各 30g，枳实、枳壳各 12g，柏子仁 15g，制大黄 6g，蝉蜕 6g，僵蚕 12g，姜黄 6g，大枣 10g，麻黄根 20g，五味子 12g，藿梗、苏梗各 12g，生姜 2 片。14 剂。

十一诊（2015 年 10 月 24 日）：潮热除，汗出大减，并且可迅速自行止汗。纳可，大便改善。腰痛，夜间翻身不利。怕冷，恶风，行走不利，关节疼痛僵直。舌质嫩红，苔薄白，脉沉。前方加麦冬 12g，山芋肉 12g，姜黄改为 9g。14 剂。

药后患者症状明显缓解，随访。

按： 患者处于更年期，天癸将绝，阴阳失调，见潮热、大汗出、恶风，怕冷，语声低弱，面色㿠白、烘热、口干。辨证属阴阳两虚，营卫不和，气阴两虚。初诊治以调和阴阳，投以甘麦大枣汤合二仙汤及敛汗之品，之后虽加减各种祛湿、祛风、温阳药物，但效不理想。故重用黄芪 60g，桂枝、白芍剂量用至 30g，方见疗效。可见患者主要病机还是营卫不和，表虚气弱，营阴不得内守，汗出如雨，同时伴恶风，故用桂枝汤调和营卫，大剂量黄芪益气固表，佐以麻黄根助黄芪益气固表，再以五倍子、乌梅、山萸肉佐白芍酸甘敛阴和营，合大剂桂枝和其营卫，通卫阳，从而获得明显疗效，诸症得解。

2. 产后潮热案

王某，女，36 岁。2016 年 7 月 21 日初诊。

主诉：产后反复发热 1 个多月。

病史：患者于 7 月 5 日顺产二胎，1 周后发热，体温 38℃，胸部 X 线检查无异常，使用抗生素后体温渐平，但仍反复发热。目前恶露已净。否认妇科炎症、膀胱炎、肾盂肾炎病史，否认其他内科疾病病史。无咽痛，口干，大便一日 2 次，成形。傍晚低热，早晨正常。舌质干红，有裂纹，脉细浮数弦。

西医诊断：产后发热。

中医诊断：产后热（阴虚发热）。

治法：养阴清热化湿。

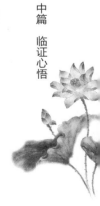

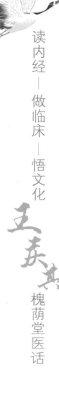

处方：青蒿 15g，知母 12g，炙鳖甲 12g，牡丹皮 12g，地骨皮 12g，生地黄 12g，银柴胡 12g，白薇 9g，藿香 12g，紫苏梗 12g。3 剂。

二诊（2016 年 7 月 23 日）：服药后仍低热，体温维持在 37.5℃左右，今日就诊时 36.8℃，微汗出，舌质红，苔白。前方加胡黄连 9g，煅龙骨、煅牡蛎各 30g，改银柴胡为 15g，白薇 15g。3 剂。

三诊（2016 年 7 月 28 日）：体温正常，白细胞 9.8×10^9/L，中性粒细胞 7.3×10^9/L，C 反应蛋白 22.78mg/L。胃纳一般，口干，舌尖红，苔白腻，脉细。川石斛 12g，玉竹 12g，麦冬 12g，炙龟甲 12g，知母 12g，胡黄连 9g，白薇 12g，银柴胡 12g，珍珠母 30g，牡丹皮 12g，白芍 12g，藿香 12g，紫苏梗 12g。7 剂。

按：产后发热是指产褥期内出现发热持续不退，或突然高热寒战，并伴有其他症状者。产后发热《黄帝内经》称"乳子病热"，《金匮要略》有热入血室说，《妇人大全良方》提出产后发热多虚多瘀的病机。该患者由于产后阴津耗伤，阴血骤虚，以致阳无所附，虚阳浮越于外而发热。症见发热，午后热甚，颧红，口干，心悸，失眠，五心烦热，舌尖红，苔白腻，脉细。治以养阴清热化湿，药用青蒿鳖甲汤合两地汤，以养阴清热，脉证相合，故收效甚佳。

3. 阴虚火旺潮热汗出案

曾某，男，70 岁。2015 年 12 月 10 日初诊。

病史：近 1 年来出现阵发性头面大汗出，汗出湿衣，多于白天或凌晨 3～4 点发作，伴头面烘热，手足心热。时有耳鸣，头晕，视力模糊，神疲腰酸。多方求治均无效。有高血压、脑梗死病史，无肢体活动不利或言语不清。

刻下症：阵发性潮热汗出，头颈及上半身明显，大便调，夜寐差，易早醒，多梦。舌苔薄白，舌质淡红，边有瘀点，脉弦数。

西医诊断：高血压，脑梗死。

中医诊断：汗证（阴虚阳亢）。

治法：滋阴潜阳，降火敛汗。

处方：知母 12g，黄柏 12g，地骨皮 12g，龟甲 12g，煅龙骨、煅牡蛎各

30g，炒白术 30g，五味子 12g，连翘 12g，麦冬 12g，麻黄根 20g，山萸肉 12g，碧桃干 15g，藿梗、苏梗各 12g。14 剂。

二诊（2015 年 12 月 29 日）：药后汗出减，但仍有反复，舌苔薄，质红。知母 12g，黄柏 12g，地骨皮 12g，龟甲 12g，煅龙骨、煅牡蛎各 30g，五味子 12g，山萸肉 12g，麻黄根 20g，生地黄、熟地黄各 12g，胡颓子叶 15g，胡黄连 6g，远志 9g，酸枣仁 9g，甘菊花 12g。14 剂。

三诊（2016 年 1 月 15 日）：诉汗出稍减，颈项部僵硬，舌脉如前。黄芩 12g，黄柏 12g，黄连 6g，当归 12g，生地黄、熟地黄各 12g，黄芪 15g，煅牡蛎 60g，葛根 30g，五味子 12g，山茱萸 12g，肉桂 3g。14 剂。

四诊（2016 年 2 月 1 日）：仍汗出，夜寐差。舌质红，舌苔薄。知母 12g，黄柏 12g，龟甲 12g，生地黄、熟地黄各 12g，银柴胡 12g，胡黄连 6g，青蒿 9g，麦冬 12g，五味子 12g，煅龙骨、煅牡蛎各 30g，麻黄根 20g，天花粉 12g。14 剂。

五诊（2016 年 2 月 16 日）：汗出基本消失，偶有阵发性头汗 1 次，现咽干明显。大便可，纳可。上方加玄参 9g，西青果 12g，瓜蒌皮 12g。14 剂。

六诊（2016 年 3 月 3 日）：汗出偶有反复，潮热消失。咽干止。上周出现牙周炎，现牙龈肿痛。血压控制可。舌边尖红，苔薄白。知母 12g，黄柏 12g，龟甲 12g，煅龙骨、煅牡蛎各 30g，胡黄连 6g，白薇 12g，银柴胡 12g，麻黄根 20g，山萸肉 12g，生地黄、熟地黄各 12g，藿梗、苏梗各 12g，蒲公英 20g，金银花 9g。14 剂。

按：患者古稀之年，有脑梗死病史。肝肾真阴亏损，易生虚火。近 1 年症见头面及上半身汗出，手心热甚。肝肾虚火，蒸腾津液，则见头面、上半身汗出不止。壮水之主，以制阳光。治疗以滋养肝肾之阴配合清肝肾之虚火，清虚热用银柴胡、胡黄连、青蒿、地骨皮、白薇效果较好，辅以敛汗之品而获全功。热平后可常服一段时间的大补阴丸，以充肾水，使肝肾之火潜藏，既可巩固疗效，又可帮助控制血压。

4. 抑郁焦虑症伴潮热汗出案

徐某，女，70 岁。2014 年 9 月 10 日初诊。

病史：患者有抑郁症、焦虑症病史 6 年，1 年前曾割腕自杀未遂。目前服用西酞普兰、黛力新、唑吡坦、氯硝西泮等药物。来诊时诉心烦，烘热汗出，夜寐差，仅能入睡 3 小时左右，纳差。舌质暗红，苔厚腻，脉弦滑。

西医诊断：抑郁症，焦虑症。

中医诊断：郁证（肝郁化火，湿浊内蕴）。

治法：疏肝理气，清热化火，健脾祛湿。

处方：知母 12g，黄柏 12g，煅龙骨 30g，煅牡蛎 30g，八月札 15g，石菖蒲 12g，地骨皮 15g，柴胡 12g，娑罗子 10g，郁金 10g，制半夏 12g，北秫米 30g，陈皮 6g，炒谷芽 30g，炒麦芽 30g，桂枝 9g，藿香 12g，紫苏梗 12g。14 剂。

二诊（2014 年 9 月 24 日）：心烦、烘热减轻，胃纳增加，仍夜寐差，口干。舌质暗红，苔薄白，脉弦滑。湿邪已去，肝火未平，治以清热化火，平肝养心安神。知母 12g，黄柏 12g，地骨皮 12g，焦山栀 12g，珍珠母 30g，五味子 12g，酸枣仁 15g，天麻 12g，甘菊花 12g，麦冬 12g，郁金 10g，莲子心 6g，灯心草 6g。14 剂。

三诊至五诊略。

六诊（2014 年 11 月 19 日）：近日夜寐较前有所改善，能入睡 4 小时左右，多梦，烘热阵作。舌质暗红，苔薄白，脉弦滑。虚热未清，肝火未解，取柴胡加龙骨牡蛎汤加减，和解清热，镇静安神。柴胡 12g，生龙骨 30g，生牡蛎 30g，莲子心 6g，灯心草 6g，酸枣仁 15g，山茱萸 12g，五味子 12g，藿香 12g，紫苏梗 12g，川厚朴 6g，夜交藤 30g，灵芝 12g，郁金 10g。14 剂。

七诊、八诊略。

九诊（2015 年 1 月 14 日）：目前咳嗽、口干减轻，胃纳转佳，烘热未见明显发作，稍有盗汗，夜寐 5 ～ 6 小时。舌质暗红，苔薄，脉弦滑。经精神科医师指导，近已停服黛力新。肝气郁结，阴虚化火，迫津外泄，治以养阴清热，疏肝理气，清心安神。北沙参 12g，麦冬 12g，五味子 12g，夜交藤 30g，生龙骨 30g，生牡蛎 30g，郁金 12g，合欢皮 15g，莲子心 6g，灯心草 6g，八月札 12g，茯苓 15g，茯神 15g，藿香 12g，紫苏梗 12g，款冬花

10g。14 剂。

十诊至十四诊略。

十五诊（2015 年 4 月 8 日）：夜寐转安，盗汗，烦躁，大便已调。舌红，少苔，脉弦细。肝郁化火日久，阴液难复，治以滋阴清虚热，疏肝理气。胡黄连 6g，白薇 12g，炙龟甲 10g，地骨皮 10g，知母 12g，郁金 10g，八月札 12g，枸橘李 12g，远志 9g，夜交藤 30g，胡颓子叶 10g，五倍子 10g，麻黄根 20g。14 剂。

服用前方后盗汗、烦躁减轻，夜能安睡 8 小时，胃纳可。舌红，少苔，脉弦细。前方加麦冬 12g，白芍 12g。14 剂。

2016 年 4 月随访，患者目前每晚能睡 7～8 小时，情绪稳定，潮热消失，偶有盗汗，饮食起居正常。已停服唑吡坦，仅服用少量氯硝西泮、西酞普兰。目前仍在进一步治疗观察中。

按：西医学认为抑郁症是以显著而持久的心境低落为特征的认知三联征，即消极地看待自我、环境和未来。焦虑症以焦虑紧张、运动性不安和自主神经功能亢进为主症。王庆其教授认为从中医辨证分析，抑郁症属于阴证，焦虑症属于阳证。抑郁症治疗以疏肝解郁为主，常以柴胡疏肝散、逍遥散加减，佐以桂枝、制半夏、陈皮、姜竹茹等温化痰浊之品；焦虑症属肝郁化火，治疗常用知母、黄柏加逍遥散，或丹栀逍遥散、栀子豉汤加减；如焦虑伴有躁狂者为阳明实火，常选用大承气汤或黄连解毒汤之属化裁。本案患者抑郁、焦虑并存，病机属于肝郁化火，兼有湿浊内蕴。病程久，肝气郁结，失于疏泄，日久化火，耗散气阴。初诊时伴湿邪阻滞，治以健脾化湿，其后予柴胡、郁金等疏肝理气，知母、黄柏、地骨皮清热，五味子、麦冬、龟甲、白芍等养阴，龙骨、牡蛎、酸枣仁、茯神等安神。另外每诊必辅以心理治疗，因此病情得以控制。

5. 邪郁少阳潮热案

张某，男，66 岁。2003 年 6 月 2 日初诊。

病史：发热 1 个月余，体温在 37.6～38.5℃，早退午后潮来，热则大汗淋漓，衣衫尽湿，现住某医院，经多项检查，诊断未明，用西药治疗后热仍不退。舌红苔薄黄，中有裂纹，脉弦数。此邪郁少阳，兼夹湿浊为患。

处方：柴胡30g，黄芩15g，制半夏12g，党参12g，甘草6g，大枣7枚，青蒿15g，白薇15g，地骨皮12g，知母12g，茯苓12g，薏苡仁30g。7剂。

二诊（2003年6月9日）：一周来体温在37.3～38.5℃，咳嗽，痰不易咳出，口干，舌质红，苔干黄腻，脉弦。北沙参12g，天冬、麦冬各12g，桑叶、桑白皮各12g，柴胡、前胡各12g，防风12g，薄荷6g（后下），款冬花9g，黄芩12g，天花粉15g，桔梗6g，甘草6g，知母12g。7剂。

三诊（2003年6月19日）：热平，体温正常。现诉口甘，饮食无味，大便每天2次，干咳无力，苔薄黄腻，脉弦。藿香、佩兰各12g，炒白术12g，薏苡仁15g，茯苓15g，制半夏12g，白蔻仁6g（后下），炒谷芽、炒麦芽各15g，佛手9g，黄连6g，款冬花9g，黄芩12g，百部12g，桑白皮12g，紫菀15g，甘草6g。7剂。

四诊（2003年7月7日）：低热除，前几天熬夜后下肢浮肿，近日消失，口甘，食不知味，二便调，舌偏暗，苔薄。藿香、佩兰各12g，炒白术12g，砂仁、蔻仁各6g（后下），炒谷芽、炒麦芽各30g，佛手9g，焦山楂、焦神曲各12g，茯苓15g，泽泻12g，滑石20g，通草3g，陈皮9g，竹茹3g。7剂。

按：本案患者发热1个月不退，经抗生素治疗热不退而请中医诊疗。此邪郁少阳半表半里，兼夹湿热，治以和解少阳，宣通内外，清化湿热，和畅气机。用小柴胡汤化裁，佐以清化湿浊，2周热平，再2周善后，效果明显，热退身安。

6. 阴不制阳，肝阳上亢潮热案

陈某，女，88岁。2018年1月11日初诊。

2017年11月突发后背发冷、潮热，伴有面部发红，动则汗出，夜间大汗淋漓，每次发作伴血压升高至200～220/100～110mmHg。曾在某三甲医院心血管病专科门诊多次诊疗和检查，排除嗜铬细胞瘤，未找到其他原因。也经中医药治疗没有明显改善。

现诉口苦，夜寐欠安，无胸闷，大便调，口唇紫暗，舌暗，苔白腻，舌下静脉怒张，脉弦数。来诊时又发潮热汗出，面红赤发热，血压

220/105mmHg，心率 84 次 / 分，律齐。有冠状动脉支架植入手术史和甲状腺切除手术史。目前服用优甲乐 75μg，每天 3 次，否认既往有高血压病史。此次发病以来，服用倍他乐克 23.75mg，每天 1 次；奥美沙坦 20mg，每天 1 次；盐酸乐卡地平片 10mg，每天 1 次。血压仍控制不理想。

此肝阳上亢，阴不制阳。治宜平肝潜阳，滋阴降火。

处方：知母、黄柏各 15g，地骨皮 12g，煅龙骨、煅牡蛎各 30g，山萸肉 12g，麦冬 12g，五味子 12g，炙龟甲 18g，桂枝 9g，制半夏 12g，石菖蒲 20g，郁金 12g，藿梗、苏梗各 12g，合欢皮 30g，夏枯草 15g。7 剂。

另：羚羊角粉 0.3g，每日 2 次，吞服。

二诊（2018 年 1 月 18 日）：患者 1 周来自测血压在 128 ～ 145/84 ～ 95mmHg。刻下血压 160/80mmHg，夜间仍有汗出，面部潮红及后背发冷好转，睡眠转安，舌暗红，苔薄，尺脉弦滑。改以青蒿鳖甲汤加减。青蒿 15g，鳖甲 12g，知母 15g，生地黄、熟地黄各 12g，牡丹皮 12g，煅龙骨、煅牡蛎各 30g，桂枝 12g，炒白芍 12g，大枣 9g，麻黄根 20g，山萸肉 12g，合欢皮 30g，酸枣仁 15g。7 剂。

另：羚羊角粉 0.3g，每日 2 次，吞服。

三诊（2018 年 1 月 25 日）：患者潮热汗出明显减轻，自测血压在 120 ～ 140/80 ～ 96mmHg。刻下血压 140/95mmHg，自觉双下肢无力，大便畅，后背无不适，舌质暗红，苔薄白，脉细小数。上方加天麻 12g，甘菊花 12g。14 剂。

另：羚羊角粉 0.3g，每日 2 次，吞服。

四诊（2018 年 2 月 8 日）：自测血压基本正常，刻下血压 160/80mmHg，自觉症状明显好转，无后背冷，无胸闷，潮热减，舌淡，苔薄白，脉细。天麻 12g，钩藤 15g，石决明 30g，珍珠母 30g，炙龟甲 18g，知母 12g，麦冬 12g，山萸肉 12g，五味子 12g，黄芩 12g，北沙参 12g，酸枣仁 15g。14 剂。

另：羚羊角粉 0.3g，每日 2 次，吞服。

按：患者诉过去容易动则汗出、情绪稍激动即面部潮红。现值耄耋之年，肝肾阴虚，阴不制阳，动则汗出、潮热，甚至大汗淋漓，《素问·阴阳别论》曰："阳加于阴谓之汗。"该患者属阴虚阳亢，初诊时舌苔白腻，治以平肝潜阳、滋阴降火为主，佐以化湿，酌加桂枝引火归原，另嘱每日 2 次吞服羚羊角粉 0.3g，以加强平肝潜阳之功。二诊患者即诉血压基本恢复正常，且睡眠转安，舌苔净，但有夜热早凉之症，恐其邪热内伏，予青蒿鳖甲汤加减养阴透热，仍嘱羚羊角粉吞服；三四诊时患者血压均基本稳定，潮热汗出无，后背冷几无，寐安。该患者素体阳亢，耄耋之年，肾阴亏虚，水火不济，相火妄动，上扰心神，若治疗仅以滋阴清热恐不显效。此次接诊，王庆其教授将平肝潜阳之法贯穿治疗始终，妙用羚羊角粉，共奏平肝之功。

7. 体会

潮热可见于许多原因，一般分为器质性和功能性两大类，器质性的病因以感染最为多见，如慢性局灶性感染、病毒感染等，中医学称邪热稽留；非感染性的如甲状腺功能亢进症、风湿热、红斑狼疮、血液病、肿瘤、药物性发热等。功能性潮热包括植物神经功能紊乱等。潮热的临床特征是体温比正常升高 $0.3 \sim 0.5℃$，也可能患者自觉发热，实际体温正常。

潮热发病往往与火热之邪有关，火与热同类，都为阳盛之象，故火热常混称。一般说来，热轻而火重。温为热之渐，火是热之极。朱丹溪说："实火可泻，虚火可补，郁火可发。"王庆其教授认为潮热的辨证关键是辨明脏腑阴阳、虚实升降，治疗时邪火宜清，阳火宜降，虚火宜潜，浮火宜引，郁火宜散，乖戾之火宜调和等，不一而足。临床应该根据"观其脉证，知犯何逆，随证治之""有是证，用是药"等原则辨证治疗，耐心调理，可以收到良效。

王少墨　王秀薇　戴彦成　卢嫣　肖定洪
（上海中医药大学附属龙华医院王庆其名医工作室）

第二十二章　王庆其论治汗证临床经验

正常的出汗是机体对外界环境及气温变化而调整内环境的一种自动调节方式，属生理现象。然而因外邪或自身脏腑功能紊乱、气血阴阳失调而导致的异常汗出，则为病理性汗出。针对患者异常的汗出，王庆其教授根据《素问·阴阳别论》"阳加于阴谓之汗"的理论，以阴阳平衡治法治疗，取得了良好疗效。

1. 平肝潜阳法治疗汗出

田某，女，88 岁。2013 年 9 月 26 日初诊。

患者近 1 个月来汗出增多，尤其是活动或紧张后皮肤发热，多汗，乏力，寐差，纳差，大便硬，头胀，夜间盗汗，口干。舌质红，苔薄腻，脉细。

处方：知母、黄柏各 12g，地骨皮 12g，煅龙骨、煅牡蛎各 30g，五味子 12g，生地黄 12g，川黄连 6g，远志 9g，茯神 15g，灯心草 6g，莲子心 6g，柏子仁 12g，胡颓子叶 15g，枳壳、枳实各 12g，火麻仁 30g，八月札 12g，藿梗、苏梗各 12g，焦谷芽、焦麦芽各 15g。14 剂。

二诊（2013 年 10 月 10 日）：患者诉汗出减少，皮肤发热减，大便通畅。纳差、乏力，舌质红，苔薄白，脉细。知母、黄柏各 12g，地骨皮 15g，焦山栀 12g，珍珠母 30g，龟甲 12g，五味子 12g，麻黄根 20g，瘪桃干 20g，石斛 12g，麦冬 12g，炒谷芽、炒麦芽各 30g，柏子仁 15g，枳壳、枳实各 12g，藿梗、苏梗 12g。14 剂。

患者药后汗出大减，皮肤轻微发热，舌质红，脉细数。原方加生地黄 15g，牛膝 15g，山萸肉 12g。

随访：患者半年后因夜间睡眠障碍再次就诊，但无汗出。

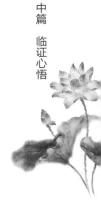

中篇　临证心悟

按："阳加于阴谓之汗"。汗出乃阳气作用于阴液所致，若阳亢有余，则汗出不绝。阳亢者，有火热之邪，伴有发热、汗出、口干、便秘、舌红苔黄，脉滑数或洪数，常以白虎汤清气分之热。然本例患者王庆其教授辨以肝肾之阴虚，不能敛收亢奋之肝阳，即属阴虚阳亢，伴头晕、口干、便秘、舌质红、少苔或无苔、脉细数或细弦等。患者年逾耄耋，阴虚于下，阳亢于上，故王庆其教授予平肝潜阳之法治之，龟甲、龙骨、牡蛎潜阳，生地黄、五味子滋阴，知母、黄柏、地骨皮、麦冬、石斛甘寒养阴清热，柏子仁养心阴。治疗后，患者汗出减少，皮肤灼热现象也减。

2. 补益心阳，镇惊安神治偏身汗出

韩某，男，71岁。2014年2月20日初诊。

近1个月来觉畏寒或半身热伴汗出，交替时作，自测体温正常。便秘，失眠，舌质淡暗，苔白腻，脉弦细。既往有冠心病、心肌桥、PCI术后、慢性心功能不全、高血压3级（很高危）病史。

处方：桂枝12g，炙甘草9g，煅龙骨、煅牡蛎各30g，细辛6g，葛根30g，大枣9g，火麻仁30g，制大黄9g，枳实12g。

二诊（2014年3月6日）：寒热交替发作次数减少，多汗，便秘，头昏，尿酸高，高血脂，血压140/90mmHg，怕冷，嗜睡。桂枝12g，煅龙骨、煅牡蛎各30g，甘草9g，天麻12g，钩藤15g，丹参20g，制大黄12g，枳实15g，火麻仁30g，葛根30g，麻黄根20g。

三诊（2014年3月20日）：寒热退，周身和，汗出减轻，大便干，夜寐可，梦多，胃纳正常。柴胡12g，龙骨、牡蛎各30g，丹参30g，全瓜蒌27g，龟甲12g，薤白9g，天麻12g，桑寄生15g，葛根15g，山萸肉15g，八月札12g，茯苓18g，制大黄15g，枳实15g，火麻仁30g。

按：《素问·宣明五气》言："五脏化液，心为汗。"《丹溪心法》言："心之所藏，在内者为血，发外者为汗"。由此观之，汗为阴液，由心血化之而来，故亦有"汗为白血"之谓。若心阳浮越于外，逼迫心血，亦可见汗出。本例患者半身汗出，时作寒热，伴夜间失眠、心悸，既往有心脏病变，王庆其教授以桂枝和营通阳，甘草温中补虚，龙骨、牡蛎、龟甲潜阳安神，天麻、钩藤平肝潜阳，丹参养心和血。经治疗，患者心阳敛藏，营卫调和，汗出自减。

3. 补气养血，调和营卫治疗上半身汗出

夏某，女,73 岁。自汗、盗汗 1 年余。上半身汗出，以头、颈、背为主，汗出如雨，动则加重，泛酸，大便畅，舌质嫩红，苔腻，脉弦细。既往有子宫下垂病史。近 1 年来颈部肌肉抽搐，外院诊断为痉挛性斜颈。服巴氯芬片 5mg，一日 3 次；盐酸文拉法辛缓释胶囊 150mg，一日 1 次。

处方：黄芪 30g，桂枝 6g，白芍 12g，甘草 6g，大枣 9g，煅龙骨、煅牡蛎各 30g，麻黄根 20g，山萸肉 20g，胡颓子叶 15g，五味子 12g。

药后汗出减少十之三四，晨起爽快，口干，寐可，大便畅，舌淡红，苔薄腻，脉细。上方加焦山栀 12g，胡黄连 9g，龟甲 12g。

按：汗孔亦称玄府，气为启闭玄府之枢纽，气虚者卫外不固，以致汗泄或汗漏不已。本例患者汗出，动则加剧，既往有子宫下垂史，王庆其教授辨为气虚不摄所致，故予黄芪补气，桂枝汤调和营卫，山萸肉、五味子酸收敛汗，并补益肾精；煅龙骨、煅牡蛎、龟甲潜阳收敛，麻黄根、胡颓子叶敛汗，胡黄连、栀子清心经之热。

4. 益气养血，调和营卫治疗无汗症

邹某，女，32 岁，旅居澳大利亚。2014 年 12 月 27 日初诊。

主诉：不得汗 20 余年，自幼素体少汗，即使三伏天或桑拿 1 小时，亦仅头、上唇微微汗出，胃纳可，夜寐安，便秘，大便 3～4 日一行，无腹胀，无口干口苦；月经 35 日一行，量适中，无血块，无痛经。舌质淡红，苔薄腻，脉滑小涩。

辅助检查：性腺内分泌指标正常，垂体 MRI 正常。

处方：黄芪 30g，桂枝 12g，生白术、生白芍各 30g，大枣 9g，生姜 3g，甘草 6g，生地黄 30g，当归 12g，火麻仁 30g，枳实 15g，瓜蒌子 30g，槟榔 12g，细辛 3g。14 剂。

二诊（2015 年 1 月 10 日）：9 剂药后，桑拿 20 分钟后颈部、背部、胸部汗出较多，随后颜面（下眼睑、下颏）处汗出，桑拿 1 小时后四肢微微汗

出，大便每日 1 次，夜寐可，无腹痛，月经周期 35～38 天，经量正常。舌质淡红，苔薄白，脉细数。上方细辛改为 6g。14 剂。患者因是春节回国探亲，故二诊后就带药返回澳大利亚。

按：《素问·阴阳别论》中言出汗之机制乃"阳加于阴谓之汗"。可见，汗的产生是因阳气之宣发而充身泽毛，阳中之卫气司汗孔之开阖，阴中之营气是汗液的根本。本案患者，自幼汗出较少，论其机理无非是阳弱无力宣发，或是阴亏汗源不足，无以供阳气宣发。结合患者自幼汗出较少，成年之后月经延后、便秘的表现，王庆其教授辨为阴液汗源不足所致，故取黄芪桂枝五物汤、四物汤为基础方加减，四物汤加当归、白芍、生地黄养血滋阴，以滋汗源，黄芪桂枝五物汤中的桂枝汤调和营卫，芍药、甘草、大枣酸甘化阴，桂枝、生姜辛甘化阳；加黄芪益气固表，鼓舞阳气，补气升阳以启玄府，使阴得阳则汗出。在方中加一味细辛，性温，味辛，归心、肾、肺经，外可助太阳发表，内可助少阴温里。此处，少量细辛有助黄芪、桂枝宣表发汗之功效。另外，重用生白术、生白芍、生地黄，白术健脾，化生气血以充汗源，白芍、生地黄养肝血。

5. 体会

临床上，对于汗出异常，常以出汗多论治，事实上，无汗出也是汗出异常之一。临证之际，王庆其教授无论汗出多还是无汗出，总以"阳加于阴谓之汗"为辨证立论基础，认为汗出异常是阴阳之间的不和，或阳亢于阴，或阳不能敛阴，或阳弱无力宣发；阳亢者，当平之、清之、泻之。实热之邪，苦寒泻之，如黄连、黄芩、黄柏、山栀等；虚热之邪，甘寒清之，如知母、石膏、芦根、麦冬、石斛之属；虚阳之邪，用介类之甘寒潜之，如龙骨、牡蛎、珍珠母、龟甲等平之。阳虚不能敛，气虚为主者，大剂黄芪补气收摄之；阳虚明显者，桂枝、甘草和营通阳。又汗为阴液，汗出过多者，往往伤津耗液，无汗者，阴液不足。所以王庆其教授在治疗汗出异常时，常标本兼顾，予养血补血之品，如生地黄、五味子、山萸肉、白芍等滋阴补血，白术健脾生血，滋养汗源。

王秀薇（上海中医药大学附属龙华医院）

第二十三章　王庆其治疗疑难杂病医案四则

一、清热解毒、化瘀通络治疗糖尿病足案

郁某，男，74 岁。嘉定区人。2021 年 9 月 29 日初诊。

主诉：血糖升高 19 年，双下肢肿 1 年，右足温高 4 天。

患者有糖尿病病史 19 年，目前采用胰岛素治疗，近期血糖控制不佳。近 1 年来反复出现双下肢水肿，伴双足皮肤色素沉着，时有足趾麻木疼痛感。近期足趾皮肤出现水疱，自行用缝衣针挑破，引流出少许液体。9 月 24 日因查随机血糖 25.8mmol/L，血酮 0.1mmol/L 收治入院。入院后出现发热，右足疼痛感明显，体温最高 38.2℃，右足中度水肿伴皮温升高。白细胞 13.4×10^9/L。经胰岛素泵控制血糖，阿莫西林克拉维酸钾、左氧氟沙星抗感染，仍有低热，遂来门诊求诊（来时坐轮椅）。

刻下症：低热，右足疼痛，胃纳可，小便多伴泡沫，夜尿频多，大便正常，夜寐安。查体见右足皮温升高，足趾紫暗，足背可见皮肤破溃。舌红胖大，苔薄腻，脉滑数。

辨证：热毒内蕴，血脉瘀阻。

治法：清热解毒，化瘀通络。

处方 1：川牛膝 15g，红藤 30g，鹿衔草 30g，连翘 30g，蒲公英 30g，紫花地丁 30g，水蛭 9g，王不留行 30g，泽兰 15g，莪术 20g，赤芍 30g，牡丹皮 15g，生甘草 6g，皂角刺 15g。14 剂，水煎服。

处方 2：透骨草 30g，紫花地丁 30g，蒲公英 30g，白花蛇舌草 30g，红花 12g，赤芍 30g，苏木 15g。14 剂，足浴熏洗后，用金黄膏外敷。

二诊（2021年10月20日）：发热、右足红肿疼痛好转，足背破溃皮肤已愈合，足背仍水肿，足趾皮肤色素沉着减轻，已经不用轮椅，可以自己行走。舌红胖大，苔薄腻，脉滑数。

处方1：川牛膝15g，一枝黄花30g，连翘30g，蒲公英30g，水蛭12g，赤芍30g，川黄柏15g，皂角刺20g，生甘草6g，炒白术12g，泽兰15g，莪术20g，红藤30g，陈皮6g。14剂，水煎服。

处方2：透骨草30g，白花蛇舌草30g，马齿苋30g，赤芍30g，七叶一枝花30g。14剂，足浴熏洗后，用金黄膏外敷。

三诊（2021年11月3日）：近期查血糖7.5mmol/L。右足背皮肤水肿未完全消退，足背疼痛未再发作。时有胸闷心悸，胃纳可，二便调。舌红胖大，苔薄白腻，脉滑数。

处方1：川牛膝15g，蒲公英20g，紫花地丁20g，连翘12g，七叶一枝花15g，水蛭6g，莪术20g，皂角刺10g，土茯苓20g，木芙蓉叶30g，川芎15g，生甘草6g，金银花20g，牛蒡子15g。14剂，水煎服。

处方2：马齿苋30g，透骨草30g，牛蒡子20g，红花9g，生牡蛎30g，白花蛇舌草30g。14剂，足浴熏洗后，用金黄膏外敷。

四诊（2021年11月24日）：右足背轻度红肿。空腹血糖6.2mmol/L。全身皮肤瘙痒。舌质微红，有瘀斑，苔薄，脉滑数。

处方1：川牛膝15g，牡丹皮12g，赤芍15g，蒲公英30g，紫花地丁30g，木芙蓉叶30g，连翘12g，水蛭6g，王不留行12g，泽兰15g，防风12g，蝉蜕9g，水牛角30g，土茯苓30g，炙地龙12g，生甘草6g。14剂，水煎服。

处方2：透骨草30g，马齿苋30g，木芙蓉叶20g，野菊花10g，生牡蛎30g。14剂，足浴熏洗后，用金黄膏外敷。

五诊（2021年12月29日）：情况进一步好转，血糖正常，足面局部皮肤无肿痛，皮色基本正常，活动自如，近期曾去外地走亲戚。原方内服与外用，巩固疗效。

按：糖尿病足在中医学中被称为"脱疽"，《灵枢·痈疽》曰："发于足趾，名曰脱疽，其状赤黑，死不治；不赤黑，不死。不衰，急斩之，不则死矣。"本案患者近期足背皮肤红肿，出现水疱，自行用缝衣针挑破水疱，出现发热、足痛，是为脱疽之湿热毒蕴结，血脉痹阻之象。初诊予连翘、蒲公英、紫花地丁清热解毒，牡丹皮、赤芍清热凉血、活血化瘀，水蛭、莪术、王不留行、泽兰活血祛瘀，内服与外用并举。二诊时肿势有所消退，破溃皮肤创面稍愈合，加用白术、陈皮等健脾。三诊时足部红肿疼痛明显消退，但仍有一定肿胀，在外用药中加生牡蛎软坚散结。四诊时出现皮肤瘙痒，局部明显好转，予防风、蝉蜕祛风，水牛角清热凉血解毒。王庆其教授认为，本病治疗首要控制血糖，既然属于血管并发症，关键是化瘀解毒，凉血通络。守法守方，内服与外敷并用，效果良好。

二、虫蚁搜剔、化瘀通络治疗带状疱疹后遗神经痛案

孙某，男，55岁。2021年9月18日初诊。

主诉：带状疱疹后遗神经痛半年。

患者诉从今年2月出现左乳下胸胁部发疱疹，疼痛难耐，当地医院确诊为带状疱疹，其间具体治疗过程不详。但遗留局部皮肤剧烈疼痛，不能触碰。曾经用过中西药止痛剂及营养神经药物等均不能缓解，遂来求诊。

刻下症：局部有色素沉着瘢痕，疼痛剧烈，痛如锥刺，不能穿衣，夜间尤甚，舌红，苔厚腻。

西医诊断：带状疱疹后遗神经痛。

中医诊断：蛇串疮后遗症。

治法：行气活血，通络化瘀止痛，兼清余毒。

处方：柴胡12g，丝瓜络9g，赤芍15g，白芍15g，延胡索30g，蜈蚣3条、全蝎3g，徐长卿12g，川芎20g，木瓜15g，甘草6g，连翘12g，姜黄6g，八月札12g，路路通12g，乳香6g。14剂，水煎服，每日1剂，早晚分服。

二诊（2021年10月16日）：服药后疼痛稍缓解，左侧胸胁部疼痛明显，晨起及入睡时跳痛，不能触碰，舌淡，苔薄白，中有裂纹，舌下脉络迂曲。

处方：柴胡 12g，川楝子 12g，延胡索 50g，细辛 9g，五灵脂 18g，徐长卿 20g，丝瓜络 12g，全蝎 6g，蜈蚣 2 条，葛根 30g，接骨木 30g，秦艽 15g，生甘草 6g，川芎 18g，大枣 6g，赤芍 30g，白芍 30g。14 剂，煎 45 分钟，服法如前。

三诊（2021 年 10 月 30 日）：服药后局部疼痛较前减轻，尚可忍受，眠、纳一般。上方去接骨木、川楝子、白芍，加乳香 9g，没药 9g，血竭 9g，姜黄 9g，蜈蚣改为 3 条，赤芍改为 45g，白芍改为 45g。14 剂，煎 45 分钟，服法如前。

四诊（2021 年 11 月 16 日）：疼痛较前明显好转，夜间疼痛减轻。

处方：柴胡 12g，川芎 30g，赤芍 30g，白芍 30g，乳香 9g，没药 9g，细辛 9g，延胡索 40g，当归 12g，制香附 12g，血竭 9g，丝瓜络 9g，徐长卿 15g，生甘草 6g，大枣 9g。28 剂，煎 45 分钟，服法如前。

五诊（2021 年 12 月 14 日）：服上药胸痛进一步好转，目前动则微痛、触之稍痛。上方加全蝎 3g，蜈蚣 3 条。28 剂，煎 45 分钟，服法如前。

按：带状疱疹是因水痘－带状疱疹病毒感染累及神经和皮肤所致的感染性疾病，以疼痛和疱疹为主要症状，可伴乏力、低热、头痛等全身症状。多发生在身体单侧，疱疹沿周围神经走向呈带状分布，多发生在头面、颈、胸、腹部及四肢，病毒可使神经发生炎症和（或）坏死，出疱疹后至少持续 3 个月的疼痛称为带状疱疹后遗神经痛。带状疱疹中医学称"蛇串疮"，亦有"缠腰火丹""火带疮""缠蛇疮""甄带疮"等别称。

本案患者系老年男性，且患病后未及时有效治疗，迁延半年有余，诊断为带状疱疹后遗神经痛。患者初诊时，局部疱疹已消退，留有色素沉着，局部疼痛剧烈，不能穿衣，不能触碰，夜间尤甚。王庆其教授认为，此病因湿热火毒侵袭人体所致，本案患者病久迁延，久病及络、久病必瘀，带状疱疹后遗神经痛是由于疱疹病毒感染的余毒未清，侵袭络脉所致的病变，因而治以行气活血、通络止痛、兼清余毒为法。处以乳香、川芎、延胡索、赤芍、白芍、姜黄活血行气止痛，又以蜈蚣、全蝎虫类搜剔走窜之品通络止痛，《本草纲目拾遗》谓："路路通能通行十二经穴。"伍以八月札、柴胡、丝瓜络、木瓜、徐长卿行气通经、活络止痛，稍佐连翘兼清余毒，甘草调和诸药。初诊服药后症状稍缓，依上法化裁，四诊后症状明显好转，疼痛基本消失。

三、清肠祛风、健脾利湿治疗溃疡性结肠炎案

陶某，女，56岁。2020年5月14日初诊。

患者患溃疡性结肠炎4个月，于他处求医，服用中药治疗，症状未改善，反增不适，遂来就诊。自诉于2019年6月出现食后腹胀不适，要立即排便，大便日行3～4次，夹有不消化食物。2020年1月出现黏液脓血便，伴有肠鸣、腹胀、腹痛。2020年1月15日肠镜检查显示直肠处黏膜充血糜烂，散见点状小溃疡，病理显示直肠黏膜重度慢性炎细胞浸润，中度活动性，局部表面上皮缺失、糜烂，部分区域黏膜基底及黏膜肌层内淋巴组织增生，淋巴滤泡形成，诊断为溃疡性结肠炎。

刻下症：腹胀痛，食后明显，肠鸣，腹泻，大便日行3～4次，伴有脓血黏冻，用清肠栓后便血可改善，胃纳佳，潮热，睡眠尚可，神疲乏力，精神差，舌质淡红，苔白腻，脉沉缓。

西医诊断：溃疡性结肠炎。

中医诊断：痢疾（湿热内蕴，气滞血壅）。

治法：清利湿热，理气行血。

处方：牡丹皮12g，山栀12g，柴胡12g，枳壳12g，枸橘李12g，香橼皮12g，滑石30g，夏枯草12g，珍珠母30g，白蔻仁3g，茵陈30g，薏苡仁15g，通草6g，黄芩15g。14剂。水煎服，日1剂，早晚分服。

清肠栓2盒，每晚纳肛1粒。

二诊（2020年5月28日）：服上药后，腹胀明显好转，口腻无味，胃纳可，大便日行2次，无黏冻，舌淡，苔白腻。上方去白蔻仁，加苍术12g，半夏12g，炮姜6g。14剂，煎服法同前。清肠栓2盒，用法同前。

三诊（2020年6月11日）：服上药后，大便日行1次，潮热、盗汗好转，舌淡，苔薄腻。上方加马齿苋30g，秦皮12g，防风12g。14剂，煎服法同前。

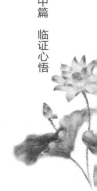

四诊（2020 年 6 月 26 日）：服上药后，诸症好转，大便日行 2 次，已成形，神疲乏力，面色无华，舌暗红，苔微腻。牡丹皮 12g，山栀 12g，川黄连 6g，马齿苋 30g，葛根 30g，玉蝴蝶 9g，白及 9g，山药 30g，芡实 30g，石榴皮 15g，防风 12g，秦皮 12g，木香 6g，青皮、陈皮各 6g，炮姜 9g。14 剂，煎服法同前。清肠栓 2 盒，用法同前。

五诊（2020 年 7 月 23 日）：近日大便日行 2～3 次，偶不成形，潮热减轻，神疲乏力，舌苔薄黄。辨证为脾气亏虚，治以健脾益气。黄芪 30g，山药 30g，玉蝴蝶 9g，白及 9g，川黄连 6g，干姜 6g，仙鹤草 30g，防风 12g，薏苡仁 30g，石榴皮 20g，木香 6g，秦皮 12g，芡实 30g，藿香 12g，紫苏梗 12g，青皮、陈皮各 6g。14 剂，煎服法同前。清肠栓 2 盒，用法同前。

六诊（2020 年 8 月 6 日）：服上药，排便已正常，无明显腹痛，无黏冻，诸症安。上方加桑叶 12g。14 剂，煎服法同前。清肠栓 2 盒，用法同前。

七诊（2020 年 8 月 31 日）：服上药，大便日行 1 次，成形，诸症改善。上方 14 剂，煎服法同前。清肠栓 2 盒，用法同前。

八诊（2020 年 9 月 17 日）：服上药，大便日行 1 次，成形，晨起手指胀，偶有肠鸣，胃纳可。上方 14 剂，煎服法同前。清肠栓 2 盒，用法同前。

九诊（2020 年 10 月 15 日）：近日进食糯米后腹泻再作，无腹胀腹痛，无其他不适。上方加枳壳 12g。14 剂，煎服法同前。清肠栓 2 盒，用法同前。

十诊（2020 年 10 月 29 日）：症情稳定，大便每日 1～2 次，成形，乏力，怕冷。上方加巴戟天 12g，怀牛膝 15g，淫羊藿 15g。14 剂，煎服法同前。清肠栓 2 盒，用法同前。建议复查肠镜。

十一诊（2020 年 12 月 3 日）：服上方后，大便一日 2 次，成形，无腹痛，肠鸣时作，乏力。上方 14 剂，煎服法同前。清肠栓 2 盒，用法同前。

十二诊（2021 年 3 月 11 日）：停药后于 2021 年 2 月 25 日复查肠镜示乙状结肠、直肠黏膜轻度水肿，血管纹理紊乱，溃疡愈合。诊断为直乙结肠炎。现大便每天 1～2 次，成形，无腹胀、腹痛、肠鸣，胃纳佳，眠尚可，疲劳、怕冷症状已除，诸症皆安。

按：溃疡性结肠炎是一种不明原因的慢性免疫性疾病，临床上以反复发作的腹痛、腹泻、黏液脓血便为主要症状。溃疡性结肠炎属于中医学"痢疾""肠风"等范畴。本案肠镜显示直肠处黏膜充血糜烂，散见点状小溃疡；病理诊断为直肠黏膜重度慢性炎细胞浸润，中度活动性。王庆其教授治疗本病的经验是半从痢治，半从疡治。本病初起多以湿热内蕴为本，须通因通用，清利湿热，理气行血，以防闭门留寇。初诊处方中山栀、滑石、茵陈、通草、黄芩清利湿热，牡丹皮、柴胡、枳壳、枸橘李、香橼皮等理气行血宽中，佐以白蔻仁、薏苡仁、夏枯草、珍珠母等健脾敛疮。四诊时患者大便已经成形，每日排便 1～2 次，湿热已去，主要矛盾已除，此"半从痢治"。此时患者神疲乏力、面色无华等脾弱正虚之症明显，处于正虚邪恋阶段，须通涩补泻兼用。朱丹溪认为痢疾之为病，皆以湿热为本，初得之时，元气未虚，必推荡之，此通因通用之法，病久气虚，则不可下，壮实初病宜下。虚弱衰老久病宜升提。王庆其教授深谙此理，五诊处方则以健脾扶正升提为主。同时他认为人体全身的黏膜由脾所主，溃疡性结肠炎属于黏膜病，同时可作为中医外科的疮疡病论治。遵循中医外科"消、托、补"的治疗原则，行以托疮生肌、健脾补气，此"半从疡治"。临证常以黄芪、党参、白术、茯苓、甘草、怀山药、玉蝴蝶、白及、珍珠母为主药，有溃疡出血者酌情加大黄粉、三七粉、云南白药、白及、炮姜炭等；白及、玉蝴蝶、怀山药、珍珠母可修复溃疡；以薏苡仁、白扁豆、怀山药、甘草、大枣、藿香、紫苏梗等理气和中；马齿苋、葛根、石榴皮等升提收涩。溃疡性结肠炎中医学亦称"肠风"，王庆其教授常在以上药物基础上加桑叶、防风、白蒺藜等清肠祛风。清肠栓是院内制剂，具有清热化湿、解毒排脓、止痢的功效，本案患者病灶位于直肠，嘱患者外用清肠栓剂，药物直达病所，亦是奏效之关键。

四、补气养阴、化瘀散结治疗扁桃体癌术后案

时某，男，64 岁。2018 年 9 月 6 日初诊。

主诉：扁桃体癌术后，咽干，食欲不振，声音嘶哑 1 个多月。

患者于 2018 年 7 月 25 日在某医院被确诊为左侧扁桃体癌，行手术切除，

363

中篇 临证心悟

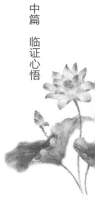

术后病理示左侧颈部淋巴结转移性鳞癌（2枚淋巴结见肿瘤转移）。现周期放化疗中，已放疗8次。术后患者声音嘶哑，咽痛，口咽干燥，咽部异物感，神倦乏力，化疗中时有恶心，特来就诊（来诊时坐轮椅）。

刻下症：面色无华，精神不振，食欲不振，音哑，咽部红肿，纳可，二便调。舌质红，苔薄，脉细。患者扁桃体癌术后，放化疗后，损伤胃气及声带、唾液腺，故口干、食少、声嘶。

诊断：放化疗后，损伤胃气及阴分。

治法：清热利咽，益气养阴。

处方：玄参9g，射干12g，西青果12g，生甘草6g，金银花12g，连翘12g，麦冬12g，大青叶9g，女贞子12g，枸杞子12g，炒当归12g，党参20g，大枣9g。14剂，煎服。

嘱自购西洋参每天3g，铁皮枫斗每天5g，泡茶代饮。

二诊（2018年9月20日）：纳差，仍觉咽干不已，神倦乏力，纳谷不馨，再以补气养阴法治之。黄芪30g，北沙参12g，川石斛12g，山药30g，炒谷芽、炒麦芽各30g，玉竹12g，炒扁豆15g，枳壳12g，藿香、佩兰各12g，荷叶9g，佛手6g，白蔻仁3g。14剂。

三诊（2018年10月11日）：来诊时未坐轮椅，可以自己行走。诉咽干减而未尽，口中黏腻，纳少，大便不爽，舌质红，苔少津，脉细。治以清热化痰、滋阴润肺。川石斛15g，玉竹12g，麦冬12g，山药30g，炒谷芽、炒麦芽各40g，北沙参12g，炙甘草6g，佛手6g，太子参12g，竹茹6g，川黄连6g，佩兰12g，荷叶9g，大枣9g。14剂。

四诊（2018年11月8日）：术后至今共放疗33次，化疗3次。仍觉口干，纳谷不馨，夜寐不安，大便干结。咽部发作性溃疡。治以益气养阴、培土生金。黄芪30g，太子参12g，山药30g，炒谷芽、炒麦芽各30g，北沙参12g，石斛12g，玉竹12g，焦山楂、焦神曲各12g，珍珠母30g，白及片12g，玉蝴蝶9g，生地黄15g，枳壳12g，炙甘草6g，佛手6g。14剂。

五诊（2019年1月3日）：药后溃疡渐愈，自觉口干较前加重，咽部异物感，大便3日一行，舌淡，苔薄，脉弦细。治以消壅散结、养阴生津、润肠通便。生地黄 30g，南沙参、北沙参各 12g，天冬、麦冬各 12g，五味子 15g，乌梅 12g，生白芍 30g，炙甘草 6g，火麻仁 30g，芦根 20g，天花粉 20g，夏枯草 20g，海藻、昆布各 15g，枳实 12g。14 剂。

按：患者行扁桃体癌手术，经放疗后，损伤了唾液腺，故出现严重口干。中医认为系火毒灼伤阴液所致，属气阴两虚。王庆其教授采用补气养阴、甘寒养阴、甘酸化阴法治疗，守法守方，持之以恒。患者正气逐渐恢复，口干阴伤明显好转，食欲增加，胃气来复，体重逐渐增加。初诊时须坐轮椅，三诊后可以自己行走。王庆其教授的经验是对于肿瘤患者经过手术、放化疗后，应该始终以扶正为主，阴阳气血俱虚者，要补其中气，胃气旺则生机旺，康复有望。

肖定洪　徐君逸　吴晓华（上海市嘉定区中医医院）

夏梦幻　李素素（上海中医药大学）

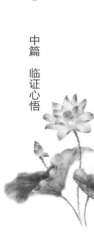

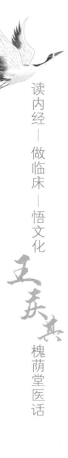

第二十四章 王庆其"顽病治风"学术理念在风湿病中的应用体会

　　临床上对于疑难杂病，古代有"怪病莫忘治痰"之说，今人又有"久病治瘀"之论。王庆其教授认为以上两条经验的确有一定疗效，但他更主张"顽病不妨治风"。所谓顽病，指病机复杂，病程迁延，久治少效，症情反复的病证。王庆其教授从风为百病之长、善行而数变的角度，结合临床探索，总结了阴虚生风、阳化内风、血虚生风、蕴热升风、液枯生风、肝逆动风、脾虚生风、蕴毒生风、瘀结蕴风、痰阻生风、穷则生风十一种病机，说明在疑难杂病中，风的形成具有广泛的病理基础。治疗过程中，在辨证的基础上，佐以各种祛风药，往往能出奇制胜。如采用补脾益肾祛风法治疗慢性肾病中的顽固性蛋白尿，采用祛风清咽止咳法治疗喉源性久咳，用活血祛风通络法治疗面神经炎和中风后遗症，用化痰行瘀平肝祛风法治疗癫痫等，均取得了较好的疗效。

1. 风邪的性质和致病特点

　　风、寒、暑、湿、燥、火在正常情况下称"六气"，在作为致病因素时才称为"六淫""六邪"。自然界的风是一种无形的气流，因此，自然界中具有风之轻扬开泄、善动不居特性的外邪，称为风邪。风为春季的主气，春季应五行为木。根据类比的原则，即风在五行属木。将五行纳入阴阳，木火为阳，金水为阴，火为阳中之阳，木为阳中之阴，水为阴中之阴，金为阴中之阳。说风为阳，是就自然界这一五行系统而言的。说风为阴，有两种意思：其一，就五行而论，因木生火，则木流向于火，但又不全是火，所以，相对于火而言，木为阳中之阴；其二，就自然界五行中的木来说，据阴阳学说对阴阳的界定，气为风之体，动为风之用。气为形质，静属阴，动属阳。故风体阴而用阳。《易经·说卦传》载"巽为风""震，动也"。八卦纳入五行时，巽、震两卦在五行均属于木；八卦纳入阴阳时，巽卦属阴卦，震卦属阳卦。可见阴阳中，《易经》把风归于阴，阴木在天干为乙。

风为春季的主气，风邪致病多见于春季，但当其太过、不及时，四季均可使人患病，且寒、湿、燥、暑、热等外邪，多依附于风而入侵人体。中医认为，风邪实为外感病证的先导，因而《素问·骨空论》有"风为百病之长""风者，百病之始也"等生动的描述。

风为阳邪，其性开泄。阳主表，风邪外袭，常犯阳经，所谓伤于风者，阳先受之，出现表证，见恶寒发热、头身疼痛等。风性开泄，腠理开，肌腠疏松，营卫不和，卫气不固，营不内守，症见汗出、恶风。恶风是一种风吹则有寒冷感，无风则不觉怕冷的症状。《伤寒论释义》说："汗出肌疏，不胜风袭，故见恶风"。

风性轻扬，其性走上。"伤于风者，上先受之"，风邪具有升发向上的特性。故风邪为病，常见头面部症状，如头痛、眩晕、口眼㖞斜、昏仆等。有"无风不作眩"之说。

风性善行而数变。《素问·风论》说："风者，善行而数变。"风性善行，游走不定，善动不居，症无定处。可见痒证，所谓"无风不作痒"。《金匮要略·中风历节病脉证并治》说："邪气中经，则身痒而隐疹。"《诸病源候论》说："风瘙痒候，此由游风在于皮肤……遇热则瘙痒。"皆说明风邪侵犯皮肤或经络可以致痒。关于风邪致痒的病机，《灵枢·刺节真邪》说："搏于皮肤之间，其气外发，腠理开，毫毛摇，气往来行则为痒。"说明痒的病机在于毫毛摇，气往来行，也是风性善行的特点之一。行痹，即风痹，风邪侵犯关节，关节肿痛，因风性善行，故关节肿痛走窜不定。风性数变，起病多急，变化迅速，变幻无常，病程短暂，迅速好转，或突然死亡。如伤风感冒、风疹块、中风等。

风性主动，动摇不定。所谓"风胜则动"。风扰于上，则头晕目眩。风冷搏于筋脉经络，可见震颤、抽搐、口眼㖞斜、目睛直视上吊、颈项强直、角弓反张等。《素问·至真要大论》说："诸暴强直，皆属于风。"凡发病急暴强直者，皆属风证。

由此可见，风性主动，其动的形式，既有往来动摇之意，又有刚劲强直之意，这都是风性主动的表现。

风分为内风和外风。外风由自然界风邪侵入而致。凡寒、湿、燥、热等邪多可依附于风而伤人，如风寒、风热、风湿等。风邪实为外感疾病的先导。风为阳邪，其性开泄，具有升发、向上向外的特性。故风邪常伤人上部和肌表，而见汗出、恶风、头痛、面部浮肿等。风性善行数变，具有发病急、变化快、病位游走不定、症状变化无常的特性。如游走性关节疼痛，皮肤瘙痒，发无定处，此起彼伏，以及中风导致的卒然昏仆等症。《素问·风论》曰："风者善行而数变。"风性主动，致病多动摇不定。凡临床上的眩晕、震颤、四肢抽搐，甚则角弓反张等，均属风的病变。内风则多由脏腑功能失调，气血逆乱而生，如肝风内动是泛指因风阳、火热、阴血亏虚所致，以肢体抽搐、眩晕、震颤等为主要表现的证候。

2. 顽病治风的理论基础

《素问·风论》提出了首风、脑风、目风、漏风及五脏风等概念，提出风邪致病无所不到。不过，《黄帝内经》所述的风主要指外风。金代刘完素提出了"脏腑之气"的观点，他指出"一身之内，寒暑燥湿风火六气浑而为一，两停则和平，一兴一衰病以生也"。即由人体脏腑虚实而内生六气。因此，风邪不仅来自自然界的不正之气，也可因人体本身脏腑气血阴阳的异常变动而产生。顽病即疑难顽固性疾病。临床多病情复杂，迁延难愈，百方不效。清代王清任提出了久病必瘀的理论，对顽病主张从瘀论治，后世亦有从痰论治的观点。王庆其教授在多年的临床诊疗中发现，对于部分顽固性疾病采用治风的方法进行治疗，往往能收到良好的效果。

风有内外之别。外风为病因，内风属病理，因内风与肝关系密切，故又称"肝风"。外风源于外感，外风之"动"，是外来风邪燥伤津液或直接损伤内外筋膜，导致经筋不柔所致；内风源于内伤，内风之"动"，则主要责之于肝，多为肝病导致内外筋膜挛急所致。顽病因病程日久，病理演变复杂，或寒热错杂，或虚实夹杂，或新邪宿恙相兼，其气血阴阳、脏腑功能严重失调或受损，故王庆其教授认为内生风邪占多数。

内风的机制较为复杂，涉及寒热虚实多方面，但究其根本总与体内阴阳之气的变动有关。具体来说，阳气盛者，可见肝阳化风，热极生风；阳气虚者，可见阳虚生风，《素问·生气通天论》云："阳气者，精则养神，柔则养筋。"阳气虚衰，筋膜失煦，筋瘈不柔，故生风。阴血不足者，可见阴虚动风，血虚生风；阴盛寒凝者，亦可见寒盛生风，因寒主收引，寒伤筋膜，筋膜引急亦可生风。

（1）阳化内风：是清代医家叶天士所说的由身中阳气之变动而导致"内风动越"的一种病理现象。肝肾阴亏，精血不足；或热病劫灼真阴，木乏滋养，厥阴化火；或因机体阴阳俱损，气血衰惫，阳浮风动；或中土虚亏，土衰木横，"气愈伤，阳愈动"，阳气动变，内风由生。出现眩晕、头胀耳鸣、心悸失眠、肢体、咽喉不利、肢体痿躄、瘫痪、口眼㖞斜等证候。不过叶氏所说的"阳化内风"，并非囿于中风一证，就《临证指南医案》所见，几乎散见于各科病证之中。从临床实践看，"阳化内风"具有广泛的病理意义。

（2）阴虚生风：在外感病中多因外邪久羁，煎灼真阴而虚风内动。在内伤病中，"五志过极，皆为热甚"，由热甚而伤阴，也可由久病、失血、伤津，或攻伐不当、香燥过用等原因，津液、精血亏损，筋脉失于荣润而出现肌肉瞤动，或手足震颤，或口眼㖞斜等。此即缪希雍所说的"内虚暗风"。所谓"内虚"，即阴虚。

（3）血虚生风：血主濡之，肝主藏血，肝血对本身组织器官起营养濡润的作用。肝血虚则肝脉失养，木气不和则手足麻木震颤，甚则蠕动、肉瞤，久治不愈，可形成关节拘急、痉挛。血虚，头目失养，则眩晕、目干涩；不能荣养肌肤爪甲，则面黄、爪甲不华，皮肤干燥、瘙痒，甚则出现蛇皮癣、油风、白癜风、白疕等皮肤疾患。临床上血燥生风，大抵先因血虚而生燥，继而生风，故可归属一类。

（4）肝阳化风：肝主疏泄，为将军之官。因情志失和，肝气失于疏泄，木气违和；或土壅木郁而横逆；或因痰火扰动，肝气厥逆。肝为风脏，肝失条达，气机厥逆，最易动风。如癫痫患者每多痰、气、风、火交织为患，其发作每随情志变动，肝气失和而动风，风动则痰升，上蒙清窍而昏厥、口吐涎沫；风火相煽而出现抽搐、便秘等。

（5）蕴热生风：在外感温热病中，热极生风十分常见，在慢性病中热极现象较少见，但蕴热也能生风。如慢性肾炎中湿热内蕴，出现面目浮肿、高血压、眩晕、蛋白尿等，可以认为是动风的表现。

（6）液枯生风：多因病久耗液，或饮水不足，或年老肝肾亏损，阴液不足，液枯则皮肤筋脉失于滋润，见皮肤干劲皱揭而瘙痒，筋脉拘挛瘈疭。

（7）脾虚生风：多见于小儿因禀赋不足或后天失调导致脾胃亏虚，或病后饮食失调，日久损伤脾胃，或吐泻日久，脾气受损，导致严重的脾胃气虚，甚至脾阳不振。脾虚则肝旺，肝旺则生风，从而出现面黄神疲、嗜睡、露睛、头痛呕吐、便溏、项强抽搐，甚则昏迷、四肢逆冷等脾虚生风之症。

（8）蕴毒生风：中医病因学中毒的概念除了有直接毒性作用的有害物质外，往往把气盛而危害峻烈的病邪也称为毒，如疫毒、热毒、火毒、湿毒、寒毒等。在一些顽难痼疾中，邪气盘踞，根深蒂固，日久酿毒，毒邪弥漫，滋生内风，出现眩晕、瘈疭、神昏、惊惕肉瞤，甚至昏迷等症状。如肾衰竭、肝功能衰竭、肺心病、脑病等后期往往出现动风证候，除正气衰竭外，邪毒内蕴而生风也是重要的病理表现。

（9）瘀结生风：血瘀是许多疾病的病理基础，已引起学术界的重视，但瘀结可以生风，常被医家所忽略。据临证观察，许多顽证每因病而瘀，由瘀阻络，络脉失养，虚风内生，如中风患者，无论出血性中风还是缺血性中风，皆有瘀血存在，特别是缺血性中风，往往无明显肝风内动的征象，而先有瘀阻，继而生风，见口眼㖞斜、半身不遂，或手足挛急、震颤等。其他疾病亦不乏其例。

（10）痰阻生风：痰与风两个病理因素常交织为患，风动而痰升，痰阻而生风。如痰迷心窍，而神昏抽搐，痰阻经络而半身不遂、口眼㖞斜等，均是因痰阻而生风的临床表现。

3."顽病治风"在风湿病中的应用体会

《素问·痹论》曰："风寒湿三气杂至，合而为痹也。""其风气胜者，发为行痹。"说明风是痹病的病因之一。风，善行而数变，走窜筋骨关节，表现为游走性疼痛，符合风湿科常见多种关节炎的疼痛特点。而痹证因各种外邪交错而致，导致经络不通，不通则痛。因此，临床在辨证基础上加搜风通络的药物，常能获得较好的疗效。以类风湿关节炎为例，在辨证基础上，加老鹳草、豨莶草，或加全蝎、蜈蚣等虫类药物搜风通络，亦有以五藤汤为代表的治疗类风湿关节炎的常用方剂，祛风除湿，活血通络，完美地诠释了"顽病祛风"的学术理念。

系统性红斑狼疮是风湿科常见的自身免疫性危重病之一，几乎超过50%的患者都会出现狼疮肾炎，表现为大量蛋白尿，高度浮肿，病情缠绵，糖皮质激素难以减量。王庆其教授曾治疗一位慢性肾炎患者，在益肾健脾的基础上加防风、僵蚕、蝉蜕等祛风药物，患者浮肿渐退，症状消失，激素完全停用。在治疗狼疮肾炎时加用祛风药，往往能获良效。

4. 医案

周某，男，42岁。2022年9月18日初诊

双下肢浮肿3个月，右侧肢体活动不利半天入院。查抗核抗体1∶3200，dsDNA 603，抗Sm抗体＞10，24小时尿蛋白定量6.57g，诊断为系统性红斑狼疮、狼疮肾炎、低蛋白血症、急性脑梗死。由神经内科转入风湿科治疗。予大剂量糖皮质激素、吗替麦考酚酯及生物制剂治疗。4个月后，患者24小时尿蛋白定量5.37g，出现带状疱疹及低免疫球蛋白血症，此时患者依然有大量蛋白尿，而激素和免疫抑制剂带来的不良反应已显现。患者下肢高度浮肿，神疲乏力，语言欠利，右侧肢体活动不利，舌淡，边有齿痕，脉沉滑。

处方：黄芪30g，太子参15g，仙鹤草15g，女贞子12g，墨旱莲12g，炒白术12g，茯苓15g，炒车前子15g，赤芍15g，菟丝子1g，干姜3g，防风9g，全蝎6g，炙僵蚕12g，连翘12g。

服药28剂后复诊，24小时尿蛋白定量1.57g，乏力好转，言语较前清晰，下肢浮肿已退，以上方为基础随症加减，又治疗半年左右。随访至今，糖皮质激素逐渐减量，诸症稳定。

按： 本案患者，在大剂量激素和免疫抑制剂使用的情况下，脾肾亏虚的

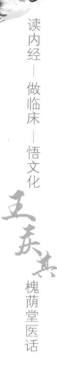

表现日渐严重，借鉴王庆其教授治疗慢性肾炎的经验，在以补气健脾、益肾利水的基础上加祛风药，全蝎、僵蚕既可搜风通络，又可息风止痉，同时兼顾言语不利等症状。《素问·平人气象论》曰："面肿曰风。"马莳注曰："面为诸阳之会，风属阳，上先受之。故感于风者，面必先肿，不可误以为止水也。"从中医学角度看，浮肿病古称"肾风"，尤其肾病初期，古人有用麻黄连翘赤小豆汤祛风发表利水之先例，现代多用于慢性肾炎和肾功能不全者，不必拘于有表证为用药的前提。王庆其教授治疗肾炎蛋白尿常使用黄芪、党参、白术、生薏苡仁、茯苓、防风、全蝎、蜈蚣、蝉蜕、地龙、炙僵蚕、丹参、红花、茺蔚子、鸡血藤、桃仁、赤芍等药物。

笔者主要从事自身免疫性疾病的临床和基础研究，临证时，还有很多自身免疫性疾病可从"风"论治，比如干燥综合征患者反复出现皮肤瘙痒、皮疹，强直性脊柱炎腰背僵痛等，采用益肾祛风、滋阴祛风等方法治疗，每每奏效。这是王庆其教授顽病祛风理念在其他内科疾病诊疗中的应用，只要辨证准确，该法可在内科多种疾病中广泛使用。

王丹（上海中医药大学附属岳阳中西医结合医院）

第二十五章　王庆其治疗皮肌炎伴间质性肺炎验案一则

　　余曾有幸忝列门墙，在王庆其教授指导下攻读中医学博士研究生。在跟诊学习中，遇王庆其教授运用经方治疗疑难杂病数则，感其临证匠心独运，遣方自如，故谨录其治疗皮肌炎伴间质性肺炎验案一则，略作分析，并述一己之体悟，以飨同道。

　　某，女，1979年生。2019年2月27日初诊。

　　患者因"上眼睑、面部浮肿半年，多关节肿痛4个月"于2019年2月25日入某医院风湿免疫科。

　　现病史：患者半年前无明显诱因出现眼周、面部浮肿，4个月前出现双手、双腕、双踝、双膝、双肩、双侧颞颌关节疼痛，曾有双手、双腕、双踝关节肿痛史，伴晨僵，活动后好转，双手握力轻度减退，无发热，无皮疹，无口干眼干，无雷诺病。辗转美国多家医院，查甲状腺功能、风湿热、免疫球蛋白、补体，均未见明显异常（具体报告未见）。美国医院予抗过敏治疗，药物有西替利嗪、氯雷他定等，病情未见好转。此次发病以来，患者无发热恶寒，无头痛，无胸闷心慌，无恶心呕吐，无腹痛腹泻，否认近期体重下降。追问病史，知患者有桥本甲状腺炎病史10余年，自诉甲状腺抗体升高，未服用药物治疗。

　　免疫相关指标：补体 C_3 0.52g/L，补体 C_4 0.16g/L，免疫球蛋白 A 1.46g/L，免疫球蛋白 G 16.40g/L，免疫球蛋白 M 1.70g/L，总蛋白 54.3g/L，白蛋白 31.8g/L，抗链球菌溶血素"O"试验 135.0U/mL，类风湿因子 41.9U/mL，总淋巴细胞 HLA-B27（-），抗核抗体核仁型（+），抗核抗体胞浆颗粒型（±），双链 DNA 抗体（-），核小体（-），组蛋白（-），核糖体 P 蛋白（-），ENA 多肽

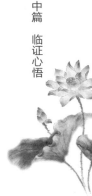

中篇　临证心悟

抗体谱（－），CCP 抗体 1087U/mL。自身免疫性肝炎抗体谱（－），肌酸激酶535U/L，谷丙转氨酶 55U/L，乳酸脱氢酶 838U/L。

特殊检查：①双大腿肌肉 MRI：双侧大腿前后肌群外筋膜局部增厚，考虑轻度筋膜炎可能，必要时增强检查。②肌电图：神经电生理检测提示肌源性损害（活动期）。③胸部 CT：两肺下叶间质改变伴感染，左肺上叶磨玻璃结节，两侧胸膜增厚。④肺功能：肺通气功能正常，小气道功能障碍。F-V曲线呼气下降支各段峰值下降，弥散功能正常，支气管舒张试验（－）。

特发性炎性疾病谱：抗 TIF1γ 抗体 IgG（＋），抗 Mi-2β 抗体 IgG（＋），抗 PM-Scl75 抗体 IgG（＋），抗 PM-Scl100 抗体 IgG（＋＋）。

西医诊断为皮肌炎，桥本甲状腺炎，右叶甲状腺结节 T-RADS3，间质性肺炎。予甲强龙 60mg 抗炎，注射用头孢噻肟钠、左氧氟沙星氯化钠注射液抗感染，艾司奥美拉唑肠溶片护胃等对症治疗。

患者来诊时诉低烧，腋下体温最高 37.4℃，偶伴咽痒咳嗽。双手、双膝、双踝关节肿痛，双侧肩关节疼痛伴上举活动受限，蹲起困难，双侧颞颌关节偶有疼痛，双手散在皮疹。胃纳可，大便略艰，夜寐尚可。舌质红，苔白腻，脉细。急则治其标，治以宣肺解表，止咳化痰平喘。

处方：生麻黄 12g，桃仁 12g，光杏仁 12g，桔梗 6g，荆芥 12g，防风12g，葛根 30g，蝉蜕 9g，羌活 9g，炙地龙 12g，浙贝母 12g，牛蒡子 12g，桑叶 12g，黄芩 12g，瓜蒌仁 30g，细辛 6g，生甘草 6g。7 剂。

二诊（2019 年 3 月 7 日）：上药后发热已瘥，上眼睑、面部、双手、双膝、双踝关节浮肿减轻。现面部有红斑，夜寐易早醒，盗汗，胸闷，胃纳佳，二便调。肌痹，真阴不足，血热瘀滞，经脉痹阻，诸关节受损。治以养阴清热、凉血化瘀。

处方：牡丹皮 12g，赤芍 20g，生地黄 12g，水牛角 30g，连翘 12g，生甘草 6g，蝉蜕 6g，紫草 15g，炙地龙 12g，防风 12g，桑叶 12g，黄芩 15g，光杏仁 12g，泽泻 15g。14 剂。

三诊（2019 年 3 月 21 日）：3 月 19 日查 PET-CT 示双肺下叶间质改变，余无异常。现每天口服甲泼尼龙片 32mg，硫唑嘌呤 50mg。服用后盗汗瘥，夜眠仍早醒，醒后不易入睡。面部红斑，胃纳佳，二便调。辨证为肌痹，真阴不足，血热瘀滞。治以养阴清热，凉血化瘀。

处方：牡丹皮 12g，赤芍 12g，生地黄 30g，蒲公英 30g，水牛角 30g，紫草 12g，连翘 12g，生甘草 6g，麦冬 12g，北沙参 12g，芦根 12g，天花粉 12g，竹茹 6g，黄柏 12g，地骨皮 12g。14 剂。

四诊（2019 年 4 月 4 日）：3 月 27 日查白细胞 14.1×10^9/L，淋巴细胞百分比 6.5%，谷丙转氨酶 44U/L，肌酐 46μmol/L，肌酸激酶 105U/L。每天口服甲泼尼龙片 28mg，硫唑嘌呤 50mg。刻下面部红斑消失，夜寐欠安、早醒，胸闷气短好转，口稍干，无发热。胃纳佳，二便调。

处方：牡丹皮 12g，生地黄 12g，麦冬 12g，赤芍 12g，女贞子 12g，甘菊花 12g，龟甲 15g，珍珠母 30g，黄柏 12g，当归 12g，白芍 12g，炙甘草 6g，枳壳 12g，焦三仙各 12g，制香附 12g，桑叶 12g，炙地龙 12g。14 剂。

五诊、六诊略。

七诊（2019 年 5 月 16 日）：查白细胞 14.2×10^9/L，淋巴细胞百分比 11.6%，谷丙转氨酶 39U/L，肌酐 49.9μmol/L，肌酸激酶 26U/L。每天口服甲泼尼龙片 20mg，硫唑嘌呤 50mg。刻下夜间咽部有痰，量少，不易咳出。口干，皮肤偶有瘙痒，肩背酸楚乏力。胃纳佳，二便调，夜寐安。舌质暗红，苔薄腻。

处方：牡丹皮 12g，生地黄 30g，赤芍 15g，徐长卿 15g，桑叶 12g，白蒺藜 15g，水牛角 30g，生甘草 6g，连翘 12g，防风 12g，接骨木 12g，威灵仙 12g，当归 12g，鸡血藤 15g，葛根 30g，川芎 12g。14 剂。

八诊（2019 年 5 月 30 日）：患者每天口服甲泼尼龙片 20mg，硫唑嘌呤 50mg。刻下皮肤无瘙痒，无关节痛，咽中已无痰。偶有胸闷，牙痛，口干。胃纳佳，二便调，夜寐安。舌质暗红，苔薄白，脉沉细无力。

处方：生地黄 12g，熟地黄 12g，女贞子 12g，枸杞子 12g，山萸肉 12g，当归 12g，麦冬 12g，牡丹皮 12g，蒲公英 20g，金银花 12g，连翘 12g，甘草 6g，大青叶 15g，藿香 12g，佩兰 12g，荷叶 9g。14 剂。

九诊（2019 年 6 月 13 日）：6 月 5 日查白细胞 11.8×10^9/L，淋巴细胞

百分比 12.2%，谷丙转氨酶 31U/L，肌酐 53.4μmol/L，肌酸激酶 22U/L。每天口服甲泼尼龙片 16mg，硫唑嘌呤 50mg。刻下皮肤无瘙痒，咽中有少量黏痰，咽干痛，偶有牙痛，下肢乏力。胃纳佳，二便调，夜寐安。舌质暗红，苔白腻。

处方：生地黄 12g，熟地黄 12g，女贞子 12g，枸杞子 12g，山萸肉 12g，当归 12g，麦冬 12g，牡丹皮 12g，蒲公英 20g，连翘 12g，甘草 6g，大青叶 15g，藿香 12g，佩兰 12g，荷叶 9g，徐长卿 12g，黄精 12g。14 剂。

十诊（2019 年 7 月 6 日）：7 月 5 日查白细胞 10.5×10^9/L，淋巴细胞百分比 19.6%，谷丙转氨酶 36U/L，肌酐 60.3μmol/L，肌酸激酶 < 20U/L。每天口服甲泼尼龙片 14mg，硫唑嘌呤 50mg。刻下面红赤，牙痛，便秘，眠差，腹胀，口干。舌质红，苔薄腻，脉微弦。治以清阳明腑实。

处方：知母 12g，生地黄 20g，火麻仁 30g，枳实 15g，牡丹皮 12g，赤芍 15g，蒲公英 30g，厚朴 9g，麦冬 12g，槟榔 15g，藿香 12g，苏梗 12g，芦根 15g，金银花 12g，连翘 12g。14 剂。

十一诊（2019 年 9 月 26 日）：查白细胞 8.7×10^9/L，淋巴细胞百分比 24.4%，谷丙转氨酶 28U/L，肌酐 51.8μmol/L，肌酸激酶 27U/L。每天口服甲泼尼龙片 28mg，硫唑嘌呤 50mg。刻下牙龈痛减，不耐劳力，四肢疲软，口干，胃纳可，二便调，夜寐安。舌质暗，红苔薄腻，脉细。

处方：生地黄 15g，当归 12g，牡丹皮 12g，赤芍 12g，黄芩 12g，葛根 30g，桑枝 12g，豨莶草 12g，连翘 12g，生甘草 6g，炙地龙 9g，蝉蜕 9g，羌活 9g，川芎 12g，藿香 12g，佩兰 12g。14 剂。

十二诊至十六诊略。

十七诊（2019 年 10 月 11 日）：每天口服甲泼尼龙片 10mg，硫唑嘌呤 50mg。刻下面部潮红，口干，牙龈肿痛。胃纳可，二便调，夜寐欠安。舌质暗红，苔薄腻，脉细。

处方：生石膏 30g，知母 12g，牡丹皮 12g，生地黄 15g，赤芍 15g，野菊花 12g，蒲公英 20g，七叶一枝花 9g，连翘 12g，生甘草 6g，蝉蜕 6g，桑叶 12g，白蒺藜 15g，藿香 12g，佩兰 12g。21 剂。

十八诊至二十二诊略。

二十三诊（2020 年 3 月 7 日）：每天口服甲泼尼龙片 8mg，硫唑嘌呤 50mg。刻下口干、面部烘热减，舌边尖偶发溃疡，月经提前 2 周左右，量中，色红。胃纳可，二便调。

处方：牡丹皮 12g，生地黄 12g，赤芍 15g，升麻 20g，连翘 12g，甘草 6g，紫草 12g，徐长卿 12g，北沙参 12g，麦冬 12g，当归 12g，川芎 12g，川石斛 12g，蝉蜕 6g，桑叶 12g。14 剂。

二十四诊略。

二十五诊（2020 年 4 月 18 日）：4 月 12 日生化检查示白细胞 $11.7 \times 10^9/L$、淋巴细胞百分比 6.0%，嗜酸性粒细胞百分比 0，肌酸激酶 ≤ 20U/L，肌酐 55.6μmol/L，谷丙转氨酶 22U/L。每天口服甲泼尼龙片 6mg，硫唑嘌呤 50mg。刻下面部泛红，瘙痒减而未除，咽干痛，纳可，便调，眠安。

处方：生地黄 15g，牡丹皮 12g，赤芍 15g，水牛角 30g，鬼箭羽 15g，黄芩 12g，炙龟甲 15g，黄菊花 12g，连翘 12g，甘草 6g，防风 12g，蝉蜕 6g，白蒺藜 15g，生地榆 15g，藿香 12g，苏梗 12g。14 剂。

二十六诊至二十九诊略。

三十诊（2020 年 6 月 24 日）：每天口服甲泼尼龙片 6mg，硫唑嘌呤 50mg。病情稳定，咽中有黏痰，不易咳出。胃纳可。

处方：黄芩 12g，生地黄 12g，牡丹皮 12g，赤芍 12g，炙鳖甲 15g，知母 12g，地骨皮 15g，麦冬 12g，北沙参 12g，甘草 6g，桑叶 12g，防风 12g，青蒿 9g。14 剂。

2020 年 7 月 2 日，患者查 PET-CT 结果显示两肺纹理清晰，走向分布无异常，双肺见散在少许小条索影。双肺下叶间质性改变已除，无纤维化。

按：王庆其教授通过数十年对《黄帝内经》的研究和临床实践，认为皮肌炎是本虚标实的疑难病、罕见病，相当于中医学"肌痹""肉痹"范畴。《黄帝内经》中有"痹论""周痹"两篇专论，同时，在其他篇章中，又散见"痹"相关病证的论述。总计下来，《黄帝内经》中记载了 50 多个与痹相关的病证名称。其中，肌痹载于《素问·痹论》，如"以至阴遇此者为肌痹""肌痹不已，复感于邪，内舍于脾"。肉痹则见于《素问·四时刺逆从论》，所谓"太阴有余，病肉痹寒中，不足病脾痹。"《素问·长刺节论》云："病在肌肤，肌肤尽痛，名曰肌痹，伤于寒湿。"

　　根据《黄帝内经》所论，结合临床实践，王庆其教授认为该病的病机系肾虚、热毒和血瘀相合为病。肌酸，肌无力，伴理化指标异常，系因风、湿、热、瘀之邪阻滞经脉，损害肌肤，发为肌痹，此其标。患者真阴不足，肾气虚弱为其本。肾虚是疾病之本，但不是皮肌炎的病因，其病因是瘀、热、毒侵袭肌体，卫气内伐而致痹。治疗方法以清热解毒、凉血化瘀为主，方用犀角地黄汤化裁，以调节免疫、抑制抗体。由于本病患伴发肺部损害，偶有干咳、少痰等症状，气急不明显，王庆其教授辨证为瘀热损肺，痰热郁积，故治疗中始终配合清热化瘀、润肺化痰，以改善症状。

　　皮肌炎属于非常顽固的免疫病，病情复杂。本病患初诊时起病较急，西医予较大剂量糖皮质类激素和免疫抑制剂，症状有所好转，但肌肉乏力、面部红斑、皮疹并未缓解。王庆其教授在继续使用西药的基础上加用中药，经过中西医结合治疗，甲泼尼龙片逐渐减量，最后减至每天 6mg，患者临床症状和实验室指标均明显好转，复查心肌酶谱也在正常范围，且面部红斑、皮疹、肌肉酸痛等症状均逐渐消除，病情稳定。

　　王庆其教授治疗该例皮肌炎伴发间质性肺炎的验案说明，对于像皮肌炎这类疑难复杂的风湿免疫性疾病，中西医结合治疗效果比较好。西医治急、中医治慢，中西药物并重，各美其美。在急性发作期使用大剂量糖皮质激素可以迅速控制症状，而一系列慢性症状需要长期服用中药治疗。其中在治疗过程中，中药与西药并用，中药为西药减量创造条件，并为西药增效，也在治疗过程中解除了西药的不良反应。

秦倩（复旦大学）

指导：王庆其

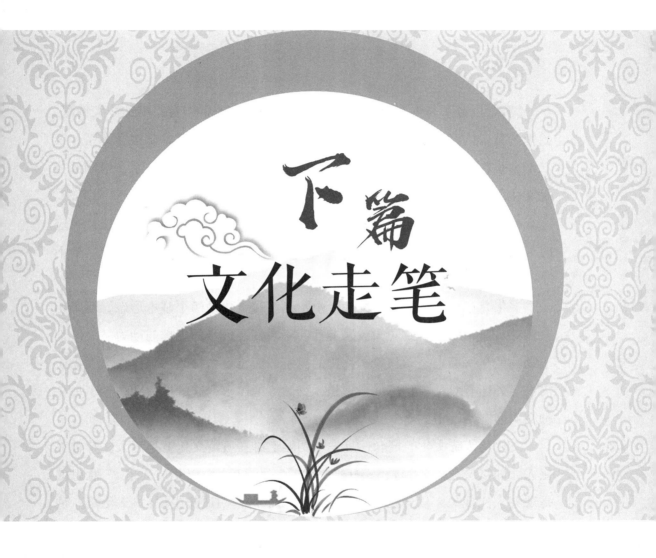

下篇

文化走笔

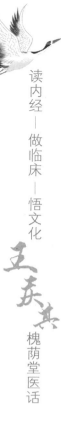

第一章 《黄帝内经》文化内涵

　　《黄帝内经》是中医经典著作之一。它的内容非常丰富，堪称博大精深。我把《黄帝内经》整个理论体系分成四部分：第一部分是基础医学体系，第二部分是临床医学体系，第三部分是多学科与医学相结合的体系，第四部分是文化思想体系。现谈谈关于《黄帝内经》的文化内涵。

　　习近平总书记说："自古以来，中华文明在继承创新中不断发展，在应时处变中不断升华，积淀着中华民族最深沉的精神追求，是中华民族生生不息、发展壮大的丰厚滋养。"

　　文化究竟是什么？在人类社会中，经济和文化是两个基本形态，两者相互依存、紧密联系，共同构成人类社会不断发展进步的支撑与动力。人区别于动物的显著标志是动物只有物质的需求，而没有精神的需求；人类在物质需求之外还有对精神、道德、理想、智慧等的需求，这就催生和孕育了另一种文明形态，就是文化。

　　文化及传统文化的概念，首先从功能上讲：所谓文化就是用人文精神教化人，即以文化人。《易经·贲卦》说："观乎人文，以化成天下。"意思就是观察人文现象，以教化天下。从其形成来讲，胡适先生说："文化是一种文明所形成的生活方式。"其次，从内涵上讲，"文化是一种由精神价值、生活方式所构成的集体人格"，这是余秋雨先生对于文化内涵的解读。对于中国传统文化应该如何理解呢？所谓中国传统文化，是中国人的一种生存方式和精神价值，是几千年中华文明演化而汇集成的一种反映民族特质和风貌的民族文化，是民族历史上各种思想文化、观念形态的总体表现。

　　文化与知识不同，一般认为知识是文化的载体，即一个人有了一定的知识就具备了一定的文化，正如受了教育不代表有一定教养。同样的道理，文化与知识还是有一定区别的。知识实际上是经验的标化，是实践中人们获得的认识和经验；而文化是人的人格及其价值观念。总体上讲文化是抽象的，知识是具体的。文化是对社会利益的规范和调整；知识较为实用，知识需要文化的掌舵。知识一定程度上反映了文化，但是知识不等于文化。

我们在社会上经常发现有些人虽然具备了一定的知识水平，比如硕士、博士等高学历人群，应该说他们有了一定的知识，也具备了一定的文化。但是个别人，虽然具有大学和研究生的文凭，具备了一定的知识，但其行为表现往往不够文明。这类人就是有知识而没有文化。

文化究竟有什么用？复旦大学钱文忠教授说："文化有什么用？我真的不知道，但我知道没有文化什么都没有用。"国家的繁荣富强靠什么？主要靠两种实力：一种是硬实力，一种是软实力。一切可以表现物质力量的实力都是硬实力；一切可以内化为精神力量的实力都是软实力。一个国家硬实力不行，可能一打就败；一个国家软实力不行，可能不打就败。而贯穿软实力经纬、维系软实力灵魂的就是文化。文化不是万能的，但没有文化是万万不能的；文化不一定能解决实际问题，但是解决实际问题离不开文化；文化不能提升 GDP，但没有文化的 GDP 很危险。我觉得这个观点值得我们深思。

《庄子》曾说："寓大用于无用之中。"人们都知道有用的东西是有用的，但不知道无用的东西也是有用的，这一思想是极其深刻的。文化虽然看上去是虚无缥缈的，然而它是无处不在的，我们每个人的言行举止、精神品格无不彰显着文化素质。国人的文化素质直接影响着社会人心的走向。所以文化并不是不可具体化的一个抽象概念，而是体现在我们日常的言行举止中。文化起着塑造人格的作用，可以增长智慧、启迪思想、陶冶情操、提升精神品格。

余秋雨先生说："一切文化都会沉淀为人格，每个人的人格都形成于他的文化积淀。"我们千万别抱着一定要有用的态度去学习文化，因为正像《庄子》讲的"无用即大用"。学习文化的目的不是为了获得知识，而是为了提升人的精神价值，滋养人的心灵。

关于文化与科技的关系，台北故宫博物院的原院长周功鑫先生说："没

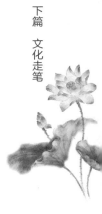

下篇　文化走笔

有文化支撑，再高超的科技都是贫瘠的。"杨叔子院士说："没有人文的科学是残缺的科学，而没有科学的人们也是残缺的人们。"钱学森先生说："一个有科学创新能力的人，不但要有科学知识，还要有文化艺术修养，它开拓科学的创新思维。"

《黄帝内经》中的黄帝与黄帝文化。黄帝，古代华夏部落联盟的首领，中国远古时代华夏民族的共主，称为五帝之首，被尊为"中华人文始祖"。据说他是少典与附宝之子，本姓公孙，后改姬姓。住在轩辕之丘，后世称为"轩辕黄帝"。他建都于有熊，亦称有熊氏。相传炎帝侵犯各部落，黄帝率部与炎帝战于阪泉，大败炎帝，这就是史书上记载的著名的阪泉之战。后蚩尤叛乱，黄帝又率诸部击杀蚩尤，成为部落联盟首领，史称"黄帝"。根据《中国通史简编》的记载，"据传说，黄帝曾居住在涿鹿（今河北宣化鸡鸣山）地方的山湾里，过着往来不定，迁徙无常的生活。后来他打败了九黎族和炎帝族，逐渐在中部地区定居下来。"据大量的历史记载和文物佐证，黄帝统一天下，奠定中华，肇造文明，惜物爱民，被后世尊为"中华人文始祖"。轩辕黄帝降生于轩辕之丘，定都于有熊，汉代在新郑北关轩辕丘前建有轩辕故里祠。

在轩辕黄帝时代，原始文明在数千年积淀之后进入了一个发明创造大暴发的时期，这些发明创造都集中在轩辕黄帝身上。轩辕黄帝就是一个时代的符号，是先进的代表，这些功劳都归结于轩辕黄帝，经过数千年的传诵，轩辕黄帝成为我们的人文初祖，成为中华文明的开拓者，一位智慧超群的发明家，成为凝聚民族力量的符号。这就是中华文明初始建立的轩辕黄帝时代。

黄帝对文化发展的主要贡献有以下几个方面：①创造了文字：符号文字象形文字发展为甲骨文、金文、篆文、隶书，直到通行的楷书，它是传承文明最重要的工具。②发明了中医药：后世的《黄帝内经》等书，就是传承的典型，直到今天，中医药仍然是中华民族的瑰宝。③创制了历法：自黄帝的《调历》开始，后传承发展为具有中国特色的阴历。④黄帝在伏羲太昊的基础上得到河图洛书，后来得到周文王的传承衍生出《周易》，其内容反映了哲学的最高境界，深刻地影响了中国人的思维模式。⑤重视和谐的思想，为后世所传承，协和万邦、天人合一、和合、和为贵等理念，一直传颂到今天。⑥"大统一"思想在黄帝时奠定了基础，形成历朝历代的坚定信念。⑦自强不息的精神，代代相传。从总体看，黄帝首创的原生文明可以称为文化的根源，它的精髓是团结、和谐、统一、开拓，是中华民族的灵魂。

根据《汉书·艺文志》记载，道家流传了《黄帝四经》《黄帝铭》《黄帝君臣》等著作；阴阳家有《黄帝泰素》；小说家有《黄帝说》；天文家有《黄帝杂子气》；历谱家有《黄帝五家历》；五行家有《黄帝阴阳》；房中家有《黄帝三王养阳方》；神仙家有《黄帝杂子步引》《黄帝岐伯按摩》等著作。

《淮南子》中有一段记载，有助于我们理解《汉书·艺文志》所记载的这些跟黄帝有关的著作。说："世俗之人，多尊古而贱今，故为道者，必托之于神农、黄帝而后能如说。"可见为什么那么多著作用黄帝来命名。这只是一种托名，反映了先哲尊古而贱今的思想。现代哲学家庞朴先生在他的《黄帝与混沌——中华文明的起点》一书中说："从文化意义上说，黄帝是中华民族的开始。无论从社会发展史来说，还是从纯历史角度看，黄帝其人其事都不可能是事实。黄帝及其事迹，纯粹是一种民族感情的寄托，是一种图腾。"

中医学是中华文化的重要组成部分，是中华民族的生存方式和生存技术。由生存方式延伸出了中华文化，由生存技术逐渐发展为医学。故文化与医学血脉相连，须臾不能分离。

诚如韩启德院士所说："医学是对人类痛苦的回应，它从诞生那一天开始，就不是单纯的技术，而更多的是对患者的安慰和关怀，所以说医学起源于人文，它本身就体现了人文，而且永远也脱离不了人文。"

什么是《黄帝内经》文化？王庆其教授认为，《黄帝内经》文化的内涵应该是以中国传统文化为母体，解读中医学对生命、健康、疾病及生死等的价值观念、独特的认知思维方式，以及人文精神和医德伦理等。

《黄帝内经》关于健康的观念，在《灵枢·本脏》中有精彩的记载，认为健康是生命的一种自然和谐的状态。概括起来有三个方面，即气血和、心身和、天人和。说到底健康就是人体的内环境及人体与自然社会环境的一种

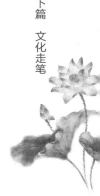

和谐状态。后面"第六章"有专门的解读。

关于《黄帝内经》的疾病观念，人的疾病之所以产生，是人自己造成的。《灵枢·五变》说："夫天之为人生风者，非以私百姓也，其行公平正直，犯者得之，避者得无殆，非求人而人自犯之。"意思是自然界是客观的，人之所以会生病，是因为不能躲避外邪，由邪气侵袭所造成的。《黄帝内经》讲到"生病起于过用"。过用，就是超出了人体生理极限，扰乱脏腑气血阴阳，导致疾病的产生。所谓"过则为灾"，张景岳说"过用曰淫"就是这个意思。

在 2009 年国际健康生活方式博览会上，有专家指出：我国已经进入"生活方式病"高发时代。癌症、高血压、肥胖、心脑血管病等慢性非传染性疾病的高发，都是生活方式病的具体体现。这与《黄帝内经》讲的"生病起于过用"相吻合，也就是情志过用、饮食过用、劳力过用、药物过用等因素都可以诱发疾病。疾病是天与人、形与神、气与血关系失调的结果。疾病是异常的生命活动，是人与自然、人体本身阴阳动态平衡失调的总称，所谓"阴阳乖戾，疾病乃起"。

《黄帝内经》关于生死的观念：生死是医学永恒的主题，是一种自然规律。宋代医学家张载说："存，吾顺事；殁，吾宁也。"生总是联系着死。医学是活人之术，目的是《黄帝内经》里所讲的"宝命全形"。"宝命"就是珍惜生命，"全形"就是保全形体，这是养生最主要的目标。养生是为了提高"生"的质量，达到延年益寿的目的。《素问·上古天真论》提出，健康长寿取决于天寿过度、气血常通、肾气有余三个方面。死亡是人生最后的归宿。《黄帝内经》记载的死亡有两种：一种是"尽终天年""度百岁乃去"，也就是超过 100 岁，就要死亡了。人的自然寿命是 100 岁左右就到了自然死亡的阶段。另一种是"不能终寿而死者"，就是不能达到正常的寿命。出现这种情况的原因是中于病邪，不治而死亡。由于不注意养生，生病或者患了不治之症，所以不能终寿而死。

具体死亡的原因大概有这样三种情况：一是"阴阳离决，精气乃绝"，阴阳是生老病死过程中一个非常重要的概念。人生的一切生理病理的过程和现象，古人都是用阴阳来进行解读的，阴阳和谐是健康的标志，阴阳失调是疾病的象征，阴阳离决是死亡的特点。二是《黄帝内经》里记载五脏"得守者生，失守者死"，《黄帝内经》的生理观以五脏为中心，五脏藏精气，如果五脏不能藏精气，叫五脏失守。所以"得守者生，失守者死"。三是中医学把精、气、神当作生命的基本要素，在这三者中，神是最重要的。《黄帝内经》说"得神者昌，失神者亡"。有了神，生命得以延续，没有神，形神就分离了，那么生命就要终止。这三点概括了《黄帝内经》关于死亡原因的基本认识。医学的目的是"救生死于万一"，挽救生命不仅是医道问题，更是合乎天道的重大问题，所以唐代医家孙思邈讲"人命至重，贵于千金"。

《黄帝内经》文化内涵是关于认知思维的方式，《黄帝内经》的认知思维方式是先人们对人体的生命、健康、疾病等医学重大问题的理性认识过程和方法的总和。独特的认知方式形成了《黄帝内经》理论体系的独特性，决定了中医学科的众多特点。具体来讲有以下几个方面。

1. 天人合一，五脏一体

"天人合一,五脏一体"体现了《黄帝内经》整体系统的思维方式。《黄帝内经》在探究人体生命活动规律的过程中，并不是把人体分割成各个部分孤立地加以分析研究，而是从人体内部之间的相互联系，以及人体与自然界相互联系中加以认识的，从它们的关系中揭示和把握系统的整体特征和总体规律。认为人是一个有机整体（这就是"五脏一体"），人与自然是一个统一的整体（这就是"天人合一"）。"科学已从分析时代进入系统时代，中医的思维方式更符合现代科学思维的发展方向。人体是开放的复杂巨系统，人体科学和医学研究都需要系统的观点和系统的方法，而这正是中医的思维方式"，这是钱学森先生的观点。所以有人讲中医学是古老的、传统的，但它的思维方式和理念是前卫的，在现代科学高度发达的时代，也值得我们借鉴《黄帝内经》中这种系统整体的思维方式。

2. 候之所始，道之所生

这就是取象思维的方式。什么叫"候"呢？就是表现于外的各种现象、征象；"道"，可以理解为法则和规律的意思。所谓取象思维，就是在长期观察事物取得经验的基础上，根据事物的外在表现，依靠司外揣内、以表知里、取象比类、援物比类等思维方式，从现象来把握人体内部的生理病理变化规律。所以说"道"源于"候"，也就是规律和法则是来源于现象和征象。我们进一步分析，《黄帝内经》中的象思维模式，具体可以分为三个阶段：第一阶段是观物取象。凡是事物、物体都有一定的表象、征象和现象，我们可以看到事物就看到相应的现象，这是初级阶段。第二阶段是立象尽意。也就是我们通过这个现象、物象，然后引申出一种意象。《易经》有物象、现象、意象、卦象之分，这个从"象"引申出"意向"是第二个阶段。第三阶段是在取得意象的基础上，采用取象比类的方式来进一步演化事物的变化规律。《黄帝内经》更多地采用了取象比类、援物比类的方式。也就是同类现象、同类事物，具有相同的规律，这样把它当作归纳总结事物现象和规律的一种思维方式。我们可以这样认为，中医学是意象思维的产物，无论在生理病理上还是临床治疗上，着重把人身看作一个自然之象的流程。这就决定了中医学必定以自然地生活着的人为认识对象，而当代学者刘长林先生认为中医学属于象医学、象科学。他这个归纳比较中肯地表述了中医学或《黄帝内经》取象比类的认知思维方式。

3. 人生有形，不离阴阳

"人生有形，不离阴阳"是辨证思维的方式。《黄帝内经》借助阴阳的辨证概念，以阴阳的对立统一、消长变化、动态平衡的观点演绎了生命活动中错综复杂的辨证关系。《黄帝内经》的作者不仅认为一切事物都有共同的物质根源，而且还认为一切事物都不是一成不变的，各个事物不是孤立的，它们之间是相互联系、相互制约的，生命、健康和疾病是普遍联系和永恒运动变化的。还有一种思维方式是直觉领悟，也就是灵感思维的方式。直觉领悟是在对研究对象深刻感受的基础上，获得某种灵感，突然领悟到某种普遍形式的客观规律。直觉领悟是创造的直观，这种思维方式具有审美沉淀的特征，它是非概念、非逻辑性的感性启示。传统中医学理论的建立，就是这种思维方式的典型代表。直觉领悟属于重要的创新性思维方式，是《黄帝内经》理论形成的重要方法。西医学的形成过程主要是借助逻辑思维和实证思维的方式，而中医学或者说《黄帝内经》理论体系的形成是借助于经验和直觉领悟的方式，这体现了我们东方人独特的认知思维方式。用这种方式把握的真理往往带有较大的或然性，必须经过时间的验证，或者进行严密的逻辑论证，才能升华为有价值的理念。所以说这种灵感的直觉领悟的方式，有一定的局限性，需要我们结合现代科学手段进一步验证，加以完善，这样才能使我们的认知思维方式更贴近真理。

《黄帝内经》文化内涵中关于医德、伦理的思想：关于医德，我们知道医为仁术，关乎性命。为医者必须具有高尚的品德、渊博的知识和精湛的医疗技术，方不致误人性命。《素问·气交变大论》有一段记载说得非常好，曰："夫道者，上知天文，下知地理，中知人事，可以长久。"所以医生是非常不容易的，必须具备天文、地理、历法、气候、气象、地理等方面的知识，还要会处理社会中的人际关系。只有这样，医道才可以长盛不衰。相关内容在《素问·疏五过论》《素问·方盛衰论》《灵枢·师传》等篇章中都有记载。医生要满腔热情地对待患者，耐心细致地进行心理疏导，只有这样才能解除患者的恐惧。《灵枢·师传》中有一段说得非常好，曰："告之以其败，语之以其善，导之以其所便，开之以所苦。"告诫医生要把病情详细地告诉患者，并告知他们如何配合医生，进行自身调护，使疾病向好的方向发展。对患者的痛苦要循循善诱，进行开导，与医生积极配合，这样才能有助于提高疗效。《黄帝内经》还对那些不学无术、不懂装懂、自以为是、不认真诊疗的医生提出了严厉的批评。《素问·至真要大论》载："粗工嘻嘻，以为可知，言热未已，寒病复始，同气异形，迷诊乱经。"这个"粗工"就是指医疗技术非常粗劣的医生，对医学没有认真严肃的态度，自以为是，对于患者的病情没有认真透彻地理解，以致误诊，明明是热病，结果到后来出现了寒象；或明明是寒病，结果忽然出现热象。导致对疾病的诊断和治疗发生了混乱，这就不可能取得预期的疗效。《黄帝内经》的这些记载至今对医生必须遵循的职业道德规范有很好的启迪作用。

关于医患关系，医患关系是医生和患者以保持健康、消除疾病为目的而建立起来的关系，包括技术层面和非技术层面，后者就是通常所指的服务态

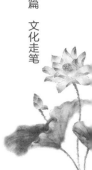

度和医疗作风。《素问·汤液醪醴论》记载说："病为本，工为标，标本不得，邪气不服。""病为本"就是患者的神机、抵抗力是根本。"工"是指医生的治疗措施，属于"标"。"标本相得"就是医生的治疗措施符合患者的病机，只有这样才能去除邪气，使疾病向愈。如果两者不符合，"标本不得，邪气不服"，疾病就不可能向愈。医学的发展不应单纯是技术的发展，同时还应该是医学人文价值的发展。《黄帝内经》告诉我们，医生必须考虑患者的社会心理特点，让患者得到应有的尊重，使医术与人性相统一。只有这样才能取得预期的疗效。

关于人生的境界，在《素问·上古天真论》有一段描述，这段描述实际上是记载了理想中的人生境界。《黄帝内经》提出了真人、至人、圣人、贤人等形象和概念，强调"恬惔虚无，精神内守"。意思就是养生应该注意保持内心的宁静和淡泊，不要胡思乱想。精神应该"内守"，不要耗散精神，只有这样这才能做到精神内守，疾病就不容易侵犯。另外还强调"法则天地，象似日月，辨列星辰，逆从阴阳，分别四时，将从上古合同于道"。《黄帝内经》的作者，养生强调顺应自然界的变化规律，要"法则天地"，就是以自然界阴阳消长的变化作为我们养生的准则。"象似日月，辨列星辰"，是指自然界中天体的运行，日月星辰的变化，应该顺应这个变化规律，遵循春、夏、秋、冬四时的阴阳消长变化规律来进行养生。把人道和天道结合起来，才能达到养生的最高境界。这些思想看上去比较抽象，实际上是反映了《黄帝内经》受到了先秦道家思想的深刻影响。

道家主张"天地与我并生，而万物与我合一"。"天地与我并生"，人的生命应该与天地合一，养生应该顺应天地的变化。自然界中万物的变化与天地变化是相应的，养生既要顺应天地的变化，也要顺应自然界万物的变化。遵循同一个自然规律，这就是"天人合一"的内涵。把自然与人的精神融为一体，是养生的最高境界。《黄帝内经》所设想的人生境界，充满了道家"自然无为"的精神和思想。

中医药文化是中国传统文化的重要组成部分，中医药的发展需要坚持文化自信。坚定文化自信，就是要努力从中华民族世代形成和积累的优秀传统文化中汲取营养和智慧，延续文化基因，萃取思想精华，展现精神魅力，为振兴中医药事业作出贡献，以福佑人民的健康。振兴中华，要从振兴民族文化开始。振兴中医学，要从振兴以《黄帝内经》为代表的传统文化开始，只有这样才能达到事半功倍的效果，为振兴中医药事业作出应有的贡献。冯友兰先生说："阐旧邦以辅新命，极高明而道中庸。"讲的就是继承和创新的问题，我们要对中国传统文化，包括《黄帝内经》中隐含的传统文化的内涵有深刻领会和理解。最终的目的是建设健康中国，为中华民族的身心健康服务。"极高明而道中庸"，这是中华文化中一种非常高的境界，就是中庸之道。我们对待中国传统文化既要继承又要创新，要继承精华，守正创新。只有这样才能让中医学这个中华民族的瑰宝为人民的健康事业作出更大贡献。

王庆其（上海中医药大学）

下篇 文化走笔

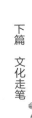

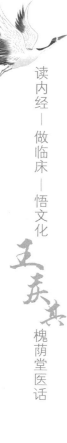

第二章　王庆其中医药文化研究撷要

　　在人类的社会活动中，经济和文化是两个基本形态，两者相互依存、紧密联系，是人类社会不断发展进步的支撑与动力。人类在物质需求之外还有对精神、道德、理想、智慧等的需求，于是就催生和孕育了另一种文明形态，这就是文化。整部科学史告诉我们，任何一门学科的建立和发展，都离不开文化和哲学。

　　中医学理论体系的构建也离不开中国传统文化的影响，几乎所有的中医学理论或基本观点无一不与传统文化有着千丝万缕的联系。而现代教育存在的缺陷是，自然科学往往忽略了人文精神成果的存在，人文科学也没能吸收自然科学的成果。当今中医学术界在大力倡导创新精神，抱着"取其精华，去其糟粕"的思想与现代科学技术相融合，以跟上时代潮流。如果不能将传统文化中的人文精神作为中医学发展的内驱动力，仅在技术层面提升对病因病机或中药方剂的认识，是不利于推动中医基础与临床发展的。鉴于此，王庆其教授从《黄帝内经》切入，提出"从文化演绎经典，用经典弘扬文化"的理念，其核心思想如下。

一、中医药文化与人文精神的关系

　　何谓人文精神？从西方文化角度论述，即讨论人学的概念与内容。"人学"一词的诞生最早是拉丁语"authropologia"的中文翻译，西方人学研究的对象及内容主要是人的定义、人的本质、人的地位及人的发展，季羡林先生在《人学大辞典》的序言中谈到："人学"必须解决三个问题，即人自身的问题、人与人之间的关系问题、人与大自然之间的关系问题。从中国传统文化角度论述，则起源于先秦诸子百家对人性及人生境界的讨论，孟子的

"性善论"、荀子的"性恶论"、董仲舒的人性分"贪与仁"等，同样在讨论人自身、人与社会及人与自然的关系。

何谓文化？《周易·贲卦》说："观乎人文，以化成天下。"意思是观察人文现象，以教化天下。文化就是以人文精神教化人，即"以文化人"。胡适先生说："文化是一种文明所形成的生活方式。"梁漱溟先生亦言："文化乃人类生活的样法。"可见文化是一种在自然社会环境影响下形成的从生活方式中提炼出来的精神品格。简而言之，一切文化的灵魂都在于人文精神。那何谓中医药文化？王庆其教授认为，中医药文化是以中国传统文化为母体，解读中医学对生命、健康、疾病、生死等问题的价值观念、独特的认知思维方式、人文精神和医德伦理等的文化。可见中医药文化始终围绕着人与生命而展开，人文精神是中医药文化的内核。

基于"天人合一"的整体观念，人所处的社会环境、自然环境与人类的健康及疾病息息相关，故中医学所探讨的内容也是围绕人自身、人与社会、人与自然三个方面。王庆其教授由此将中医学与人文精神的关系总结为四点：①中医学对人命的重视。②中医学对人的社会性的重视。③中医学对人与自然关系的深刻认识。④中医学对医德的不懈追求。

二、先秦之人文精神与中医药文化的融合

先秦诸子百家首先对人本精神进行了广泛讨论与深入思考，王庆其教授认为这对于中医药理论体系中"人为核心"的思想有重要影响。自孔子提出"仁"之学说起，人本关怀便在中国传统文化中烙下深深的印记。孟子继承孔子"仁"之思想，创立"仁政"学说，倡导以民生为本、仁爱为怀，统治者要体民意、察民情、修仁德、施仁政。荀子在继承孔子"仁者爱人"的基础上，吸收了墨子的"兼爱"思想，把爱分成爱人和爱民两个层次，爱人即对不同的对象给予不同的爱，这是有区别、有等差的；爱民则是以普天之下的所有人为施爱对象。此外，荀子还重视人的道德价值，如《荀子·王制》曰："人有其有生有知有义，故最为天下贵也。"

道家超脱世俗，看似人本精神不明显，实则同样蕴含着对人的深刻关

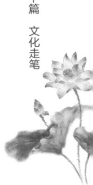

怀。老子的"无为"思想并非是无所作为，而是通过揭示人活动的负面意义，即人的异化来唤醒和关怀人。实际上是在寻求一种解决当时战乱社会各种矛盾的方法，试图以提出"无为""不争""谦让"等概念，呼吁人们收敛自己的占有冲动来消解社会各种矛盾的方法，提出"虚静"等观念，更高程度地期望人们能发展主体的精神空间，使人民不仅从现实中获取自由，而且在心灵上也得到足够的解脱。

王庆其教授认为人文精神贯穿整个中国古代哲学史，深刻地影响了以《黄帝内经》为起点的中医学理论。《黄帝内经》多次强调人类是自然界一切生命现象的最高存在，《素问·宝命全形论》曰："天覆地载，万物悉备，莫贵于人。"《灵枢·玉版》言："人者，天地之镇也。"孙思邈《备急千金要方》言："人命至重，有贵千金。"都强调了人在自然界中的地位是其他事物和生命形态所不能比的，体现了"以人为本"的思想。

儒家对人生境界的追求注重生命的自我价值，同时也要实现其他的社会价值。孔子将人分为智者、仁人和圣人，孟子也将人分为大人、圣人、神人。他们认为，人生就是完善自我道德修养的过程，不仅需要修养自身人格，还需要推己及人，使每个人都能注重道德修养而提升人生境界，即孔子所言"己欲立而立人，己欲达而达人"，孟子的"穷则独善其身，达则兼济天下"。道家将人分为圣人、至人、真人和神人，重在追求身心的超越，即生命个体价值的实现，试图超越是非与善恶、生死与苦乐的方式，达到一种绝对自由的逍遥境界，实现一种无外缚、无内累的解脱。庄子笔下的圣人是"道"的体现者，超越了世俗的功名利禄和情感欲望，能够不为外物所累，不过还没有达到"物我一体"的境界。

王庆其教授认为先秦诸子对人生境界的划分也直接影响了《黄帝内经》对养生境界的分级。《素问·上古天真论》提出真人、至人、圣人和贤人四种形象。上古之时，"寿敝天地，无有终时"的真人是最高境界，能够"提挈天地，把握阴阳，呼吸精气，独立守神，肌肉若一"。至中古时代，能"归于真人"的至人，"淳德全道，和于阴阳，调于四时，去世离俗，积精全神，游行天地之间，视听八达之外"，故可以"益其寿命而强"。还有圣人，

"处天地之和，从八风之理，适嗜欲于世俗之间，无恚嗔之心……以恬愉为务，以自得为功，形体不敝，精神不散"，如此"亦可以百数"。贤人，"法则天地，象似日月，辨列星辰，逆从阴阳，分别四时，将从上古合同于道"，最终也能"益寿而有极时"。《黄帝内经》描绘的人生共同境界不同层次的共同特点是都能把握天地自然的规律，顺应四时阴阳的变化，恬惔虚无，精神内守，从而达到内心平和、物我两忘的境界，并获得长寿。

三、中医学独特的认知思维模式

（一）天人合一，五脏一体——整体系统思维

整体系统思维是从整体出发，对系统、要素、结构层次、功能、组织、信息、联系方式、外部环境等进行全面掌握，从它们的关系中揭示和把握系统的整体特征和总体规律。

王庆其教授认为《黄帝内经》把生命活动当作一个整体系统运动变化的过程来认识。其藏象理论是以五脏为中心组成五个功能系统，通过经络，将六腑、五体、五官、九窍、四肢百骸等全身组织器官联系成一个整体。

人体的生命活动与自然界的变化是统一的。《黄帝内经》把五行学说看作宇宙的普遍规律，自然界万物的运动并非杂乱无章的，而是按照五行模式有序进行的，《黄帝内经》为我们构建了人与自然内外相应的五行模式，五行学说是中国古代朴素的系统论。科学已从分析时代进入系统时代，中医学的思维方式更符合现代科学思维的发展方向。人体是开放的复杂巨系统，人体科学和医学研究都需要系统的观点和方法，而这正是中医学的思维方式。

（二）"候之所始，道之所生"——取象思维

《素问·五运行大论》谓："夫候之所始，道之所生。""候"是表现于外的各种现象、征象，"道"是法则和规律的意思。所谓取象思维，就是在长期观察事物取得经验的基础上，根据事物的外在表现，依靠"取象比类"，推断、总结出事物变化法则和规律的方法。"道"源于"候"。王庆其教授认

为《黄帝内经》关于生命本质及其规律的认识，主要是通过对自然现象和人体生理病理现象的长期观察、总结、概括而来。天道玄远，神妙莫测，但可以通过天象、气象、物候的观察，总结大自然变化的规律。同样的道理，人体的脏腑藏匿于体内，医生无法了解其生理活动情况，但可以通过观察表现在外的生理病理现象，来把握生命的本质及其活动规律。《黄帝内经》理论体系的形成，就是先民在长期与疾病进行抗争的生活与医疗实践中，仰观天象，俯察地理，远取诸物，近取诸身的结果。

中医学是依靠"观物取象"和"立象尽意"的原则形成的人身科学，是意象思维的产物。中医学无论在生理病理上还是在临床治疗上，着重把人身看作一个自然之象的活动过程。这就决定了中医学必定以自然生活着的人为认识对象，而属于象科学。

（三）"人生有形，不离阴阳"——辨证思维

王庆其教授认为脱胎于中国古代哲学的《黄帝内经》理论体系，十分注意用辨证的眼光对待生命活动。《黄帝内经》不仅认为一切事物都有着共同的物质根源，而且还认为一切事物都不是一成不变的，各个事物不是孤立存在的，它们之间是相互联系、相互制约的，生命、健康和疾病是普遍联系和永恒运动变化的。

《黄帝内经》借助古代阴阳学说的观点阐释人体生命活动中存在的对立、统一规律。从形体结构而言，《素问·金匮真言论》说："夫言人之阴阳，则外为阳，内为阴。言人身之阴阳，则背为阳，腹为阴。言人身之脏腑中阴阳，则脏者为阴，腑者为阳。"即使人体的结构再复杂，也都可以用阴阳来划分，阴阳中又可分为阴中之阳和阳中之阴等。从人的生命活动过程而言，人体阴阳对立双方在矛盾运动过程中此消彼长、此盛彼衰，不断维持着动态平衡。例如，生理活动中物质与功能的转化，就是一个由平衡到不平衡、在矛盾运动中不断求得新的平衡的阴阳对立统一过程。"阳化气，阴成形"，从有形物质转化为无形物质，是"化气"的过程，是"阳"作用的结果；从无形物质转化为有形物质，是"阴"作用的结果。阴阳之间化气、成形，生生

化化，从而维持着生理过程。"阴平阳秘，精神乃治"，是对生理活动的概括，一旦阴阳失和，即为病态。"阴胜则阳病，阳胜则阴病。阳胜则热，阴胜则寒。重寒则热，重热则寒""重阳则阴，重阴则阳""阴阳离决，精气乃绝"。疾病的发生发展既然是阴阳失调所致，因此协调阴阳就成为治病的基本准则。诚如《素问·至真要大论》所说："谨察阴阳所在而调之，以平为期。"

在认识局部与整体、人体与自然的关系方面，也充满着辩证法。《黄帝内经》以整体"人"的状态为出发点，把人体各个部分联系起来，把人的生理病理同自然社会联系起来，从运动变化过程中研究人体和医学问题。《素问·六微旨大论》说："成败倚伏生乎动，动而不已，则变作矣。"运动是物质的属性，人体生命过程中生、长、壮、老、已各个阶段都是永恒运动着的，升降出入是其运动的主要形式。《黄帝内经》借助阴阳的辩证概念，以阴阳的对立统一、消长转化、动态平衡的观点演绎了生命活动中错综复杂的辩证关系。

（四）直觉领悟——灵感思维

直觉领悟是在对研究对象深刻感受的基础上，获得某种灵感，突然领悟到某种普遍形式的客观规律性。直觉领悟是创造的直观，这种思维方式具有审美沉淀的特征，它是非概念、非逻辑性的感性启示。传统中医学理论的建立，就是这种思维方式的典型代表。

《素问·八正神明论》有一段精彩的描述："帝曰：何谓神？岐伯曰：请言神，神乎神，耳不闻，目明心开而志先，慧然独悟，口弗能言，俱视独见，适若昏，昭然独明，若风吹云，故曰神。"所谓神，古人有"阴阳不测谓之神"的解释。对于事物规律的认识，只有大智慧的人才能"慧然独悟""昭然独明"，这种感悟若风吹云，突然而来，顿然领会。它并不完全依靠逻辑，而是用整个心灵去体验和领悟。但直觉领悟并不等于随心所欲，胡思乱想。它不是轻而易举就可以产生的，它的产生需要具备非逻辑思维的能力和技巧，更需要具备渊博的知识，并立足事实，对有关问题锲而不舍地追

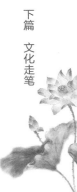

究深思。《医学心悟》曰："学者，心学之也；悟者，心悟之也。心学之而必悟之。"对学问潜心研究，探微索隐，做到能有所领悟。吴鞠通谓"进与病谋，退与心谋"，然后有得。

王庆其教授认为直觉领悟属于重要的创造性思维方式，是《黄帝内经》理论形成的重要方法。当然，运用这种方法把握到的真理带有较大的或然性，必须经过实践的进一步验证，或进行严密的逻辑论证，才能升华为有价值的理论。

四、中医药文化实质与内涵渗透着人文精神

（一）中医生命观中的生命精神

王庆其教授认为《黄帝内经》不仅吸取了古代哲学的理念，从哲学高度对生命的本源进行了诠释，而且从医学角度对生命的形成、特征和过程都进行了较为详细地演绎。

1. 生命源于自然

《素问·宝命全形论》曰："人生于地，悬命于天，天地合气，命之曰人。"人类不是来自超自然的神，而是天地演化的产物。人类生命和其他生物一样，都是由自然界天地阴阳之气交感而生成。这一观点彻底摆脱了上帝创造人类的说法，充分体现了中医学的生命观。

人类是迄今为止宇宙间一切生命现象的最高存在形式。《素问·宝命全形论》说："天覆地载，万物悉备，莫贵于人。"人类较其他生物具有更高级、更复杂的生命活动，人区别于其他动物的关键在于有精神、意识活动。人不仅具有对外部世界的意识，而且还有自我意识，能认识和掌握自然规律，能够在自然规律面前有效地调控自己，并保持人与自然的和谐。

2. 生命是男女两精相搏的产物

《灵枢·决气》曰："两精相搏谓之神。"即男女交媾，阴阳精气结合，才有了胚胎，有了新生命的孕育、诞生。精气是构成人体的根本，《灵枢·经脉》曰："人始生，先成精，精成而脑髓生，骨为干，脉为营，筋为

刚，肉为墙，皮肤坚而毛发长。"明确指出人体的各种器官组织，如脑髓、骨、脉、筋、肉、皮肤、毛发等均是由父母精气相结合而产生的。这里从中医学角度对人类生命的起源进行了探索。

3. 精、气、神是生命的基本要素

《灵枢·本脏》曰："人之血气精神者，所以奉生而周于性命者也。""气"的概念肇始于古代哲学中的"气一元论"，是构成自然界万物（包括人体）的基本物质；"精"的概念来自古代哲学的"精气学说"，精是"气之精专者也"，是人体中精、血、津、液等精华物质的统称；"神"是人体生命功能活动的总括。精、气、神是生命的内涵和基本要素，精和气是维持生命活动的基本物质，神是生命活动的外在体现。精气充盛则神旺；精气衰惫则神衰。《素问·生气通天论》言："阴平阳秘，精神乃治；阴阳离决，精气乃绝。"

4. 生、长、壮、老、已是生命的基本规律

《素问·上古天真论》和《灵枢·天年》对人生、长、壮、老、已的过程进行了详细阐述，并指出肾中精气在生命活动中具有主导作用。中医学正是围绕着生命的本质特征展开生命过程的探索。

（二）以"和"为本质的健康观

健康是生命的一种自然状态，在《黄帝内经》中称为"平人""常人"等。《灵枢·本脏》中有一段关于"人之常平"（健康人）生理特征的精彩描述，言："是故血和则经脉流行，营复阴阳，筋骨劲强，关节清利矣；卫气和则分肉解利，皮肤调柔，腠理致密矣；志意和则精神专直，魂魄不散，悔怒不起，五脏不受邪矣；寒温和则六腑化谷，风痹不作，经脉通利，肢节得安矣。此人之常平也。"提示健康的概念集中体现在一个"和"字上，即血和、卫气和、志意和、寒温和。概括地说就是健康的内涵有三：一是人体功能活动正常，即"血气和"；二是人的精神活动正常，即"志意和"；三是机体能适应外界的环境，即"寒温和"。简言之，健康的本质是"和"——气血和、心身和、天人和。健康就是人体的内环境及人体与自然社会环境的

下篇 文化走笔

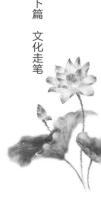

和谐状态。

上述三方面内容，与世界卫生组织关于健康的定义"躯体无异常，心理活动正常，能适应外界环境"有异曲同工之妙，然而一个"和"字，充分凸显了中国数千年传统文化的积淀，而且其内涵更加深刻、丰富。《黄帝内经》告诉我们，医学的最终目的和意义就是维持人体健康，而健康必须保持人与自然、社会环境的和谐，以及人体心身与气血的和谐。

（三）"阴阳乖戾病乃起"的疾病观

《灵枢·九针十二原》曰："余哀其不给，而属有疾病。"所谓疾病，《黄帝内经》认为是异常的生命活动，是人与自然、人体本身阴阳动态平衡失调的表现。

1. 疾之所生，人自犯之，非鬼神所为

战国时期的名医扁鹊有"信巫不信医，六不治也"之说。《素问·五脏别论》进一步提出："拘于鬼神者，不可与言至德；恶于针石者，不可与言至巧。""病不许治者，病必不治。""言不可治者，未得其术也。"旗帜鲜明地指出医学与鬼神迷信势不两立，疾病的发生是由于感受了邪气或不注意养生所致，有些疾病治不好是因为没有掌握良好的医疗技术。

自然界是客观的，人之所以会得病，是因为邪气侵袭所致。《灵枢·五变》曰："夫天之为人生风者，非以私百姓也，其行公平正直，犯者得之，避者得无殆，非求人而人自犯之。"王冰注曰："夫逆苍天之气，违清净之理，使正真之气如削去之者，非天降之，人自为之耳。"

2. 生病起于过用

儒家文化倡导"中庸之道"，把处理事情不偏不倚、无过无不及的态度，作为最高道德标准和基本原则。《黄帝内经》提出"生病起于过用"的疾病观是对"中庸之道"的发挥。过用，即过度使用或过度作用。它使机体生理功能被过度耗损，或致病因素过于强烈，超出了人体生理限度，扰乱脏腑气血阴阳，导致疾病的发生。所谓"过则为灾""过则曰淫"。诸如情志过用、饮食过用、劳力过用、药物过用等均可致病。所以养生贵在保持中庸，《素

问·生气通天论》曰："智者之养生也，必顺四时而适寒暑，和喜怒而安居处，节阴阳而调刚柔，如是则僻邪不至，长生久视。"

3. 疾病是天与人、心与身、气与血失调的结果

如前文所述，既然健康是心与身、气与血和谐的标志，那么疾病就是致病因素作用于人体而导致天与人、心与身、气与血失调的结果，概言之就是阴阳平衡的失调。"两虚相得，乃客其形"（《灵枢·百病始生》），就是天人失和；"忧恐忿怒伤气，气伤脏，乃病脏"（《灵枢·寿夭刚柔》），就是心身失和；"气血以并，阴阳相倾，气乱于卫，血逆于经，血气离居，一实一虚"（《素问·调经论》），就是气血阴阳失和，所谓"阴阳乖戾，疾病乃起"。

（四）"神"为主导的生死观

生死是医学永恒的主题，是一种自然规律。北宋张载说："存，吾顺事；殁，吾宁也。"生总是联系着死。医学是活人之术，目的是为了"宝命全形"，养生是为了提高"生"的质量，达到延年益寿的目的。《素问·上古天真论》提出，健康长寿取决于天寿过度、气血常通、肾气有余。言："帝曰：有其年已老而有子者何也？岐伯曰：此其天寿过度，气脉常通，而肾气有余也。"经文本意是说明年老但尚有生殖能力的原因，实际也提示了健康长寿的原因，概括起来有三点：①"天寿过度"，用现代的话来说就是先天的长寿基因，科学研究证明人的寿命25%取决于先天遗传因素。②气脉常通，气血流动畅通，人以气血为本，生命活动在于气血流动畅通。③肾气有余，肾为先天之本，受五脏六腑精气而藏之，人体肾气旺盛，可以长寿。

死亡是人生最后的归宿，死亡有两种：一种是"尽终天年"，即自然死亡，如《灵枢·天年》说："百岁，五脏皆虚，神气皆去，形骸独居而终矣。"《黄帝内经》认为人类的自然寿命是"度百岁乃去"，到了百岁，脏气衰竭，就自然死亡。另一种是中于病邪，得病不治而死亡，如《灵枢·天年》所说"不能终寿而死者"，其原因是"其五脏皆不坚，使道不长……数中风寒，血气虚，脉不通，真邪相攻，乱而相引，故中寿而终也"。死亡的主要机制有"阴阳离决，精气乃绝"（《素问·生气通天论》）；"出入废而神机化灭，升降息而气立孤危"（《素问·六微旨大论》）；"从阴阳则生，逆之则死"（《素问·四气调神大论》）；五脏"得守者生，失守者死""得强则生，失强则死"（《素问·脉要精微论》）；"得神者昌，失神者亡"（《素问·移精变气论》）。

（五）"太上立德"的医德观

《左传》说："太上立德，其次立功，其次立言。"这是人生最重要的三件事。王庆其教授认为立德就是讲做人，立功就是讲做事，立言就是讲做学问。

立德，即为人以德。为师者当有仁爱之心，只有以"大医精诚"的精神感化学生，才能担当起传授医学的使命。《素问·汤液醪醴论》强调："病为本，工为标，标本不得，邪气不服，此之谓也。"王庆其教授在临床诊治疾病时反复强调，疾病的痊愈从来都不是医者单方面的事，而是取决于医患双方共同的努力。但要患者足够配合，首先需要医生具备高尚的医德。医德包含两方面：一是医者高超的医技，具备对医学事业的敬畏之心；二是医者懂得人情事故，具有对世人的怜悯之心。在诊疗过程中应该"入国问俗，入家问讳，上堂问礼，临病人问所便"（《灵枢·师传》）。对待患者应该有足够的耐心，除了询问患者自身的情况，还应了解他们所处的环境，以深入诊察。孙思邈在《备急千金要方》中说到："古之善为医者，上医医国，中医医人，下医医病。"医者的格局不要仅限于治愈某一症状或疾病，而应具备整体观念，察人知事，才能更好地洞悉患者的身心状况。

立功，即创造生命的意义。有一位哲人讲得好：生命离不开生计，但生计不等于生命。人生是短暂而又美好的，我们应该珍惜生命，把美好的人生用在美好的事情上，为自己选择的事业做一点有益的事，实现人生的价值。《素问·气交变大论》提出了对医者的要求，曰："夫道者，上知天文，下知地理，中知人事，可以长久。"医者应该知晓天文地理及处世之道，医道才可以长久。

立言，即做学问。为医者要静下心来，不能浮躁，挡住诱惑，潜心研究中医经典。《素问·疏五过论》言："圣人之治病也，必知天地阴阳，四时经纪，五脏六腑，雌雄表里。刺灸砭石，毒药所主，从容人事，以明经道，贵贱贫富，各异品理，问年少长，勇怯之理，审于分部，知病本始，八正九候，诊必副矣。"医生除了要有渊博的知识，还应熟练地掌握医疗技术，正如《素问·方盛衰论》所言："受师不卒，妄作杂术，谬言为道，更名自功，妄用砭石，后遗身咎，此治之二失也。"

（六）多维建构的中医心身观

随着时代进步、社会发展，人类的疾病也在不断地发生变化。在充满着竞争的现实世界中，存在各种利益的驱使和诱惑，以及复杂的人际关系，人们讲究速度和效益。这使人们出现紧张心理的情况增加，由此而引发的各种心身疾病也逐渐增多。因此王庆其教授从多角度对心身关系进行了探索。

1. 天、地、人三才一体

人生活在天地之间、时空之内，人的生命活动不可避免地受到周围环境（自然环境和社会环境）的影响。因此，置人于自然、社会环境的变化中，以分析考虑其功能状态，结合环境变化的各种因素进行诊断、治疗、预防等一系列医学实践活动，是中医学的基本原则。《素问·至真要大论》道："天地之大纪，人神之通应也。"人的身心活动受到自然界变化的影响与制约，心身也具有适应自然变化的能力。中医学还发现社会环境对人之心身有着不可低估的影响，所以要求医生必须"上知天文，下知地理，中知人事"。所谓"人事"，泛指社会人际诸事，大到社会、政治、经济、文化，小到人际关系等变化，均可涉及心身活动。近代心身医学强调，人具有生物性和社会性双重特征，人类疾病和健康是生物－心理－社会因素、机体内外环境相互作用的综合结果。这一观点与中医学"天、地、人三才一体"说极其吻合。

2. 形神若一

此"形"指形体，包括脏腑经络、气血津液等；"神"指生命功能，包括精神活动和脏腑生理功能。形神问题起源于中国古代哲学，中医学的发展又使这一哲学命题得以充实和完善。心身问题的本质就是形神关系。中医学认为，人的生命（神）本于父母两精（形）的结合，形神俱备，乃成为人。

人是形神合一的统一体，神不能脱离形体而超然物外，形没有神的依附就只是躯壳而已。《类经》中写道"形者神之体，神者形之用；无神则形不可活，无形则神无以生"。形神的和谐是健康的象征，形神的失调是疾病的标志。"形神若一"的观点是中医学的生命观，也是心身统一论的主要理论基础。

3. 五脏神志说

中医学认为，心理活动是以脏腑的功能活动为基础的，特定心理活动的产生归于特定的脏腑。如心藏神、肺藏魄、肝藏魂、脾藏意、肾藏志，此即"五神脏"说；心志喜、肺志忧、脾志思、肝志怒、肾志恐，此即"五脏主志"说。这里并非将五脏直接作为心理活动的器官，而是提出了心理源于生理的观点。

中医学在肯定脏腑气血决定人的心理活动的同时，还强调心理活动反过来对脏腑气血的功能产生重要影响。积极的心理活动可以起到调节脏腑气机的作用，如喜能使气血条达，营卫通利，心气舒畅；适度的怒，可使肝气疏泄条达。但剧烈的精神刺激，也会影响气机活动，损伤脏腑，引发精神及躯体疾病。

4. 心为五脏六腑之主

人类的生命活动有两大类，即生理性活动和心理性活动，而主导人体生理、心理活动的就是心。《素问·灵兰秘典论》曰："心者君主之官，神明出焉。"《灵枢·邪客》说："心者，五脏六腑之大主，精神之所舍也。"中医所说的"心"，与现代解剖学中"心"的概念迥异，前者包括"血脉之心"和"神明之心"，涵盖了脑的功能。"心"在整个人体生命活动中起主宰作用，所谓"神明"，是进行心理活动和调控全身生理功能的特殊能力。"故主明则下安""主不明则十二官危"。中医将"心"作为调节心理、生理活动的最高统帅。社会心理因素首先伤及心神，继而波及内脏器官，正所谓"心动则五脏六腑皆摇"。

五、医艺一体的融合：书道医道乃为一理

"一部素灵耗我半生心血，几多经旨受用一世临床"，这是王庆其教授的一副对联，贴切地反映了他数十年浸淫于医学经典与临床实践的学术生涯轨迹。

2014 年出版的《王庆其临池碎墨》（下简称《碎墨》）一书收录了王庆其教授的书法作品计 140 余幅，一部分是所临历代碑帖，另一部分则是他的自由创作。不但风格多样，包括篆、隶、楷、草、行等各体书法，而且内容也包含了诗句、对联、警句、文章等，较全面地反映了王庆其教授在书法领域的成就与风采。值得一提的是，王庆其教授身为中医大家，其书法中自然有不少与中医文化相关的内容，因此，《碎墨》一书可说是书法与中医文化相结合的代表性著作。

王庆其教授能在书法上取得这样的成就绝非偶然，而是与他数十年如一日的勤学苦练分不开。据该书"自序"言，他自启蒙始，便在父亲的督促下开始练字。工作后，虽然业务繁忙，但却从未中止过练习，只要有时间，便悉心琢磨书法。日久天长，书法已经成为他生命中不可或缺的一部分，一旦开始挥毫泼墨，便仿佛进入了另一个世界，趣味无穷。书中有这样一段记载，"尤其在心情佳好时，兴来握笔，笔之所到，情致随至。气运毫端，笔走龙蛇，心仪画沙屋漏，意追神韵气势，以致通身冒热，欲罢不能，几近忘情。置功名利禄于脑后，抛烦恼苦楚于九霄，如入无极太空，飘然若仙"。这样贴切的描述，非亲感其境者显然是无法体会到其中的无穷快乐。

书法不仅带给了王庆其教授艺术美感的享受，而且还能调精养神，起到了养生的功效，王庆其教授年届七旬，依然中气十足，精力过人，可谓书法养生的典范。他曾以"书法使人宁静"为题，总结练习书法的好处，认为书法可以使人淡定、宁静，可以抵御浮躁，改变一个人的气质，提升人的精神境界，于养生有益。值得医界同人注意的是，王庆其教授还特地从中医文化的角度，强调了书法与中医学之间有着密切的关系。他认为书法与中医学是

中国传统文化的两枝奇葩，二者有着不解之缘，"书道，医道，理无二致"。

中医学与书法同样都是中华文化的载体，处处体现了中国传统文化的精髓。他山之石，可以攻玉，由于二者在理论和实践上都有相通之处，故将二者比较，往往能有触类旁通之效。如中医诊病讲究寒热温凉，这与书法的疏密开阖、浓淡枯湿显然有异曲同工之妙。再以境界而论，中医所追求的天人合一、形神兼养、动静结合等境界，同样是书法艺术审美的最高标准——天真、自然之趣的另一种表达。

六、科学精神与人文精神的统一是中医流派传承的纽带

中医药文化发展讲究流派传承，不同的年代、不同的地域所催生的中医学理论大不相同。从年代而言，如西汉外感病盛行，诞生了以张仲景为代表的经方学派；晋代道家养生思想流行，诞生了以葛洪为代表的神仙学派；明清瘟疫猖獗，诞生了以吴又可及温病四大家为代表的温病学派。从地域而言，有以广东、广西、海南等地区形成的岭南医派；发源于常州孟河镇一带，以费伯雄、马培之、巢渭芳、丁甘仁四大家为代表的孟河医派；发展形成于上海，以"海纳百川、兼容创新"为特点的海派中医流派。中医药文化主体与其学术流派分支的关系犹如简册与长竹片，中医药文化主体好比这本庞大的简册，流派便是组成这本简册的一支支竹片。不同于西医学的革新换代，新理论或新发现的诞生往往伴随着旧理论体系或技术被驳倒，传统医学建立起新的知识体系时，旧的理论与经验仍在蓬勃发展，二者相互为用、相互滋养，这也体现了中医药文化包罗万象的特点。因此，传承中医药文化，实则是中医不同学术流派的传承。

王庆其教授认为中医学术流派形成应具备三个特点：①独特的学术思想：所谓学术思想是在长期的临床实践中提炼升华成为理性的见解，独特的学术思想是构成中医学术流派的主要元素。②独到的诊疗经验：是指在学术思想指导下的独具特点的临床诊疗经验。③形成若干代代相传的人才链、学术链。如河间学派中的刘完素—罗知悌—朱丹溪—戴思恭；易水学派中的张元素—李杲—王好古、罗天益等，形成了一个人才链和人才群体。由此可

见，所谓中医学术流派，是将对中医有着相同理解与认知的人汇聚在一起，总结归纳他们的观点或经验，形成一个完整而独立的体系，并代代相传。而促使这些学术流派能够历经岁月洗礼而传承至今的正是各学术流派独有的精神品格与人文力量。因此，没有人文精神，流派传承和中医药文化就无从谈起。

七、结语

《黄帝内经》成书至今已两千多年，今天，我们之所以能够穿越时空与古人对话，探讨中医学的奥秘，用着古人留下的智慧结晶拯救今人于疾苦之中，这是一代代怀揣着中医独有精神品格的中医人所努力的结果。这些经验与理论历经无数个风雨飘摇的日子来到我们跟前，在今天依旧熠熠生辉，发挥着不可估量的作用。

众所周知，自中西医汇通形成后，现代中医学发展中有不少打着中医学幌子，实则葫芦里卖着西医学思想的情况，导致近代中医学理论未有实质性的进展，归根结底，还是因为当代学者追求的技术层面过多，为治病而治病，而非为治人而治病。人文精神的实践也绝非仅限于临床几句嘘寒问暖，而是深入理解、思考和继承背后的文化支撑与精神内核。

王庆其教授有诗云："文化如春雨，润物细无声；识通天地人，养吾精气神。"他提出中医人学习传统文化的意义有三：一是有助于深刻领会中医学理论的真谛，二是有助于形成中医的思维方式，三是有助于提高中医人的文化素质。从文化解读中医学的意义，把传统文化与中医学有机融合，使我们每个中医人都能正确对待社会、对待自然、对待人类自身，成为科学精神与人文精神相统一的，有思想、有智慧、有一定品格和精神境界的中医药人才。

薛辉（上海中医药大学）

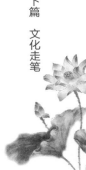

第三章 《黄帝内经》天地人三才一体思想撷菁

　　三才思想由来已久，现存文献中能最早见到此概念的为《周易》。《周易·说卦》曰："是以立天之道，曰阴曰阳；立地之道，曰柔曰刚；立人之道，曰仁曰义；兼三才而两之，故易六画而成卦。"《周易》的学说本于孔子，孔子自言"述而不作，信而好古"，可见孔子的学术思想多为继承前人，反映了春秋以前的思想成就，由此可知三才思想早在春秋之前就已经形成了，并且就此形成了"天、地、人三才一体"的世界观和方法论。《黄帝内经》是中医学的奠基之作，奠定了中医学的理论基础，三才思想对中国文化的影响极为深远，在中医学中也有全面的体现和贯彻，以下对三才思想及其在《黄帝内经》中的体现进行简要阐述。

一、三才思想概述

（一）三才大意

　　三才是天、地、人，三才思想研究的是三者之间的相互关系，卦象就是这种关系的态势图，六十四卦连起来看，则是态势的不断流迁转变，所以《周易·系辞下》云："易之为书也，广大悉备，有天道焉，有地道焉，有人道焉，兼三才而两之，故六，六者非它也，三才之道也。"东汉王符《潜夫论·本训》言："是故天本诸阳，地本诸阴，人本中和。三才异务，相待而成，和气乃臻，机衡乃平。"意思是天、地、人三才相互依赖，虽各循其道，然必须保持动态平衡稳定。这实际上反映了中国古代的宇宙观，正如当代著名哲学家张岱年先生所言："西方人研究宇宙，是将宇宙观为外在的而研究之。中国人则不认为宇宙是外在的，而认为宇宙本根与心性相通，研究宇宙亦是研究自己。中国哲人的宇宙观实乃不分内外、物我、天人为其根本见地。"

（二）三才核心在"和"

"和"是中国传统文化中的重要概念，也是中国古人处理天、地、人关系，人与人关系，乃至人体内部脏腑关系、形神关系的最高原则，这就是三才关系的核心所在。三才关系是宇宙中最大且最根本的关系，所以三才关系是否和谐及其和谐程度，直接影响着人类的生存及生存质量。《淮南子·泰族训》说："天至其高，地致其厚，月照其夜，日照其昼，阴阳化，列星朗，非其道而物自然。故阴阳四时，非生万物也；雨露时降，非养草木也。神明接，阴阳和，而万物生矣。"可见天地阴阳相和是万事万物赖以生长的前提，而天地阴阳不和则会发生自然气候的异常变动和各种天灾，相应人间也会随之产生饥馑及各种疾病，正如《文子·符言》所言："道悬天，物布地，和在人，人主不和，即天气不下，地气不上，阴阳不调，风雨不时，人民疾饥。"必须在和的前提下，自然界才会生机勃勃、异彩纷呈，人的形体精神才会强壮健康、神采奕奕。

二、三才思想与《黄帝内经》的整体观念

所谓整体观念，就是强调事物之间存在密切的联系，且事物内部各部分的相互联系不可分割。三才思想在《黄帝内经》中有普遍的体现，从而也造就了中医学的整体观念。中医学的整体观念既重视人与自然环境、社会环境的统一性，同时也强调人体自身的统一和完整性，整体观也成为中医学与其他医学理论体系的最根本区别。

（一）整体观念的物质基础是气

气是中国文化中的重要概念，是宇宙间万物的物质基础。《鹖冠子·环流》中说："有一而有气，有气而有意，有意而有图，有图而有名，有名而

有形，有形而有事，有事而有约……万物相加而为胜败，莫不发于气，通于道。"这里的"气""道"是统一的，气是运动的物质，道是物质的运动。中国古人认为生命体是气的聚散过程，如《庄子·知北游》说："人之生，气之聚也，聚则为生，散则为死……故曰：通天下者一气耳，圣人故贵一。"再如《黄帝阴符经》云："天地，万物之盗。万物，人之盗。人，万物之盗。三盗既宜，三才相安。"这是说天地间有形的万物都有生灭过程，气聚则生，气散则灭。由此，便以一气周流将三才乃至世间万物联系为一个统一的整体。《黄帝内经》探讨的是人在世的状态，关于生死问题，涉及甚少，但对生命的诞生，《素问·宝命全形论》有"夫人生于地，悬命于天，天地合气，命之曰人""人以天地之气生，四时之法成"的论述，这与前面的论述是一致的，说明人与天地万物的"气"同构本质。不仅如此，《黄帝内经》进一步将人体不同脏腑、经脉、部位的气与天地中不同方位、不同季节、不同形态的气联系起来，如《素问·阴阳应象大论》言："东方生风，风生木，木生酸，酸生肝，肝生筋，筋生心，肝主目。其在天为玄，在人为道，在地为化。化生五味，道生智，玄生神，神在天为风，在地为木，在体为筋，在脏为肝。在色为苍，在音为角，在声为呼，在变动为握，在窍为目，在味为酸，在志为怒。怒伤肝，悲胜怒，风伤筋，燥胜风，酸伤筋，辛胜酸。""天气通于肺，地气通于嗌，风气通于肝，雷气通于心，谷气通于脾，雨气通于肾。"这样就把人体的生理功能与病理变化与天地相对应起来。

（二）整体观念的实践方式是道

"道"有多重含义，最早的含义应是"道路"，东汉许慎《说文解字》中说："道，所行道也。"既然是道路，便为人之所行、当行，则道的含义由此引申为法则、真理，这是哲学范畴的道，可分为人伦道德之道、自然规律之道。虽然天道为阴阳，地道为柔刚，人道为仁义，三才之道看起来不同，但三者可以相通，只有圣人才能将天、地、人三才之道完美融合起来。过分强调物质世界的天地之道，会造成忽视人心理意识的庸俗被动；而偏重强调人道，则会导致自信过度的狂悖妄为。《黄帝内经》中天道、地道与人道三者的地位是同等的。如《素问·宝命全形论》说："法天则地，随应而动，和之者若响，随之者若影。""人能应四时者，天地为之父母；知万物者，谓之天子。天有阴阳，人有十二节；天有寒暑，人有虚实。能经天地阴阳之化者，不失四时；知十二节之理者，圣智不能欺也；能存八动之变，五胜更立；能达虚实之数者，独出独入，呿吟至微，秋毫在目。"《素问·阴阳应象大论》中说："治不法天之纪，不用地之理，则灾害至矣。"以上论述，都是在讲天地之道是人必须遵从的生存法则，从之则顺，逆之则乱。再如《素问·四气调神大论》曰："春三月，此为发陈，天地俱生，万物以荣，夜卧早起，广步于庭，被发缓形，以使志生，生而勿杀，赏而勿罚，此春气之应，养生之道也。逆之则伤肝，夏为寒变，奉长者少……夏三月……秋三月……冬三月……"这是自然界春生、夏长、秋收、冬藏的规律，而人相应也有四季养生的大原则，这都是人合天地之道的体现。关于人道，在《素问·上古天真论》中有很多论述，如"提挈天地，把握阴阳，呼吸精气，独立守神，肌肉若一""淳德全道，和于阴阳，调于四时，去世离俗，积精全神""嗜欲不能劳其目，淫邪不能惑其心，愚智贤不肖，不惧于物"，都是对人道的具体描述，并且得出"所以能年皆度百岁而动作不衰者，以其德全不危也"的根本判断，说明人必须从希圣希贤开始，才能逐步做到三才之道在己的有机统一，方可无病防病，有病去病。

三、三才思想与藏象学说

藏象学说是《黄帝内经》的重要内容，在中医学理论体系中占有极为重要的地位，藏象学说对于阐明人体的生理病理，进而指导临床实践具有普遍的重要意义。藏象学说是通过对人体生理、病理现象的观察，来研究人体各脏腑的生理功能、病理变化及其相互影响的学说。"藏象"二字首见于《素问·六节藏象论》之"藏象何如？"唐代王冰注曰："象，谓所见于外，可阅者也。"明代张景岳解释为"象，形象也，藏居于内，形见于外，故曰藏象"。当代学者王洪图先生认为，藏象学说的范围并不局限在脏腑，而是讲正常的人和天地自然相应的关系，仅可以说脏腑是藏象学说的核心，并认为四

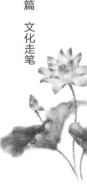

409

下篇 文化走笔

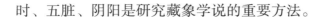

时、五脏、阴阳是研究藏象学说的重要方法。

（一）五脏象地

《素问·五脏别论》中说："五脏者，藏精气而不泻，满而不能实。"意思是五脏受阴精而成，虽静而不动，却蕴含阳动的物质基础，阴精储存越多，则阳动越是有力迅捷，这就是所谓"阴者，藏精而起亟也"，大地越坚实，越能承受更大的压力，在坚实的土地上人才可以跳得更高。五脏的阴精来自食物水谷，食物被消化吸收后，其中的精微物质最终归于五脏，《素问·经脉别论》云："食气入胃，散精于肝，淫气于筋。食气入胃，浊气归心，淫精于脉。脉气流经，经气归于肺，肺朝百脉，输精于皮毛。毛脉合精，行气于府，府精神明，留于四脏，气归于权衡。权衡以平，气口成寸，以决死生。"这是从食物中提取的精气归于五脏的过程。又云："饮入于胃，游溢精气，上输于脾，脾气散精，上归于肺，通调水道，下输膀胱，水精四布，五经并行，合于四时五脏阴阳，揆度以为常也。"这是从水液中提取的阴精归于五脏的过程。脏的静象合于大地之稳定，其满而不能实合于大地的厚德载物，其所藏精气亦来自大地，故言"藏象"。

（二）六腑象天

《素问·五脏别论》中还说："六腑者，传化物而不藏，故实而不能满。所以然者，水谷入口，则胃实而肠虚；食下，则肠实而胃虚。""夫胃、大肠、小肠、三焦、膀胱，此五者，天气之所生也，其气象天，故泻而不藏，此受五脏浊气，名曰传化之腑，此不能久留，输泻者也。"意为六腑动而不静，必须保持通畅方能功能正常。六腑中空，传化是六腑的共同特征，将外来的水谷不断转运消化传导，将其中的一部分水谷精微供给四肢经脉，最精微的一部分则供给五脏，糟粕部分则化为粪便与尿液排出体外。没有天气的运动和变化，大地上的万物和生命形态都将处在停滞的状态；同样，没有六腑的通降，以实现物质能量的不断进入，人体的生命活动就无法正常进行。虽然六腑象天属阳，天地阴阳是相通且相互为用的，通过阴升阳降最终汇为一体，六腑的通降运化和五脏的藏精起亟互为条件。

（三）奇恒之腑象人

《素问·五脏别论》言："脑、髓、骨、脉、胆、女子胞，此六者，地气之所生也，皆藏于阴而象于地，故藏而不泻，名曰奇恒之腑"。前面说到脏象地，腑象天，地静谧而天恒动，然而需要注意的是，人生活在大地的表面，大地内部是坚硬的，而大地表面是松软的，必须保持通气，否则草木及农作物便无法生长。所以大地的性质和功能，决定了人只能生活在地表而非大地内部或者天上。奇恒之腑的功能特性既有大地的收藏作用，其所包含的尽是精微物质；同时又表现为苍天的恒动，如脉之流通、胆之疏泄等。人之所以与其他动物有明显的区别，奇恒之腑最能体现出来，正如"天覆地载，万物悉备，莫过于人"。

四、三才思想与经络针灸学说

脏腑和经络从来都是中医学理论体系中最重要的两个部分，脏腑是基础，经络是外延和联络，脏腑生气血、藏气血，经络则通行气血，二者功能密切相关。由经络学说而产生了针灸学说，三才思想在经络针灸学说中同样有非常广泛的体现。

（一）经络系统的三才含义

人体的经络可分为阳经与阴经两大类，六阳经象天，六阴经象地，合称十二经脉。这十二经脉若按部位来分，又可分为手六经、足六经，手足六经中阴阳各半。按手在上为阳，足在下为阴来看，就组成了手三阳的纯阳经，足三阴的纯阴经，和手三阴的"阳中有阴"经，以及足三阳的"阴中有阳"经。十二经脉内属于脏腑，外络于肢节，周而复始，如环无端。如此，天地二气在人身上，就可以互相沟通，一气周流，形成了统一的整体，而不致各自为用，相互离散，这是从经络系统的构成来看。若从功能上看，十二经脉的循行则体现了天地间的大气周流，体现出生命体既秉受天地之气而生，又必然遵循天地运行的规律，如《灵枢·经别》中云："余闻人之合于天道也，内有五脏，以应五音、五色、五时、五位也；外有六腑，以应六律。六律建阴阳诸经而合之十二月、十二节、十二经水、十二时、十二经脉，此五脏六腑之所以应天道。"再如《素问·阴阳别论》说："人有四经，十二从，何谓？岐伯对曰：四经应四时，十二从应十二月，十二月应十二脉。"都非常清晰地表明了十二经脉与十二月、十二时辰的对应关系。

奇经八脉是经脉功能的综合，故从这个角度看经脉系统的天、地、人寓意更加明显。冲、任、督三脉"一源三歧"，即三脉同出于肾下胞中，其中督脉为阳脉之海，统领诸阳经，主温煦，属天；任脉为阴脉之海，统领诸阴经，主妊养，属地；冲脉为血海，又称脏腑之海及十二经脉之海，是将天地二气合并归于人体，故冲脉走行彻上彻下。《灵枢·逆顺肥瘦》中说："夫冲脉者，五脏六腑之海也，五脏六腑皆禀焉。其上者，出于颃颡，渗诸阳，灌诸精；其下者，注少阴之大络，出于气街，循阴股内廉，入腘中，伏行骭骨内，下至内踝之后属而别。其下者，并于少阴之经，渗三阴；其前者，伏行出跗属，下循跗，入大指间。"这种合天地之气最初是通过父精母血的结合而生，父精母血就是沟通天地与人的桥梁纽带，及至出胎后，"一源三歧"继续对十二经脉发挥整体作用，进行统摄、蓄溢、调节，并使人体的先天之精和后天之精进行沟通转化。此外，奇经八脉中的带脉起于季胁，绕腰一周，将身体上下走行的经脉联系起来，带脉经气不利，则会发生对各经约束不利的情况，最能体现出人对自身气血的监督掌控能力。奇经八脉尚有阴阳跷脉、阴阳维脉，《难经》解释其功能为"阳维为病苦寒热，阴维为病苦心痛。阴跷为病，阳缓而阴急，阳跷为病，阴缓而阳急"。可知此四脉进一步沟通调节了天地阴阳二气在人体中的动态平衡。

（二）腧穴命名中的三才含义

十二经脉与一年十二个月相合，人体腧穴数量同样也与一年的天数相合。《素问·六节藏象论》说："行有分纪，周有道理。日行一度，月行十三度而有奇焉。故大小月三百六十五日而成岁，积气余而盈闰矣。"《灵枢·九针十二原》说："节之交，三百六十五会……所言节者，神气之所以游行出入也。"一年中每天的天地之气运行各不相同，故人体与天地相沟通的孔穴也不尽相同，这是天、地、人在经脉腧穴上为何相应的原因。孙思邈在《千金翼方》中说："凡诸孔穴，名不徒设，皆有深意。"腧穴的名称有助于人们正确理解腧穴的作用，在对腧穴的命名中，一方面贯彻了正名思想，另一方面也体现出人取法于天地，与自然合一的三才思想。人为天地之镇，得五行秀气乃生，人体是一个小宇宙，天地信息在人身上均有所体现，人体所有的功能都是天地阴阳之气交通往来的表现。所以诸多在头颈部的腧穴被冠以"天"或"阳"之名，如通天、天冲、天柱、天牖、天鼎、天容、天窗、当阳、阳白、太阳等，以表示该穴上与天通，凡此类腧穴多具有发散外邪、开窍醒神的作用，主治外感风邪及阳盛诸证；同样很多下部足腿的腧穴则冠以"地""阴"或其他代表阴性的名词，如阴陵泉、足窍阴、至阴、涌泉、水泉、然谷、丘墟、太溪等，表示在下法地象阴，有浊阴在下之意，此类腧穴多有益肾养阴、祛寒除湿的作用，主治寒湿及阴虚诸证。而最能反映人部特点的腧穴名称如神门、灵台、神道、魂门、魄户、神堂、意舍和志室等，则多主五脏神志疾病。此外位于上下之交的天枢穴、足少阳经的日月穴都含有阴阳枢机之意。

（三）三才思想与针灸治疗原则

《灵枢·官能》说："当针之服，必有法则，上视天光，下司八正，以辟奇邪……故曰必知天忌。"这是说针灸治疗疾病，若不懂三才禁忌，不能天、地、人兼顾，则不能取得良好疗效。《素问·诊要经终论》说："春夏秋冬，各有所刺，法其所在。"这是因为一年四季中阴阳邪气所在位置不同，如夏季阳邪在外，冬季阴邪在内，故有"春夏浅刺，秋冬深刺""冬刺井，春刺荥，夏刺俞，长夏刺经，秋刺合"的区别，若违背了这些原则，则会出现"春刺夏分，脉乱气微，入淫骨髓，病不能愈，令人不嗜食，又且少气。春刺秋分，筋挛，逆气环为咳嗽，病不愈，令人时惊，又且哭。春刺冬分，邪气着藏，令人胀，病不愈，又且欲言语"等一系列不良反应。在对不同类型的人进行针刺时，也要根据"脉实者，深刺之，以泄其气；脉虚者，浅刺之，使精气无得出，以养其脉，独出邪气""刺布衣者深而留之，刺大人者微以徐之"等原则，因人制宜。另外，《黄帝内经》还非常重视针具与三才之气的结合，因"人皮应天，人肉应地，人脉应人"（《素问·针解》)，故有《灵枢·九针论》中所言的九针之应天、地、人，云："九针者，天地之大数也，始于一而终于九……一以法天，二以法地，三以法人……一者，天也……皮者肺之合也，人之阳也。故为之治针，必以大其头而锐其末，令无得深入而阳气出。二者，地也，人之所以应土者肉也。故为之治针，必筛其身而员其末，令无得伤肉分，伤则气得竭。三者人也，人之所以成生者血脉也。故为之治针，必大其身而员其末，令可以按脉勿陷，以致其气，令邪气独出。"除此三种针具应天、地、人外，还有锋针应四时，铍针应五音，员针应六律，长针应八风，大针应九野。《黄帝内经》中以这样提纲挈领式的方法，用九针构成了与天、地、人全方位对应的关系。再者，《黄帝内经》的配方取穴原则中，也体现了三才统一，如《灵枢·官针》中的"偶刺者，以手直心若背，直痛所，一刺前，一刺后，以治心痹"，这是使用相关的阴阳腧穴，起到使脏器阴阳气血周流的效果，开创了后世前后配穴或俞募配穴的滥觞，同样体现了人与天地一体的内涵。

五、三才思想与病因学说

世界各国早期的医学几乎都存在一个"巫医不分"的时代，然而中医很早就突破了鬼神不可知论的牢笼，如《素问·五脏别论》中说："拘于鬼神者，不可与言至德。"而把疾病归因于人与天地、人与人，以及人体内部脏腑经络、气血阴阳的不和。所以，《黄帝内经》的病因学说，是三才大视野下的病因可知论。

（一）病因的天、地、人三分法

中国古人认为，人的形神之间需要保持一个相对稳定平衡的状态，这种平衡关系一旦被打破，就会表现出身心疾病，也就是疾病状态并不存在离开相对关系的绝对病因。如西医学强调某些疾病由病毒、细菌引起，但同样处在存在相同病毒、细菌环境中的人未必全部发病，发病的人也未必有相同的表现。临床实践也证明，以消灭病毒、细菌的方法治疗这类疾病，往往会造成诸多不良反应，这就是忽视了人与天地之间的平衡关系，过分强调外在环境，而造成解释和治疗上的困难。举一个例子，中医常用针刺百虫窝治疗虫证、下部生疮、风湿痒疹，针刺难道能够杀灭寄生虫和病菌病毒吗？显然不是，该穴位于足少阴脾经的血海穴上一寸，是脾经排除湿热的重要腧穴，湿热排出人体后，寄生虫、细菌和病毒等病原微生物赖以生存的外部环境不存在了，症状自然也就消除了。这就是从天人之间的相互关系解决问题。《灵枢·百病始生》提出了病因的三部分类法，言："夫百病之始生也，皆生于风雨寒暑，清湿喜怒。喜怒不节则伤脏，风雨则伤上，清湿则伤下。三部之气，所伤异类，愿闻其会。岐伯曰：三部之气各不同，或起于阴，或起于阳，请言其方。喜怒不节，则伤脏，脏伤则病起于阴也；清湿袭虚，则病起于下；风雨袭虚，则病起于上，是谓三部。"此三部就是天、地、人，实则代表天地宇宙间的一切事物。这种对病因的概括有主次之分，既突出了重点，也不忽略整体的联系，最终归结在人与周围环境和事物，以及身心的相互关系上。

（二）三才失和则发病

《黄帝内经》中的病因，均具有过度而失和的特点，无论是天地之气，还是个人行为。在人受天地影响而发病上，强调二气时常成为致病之因。如《素问·气交变大论》曰："夫五运之政，犹权衡也，高者抑之，下者举之，化者应之，变者复之，此生长化收藏之理，气之常也，失常则天地四塞矣。"所谓天地四塞，就是天地之气不能正常地沟通联系，这是一种非常极端的状况。若天气或地气太过不及，也可以成为病因，如《素问·六节藏象论》说："未至而至，此谓太过，则薄所不胜，而乘所胜也……至而不至，此谓不及，则所胜妄行，而所生受病，所不胜薄之也，命之气迫。"天地二气是人赖以生存的基础，然天地二气失调，人自然会发生疾病。在人与人关系方

415

下篇　文化走笔

面，人际关系的和谐也是保持身心健康的重要因素，如果常看不惯别人，那一定会四处树敌，最终举步维艰，所以《素问·上古天真论》讲："圣人者，处天地之和，从八风之理，适嗜欲于世俗之间，无恚嗔之心，行不欲离于世，被服章，举不欲观于俗，外不劳形于事，内无思想之患，以恬愉为务，以自得为功，形体不敝，精神不散。"这是讲圣人不仅了解天地，而且了解与人相处的方式，有分寸，知进退，才不会发生人际关系中的种种龃龉，也避免了由此产生的诸多精神形体疾病。至于自身的情志、饮食等因素，《黄帝内经》也都进行了强调，如《素问·疏五过论》说："暴乐暴苦，始乐后苦，皆伤精气。精气竭绝，形体毁沮。暴怒伤阴，暴喜伤阳。厥气上行，满脉去形。"这是讲五志过极致病。再如《素问·生气通天论》说："阴之所生，本在五味；阴之五宫，伤在五味。"这是讲饮食气味不和而致病。还有《素问·痿论》云："入房太过，宗筋弛纵，发为筋痿，及为白淫。"是指房劳过度引起疾病。综上所述，《黄帝内经》中认为的病因，从根本上讲就是内外环境及身心内部的失和。

（三）三才病因与发病相应

天、地、人三才是彼此对应，相互贯通的，正气如此而有了"人以天地之气生，四时之法成"，作为"过犹不及"的邪气也是如此，这在《黄帝内经》病因学说中有充分的体现。《灵枢·百病始生》将"风雨寒暑"等邪气归于天部病因，对应人体上部；源于日常生活的喜怒、饮食、起居等归于人部病因，对应人体中部；将"清湿"等邪气归于地部病因，对应人体下部。简而言之，即"三部之气，所伤异类"，这与《周易》中所言"同声相应，同气相求。水流湿，火就燥"是一致的。需要注意的是，只是在疾病的初发阶段如此，迁延之后便会发生"至于其淫泆，不可胜数"的诸多变化，因病久后邪气沿脉络腠理长驱直入，或缓慢渗透，变化复杂，即使如此，因三才之中复有三才，三部之中仍分三部，故天部之因无论传递到哪个层次，仍会归属于小部分的天部，余者类推，这个同气相求的大原则不会改变。在《黄帝内经》中，尚有依照五行进行病因分类的方法，如《素问·金匮真言论》

说："东风生于春，病在肝，俞在颈项；南风生于夏，病在心，俞在胸胁；西风生于秋，病在肺，俞在肩背；北风生于冬，病在肾，俞在腰股；中央为土，病在脾，俞在脊。故春气者，病在头；夏气者，病在脏；秋气者，病在肩背；冬气者，病在四肢。故春善病鼽衄，仲夏善病胸胁，长夏善病洞泄寒中，秋善病风疟，冬善病痹厥。"还有以风来方位对应脏腑发病的，如《灵枢·九宫八风》说："风从南方来，名曰大弱风，其伤人也，内舍于心，外在于脉，气主热……此八风皆从其虚之乡来，乃能病人。"可见，《黄帝内经》对于病因与人体发病的关系，是以阴阳、五行、八卦等为纲，可以总结为"如此之因，如此之时，如此之位"，同样都遵循天、地、人三才相应的大原则，在临床实践中具有非常重要的意义和价值。

六、三才思想与四气五味

（一）对中药的理解

《周易》云："古者包牺氏之王天下也，仰则观象于天，俯则观法于地，观鸟兽之文与地之宜，近取诸身，远取诸物，于是始作八卦，以通神明之德，以类万物之情。"圣王的智慧始终来自对天地自然的理解，中医对中药功效的理解也是如此。最重要的是将药物产地的地理、气候特点和药物本身的形状、颜色、质地及其生长、采摘时令综合加以考量，从而对药物的性味有所把握，故而有"用药如用兵"之说，我们今天把这种判定和理解方式叫作法相药理学，而不是把一个完整的药物进行拆分，以化学分析的方法搞清楚其中包含多少种有效成分。人分东西南北，气有偏盛偏衰，年有老幼青壮，一概而论地使用某种药物治疗某一种疾病，大多不会得到满意的结果。所以，《黄帝内经》便提出了以偏纠偏的理论，简单地说就是利用药物的气味偏差，来纠正人体气的偏差，即所谓补其不足，泻其有余，以平为期。这就必须在气的大原则下，借助四气五味与归经，将人体与天地自然联系起来。

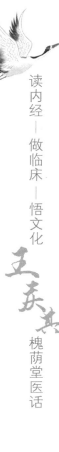

（二）升降沉浮，以平为期

宇宙间本源一气，分为阴阳天地，天地交万物生，而人在其中，药亦在其中。人气有偏，就会表现出阴阳不调，产生身心的各种不适；药物之气亦有偏，同样分阴阳，如《素问·至真要大论》曰："司岁备物，则无遗主矣。帝曰：先岁物何也？岐伯曰：天地之专精也。帝曰：司气者何如？岐伯曰：司气者主岁同，然有余不足也。帝曰：非司岁物何谓也？岐伯曰：散也，故质同而异等也，气味有薄厚，性用有躁静，治保有多少，力化有浅深，此之谓也。"明确了道地药材的作用机制，即药物就是在世间的偏气集合体；同时又说："辛甘发散为阳，酸苦涌泄为阴，咸味涌泄为阴，淡味渗泄为阳。六者或收或散，或缓或急，或燥或润，或软或坚，以所利而行之，调其气使其平也。"能够认识药物的性味，则可以针对不同的病因病机，达到"热因寒用，寒因热用，塞因塞用，通因通用，必伏其所主，而先其所因，其始则同，其终则异，可使破积，可使溃坚，可使气和，可使必已"的目的。可见，中药的作用在于利用其四气五味，归入不同脏腑经络，纠正气血阴阳的失调，达到人体内部及人体与外在环境的相对平衡状态。

七、小结

对于三才思想在《黄帝内经》中的体现还有很多方面，如运气学说、诊断学、养生学说等，鉴于篇幅所限，不在此展开论述。简而言之，三才关系也是天人关系，是《黄帝内经》形成的哲学思想基础，正是因为有了动态看待天、地、人的思想及眼光，中医学的思想内核才没有随着时代的改变而出现丝毫落伍的迹象。同样，也只有在这样的思想内核的基础上继承和发展中医学，才能使其不断创新，与时俱进，永葆生机。

姜青松（上海中医药大学）

指导：王庆其

第四章 《黄帝内经》天人观

　　在中国传统文化中，有一个非常重要的理念，那就是"天人合一"。

　　所谓"天人合一"，实际上反映了中国古代无论是探讨宇宙的生成，还是探索生命的奥秘，都是围绕着天人关系这个核心来展开的。天、人是中国哲学中的一对范畴，天人之学是中国哲学的思维起点，也是中国人最基本的思维方式。中国传统文化可以概括为天人之学，中国的哲学也可以概括为天人关系的哲学。司马迁说："究天人之际，通古今之变，成一家之言。"北宋邵雍说："学不际天人，不足以谓之学。"哲学家张岱年先生说："作为一个明确的命题，'天人合一'则是由北宋著名哲学家张载最早提出来的。"学者钱穆先生说："中国人的最高信仰乃是天地人三者合一。天人合一论，是中国文化对人类最大的贡献。"《中华思想大辞典》载："主张天人合一，强调天与人的和谐一致是中国古代哲学的主要基调。"

　　《黄帝内经》提出"人与天地相参"的观点。孙思邈提出"善言天者，必质之于人；善言人者，亦本之于天"。中医学就是以"天人一体"为理论核心，专门探讨人体生命活动规律的科学。

　　关于"天"，古代有三种主要的认识：第一种是神学意义的天，即带有人格意志的、创造及主宰宇宙的"上帝""天帝"；第二种认为天是与地相对应的天体，是天文学研究的对象；第三种认为天是与人相对应的整个自然界，泛指一切自然存在和现象。这个"天"实际上带有哲学意义，是与人相对应的一个概念。

　　《黄帝内经》关于"天"的理解，第一个是指宇宙自然，包括自然界、天地、天气、天体等；第二个是指自然状态，比如说天年、天数、天寿、天癸等，天年是自然界赋予人类应该活到的年龄，或者叫寿命，代表了自然状态；第三个是指人体的具体部位，如"腰以上为天，腰以下为地"，这就是一个具体的部位。《黄帝内经》中的"天"主要是指独立于人的意志之外的、不以人的意志为转移的客观存在，是不断运动变化的物质世界。所以《灵枢·经水》说："天至高，不可度；地至广，不可量。"这个"天"是指宇宙中的天，是在《黄帝内经》的文字中是占多数的概念。《黄帝内经》否定了有意志、有目的的"天"，不承认有一个主观意志的，所谓上帝的"天"。《灵枢·五变》说："黄帝问于少俞曰：夫同时得病，或病此，或病彼，意者天之为人生风乎，何其异也？少俞曰：夫天之生风者，非以私百姓也，其行公平正直，犯者得之，避者得无殆，非求人而人自犯之。"自然（天）是非常公平的，并不对某些人、某个人有偏心。人之所以得病不是来源于有意志的"天"，而是自己不遵循人与自然相统一的理念，不行养生之道，所以违背了人道与天道的规律，结果受到了自然界的惩罚。

关于"人"的含义。在古代哲学中，关于"人"的含义有以下五个方面：一是指一般人，二是指广义的全人类，三是指人性，四是指人类社会，五是指非自然因素的人为。

《黄帝内经》关于"人"的理解，有这样四个方面的认识：一是人本自然。《素问·六微旨大论》说："言人者求之于气交。""何谓气交？上下之位，气交之中，人之居也。"上下就指天地，天气下降，地气上升，天地之气升降交汇之中，就是人居住的地方。所以"人"是天地阴阳之气交汇的产物，这就是人本自然。二是人是自然界阴阳二气作用的产物。《素问·宝命全形论》说："夫人生于地，悬命于天，天地合气，命之曰人。"天地是指自然界，自然界的天气和地气、阴气和阳气相结合形成了人。"生之本，本于阴阳"，也就是本于天地之阴阳。《庄子》说："人之生，气之聚也；聚则为生，散则为死。"人的生命源于天地的聚合，聚则为生，散则为死。三是人是形神合一的复合体。《灵枢·天年》说："何者为神？岐伯曰：血气已和，营卫已通，五脏已成，神气舍心，魂魄毕俱，乃成为人。"《黄帝内经》所讲的人，是一个形神兼备的活人，是一个具有生命活力的人。《素问·上古天真论》说："形与神俱，而尽终其天年。"只有形神和谐统一，才能尽终天年。

四是人为天地之本。《灵枢·玉版》讲："人者，天地之镇也。"人在天地中是万物之灵。《素问·宝命全形论》说："天覆地载，万物悉备，莫贵于人。"人的生命是最宝贵的，是以天地为本的。

关于天人之道。古代哲学中关于天人的关系有三种观点：第一种是天人相分说。发端于春秋时期，后荀子说："明于天人之分。"认为天人是不同的、是可分的。汉代王充和唐代柳宗元等人发展荀子的观点，作为天人合一说的对立面提出来，认为天人是可分的。第二种是天人相胜说。唐代刘禹锡提出"天人交相胜"，也就是天与人不但不能合一，而且是相互对立的。第三种是"天人合一"的观点。主张人与天地融为一体。这个观点贯穿于中国传统文化的始终，占据主导地位。即使主张"明于天人之分"的荀子，也提出了"人参天地""善言天者必征于人"的说法。因此天人合一思想是贯穿于中国古代哲学最根本的核心理念，它渗透在中华民族的心理结构之中，深刻影响了中国传统文化和古代科技的发展。

早在先秦时期，溯源于商代的占卜，那个时期理解的天，是有人格意志的天地，被看成是万物的主宰，天人关系是神与人的关系。到西周继承了商代的思想，早期的"天人合一"与后世所理解的不同，因为这个天是有人格意志的天地。

到了春秋时期，儒家提出"天人合一"的观点。以孟子为倡导者，认为人与义理之天合一。他认为这个天是义理之天，也带有一点唯心的色彩。他认为天是讲道理的，是义理之天，而不是自然界的天。他说"尽其心者，知其性也，知其性则知天矣。"孟子关于"天"和"天人合一"的理解也受到了先秦思想的渗透和影响。老子提出了著名的"人法地，地法天，天法道，道法自然"的观点。这个"天"是指自然而然的道，也就是指自然界本身的"道"。庄子说："天地与我并生，而万物与我为一。"天地与我，我就是人。自然界的万物与人是合而为一的。这里的"天人合一"思想是指人的精神境界与自然界合二为一。《黄帝内经》受道家关于"天人合一"思想的影响比较深。这里讲的"天"，就是指自然界本身。人与自然万物是自然合为一体的。

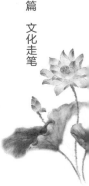

西汉初年，董仲舒把孟子的义理之天向宗教神学的方向推进，认为天有意志、有主宰人间吉凶赏罚的属性。他说天有"喜怒之气，哀乐之心，与人相副。以类合之，天人一也"。董仲舒提出了"天人相应"的理念，认为天与人是交感相应的。天可以影响人，人可以影响天。不过他讲的"天"，是有人格意志的天。有主宰人间吉凶的属性，显然与老子所讲的"天"有一定的差异。

"天人合一"的思想延续到宋明时期，也有了新的发展。宋代道家对孟子"天人合一"思想的发展作出了重大贡献。北宋著名的哲学家张载接受了儒、道二家的思想，他在《正蒙·诚明》中说："儒者则因明致诚，因诚致明，故天人合一。"诚是人用以知天、同天的功夫，是沟通天人的一个形而上的概念，凡能体悟到人与人之间、人与物之间有息息相关联系的人便能达到"天人合一"的境界。张载所讲的"天人合一"理念，与老子的思想有相似之处。他着重讲人的精神境界与自然界相合。儒学发展到这个时代，有两个代表性的人物，就是"二程"。程颢提出"仁者以天地万物为一体"的论断，程颐认为万物的本源在"理"，理与人相通，"天人合一"具体表现为"与理合一"。所以他讲"天人合一"，是建立在理的基础上。另外一派的代表人物王阳明继承发展了程颢"仁者以天地万物为一体"的观点，成为中国哲学史上"天人合一"之说的集大成者，认为人与天地万物一气流通，原是一体。也就是王阳明的思想建立在"二程"的理学基础上，他认为"天人万物一气"，这个"天人合一"的思想是建立在"气"这个万物本源的基础之上的。

现代学者对于"天人合一"思想有很多评述，钱穆先生说："中国古人抱着'天即是人，人即是天，一切人生尽是天命的天人合一观'，因于中国传统文化精神，自古以来即能注意到不违背天、不违背自然，且又能与天命自然融合一体。我以为'天人合一'是中国文化最有贡献的一种主张。""天人合一"思想贯穿中国传统文化的始终，也是中国传统文化对世界文化最伟大的贡献之一。近代学者耿云志说："'天人合一'的思想一方面有本体论的意义，即表述世界的统一性；另一方面也有认识论的意义，即人的精神与自然相交涉，在认识上达到'天人合一'的境界。中国古代哲学家和思想家更加重视认识论的意义，把它变成一种修养论，忽略了向外部世界追求真理。"他所讲的中国古代的"天人合一"，更多的不是从物质世界来进行研究的，而是从内心的精神修养理论方面来研究的。张岱年先生说："中国哲学的'天人合一'思想有助于保持生态平衡、顺应自然。其与西方近代所谓克服自然的思想迥然有别。既要改革自然，也要顺应自然；应调整自然使其符合人类的愿望，既不屈服于自然，也不破坏自然；以天人协调为理想。"实际上就是荀子所讲的"制天命而用之"，人要利用自然规律来为人类服务，而人必须顺应自然，只有这样才能做到"天人合一"。季羡林先生说："东方文化与西方文化在处理人与自然的关系方面是迥然不同的，西方的指导思想是征服自然，东方的主导思想是与自然万物浑然一体。"这个分析一语中的，切中肯綮。

《黄帝内经》的天人之道。《黄帝内经》全书自始至终没有"天人合一"这个词。但是类似的观点有两处：一是《灵枢·岁露论》提出"人与天地相参也，与日月相应也"；第二处记载于《灵枢·刺节真邪》，曰："与天地相应，与四时相副，人参天地。"虽然这两处文字不一样，但内容是相似的。《素问·举痛论》中提出了认识世界的一种方法，说："善言天者，必有验于人。"要研究天也好，研究人也罢，都要把天人结合起来进行研究，这才是比较正确的理念。唐代孙思邈说："善言天者，必质之于人；善言人者，亦本之于天。"他对《素问·举痛论》的思想演绎得更加生动。要讨论自然的问题，讨论天的问题，一定要联系到人。讨论人的生命活动规律的事情，一定要联系自然，因为人的生命与自然界是不可分割的。

《黄帝内经》中"人与天地相应""人与天地相参"的含义主要体现在三个方面：一是人与自然同源。《黄帝内经》受先秦"气一元论"思想的影响，认为"气"是构成世界的本源，自然界一切事物的生成、发展变化、消亡都是由于阴阳二气相互作用变化的结果。《素问·宝命全形论》曰："天地合气，六节分而万物化生矣。"人作为万物之一，自然也来源于气。所以"夫人生于地，悬命于天，天地合气，命之曰人"。自然界与人的生命有相同的物质本源，那就是"气"。二是"人与天地相参"的含义是指人与自然同构，

下篇 文化走笔

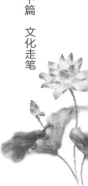

就是人与天地有着相同或相似的结构。天地大宇宙，人身小宇宙。把"天人合一"或"人与天地相参""人与天地相应"的理念更加通俗化。《黄帝内经》有两段描述说明了这个观点，《灵枢·邪客》曰："天圆地方，人头圆足方以应之；天有日月，人有两目；地有九州，人有九窍；天有风雨，人有喜怒。"《灵枢·海论》曰："海有东西南北，命曰四海……人有髓海，有血海，有气海，有水谷之海，凡此四者，以应四海也。"这两段描述是"人与天地相参"理念具体的体现。虽然其描述有不尽科学的地方，但我们不能过分地苛求古人，《黄帝内经》的"天圆地方……"这段话实际上受了西汉思想的影响，在那些文字记载中完全可以找到类似注脚。第二条原文实际上体现了取类比象、援物比类的理念，从某种角度上也说明了"人与天地相参"的观点。三是体现在人与天气同纪，也就是人与自然遵循着同一个自然规律。《素问·至真要大论》曰："天地之大纪，人神之通应也。""天地"就是自然，"大纪"就是自然规律，"人神"指人的生命活动与自然界的规律是相通应的。《素问·离合真邪论》说："天地温和，则经水安静；天寒地冻，则经水凝泣；天暑地热，则经水沸溢；卒风暴起，则经水波涌而陇起。"这里讲到人体的生理现象与自然界是息息相关的。阴阳的升降、天气的寒暖变化、春夏秋冬阴阳的消长变化，跟人体气血的盛衰密切相关。所以东汉的科学家王充说："天气变于上，人物应于下。""天气"是指自然界，自然界天体的运行变化，包括气候、气象的变化，人和物相应也要变化，体现了"人与天地相参""天人合一"的理念。

《黄帝内经》天人之道在医学中的应用有以下五方面内容。

第一个方面是阐释生理现象。①《素问·宝命全形论》说："人能应四时者，天地为之父母。"《素问·生气通天论》曰："平旦人气生，日中而阳气隆，日西而阳气已虚，气门乃闭。"②《素问·八正神明论》曰："月始生，则气血始精，卫气始行；月郭满，则气血实，肌肉坚。"《素问·脉要精微论》曰："四变之动，脉与之上下。"③《灵枢·五癃津液别》曰："天暑衣厚则腠理开，故汗出……天寒则腠理闭，气湿不行，水下流于膀胱，则为溺与气。"《素问·宝命全形论》说："人能应四时者，天地为之父母。"养生要顺应自然界天地阴阳的消长变化，顺应四时的阴阳变化。

第二个方面是分析病理变化。①《素问·阴阳应象大论》云："冬伤于寒，春必温病；春伤于风，夏生飧泄，夏伤于暑，秋必痎疟；秋伤于湿，冬生咳嗽。"②《灵枢·顺气一日分四时》言："百病者，多以旦慧昼安，夕加夜甚，何也……朝则人气始生，病气衰，故旦慧；日中人气长，长则胜邪，故安；夕则人气始衰，邪气始生，故加；夜半人气入脏，邪气独居于身，故甚也。"

第三个方面是指导疾病的诊断。①《素问·脉要精微论》曰："春应中规，夏应中矩，秋应中衡，冬应中权。""春日浮，如鱼之游在波；夏日在肤，泛泛乎万物有余；秋日下肤，蛰虫将去；冬日在骨，蛰虫周密，君子居室。"②《素问·平人气象论》言："脉从阴阳，病易已；脉逆阴阳，病难已。"③《素问·玉机真脏论》曰："所谓逆四时者，春得肺脉，夏得肾脉，秋得心脉，冬得脾脉，其至皆悬绝沉涩者，命曰逆四时……皆难治。"说明了用人与自然的关系来判断脉象的顺逆，以确定疾病的预后。

第四个方面是指导临床治疗。①《素问·疏五过论》曰："圣人之治病，必知天地阴阳，四时经纪。"②《素问·阴阳应象大论》言："治不法天之纪，不用地之理，则灾害至矣。"③《素问·六元正纪大论》谓："热无犯热，寒无犯寒。""用寒远寒，用凉远凉，用温远温，用热远热，食宜同法。有假者反常，反是病。"

第五个方面是指导养生防病：①《素问·四气调神大论》曰："圣人春夏养阳，秋冬养阴，以从其根……故阴阳四时者，万物之终始也，死生之本也，逆之则灾害生，从之则苛疾不起。"②《素问·四气调神大论》云："春三月，此谓发陈，天地俱生，万物以荣，夜卧早起，广步于庭，被发缓形，以使志生 ……此春气之应，养生之道也。夏三月，此谓蕃秀，天地气交，万物华实，夜卧早起，无厌于日，使志无怒，使华英成秀……此夏气之应，养长之道也。秋三月，此谓容平，天气以急，地气以明，早卧早起，与鸡俱兴，使志安宁，以缓秋刑，收敛神气，使秋气平……此秋气之应，养收之道也。冬三月，此谓闭藏，水冰地坼，无扰乎阳，早卧晚起，必待日光，使志

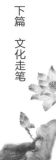

若伏若匿……此冬气之应，养藏之道也。"养生要遵循自然规律，如果我们能够顺从自然界阴阳消长的变化，做到春夏养阳，秋冬养阴，使人与自然和谐，就不容易得病，即使得病也容易向愈。

《黄帝内经》"人与天地相参"的观点与"天人合一"论，以及董仲舒的"天人感应"论有本质上的区别。"天人合一"最早出现在春秋时期，在儒家的某些观点中，把"天"理解为有人格意志的天。西汉的董仲舒提出了"天人感应"论，天可以感应人，人可以感应天，与《黄帝内经》的思想是完全不同的。《黄帝内经》说"人与天地相参"，也就是人要顺应自然界天地阴阳的变化，天可以主宰人，人不能主宰天。而董仲舒讲的天可以感应人，人可以感应天，显然与《黄帝内经》有本质的差别。另外《黄帝内经》中"人与天地相参"的观点是把人体置于天、地、人一体的大背景下，来探索人体生命活动的规律，奠定了中医学独特的模式和方法论，包含了丰富的科学内涵。

《黄帝内经》"人与天地相参"的思想符合系统论的原则，一方面它采用朴素辩证的认识方法，把握事物现象的一般性质，有意识地对不同事物进行对照观察，注重不同系统之间的相互联系和共同规律。另一方面，其对自然界事物的认识处在感性直观的阶段，对构成现象的细节缺乏深入了解，这就决定了人们也不可能清楚严密地把握现象的普遍联系，不可能真正科学地理解各种不同事物之间的共同性和统一性，因而有些地方不可避免带有臆测的成分。这是刘长林先生的观点，他比较客观地指出了"人与天地相参"有科学的内涵，但也有局限的成分。

《中国古代哲学史》主编任继愈先生说："《黄帝内经》中某些有价值的思想，和当时的唯物主义哲学发展经常是血肉相连的。科学不断丰富和巩固了唯物主义哲学，而唯物主义哲学也经常对科学的发展起着促进作用。"中国传统文化中"天人合一"的思想对《黄帝内经》"人与天地相参"的观点产生了深刻的影响，《黄帝内经》的成就之一就是对"天人合一"思想的补充和发展，"人与天地相参"的观点是"天人合一"思想在医学中的引申和发挥。

王庆其　赵心华（上海中医药大学中医学院）

第五章 《黄帝内经》生命观

　　讲到生命，我们想起了著名的诗人裴多菲的一句名言，"生命诚可贵，爱情价更高"，生命是非常宝贵的。当今社会，却时有耳闻种种不太珍惜生命的现象，比如一些年轻人，通宵达旦地上网，不惜消耗生命；还有抽烟、喝酒无度，甚至吸毒消耗生命。另外，个别年轻人没有信仰和追求，消极厌世，自杀的现象时有发生，不懂得珍惜生命。这不符合天理规律，一个人的生命不仅属于自己，还属于父母、家庭和社会，我们没有权利不珍惜自己的生命。

　　有一位哲人讲过，不珍惜生命的人不配拥有生命。把自己的生命不当回事的人，自然也不会把别人的生命当一回事。

　　什么是生命观？生命观是人类关于如何对待自然界生命的一种态度，是世界观的一种，包括对人类自身生命的态度。从人类历史发展过程看，生命观反映了社会的文明程度和人类对自身的认识程度。

　　谈到中医学的生命观，一定要联系中国传统文化关于生命观的基本认识。在中国古代典籍中，"生"与"命"最初是分开使用的。"生"字最早见于殷代的《卜辞》，它的本义是指草木发生长出，"生"字的甲骨文就像一棵草在地面上长出来的样子。所以"生"有生机的意思。到了西汉时期，"生"才开始有生命的含义。"命"，《说文解字》说："命，使也。"有使命的意思，之后很快与"天"联系，这是中国古代的重要思想，意味着命是大自然赋予的。周代的"命"有命运、寿命、使命的意思。到了春秋时期，人们开始将"命"与"生""死"相联系，生与死是命的产生与终极的两个方面。

　　西汉司马迁说："究天人之际，通古今之变，成一家之言。"宋代邵雍说："学不际天人，不足以谓之学。"宋代理学家朱熹说："天即人，人即天。

427

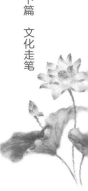

下篇　文化走笔

人之此生得之于天，既生此人，则天又在人矣。"他把天和人作为整体来理解。现代学者马中讲："人的本质就是人－人、人－天关系的总和。天为人之所本，人为天之所至，即人从自然中物类演化所至。"

中医学受传统文化的影响，是中国人的生命科学。讲到人、生命的时候，一定要联系到天，所以中医学认为人是"天－地－人"关系的总和。《旧唐书》说："善言天者，必质之于人；善言人者，亦本之于天。"这就是前面说的，讲到天一定要联系人，讲到人的生命，一定要联系到天。《周易·系辞下》说："有天道焉，有人道焉，有地道焉，兼三才而两之。"天、地、人三才之道，是中国人最重要的思维方式，展现了中华民族与天地和谐相处的高超智慧。从这个角度讲，中医学是以"天、地、人三才一体"为理论核心，从宏观的角度探讨人体生命活动规律及其对疾病防治的学问。

要讨论中医学文化中的生命观，一定要从中国传统文化谈起，因为中医药文化起源于中国传统文化。

1. 儒家生命观

关于人的起源，在《淮南子》里面提出了天地人的说法，西汉的儒学家董仲舒认为，人是天创造出来的，"人之为人，本于天，天亦人之曾祖父也"，把人作为天的缩影。儒家认为，有生者必有死，有始者必有终，自然之道也。人既然出生，就无法避免老、病、死，是自然现象。死亡非人力所能左右，自然的结果，所以儒家认为，人对死亡无须过分悲叹。

儒家还认为，人应该珍惜生命，生尽其用，有所作为。人既然来到这个世界上，就应该有所作为。《左传》提出立德、立功、立言，称为"三不朽"。我理解立德就是做人，做人当以立德为本；立功就是做事，人来到这个社会，应该对社会有所贡献；立言就是做学问，要有传世之作。中国古代士人要求做到"三立"，达到"三不朽"。

儒家的生命观蕴含的崇高献身和奋斗精神，曾是中华民族在困难时期不消极、不沉沦的重要力量源泉和精神支柱。所谓"穷则独善其身，达则兼济天下"，这就是古代中国士人为人处世的基本准则。

2. 道家生命观

老子的"道"被视为"万物之母","道者万物之奥","道"所生的万物中自然包含着生命的形态。道家认为，生命根于"道"，也就是根于自然，离开了自然，生命便不复存在。老子的"道"，是他的最高境界，他把"道"与生命联系在一起。认为生命依赖自然环境，生命必须依靠天地万物的供养才能存在。大自然是我们人类赖以生存的基本要素。生命是"道"的本质的外化，人的本性是道性的体现，只有接近"道"的状态才是生命的本然状态，其基本内涵是无为和返璞归真。无为就是要遵循自然规律，人在自然规律面前是无为的，只有遵循自然规律才能有所作为。老子强调，人要返璞归真，保持本真状态。所谓道法自然，也就是自然无为的状态。

老子在《道德经》中还提出"复归于婴儿"的观点，婴儿代表了纯真、纯净、纯善、无邪的状态，所以人要回归到婴儿这种非常纯净、纯朴的本真状态，这是生命的最高境界，也是老子理想的境界。

老子对"生"的态度可以概括为三点：一是珍惜生的状态；二是主张摄生，就是后世所讲的养生；三是追求长生。第一点是珍惜生命本真的状态，要复归于婴儿；第二点还是要养生，要顺应自然来养好身体；第三点要追求长寿之道。

道家的代表人物庄子传承老子的思想，提出养生、全生、达生，并有所发展，在精神境界上摒弃了生死的区别与大道合一。庄子说："天地与我并生，万物与我为一。"这是道家对"天人合一"最早的理解，人与自然不可分割，人与天地万物是合而为一的，做到这样才能够达到"死而不亡"的境界。

庄子有一个"鼓盆而歌"的故事，庄子的妻子亡故了，他失去了相依为命的伴侣，一般来说亲人都非常悲哀。庄子的朋友惠子前来吊唁，他看见庄子非但不哭，反而鼓盆而歌，感到不可思议。庄子说，生死本有命，因气形的变化有了生命。庄子认为，人是由气构成的，气的聚散就是生命的产生和消亡，这就跟四季的更替一样，是周而复始的，死去的人静卧于天地之间，而活着的人哭哭啼啼，他认为这不能通达天命。这体现了庄子对生死顺其

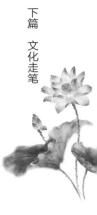

下篇　文化走笔

自然的乐观态度，他认为生死就是像自然界四季更替一样的过程，不必过于悲伤。

在道家看来，生命源于自然，存在于自然，又归属于自然，自然是名符其实的生命家园。道家的生命观自始至终将生命与自然紧紧联系在一起，体现了浓厚的自然关怀。

3. 佛家生命观

佛家提倡重视人生，其目的就是要人珍惜此身。佛家关注人类的生存和命运，劝告人们人生难得，要珍惜生命，用于修学佛法，以求解脱。

佛家笃信因果报应与轮回的思想，由此衍生出与众生的平等心，为众生拔苦与乐的慈悲心。"人人都是命，半点不由人"，一切事情都是由命运主宰的。所谓"救人一命，胜造七级浮屠"，主张不杀生，就是对关爱生命善行的一种赞扬。

纵观所有的宗教，都是以神为本的，人由神所创造，并最终回归到神的怀抱。而佛家文化的宗旨就是关注和改善人的现实人生。佛家正是通过强调"佛性"人人共有，主张人通过对"佛性"的追求来实现自己的生命价值，将顿悟成佛、心净即佛作为人之生命的最终目的，以实现人从有限的生命进入无限的涅槃寂静境界。

纵观儒、道、佛三家，都充分肯定并注重提升人的生命价值，但他们的视野切入角度各不相同。儒家认为，人的生命"最为天下贵"，它的宗旨是有"仁"和"义"。所谓"仁"，仁者爱人，义者义也，义就是义务，提出了人要着力于提升社会生命价值，人活在世界上，应该为社会做一点事情，这样才能体现生命的价值，这是儒家的基本思想。道家认为，人最为贵，贵在唯人有智，提出人要着力提升自然生命力的价值，全身保真，就是我们前面所提到的复归婴儿，保存人生命的自然状态，认为这是生命的最佳境界。佛家认为，人道胜于天道，贵在唯人有悟，强调觉悟，提出人要着力提升精神生命力，功名利禄全抛下，从精神意识上超脱苦海，升入涅槃，达到超脱生死的境界。

我们进一步分析，在如何实现生命价值上，三家各有各的观点。儒家强调修身，修身必先正心，强调以修身养性来实现生命的价值；道家强调与道合一，也就是与天地合一；佛家强调觉悟。

所以在学术界历来有这样的说法：治理世道要学习儒家的思想，治身要学习道家的思想，治心要学习佛家的理念，即所谓"儒家入世，道家隐世，佛家出世"。这些说法仅供我们参考，我们也可以从生命观的角度理解这三家的基本思想和理念。

以上我们粗略地阐述了中国传统文化，儒、释、道关于生命观的理解。如果要讲到《黄帝内经》的生命观，它离不开传统文化儒、释、道的生命观，跟它们是一脉相承、血肉相连的。中医学对于生命的认识，其实也是中国传统文化对于生命的认知，中医药文化脱胎于中华传统文化，中医学是中国人长期与疾病作斗争的经验结晶，是中国人的生存技术和生存方式，由生存技术衍生为中医学，生存方式演化为中医药的文化。胡适先生曾经讲：文化是文明所形成的生活方式。中华民族的文化就是中华民族的生活方式，也是中华文明形成的根源。所以中医学是中国人的生命科学，是具有东方文化色彩的医学科学。

中医学实际是中国人对生命的一种哲学认知，被古人称为"生生之学"，即生生不息之学，是关于生命智慧和生命艺术的学问。我们不能把中医学视为单纯的疾病医学。中医学不仅是一门防病、治病的学问，而且具有丰富的人文内涵，包括文化、哲学、艺术等在内的一种综合性的人文生命学，我们不能把中医学简单地与西医学对比。现代人对中医的理解往往是"跟西医相对的中国医学"，如此一来，中医这门具有深刻内涵的传统学问就被淡化、被解构了，实际上中医学具有更深层次的含义。

中医学是中国传统文化与医疗实践经验相结合的产物。传统文化是根基、是土壤，中医学是大地上的大树、大厦。所以我们今天研究中医学和中医学的生命观，必须从它的文化基因出发。中医学博大精深，它不仅是治病的理论和技术，而且有丰富的人文内涵和哲学含义。

中医学与哲学息息相关，哲学有医学的目标，重视关怀人、爱护人；医学有哲学的基因，强调"天人合一"，人是天、地、人关系的总和。哲学家

431

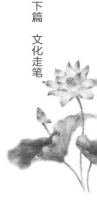

们常把《黄帝内经》当作哲学经典来理解，在《中国古代哲学史》及《中国哲学史新编》中，把《黄帝内经》当作哲学著作来解读。《黄帝内经》中讲的许多医学道理，都赋予了哲学的内涵，二者紧密相连。由此学界把哲学理解为生命哲学，中医学是中国人的生命科学，把医学与哲学都作为"人学"来对待。

医学是通过治病来达到救人的艺术，所以必须与人文相结合。我们经常讲，缺乏科学的医疗是愚昧的，缺乏人文的医疗是冰冷的。中医学与中国传统文化，与人文科学是紧密相连的。否定中医学就否定了中国传统文化，否定了中华民族五千年的文明史，因为中医学就是五千年中华文明的结晶和产物，它是在中国传统文化基础上形成的一门医学与人文相结合的生命科学。

《黄帝内经》有关生命的认知和理解可以概括如下。

（一）生命来源：天地合气，命之曰人

1. 人的生命是天地阴阳相互交感作用的产物

《庄子》讲："人之生，气之聚也；聚则为生，散则为死。"生命是气的聚散过程。《黄帝内经》秉承了传统文化的理念，言："人生于地，悬命于天，天地合气，命之曰人。"恩格斯说人是大自然的产物，《黄帝内经》在两千多年前就提出了"天地合气，命之曰人"。天地代表自然，自然界中充满着气，阴气和阳气相互交感，相互作用，产生了万物，包括人类的生命。所以《黄帝内经》说："生之本，本于阴阳。"自然界的阴气和阳气相互交感作用，产生了生命，产生了万事万物，从哲学角度说明了人类生命是天地演化的产物。天为生命提供了阳光、空气及适宜的气象，地为人类提供了必要的水、土壤及其他有利的环境，于是生命便在天地阴阳交互作用下而形成，在阴阳和谐状态下孕育生息。这就是为什么中国文化强调"天人合一"的道理，因为天地与人都来源于气，它们的根源是一致的，所以天和人是不可分割的。

恩格斯在《自然辩证法》中说："生命是整个自然界的结果。"大自然是人类赖以生存的家园，人离不开大自然，也必然要受到自然的制约。

《系辞传下》说："天地氤氲，万物化醇；男女构精，万物化生。"也就是说，无论是天地和生命，阴阳结合而生万物，与男女构精繁衍人类是相似的。

　　《黄帝内经》说："阴阳者，天地之道也，万物之纲纪，变化之父母，生杀之本始，神明之府也，治病必求于本。"阴阳不仅是天地万物变化的总纲领，也是防病治病的根本，所谓"治病必求于本"，是中医学一个非常重要的理念，这个"本"是本于天地阴阳。古代医家告诉我们，人类的产生不是来自超自然的神，人类生命和其他生物一样，都是来自自然界天地阴阳之气交感和合而生，而并非被什么能力凭空塑造出来。这一观点彻底摆脱了上帝创造人类的说法，充分体现了唯物主义无神论的生命观。《黄帝内经》说："拘于鬼神者，不可与言至德。""至德"就是医学的道理，迷信于鬼神的人，没办法与其讨论医学的道理和关于生命的哲理。

　　古代哲学家、医学家在探讨万物的生成和宇宙本原问题的时候，也提出了人的起源问题。《庄子》曰："通天下一气耳。"整个天地自然都是由气构成的，天下都是一种气，人的存在就是气的集聚，气聚就是生，气散就是死，这是一种自然规律。

　　中国古代的整个文化思想体系中都认为生命就是由"气"生成的。东汉时期著名的哲学家王充说："天地合气，物偶自生，犹夫妇合气，子自生矣。"天气和地气，也就是阳气和阴气相互作用产生了万物，好像夫妻之间，阴气和阳气相互结合产生了下一代，天地阴阳之气相合产生了万物，人也是自然的产物。

　　《黄帝内经》进一步说："人以天地之气生，四时之法成。""天地之大纪，人神之通应也。"也就是说，人的生命是由天地阴阳之气的相互作用而产生，自然界有春、夏、秋、冬四时之气的变化，实际上就是天地阴阳之气升降浮沉的一种表现。天地阴阳的变化规律也就是人生命活动的变化规律。所以说"天地之大纪"，"大纪"就是法则和规律，而人的生命规律，是与自然界变化的规律相通应的。

　　西医学已经由生物医学模式演化为社会 - 心理 - 生物医学模式。中医学在"天人合一"思想指导下，构建了"天、地、人三才一体"的医学模式。认为人是医学关注的核心，在自然、社会环境的变化中来研究人的心身状态，结合环境变化的各种因素进行诊治疾病等医学实践活动，是中医学的基本原则。"天人合一"是中医学最重要的一个哲学理念，也是它的生命观和价值观。

《黄帝内经》要求医生要"上知天文，下知地理，中知人事"。天文地理就指整个自然界，"人事"指社会政治、经济文化及人际关系等因素，也就是社会因素。无论是自然因素还是社会因素，均可以涉及心身的活动。因此，成为一名合格的中医医生不仅要掌握防病治病的方法和技术，还要了解天文地理和社会人事。

所以，"天人合一"实际上是中医学的最高信仰。钱穆先生讲，中国文化对世界文化最大的贡献就是提出了"天人合一"的理念。我们现在强调，中医要走向世界，首先中医文化要走向世界，中医文化的核心理念就是"天人合一"。西方人离开了人讲天，而今天的科学越发达，越显示出"天"对人类生存的不良影响，他们提出的"二元论"逐渐被现实粉碎了，"天人合一"论是中国传统文化对人类的最大贡献，我们把天人作为整体来理解，人不能离开天，离开自然环境人就不能生存了，人要敬畏自然、顺应自然，这是中医学最重要的一个理念。

中医学从"天、地、人三才一体"的思想出发，从生命的演化过程中把握生命活动规律。《黄帝内经》提出的"人与天地相参"和"人与天地相应"，是对中国传统文化"天人合一"思想的重大发展，是中医学基本的核心理念，它贯穿于中医学理论体系的始终，并作为临床疾病防治实践的指导思想。中医学和西医学的根本区别是防病治病的理论体系和技术体系，中医学始终把天、地、人作为一个整体来理解，从宏观上解读人体的生理、病理现象，以此提出指导防病、治病的技术和方法。

2. 人是父母两精相结合的结果

人的生命是天地相互交错、相互作用的结果，这是从哲学角度讲。从医学角度讲，生命是父精母血相互结合的产物，生之来谓之精，精是来自父母的先天之精。两精就是父精和母精，阳精和阴精，两精相结合，产生了具有生命活力的胚胎，形成新的生命体，这叫"两精相搏谓之神"。中医学所讲的精神，其实精和神是两个不同的概念，精是物质，神是生命的活力，先有精，后有神。男女两精相结合形成了新的生命体，形神俱备乃成为人。中医学认为精气是构成人体的根本，有了精才有生命活力的人。

《灵枢·经脉》言："人始生，先成精，精成而脑髓生，骨为干，脉为营，筋为刚，肉为墙，皮肤坚而毛发长。"具体阐述了人的生命是逐渐形成的过程，明确指出构成人体的各种器官组织，如脑、髓、骨、脉、筋、肉、皮肤、毛发等，均是由父母精气相结合后化育而成的。这里从医学角度对人类个体生命的起源进行了探索。

（二）生命要素：形神合一，乃成为人

关于生命观的第二点，中医学提出了生命的要素，就是由形和神两者相结合，乃成为人，《灵枢·本神》说："形神俱备，乃成为人。"

关于形神，在传统哲学中有两种观点：一种认为是形神二元论，比如西汉时期的《淮南子》说："夫精神者所受于天也，而形体者所禀于地也。"肯定了形体、精神皆禀气而成，但形体所禀的是地之重浊之气，精神所禀的是天之轻清之气，人死后精神归于天，形体归于地。这是明显的二元论。另一种观点是形质神用论，如南北朝的范缜说："神即形也，形即神也。"形和神是不可分离的，他说："形存则神存，形谢则神灭也。"形体消灭了，神也消灭了，所谓"形"就是形体，"神"就是精神，也包括人的生命活力。"即"就是密不可分的意思。范缜认为二者之间的关系是"名殊而体一"，名称上两者不一样，实际上是一样的，形神不二，不可分离，形体存在，精神才能存在；形体衰亡，精神也就归于消灭。《黄帝内经》受形质神用论的影响，认为形神是不可分割的，形消亡了，神也就消亡了，与封建迷信中所讲的神不灭论是完全不同的。

《灵枢·天年》说："何者为神？岐伯曰：血气已和，营卫已通，五脏已成，神气舍心，魂魄毕具，乃成为人。"这段话的意思是营卫、气血、五脏

都是有形的，魂魄和神都是精神的，具备了营卫、气血、五脏六腑，再具备了魂魄和神，就成为了一个人。很明显这是《黄帝内经》受形神一元论观点的影响，提出的一个很重要的理念，就是形神合一，乃成为人。中医学认为，一个完整的生命体必须是形神俱备、形神合一的，这样才会表现出生命力，才会是一个活的人。

明代张景岳不仅是一个伟大的医学家，还是一个伟大的哲学家，他的许多论述不仅是医学的经典，而且富有哲理，如"形者神之体，神者形之用"，阐明形是神的本体，也就是神产生的根源。"神者形之用"，神是精神，人的生命活力，来自于形体的功能和作用。"无神则形不可活"，没有神，形体就成为僵尸了；"无形则神无以生"，没有形体，神就没有载体，就不能生存。张景岳所著的《类经》，提出了许多富有哲理的理念，这是对《黄帝内经》形神观点最好的继承和发展。

《黄帝内经》还告诉我们，形神和谐才能健康长寿。"故能形与神俱，而尽终天年"。形神和谐才能尽终天年，"天"就是自然，"年"就是年龄和寿命，"天年"就是大自然赋予人类应该活到的寿命，尽终天年就是人活到了自然赋予的应该活到的寿命，所谓寿终正寝。《黄帝内经》提出了"度百岁乃去"的观点，认为人的自然寿命应该超过100年。根据有关考证，在西汉中后期，人的平均寿命才30多岁，活到100岁的很少。所以我们理解《黄帝内经》所提出的"度百岁乃去"应该是理想的自然寿命。

另外《黄帝内经》认为，形神失和则病，形神分离则亡。百岁是《黄帝内经》提出的人类应该活到的天年（自然寿命），到了100岁的时候五脏皆虚，神气皆去，五脏是形体，形体是产生神气的本体，五脏虚到极点，神气赖以生存的本体消亡，则"形骸独居而终矣"，也就是形神分离而死亡了。形体衰竭，神就不存在了，人的生命也到了终点。这些话其实不难理解，都强调了形神合一是健康长寿的根本。我们现在讲养生，要吃好、穿好、运动好、睡眠好，这些是强调养形；然而养生更重要的是养神，心理健康是人类健康长寿的另一重要因素。历代养生的流派主要分为两类：一是如何养形，二是如何养神。形宜动，神宜静，形神和谐，才能健康长寿，尽终天年。

"形神合一"是中医学的生命观，也是心身理论的本质。心身医学存在的价值和意义，就是对西医学的心身分离观和单纯生物医学模式的一种挑战，它促使人们用整体的观念认识生命、健康和疾病的本质。中医学没有心身医学这个名词，但是它的思想、本质就是形神合一。西医的精神病学专家也认为，真正的心身医学的根源来源于《黄帝内经》，因为国外的心身医学，诞生时间较短，《黄帝内经》关于形神合一的理念，就是心身医学的根源，在 2000 多年前就已经阐述得非常深刻了。所以，心身医学的源头不在国外，而是在中国，追根溯源就是《黄帝内经》。

1. 心统摄形神（即生理与心理）

我们进一步阐述关于形神的观点，具体来讲，中医学认为心是统摄形神，也就是生理和心理的。中医学的心和西医学的心是不同的，西医学的心是人体解剖学中的心脏实体，是人体循环系统中的一个器官。中医学的心是中医藏象学中的心，可以统摄人的心理和生理。《素问·灵兰秘典论》说："心者君主之官。"用古代社会的官职来形容心的功能，好像统治国家的君王一样，"神明出焉"，心主宰全身的精神心理活动。在《灵枢·邪客》讲："心者，五脏六腑之大主，精神之所舍也。"心为五脏六腑之大主，也就是指全身形体功能的主宰，这是形的一方面。另一方面是精神，也是由心所主宰的。

心有两大生理功能，一个是心主血脉，全身血脉的运行是由心来主宰的，这一点与西医学循环系统的功能相似，心就是泵的作用，它能把全身的血液通过泵的作用输出和输入。心的另外一个功能是主神明，也就是心可以主宰人的精神活动。张景岳在《类经图翼》里面做了进一步的概括，说："心为脏腑之主，而总统魂魄，并赅意志。"魂魄、意志都是指人的精神心理活动，包括人的本能的生理活动。

概括来讲，中医学将心作为调节心理、生理活动的最高统帅，把形神整合成统一的整体，这是中医学对心身理论的独特理解，也是一种独到的智慧。显然中医学讲的心，不能仅把它理解为循环活动中的一个泵。

2.人生"三宝"精、气、神

中医学认为精分为先天之精和后天之精，先天之精来自父母，后天之精来自食物经过消化以后形成的物质，是构成人体生命活动的一个基本物质。先天之精储存在肾脏里面，后天之精主要由脾胃化生。在中医学的理论中，肾是先天之本，脾胃是后天之本，二者在维持人体的生命活动中起重要作用。

中医学所讲的气，受古代"气一元论"观点的影响，认为人体是由气构成的，有气则生，无气则死。人体的生命活动离不开气。具体来讲，人体中有元气这个概念，元气就是本元之气，是生命活动赖以生存的基本物质。《黄帝内经》认为，有气则生，无气则死，元气的盛衰和聚散，运行正常与否，直接关系到人的生老病死。元气充足，运行正常，是人体健康的基本保证；元气不足，机体失调，是诱发疾病的原因。因此，防病治病，要以调元气为本。

神是生命活动的基本概括。"形为神之体"，神是以形为物质基础的，形聚才能神生。中医学强调精气是神活动的物质基础。精气充足，神的活动才能正常。人的精气不足，面色憔悴，没有光泽，精神萎靡不振，本质就是精气亏虚，然后导致了神气的衰弱。无论是防病还是治病，都要强调补精气和养精神，这两者不可偏颇。

中医学把精、气、神当作人生的"三宝"，养生防病都要维护精、气、神的功能，一旦三者亏虚或者衰竭，就要生病，甚至危及生命。所以中医学强调，人体的各部分之间不是孤立存在的，而是互相协调，形成一个统一的整体。不仅人体自身是一个统一的整体，而且与自然和社会环境之间也是一个密不可分的统一整体。无论是防病还是养生，都要关注"三宝"是不是健全完好，这是关系到生命存亡的关键。

清代医家林佩琴在《类证治裁》中讲："一身所宝，唯精气神，神生于气，气生于精，精化为气，气化为神。故精者身之本，气者神之主，形者神之宅也。"把精、气、神三者的关系做了进一步解读。总而言之，说明了精、气、神三者不可偏颇，不可分割。

3. 阴平阳秘，精神乃治

《黄帝内经》强调"阴平阳秘，精神乃治"。中医讲阴阳，气也可以分为阴气和阳气。人体有许多阴阳的概念，强调阴阳之间要协调和谐，就是"阴平阳秘"，只有"阴平阳秘"才能健康长寿。明代医家张景岳说："医道虽繁，可一言以蔽之，曰阴阳而已。"阴阳失调是疾病的象征，阴阳的消亡是死亡的标志，"阴平阳秘"是健康长寿的关键。

（三）生命的理想状态：中和

中医学强调生命的理想状态是"中和"。"中和"来源于儒家文化，生命不是造物主或者神造出来的，而是天地之气达到和谐状态时产生的。生命因"和"而生，所以生命的最佳状态就是"中和"。"中"就是"中庸"，指不偏不倚，折中调和。"和"是指和谐协调，也是平和、和缓的意思。"中和"是就两个和两个以上事物之间的关系而论的，是人与自然、人与社会、人与人之间及人体内部处于一种和谐的状态，这是一个最理想的状态。

《道德经》说："万物负阴而抱阳，冲气以为和。"负、抱是两个动词，实际上万物都具有阴阳两个方面，"冲气以为和"，"冲气"是动词，在阴阳之间相互联系，相互作用，保持和谐的状态，才能维持自然界的生化。《国语·郑语》说："和实生物，同则不继。"阴阳要以一种和谐的状态才能衍生出万事万物。《素问·上古天真论》曰："阴阳和，故有子。"是指男女两精相结合，就会产生下一代。自然界也是这样，阴的事物和阳的事物和谐相处，产生万事万物。"同则不继"，如果性质相同的两个事物结合在一起，只不过是数量的叠加，不可能产生新的事物，这是一个富有哲理的概念。

《论语》讲："君子和而不同，小人同而不和。"这是从人的社会关系来讲。人类社会是由百家构成的，人与人之间可以保留不同的见解，但是总体上要保持协调和谐，社会生活才能稳定。"小人同而不和"，小人是表面一套，阳奉阴违，表面上是同的，实际上是勾心斗角，是不和的。这样社会就不可能和谐，人际关系也会不和谐。国家也经常引用《论语》中的"君子和而不同"来处理国与国之间的关系，各个国家有不同的文化、民族、习俗，

439

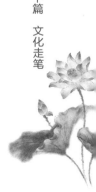

下篇 文化走笔

可以保留不同的方式，但是要求大同存小异，要保持"和而不同"的关系，世界才能够大同，和和美美。

前面讲生命的最佳状态是"中和"，健康是人类追求的目标，健康实际上是一种和谐的状态。《灵枢·本脏》有一段描述概括了健康之人就是血和、卫气和、志意和、寒温和。我们把这四句话解读一下，血和、卫气和就是气血和，中医讲气血是维持人体生命活动的基本物质，处在不断运行的状态。气血运行通畅是健康的标志之一。志意和就是精神活动正常。寒温和就是人能适应外界寒温的环境，即人与自然和谐。

中医学理解健康的本质，就是天人和，也就是人与自然的和谐；形神和，也就是形与神的和谐；气血和，也就是气与血的和谐。西医学对于健康也有定义，1945 年就提出了健康的本质是精神、躯体和社会适应的完好状态。包含了三个方面：一是躯体的完好状态，就是没有病痛；二是精神的完好状态，就是人的精神心理活动正常；三是社会适应能力完好，就是人与人、人与社会的和谐。《黄帝内经》的理念与之类似，一个"和"字反映了中国传统文化的哲学理念，具有更为深刻的哲学意义。古希腊哲学家、医学家 Alcmaeon 讲："健康就是一种和谐的状态，是一些成对的相反因素之间的平衡。而疾病只不过是和谐造成破坏的表现，是一元素多于另一元素，或者一对元素多于另一对元素所致。"这一观点与《黄帝内经》有异曲同工之妙。人体是由很多器官、组织组成的，这些器官、组织功能的正常和谐是健康的标志。

中医治病的总目标就是"致中和"。健康的标准是天人和、形神和、气血和，疾病就是由致病因素导致的天人不和、形神不和、气血不和。治病就是用中药、针灸、推拿及各种方法来恢复人体和谐的状态，可以用"致中和"来解读。什么叫"致中和"？"致"就是达到，是一个动词，"中"就是不偏不倚，"和"就是和谐状态，医生采取各种治疗手段，来达到"中和"的目标，就恢复了健康。《中庸》说："中也者，天下之大本也；和也者，天下之达道也。致中和，天地位焉，万物育焉。"大自然处于一种"中和"的状态，天地万物各在其位，才能美美与共，天下大同。

中医治病的大法就是"和其不和"。中医治病八法中的"和"法，可以概括所有的方法。所以清代医家程钟龄说："一法之中，八法备焉；八法之中，百法备也。"就是用和法来概括汗、吐、下等其他方法。

《景岳全书》说："和方之剂，和其不和者也。"治病的各种方剂，其真正的目的就是"和其不和"。人为什么会有疾病呢？因为人体各个方面的功能不和谐了，那么治疗的方法就是"和其不和"。张景岳说"兼虚者，补而和之；兼滞者，行而和之；兼寒者，温而和之；兼热者，凉而和之；和之为义广矣。亦犹土兼四气，其中补泻温凉之用，无所不及。务在调平元气，不失中和贵也。"治病的最终目的是达到"中和为贵"。学中医不仅要学治病的技术和方法，而且要理解一些富有哲理的理念。所以中医学是医学，也是哲学，有博大精深的道理。

（四）生命价值：人者，天地之镇

《素问·宝命全形论》说："天覆地载，万物悉备，莫贵于人。"天地万物中，最珍贵的莫过于人的生命，又说："人者，天地之镇也。"孙思邈在《备急千金要方》中有一句很重要的话，叫"人命至重，有贵千金"，书中介绍了 6000 多个处方，都是来救治生命的，有贵千金的重要方剂。

这句话实际上体现了中医学的人本思想，人本思想说到底就是"以人为本"的思想，是当今社会的最高价值观。人本思想的提出可以追溯到儒家的"仁者爱人，民为贵，君为轻，社稷次之"。儒家强调，"己所不欲，勿施于人"，是其代表性的理念。这是中国传统思想文化中的精华，西方文艺复兴时期的启蒙运动把人本主义提高到了空前的高度。这都说明人本思想是社会文明程度的标志，如今人本思想已经成为一种社会主流的价值取向。在中国，人本思想经历了两次大的演变，一次是由"人本"到"民本"的演变，另一次是由"民本"到"人本"的演变。

中医学的人本思想，是站在疾病与人这个角度去探索的，强调尊重人、关爱人、治病救人；而不是人性的善恶，更不是人与人之间的管理与被管理的关系。我们是从医学的角度来强调中医学的人本思想的。

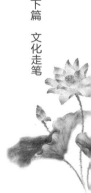

441

下篇 文化走笔

从患者与医生的关系说，以患者为主；从病与人的关系说，以人为主；从邪与正的关系说，以保护正气为主。这一理念贯穿于中医学医疗实践活动的始终。元代医家滑寿说："药非正气不能运行，针非正气不能驱使。"什么意思呢？实际上在医疗实践活动中，无论中药还是西药，针灸还是推拿，我们所采用的治疗措施都是通过人的正气才能发挥疗效的，如果人的正气亏虚了、衰竭了，再妥当、再珍贵的治疗方案也都不能发挥相应的疗效。用《黄帝内经》的话来讲，就是"病为本，工为标，标本不得，邪气不服""标本相得，邪气乃服"。医生的治疗措施是标，患者的正气是本，治疗措施通过人体的正气才能发挥作用，治疗措施与正气两者相得，疾病就可能痊愈；如果不相得，再好的治疗措施也不能发挥相应的疗效。比如说一个恶性肿瘤的患者，如果到了精、气、神都衰竭的程度，无论是放疗、化疗、免疫疗法、靶向治疗等，都不能发挥相应的疗效。用西医的话讲，医生所有的治疗措施能否发挥治疗效应，还要看患者的顺应性怎么样。"药非正气不能运行"，实际上是强调正气的重要性，也就是"以人为本"在治疗方案中的具体体现。《黄帝内经》提出的另外一个理念就是"大毒治病，十去其六"。什么叫"大毒治病"呢？在《黄帝内经》看来，凡是治病的药都叫毒药，用药物的偏性来纠正患者得病以后的偏性。如果用不良反应比较大的药物来治疗，主张"十去其六"，就是十分里面去掉六分，就不要再往下治了。是不是不治了呢？不是的，接下来还有一句话，叫"谷肉果菜，食养尽之"，就是用有毒性、不良反应的药物治病以后，十分里面去掉六分，还有几分用食疗来调养，恢复患者的健康。这些理念说明了保护正气、保护人体元气的重要性。

比如说在临床中有一些化疗的方案是非常好的，但如果患者元气非常虚，无法适应放疗、化疗，也是枉然。如果我们遵循《黄帝内经》所讲的"大毒治病，十去其六"，可能会降低死亡率，有助于疾病的治愈。

这里讲到了药物治疗和食物疗法应该相结合，目的是保护人体的元气，这样才能达到预期的治疗效果。所以中医学讲的"以人为本"的治疗思想，实际上不是一个抽象的概念，而是要保护人体的元气，元气不存在了，胃气也将衰败，后天失养，再好的治疗方案也是枉然。

（五）珍爱生命：人命至重，贵于千金

中医学的生命观强调珍爱生命，这就是孙思邈提出的"人命至重，贵于千金"。《黄帝内经》有"宝命全形"之说，"宝命"就是珍爱生命的意思，"全形"是保全形体。医乃仁术，治病救人就是履行"宝命全形"这个天职，也是敬畏生命的天道。作家周国平先生讲：人最宝贵的是生命和心灵，把生命照看好，把心灵安顿好，人生就圆满了。西晋哲学家杨泉说："夫医者，非仁爱之士，不可托也，非聪明理达，不可认也，非廉洁淳良，不可信也。"这是强调了医乃仁术，也就是要当一个好的医生，一定要有仁爱之心，医学的技术、医学的根本就是要托付给富有仁爱之心的医生，才能完成医疗的实践活动。

元代王好古在《此事难治》中说："盖医之为道，所以续斯人之命，而与天地生生之德不可一朝泯也。"天地是"生生之气"的，医生是"生生之德"的，这两者是相应的。医道是供天德的，是不可以泯灭的。清代医家曹炳章讲："学不贯今古，识不通天人，才不近神仙，心不近佛者，断不可作医以误世。"他强调医心近佛，也就是说医为仁术，医生应该像佛一样有善心，才能够胜任治病救人的工作。近代医家章次公先生讲，医生应该具有"儿女性情，英雄肝胆，神仙手眼，菩萨心肠"，实际上是讲了"医乃仁术"的理念，也体现了"以人为本"的医学思想。

中医学养生的内涵充分体现了以人为本、生命至上、珍爱生命的精神。这与中国哲学是生命哲学的基本精神一脉相承，也是中医药文化的核心价值观念。这种精神专注于生命的价值和对个体自由及尊严的尊重，并处处体现在医疗实践活动中人性化的处理方式上。养生不仅是为了身心的健康，而且也是一种文化，一种哲学，是"以人为本"的具体体现。

前面从五个方面讲了中医学对于生命的认知和理念，归纳来说就是生命是一种自然现象，生命活动有其自然规律。我们应该顺应生命的自然规律，敬畏生命，珍爱生命，养护生命。生命其实就是一个自然现象，如四季一样，有其自然规律，健康长寿也有其自然规律。人不必刻意地追求健康长

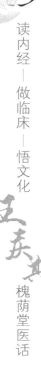

寿，重要的是追求生命的价值和意义，如何最大限度地发挥生命的价值，实现自我发展和创造，才是最重要的。

中医学的生命观脱胎于中国传统文化，所以我们想要深刻地理解中医学的生命观就离不开中国传统文化。中医学要走向世界，首先中国传统文化要走向世界，我们理解中医学的生命观，必须从它的根本，也就是以中国传统文化对于生命的认知为出发点，只有这样才能把握它的真谛。

王庆其　赵心华（上海中医药大学中医学院）

第六章 《黄帝内经》"和"思想的价值与反思

"和"是中医学的重要思想原则之一,无论是《黄帝内经》,还是历代医家学术思想与理论,都渗透了"和"的理念。"和"字在《素问》中出现了82次(不包括《刺法》与《本病论》),《灵枢》中出现了77次,共计159次,是《黄帝内经》中出现频率非常高的字眼之一。"和"思想是《黄帝内经》医学理论建构的核心指导思想之一。医学的全部内容和意义都是为了生命,对生命的观察、理解与认识是《黄帝内经》相较于先秦其他典籍最重要的价值所在。"和"对于生命的意义在《黄帝内经》中表现得特别充分。

一、《黄帝内经》人体观之"和"思想

"和"思想是《黄帝内经》人体观的基本思想。所谓人体观,是指《黄帝内经》的人体生命构成与生命活动论,这里用"精气"(广义)来指人体生命活动的一切物质存在及其表现,用形神来说明人之形体与意识思维形态、状态之间的相互关系,用邪正来理解人体生命活动中健康与非健康的动态关系。

(一)精气和

"精气"是《黄帝内经》人体观构建的基本范畴之一。《黄帝内经》人体观中的精气有广义与狭义之分。广义的精气是人体生命活动中一切物质存在及其表现的总称,这体现在两个方面:一是人体生命源于父母精气的结合,《灵枢·决气》曰:"两神相搏,合而成形,常先身生,是谓精。"《灵枢·经脉》曰:"人始生,先成精。"二是精气是人体生命活动的一切物质存在与表

下篇 文化走笔

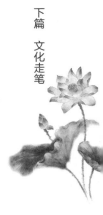

现，《素问·金匮真言论》曰："夫精者，身之本也。"《素问·生气通天论》曰："阴平阳秘，精神乃治，阴阳离决，精气乃绝。"狭义精气是人体不同结构与部位生命活动的基础与表现，如生殖之精气，《素问·上古天真论》曰："二八，肾气盛，天癸至，精气溢写，阴阳和，故能有子。""七八……天癸竭，精少。"再如脏腑之精气，《素问·五脏别论》言："所谓五脏者，藏精气而不泻也。"又如经络之精气，《灵枢·终始》曰："脉虚者，浅刺之，使精气无泻出。"《灵枢·营卫生会》言："营卫者，精气也；血者，神气也。"

"精气和"指整个人体生命活动多元统一、动态协调的关系及变化适度的状态，五脏精气内守，六腑功能协调。营卫之行有度，气血津液运行通畅，都可以看作是精气和的表现。《灵枢·本脏》曰："是故血和则经脉流行，营复阴阳，筋骨劲强，关节清利矣；卫气和则分肉解利，皮肤调柔，腠理致密矣；志意和则精神专直，魂魄不散，悔怒不起，五脏不受邪矣；寒温和则六腑化谷，风痹不作，经脉通利，肢节得安矣，此人之常平也。"《灵枢·天年》曰："五脏坚固，血脉和调，肌肉解利，皮肤致密，营卫之行，不失其常，呼吸微徐，气以度行，六腑化谷，津液布扬，各如其常，故能长久。"简言之，精气和又包括营卫和、气血津液和、脏腑和等。

（二）形神和

《素问·八正神明论》曰："请言形，形乎形，目冥冥，问其所病，索之于经，慧然在前，按之不得，不知其情，故曰形。"形乎形，见乎外也；神乎神，存乎内也。从本段解读，形即人外在之形体，神即人内在之精神，形可见，神不可见。具体而言，"形"指人体皮毛肌肉、经络气血、精气津液、五脏六腑、四肢九窍百骸等生命活动的物质存在形式，如《素问·调经论》言："人有精气津液，四支九窍，五脏十六部，三百六十五节。"《素问·缪刺论》曰："夫邪之客于形也，必先舍于皮毛；留而不去，入舍于孙脉；留而不去，入舍于络脉；留而不去，入舍于经脉，内连五脏，散于肠胃，阴阳俱感，五脏乃伤。"神指人之神、魂、魄、意、志、思、智、虑等意识思维形态，如《灵枢·本神》曰："凡刺之法，先必本于神……故生之来谓之精，两精相搏谓之神，随神往来者谓之魂，并精而出入者谓之魄。所以任物者谓之心，心有所忆谓之意，意之所存谓之志，因志而存变谓之思，因思而远慕谓之虑，因虑而处物谓之智。"虽然在《黄帝内经》的论述中，神也有用来指人体生命活动表现者，如《素问·移精变气论》言"得神者昌，失神者亡"，《灵枢·天年》言"失神者死，得神者生"。但这种表现始终与人之意识思维状态密切相关。故概而言之，《黄帝内经》所谓人之神，即指人的意识思维形态与状态。

就形与神的关系而言，《素问·上古天真论》言"形与神俱"，认为理想的形神关系应该是人之形体与意识思维之间处于一种统一协调的状态，亦即形神和。

形神和具体体现在三个方面：首先，形须神以立，神须形以存。《灵枢·天年》曰："血气已和，营卫已通，五脏已成，神气舍心，魂魄毕具，乃成为人。"《素问·宣明五气》曰："心藏神，肺藏魄，肝藏魂，脾藏意，肾藏志。"可见形必须依赖神才能表现出生命活力，而神也必须依附于形才能存在。其次，形健则神旺，神专则形寿。《素问·六节藏象论》言："五气入鼻，藏于心肺，上使五色修明，音声能彰。五味入口，藏于肠胃，味有所藏，以养五气。气和而生，津液相成，神乃自生。"《素问·生气通天论》谓："故圣人传精神，服天气，而通神明。"可见形体强健则神气旺盛，精神专直则形体长久。最后，形神相守，人得长寿。《素问·上古天真论》曰："夫上古圣人之教下也，皆谓之虚邪贼风，避之有时，恬惔虚无，真气从之，精神内守，病安从来。"可见精神与形体相互守护，神根于内，形全于外，则人得长寿。

（三）邪正和

邪正学说是《黄帝内经》用来解释人体生命活动中健康与非健康之间动态关系的学说。

"正"指人体维持生命活动正常状态、使自身趋向健康的内在力量与趋势。"正"在《黄帝内经》中有正气（《素问·举痛论》：思则心有所存，神有所归，正气留而不行。《灵枢·小针解》：神者，正气也）、真气（《素问·离合真邪论》：真气者，经气也。《灵枢·刺节真邪》：真气者，所受于天，与谷气并而充身也）、精气（《素问·通评虚实论》：邪气盛则实，精气夺则虚。《素问·调经论》：精气不伤，邪气乃下）等不同称谓；"邪"指引起人体生命活动失调、使人体趋向非健康状态的力量与趋势。"邪"在《黄帝内经》中有虚邪、正邪、奇邪、淫邪、阴邪、阳邪，伏邪、故邪、僻邪等不同分类，如《素问·上古天真论》：虚邪贼风，避之有时。《素问·气穴论》：以溢奇邪，以通荣卫。《灵枢·邪气脏腑病形》：正邪之中人也，微，先见于色，不知于身。《灵枢·病传》：淫邪泮衍。

从宏观来看，人体生命活动的过程，是人与自然及社会不断磨合的过程（当然也包括人自身形神之间的磨合），这种磨合就表现为邪正力量与趋势之间的不断消长与斗争。一方面，邪正斗争的结果直接决定人体生命活动的健康与否，正（即正气）的力量与趋势占上风，则人体保持健康状态，邪（即邪气）的力量与趋势占上风，则人体表现为非健康状态。另一方面，邪正斗争的程度也间接影响人体生命活动的健康与否，邪正斗争和缓，则人体亦趋向健康，邪正斗争剧烈则人体趋向非健康。邪正和，即邪正斗争中"正"的力量与趋势占上风或邪正斗争和缓，人体具有良好的适应与调控能力，继续保持其健康状态。人体出现"邪正和"的原因有三：一因正气固，如《素问·生气通天论》曰："苍天之气，清净则志意治，顺之则阳气固，虽有贼邪，弗能害也。"二因邪气弱，如《灵枢·刺节真邪》言："正风者，其中人也浅，合而自去，其气来柔弱，不能胜真气，故自去。"三因治疗得时得法，如《素问·调经论》谓："取分肉间，无中其经，无伤其络，卫气得复，邪气乃索。"反之，邪正失和，斗争剧烈，真邪相攻，或邪（即邪气）的力量与趋势占上风，则人体表现为非健康状态。如《灵枢·胀论》曰："厥气在下，营卫留止，寒气逆上，真邪相攻，两气相搏，乃合为胀也。"《灵枢·刺节真邪》曰："虚邪偏容于身半，其入深，内居荣卫，荣卫稍衰，则真气去，邪气独留，发为偏枯。"若邪气太盛，正气脱失，则人体生命活动终止，《素问·离合真邪论》言："真气已失，邪独内著，绝人长命，予人夭殃。"

需要指出的是，虽然从概念表面来看，邪与正具有天然的斗争性，但从深层本质来讲，邪与正亦有内在的统一性，这表现在：①邪正具有相对性，相伴相生，相比较而存在，即无邪就无所谓正，无正亦无所谓邪。《素问·评热病论》言："邪之所凑，其气必虚。"《素问·刺法论》曰："正气存内，邪不可干。"②邪正在某些情况下可以相互转化，正可以转化为邪，邪亦可以转化为正。《素问·举痛论》曰："寒气客于小肠膜原之间，络血之中，血泣不得注于大经，血气稽留不得行，故宿昔而成积矣。"此血气受寒稽留而成邪气；《素问·汤液醪醴论》言："开鬼门，洁净府，精以时服，五阳已布，疏涤五脏，故精自生，形自盛，骨肉相保，巨气乃平。"通过适当治疗，使内停之湿邪复化为津液，而成人身之正气。③邪正相互转化的原因与依据在于"邪"本质上亦是由人体生命活动所化，即邪正一气所化。张景岳《类经》注曰："气之在人，和则为正气，不和则为邪气。"可见，为正为邪，关键不在于自身之气或外来之气，而在于气之和与不和。

二、《黄帝内经》养生观之"和"思想

狭义的养生指未病时对生命的养护，以达到益寿延年的目的；广义的养生还应包括已病时对疾病的治疗。无论是对生命的保养还是对疾病的治疗，《黄帝内经》的理论原则是一以贯之的，即"和"。此处所谓养生观是就狭义的养生而言。鉴于精气和、形神和等涉及养生的重要内容前文已有详细阐述，故这里只讨论德和、饮食和、起居和、情志和、劳逸和等养生原则。

（一）德和

先秦的概念中，"道"为天之道，"道"在于万物体现为"德"。《黄帝内经》充分继承了这种思想，《灵枢·本神》曰："天之在我者德也。"认为"德"是天之道在人的体现。既然天道贵和，天道和则万物化生，那么人"德"亦在和，人德和则益寿延年。《素问·上古天真论》曰："夫上古圣人之教下也，皆谓之虚邪贼风，避之有时，恬惔虚无，真气从之，精神内守，病安从来。是以志闲而少欲，心安而不惧，形劳而不倦，气从以顺，各从其欲，皆得所愿。故美其食，任其服，乐其俗，高下不相慕，其民故曰朴。是

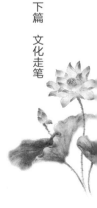

下篇　文化走笔

以嗜欲不能劳其目，淫邪不能惑其心，愚智贤不肖不惧于物，故合于道。所以能年皆度百岁而动作不衰者，以其德全不危也。"认为德全则寿不危。所谓"德全"，《素问·上古天真论》概括为"恬惔虚无"四个字。恬惔者，安静也；虚无者，空旷也。即个人心灵世界的空旷与安静，这是"德全"的总原则。这个总原则又具体化为"志闲而少欲，心安而不惧""美其食，任其服，乐其俗，高下不相慕""嗜欲不能劳其目，淫邪不能惑其心，愚智贤不肖不惧于物"三方面的要求。概言之，即内心的平和旷达，对物欲的淡泊，对名利的超脱，对现实生活的满足。《黄帝内经》认为，如果能做到内心的恬惔虚无，就可以实现益寿延年的目的，《素问·阴阳应象大论》曰："是以圣人为无为之事，乐恬惔之能，从欲快志于虚无之守，故寿命无穷，与天地终，此圣人之治身也。"反之，若内心焦躁，孜孜汲汲于物欲名利，则是夭亡之由。《素问·痹论》言："阴气者，静则神藏，躁则消亡。"认为人之五脏神气，安静则内敛而守藏，焦躁则耗散而消亡。

（二）饮食和

《黄帝内经》"饮食和"的思想包括两方面内容：首先，食饮有节。食饮有节之"节"又包含两层意思，其一，节有"制"义，《说文解字·辟部》言："节制其罪也。"故食饮有节即食饮要有节制，也就是饮食要适量而不可过量。其二，节有"期"义，《释名·释天》曰："时，期也，物之生死各应节期而止也。"节期者，应时而至也。故食饮有节还有食饮要有节律，也就是按时进食之意。《素问·上古天真论》曰："上古之人，其知道者……食饮有节。"认为食饮有节是上古知"道"之人养生全寿之重要举措之一。反之，食饮不节则会影响人体脏腑功能，主要损伤胃肠功能，出现腹胀、便秘、飧泻、肠澼等病变。

其次，谨和五味。《素问·六节藏象论》云："天食人以五气，地食人以五味……五味入口，藏于肠胃，味有所藏，以养五气。"认为饮食五味源于天地，是人生命活动的重要支撑。同时，五脏于五味各有所喜，五味入口，各归其所喜，《灵枢·五味》曰："五味各走其所喜，谷味酸，先走肝；谷味苦，先走心；谷味甘，先走脾；谷味辛，先走肺；谷味咸，先走肾。"但就人之饮食结构而言，不可有五味偏嗜，否则易引起脏腑功能失调，《素问·生气通天论》曰："是故味过于酸，肝气以津，脾气乃绝；味过于咸，大骨气劳，短肌，心气抑；味过于甘，心气喘满，色黑，肾气不衡；味过于苦，脾气不濡，胃气乃厚；味过于辛，筋脉沮弛，精神乃央。"所以要"谨和五味"（使五味调和），以实现饮食结构与营养的均衡，达到"长有天命"的目的，故《素问·生气通天论》曰："是故谨和五味，骨正筋柔，气血以流，腠理以密，如是，则骨气以精，谨道如法，长有天命。"

（三）起居和

所谓起居和，指个人起居与天地四时变化相适应。《灵枢·本神》曰："故智者之养生也，必顺四时而适寒暑，和喜怒而安居处，节阴阳而调刚柔。如是则僻邪不至，长生久视。"

《黄帝内经》认为，四时阴阳变化是万物生、长、化、收、藏的根本，人也不能例外。《素问·四气调神大论》曰："夫四时阴阳者，万物之根本也。""故阴阳四时者，万物之终始也，死生之本也。"但人是可以认识天地四时阴阳变化之道的，认识并顺应天地阴阳之道是生命延续的重要条件，如《素问·上古天真论》说："上古之人，其知道者，法于阴阳，和于术数……故能形与神俱，而尽终其天年，度百岁乃去。"

如何根据天地阴阳之气的消长变化调整个人起居，《素问·四气调神大论》给出了具体方法，言："春三月，此谓发陈，天地俱生，万物以荣，夜卧早起，广步于庭，被发缓形，以使志生，生而勿杀，予而勿夺，赏而勿罚，此春气之应，养生之道也……夏三月，此谓蕃秀，天地气交，万物华实，夜卧早起，无厌于日，使志无怒，使华英成秀，使气得泄，若所爱在外，此夏气之应，养长之道也……秋三月，此谓容平，天气以急，地气以明，早卧早起，与鸡俱兴，使志安宁，以缓秋刑，收敛神气，使秋气平，无外其志，使肺气清，此秋气之应，养收之道也……冬三月，此谓闭藏，水冰地坼，无扰乎阳，早卧晚起，必待日光，使志若伏若匿，若有私意，若已有得，去寒就温，无泄皮肤，使气亟夺，此冬气之应，养藏之道也。""所以圣人春夏养阳，秋冬养阴，以从其根，故与万物沉浮于生长之门。"认为春天应"夜卧早起，广步于庭，被发缓形，以使志生"，以顺春生之气；夏天应"夜卧早起，无厌于日，使志无怒，使华英成秀，使气得泄"，以顺夏长之气；秋天应"早卧早起，与鸡俱兴，使志安宁"，以收敛神气，使肺气清，以顺秋收之气；冬天应"早卧晚起，必待日光，使志若伏若匿"，去寒就温，以顺冬藏之气。从而实现春夏养阳、秋冬养阴，达到养生防病的目的。若违背"顺四时而适寒暑"的养生之道，人身五脏之气就会受到克伐伤害，《素问·四气调神大论》曰："逆春气，则少阳不生，肝气内变。逆夏气，则太阳不长，心气内洞。逆秋气，则太阴不收，肺气焦满。逆冬气，则少阴不藏，肾气独沉。"

如果说四时是一个阴阳变化的大周期，那么一日则是一个阴阳变化的小周期。人身之阳气在一日之内亦表现出朝生、日长，暮收、夜藏的特点。《灵枢·顺气一日分为四时》曰："春生、夏长、秋收、冬藏，是气之常也，人亦应之。以一日分为四时，朝则为春，日中为夏，日入为秋，夜半为冬。"顺应一日阴阳之气的变化之道，就要日出而作，日落而息，违此则形体劳困衰薄。《素问·生气通天论》曰："故阳气者，一日而主外，平旦人气生，日中而阳气隆，日西而阳气已虚，气门乃闭。是故暮而收拒，无扰筋骨，无见雾露，反此三时，形乃困薄。"

（四）情志和

《素问·阴阳应象大论》曰："人有五脏化五气，以生喜怒悲忧恐。""在藏为肝……在志为怒……在藏为心……在志为喜……在藏为脾……在志为思……在藏为肺……在志为忧……在藏为肾……在志为恐。"认为人之情志由五脏之气所化。究之实际，五脏本身并不能自发产生情志活动，情志活动的产生一定是外界刺激因素（自然的、社会的）作用于个人心灵世界，个人心灵世界对这种刺激的感知、应激反应。故有中医学者结合现代心理学理论提出，"情志是一种内心体验，是在外界刺激因素作用下，使五脏精气发生变动而产生的具有某种倾向性的态度表现"。

情志和者，情志变化和缓、适度也。适度和缓的情志变化是个人心灵世界对外界刺激因素的正常感知和应激反应，亦是五脏功能活动正常的表现之一。情志和取决于两方面因素：其一是外物，即外界刺激因素的和缓、适度；其二是内心，即个人心灵世界的和缓、平和。当外界刺激因素过于突然、强烈，或个人心灵世界易于躁动、偏激，则会引起这种感知、应激反应失度，出现情志失和。情志失和又会进一步损伤人体五脏之功能与气机，从而影响身心健康。如《素问·阴阳应象大论》曰："怒伤肝，喜伤心，思伤脾，忧伤肺，恐伤肾。"《素问·举痛论》曰："怒则气上，喜则气缓，悲则气消，恐则气下……惊则气乱……思则气结。"外物是我们无法掌控的，但个人内心世界却可以修炼，故保持内心的和缓、平和（恬惔虚无）是实现情志和，进而达到养生目的的重要举措，故《素问·上古天真论》曰："其次有圣人者……适嗜欲于世俗之间，无恚嗔之心……以恬愉为务，以自得为功，形体不敝，精神不散，亦可以百数。"

（五）劳逸和

《素问·上古天真论》曰："形劳而不倦。""外不劳形于事，内无思想之患。"认为劳而不倦、勿使身心过劳是养生的重要原则。劳而不倦即劳逸适度，劳逸适度者，劳逸和也。

人的生命活动中，适度的体力、脑力及房事活动可以使人气血流通、筋骨强健、神思敏捷、身心和畅。若劳力、劳神、房劳过度，又会伤及人体气血阴阳而致病。

人之精神宜恬惔安静，形体却宜适度劳作，所谓形欲动而神欲静。形体过逸则气血运行不畅，易生痿废不用之疾。如《素问·异法方宜论》曰："中央者，其地平以湿，天地所以生万物也众，其民食杂而不劳，故其病多痿厥寒热，其治宜导引按蹻。"中央之地，其民生活安逸，形体少劳，故气血运行不畅而易生"痿厥"等肢体不用之疾，治宜导引按蹻以疏通气血。形体过劳又会耗伤人体阳气而致病，《素问·举痛论》曰："劳则气耗……劳则

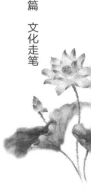

喘息汗出，外内皆越，故气耗矣。"形体过劳可分为劳力过度与房劳过度。劳力过度易直接伤及人体阳气，或致虚热内生，或发为骨痿。如《素问·调经论》曰："有所劳倦，形气衰少，谷气不盛，上焦不行，下脘不通，胃气热，热气熏胸中，故内热。"《素问·痿论》言："有所远行劳倦，逢大热而渴，渴则阳气内伐，内伐则热舍于肾……发为骨痿。"房劳过度则伤肾，男子易出现阳痿、遗精，女子易出现带下等疾患。《灵枢·邪气脏腑病形》曰："入房过度，汗出浴水，则伤肾。"《素问·痿论》曰："入房太甚，宗筋弛纵，发为筋痿，及为白淫。"马莳注"白淫"曰："在男子为精滑，在女子为白带"。

神思过劳，一方面易致气机不行，出现胸闷、太息等症，《素问·举痛论》曰："思则气结……思则心有所存，神有所归，正气留而不行，故气结矣。"《灵枢·口问》曰："忧思则心系急，心系急则气道约，约则不利，故太息以伸出之。"另一方面易致神气内耗，出现精神不能专注，善惊易恐等症，《灵枢·本神》曰："心怵惕思虑则伤神，神伤则恐惧自失。"《灵枢·大惑论》言："故神劳则魂魄散，志意乱。"

三、《黄帝内经》治疗观之"和"思想

如前所述，精气和、形神和、邪正和是健康生命活动的表现，德和、饮食和、起居和、情志和、劳逸和是养生的重要原则，诸般"失和"是导致机体非健康（或疾病）甚至死亡的原因，那么"和"理所当然就是《黄帝内经》治疗观的总原则。具体而言，又分别有和营卫、和气血、和津液、和脏腑、和形神、和邪正、和德、和饮食、和起居、和情志、和劳逸等，不一而足。相关内容前文已有所涉及，不再另论。本部分主要讨论《黄帝内经》治疗观之"无伐天和"与"标本和"的思想。

（一）无伐天和

《素问·五常政大论》曰："必先岁气，无伐天和。"对于"天和"，王冰认为，岁有厥阴、少阴、少阳、太阴、阳明、太阳等六气，人应之而有弦、

钩、大而浮、沉、短而涩、大而长等六脉，"如是六脉，则为天和"。张景岳认为，五运有纪，六气有序，四时有令，阴阳有节，皆岁气也。人气应之以生长收藏，即天和也。可见王冰、张景岳都是从天人相应角度来认识"天和"的。王庆其教授认为，这种理解似乎犹有未尽之义，既未讲清此处之"天"为何物，亦未说明"天和"为何义。据上下文语境，此处之"天"当为自然状态。前文讲"大毒治病"如何，"食养尽之"又如何，并告诫"无使过之，伤其正也"。接着就讲"必先岁气，无伐天和，无盛盛，无虚虚，而遗人天殃；无致邪，无失正，绝人长命"。"无伐天和"显然是指在疾病的调养与治疗中既要重视天地运气，又要注意不要克伐损害人身之自然生化状态，以免使邪气愈盛、正气愈虚。故"天和"者，人身自然气化之和也。"无伐天和"者，顺应天地运气与人身自然气化而治也。

在疾病的调养与治疗中如何做到"无伐天和"，《素问·五常政大论》提出了"化不可代，时不可违"的观点。"化"，即天地自然之造化。这种"化"与"时"（时令）密切相关。"化"与"时"既是天地自然变化运行的结果，又是天地自然变化运行的表现。《素问·五常政大论》认为，对于疾病的调养与治疗，自然之"化"不可替代，运气之变不可违背。药物用来祛除疾病，饮食用来调养人身（药以祛之，食以随之），但治疗与调养均应注意"度"的问题，勿使太过，以防伤正（大毒治病，十去其六；常毒治病，十去其七；小毒治病，十去其八；无毒治病，十去其九。谷肉果菜，食养尽之。无使过之，伤其正也）。调养与治疗中要特别重视天地与人身之自然气化过程，要调和养护这个过程，而不要违逆扰乱这个过程（无代化，无违时，必养必和，待其来复，静以待时，谨守其气，无使倾移）。如是则形体渐趋盛壮，生气慢慢生长，疾病易于康复（其形乃彰，生气以长，命曰圣王）。

（二）标本和

《素问·汤液醪醴论》曰："病为本，工为标，标本不得，邪气不服。""病为本，工为标"指在疾病的治疗中，医生及医生的治疗措施是

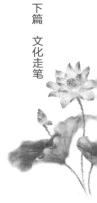

"标"，患者及患者的身心状态是"本"。标本不能相应（"标本不得"），则邪气难以消散；反之，"标本相得"则邪气易于消散，疾病易于康复。"标本相得"即"标本和"。

《黄帝内经》"病为本，工为标"的医疗关系告诉我们，病是人的病，患者才是医疗活动的中心。临证中，医者的任何治疗措施归根结底要落实到患者身上，疗效的好坏最终也要体现在患者身上。当患者身心状态较好，医者治疗措施正确，医患关系和谐融洽，医患互动良好时，治疗效果往往也会较好。反之，疗效就会打折扣，甚至不起效。从医学伦理学角度看，"病为本，工为标"，"标本和"的医疗关系认识与规范是《黄帝内经》以患者为中心治疗艺术的体现。

四、《黄帝内经》"和"思想的价值与反思

（一）《黄帝内经》"和"思想的价值

不可否认，20世纪以来，伴随现代科学技术的进步，西医学取得了举世瞩目的成就，如许多传染病及感染性疾病得到有效控制，CT、磁共振、血管造影、介入疗法等诊断与治疗技术的发展使医学整体水平不断提高，人类平均寿命明显延长。与此同时，西医学单纯生物医学模式的局限性也在一步步显现。

在研究方法上，西医学将研究者（主体）与研究对象（客体，具体而言即患者与疾病）相互对立，且将患者看作是剥离了全部社会属性的、纯生物学意义上的自然人，将疾病看作是完全可以用偏离正常的、可测定的生物学变量（解剖的、生理的及生化的）来说明的人体变化。但临床上存在大量的已知生物学变量检测完全正常，却临床症状突出的患者。如心血管神经症、功能性消化不良、肠易激综合征等。此外，一些容易引起交感神经兴奋的疾病也可能造成此类症状，这些病证的出现与人的社会属性密切相关。现代西医学在一定程度上也意识到了这些问题，并在40多年前就提出"生物 – 心理 – 社会"（或许还要加上伦理）的新医学模式来取代固有的单纯生物医学模式。

在病因认识上，将人体与疾病相互对立，用分析还原的方法向微观方向寻找病因，从人体之外的微生物，到人体自身的组织、细胞，甚至基因；在治疗思路上，强调治疗措施与特异病因、病理变化及局部病灶的对抗性，如抗生素对致病菌的杀灭，高血压的扩血管降压，肿瘤病灶的手术切除等。但一方面，微生物作为地球生态系统的重要组成部分，其在地球的存在时间远比人类要长，且具有天然的环境适应能力，所以近些年老的传染病有卷土重来之势，而新的传染病不断涌现（如重症急性呼吸综合征、禽流感、新型冠状病毒肺炎等）；另一方面，随着社会生产力的发展及人们生活水平的提高，与经济、社会、环境、生活方式等因素相关的肿瘤、心脑血管病、糖尿病等慢性非传染性疾病成为人类健康的主要威胁，而这类疾病往往很难找到明确的病因。

《黄帝内经》"和"思想在解决这些现代医学难题方面有很重要的价值。其一，《黄帝内经》主张通过机体整体动态功能的相对协调，而不是局部实体形态或生物变量的绝对正常，来把握健康"邪正和"的思路与中医学"调和邪正"的方法，是治疗包括恶性肿瘤在内的许多器质性病变与功能性疾病的较好选择。以恶性肿瘤为例，有文章指出，当前临床上过度强调肿瘤的消除和癌细胞的杀灭，盲目地认为肿瘤没有了，病就好了。而结果往往是"肿瘤还在，钱没有了，人也没有了"。所以裘沛然先生总结说："我这一生，看好了不少癌症，也看砸了不少癌症，过了 90 岁才豁然顿悟：要和癌症'和谐共处'"。其二，就慢性非传染性疾病的预防而言，对这类发生呈多因素非线性的复合因果关系的疾病，《黄帝内经》倡导的人与自然、人与社会及个人精气、形神和谐的多元养生观恰具有较强针对性；就其治疗而言，中医学强调辨证（"证"是机体对致病因素的综合反映），主张通过"和其不和"以实现人整体的健康。这种治疗思路与方法，可以显著缓解此类疾病的症状，提高患者的生活质量，延长生命。其三，《黄帝内经》"和"思想对新型传染性疾病的防治具有巨大价值。中医与传染性疾病斗争了两千多年，经验丰富，疗效可靠。尤其在西医学对新型传染性疾病缺乏有效治疗手段时，这种经验与疗效就显得更加难能可贵，这在新型冠状病毒肺炎疫情防治期间，中

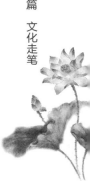

医的作用有目共睹。

此外,《黄帝内经》"无代化,无违时"的"天人和"治疗原则,"粗守形,上守神"的"形神和"治疗技术,尤其是"病为本,工为标"的"标本和"治疗艺术,对当代构建良好的医患关系具有重要的启示。当前医患矛盾突出的现状正与对"病为本,工为标"这种正确医疗关系认识的背离有关。在当前医疗关系中,患者将全部救治的希望都寄托于医院和医生,而医院和医生则将更新、更高的技术看成是取得满意疗效并获取自身经济效益的手段,从而建立起一种以"医院-医生-技术"为中心的医疗关系。生命活动的复杂性往往又使患者的救治期望很难全部实现,但经济成本却远远超出了预期,医疗关系认识的错位最终带来了医患矛盾的激化。显然,《黄帝内经》"标本和"的治疗艺术对纠正当前这种医疗关系认识的错位与缓和医患矛盾具有重要的指导价值。

(二)《黄帝内经》"和"思想的反思

《黄帝内经》"和"思想对中医学的发展也有某些消极影响。其一,"和"思想对关系与动态的强调使中医学对本体与静态的关注度不够,导致传统中医学理论认识论色彩明显,而本体论内容欠缺。如阴阳理论,虽然在对人体组织阴阳分类时也有一定的本体意义,但在中医学中更重要的是作为一种思维方法与认识工具发挥着作用。又如藏象理论,虽然解剖学方法对其产生具有奠基作用,但随后的发展仍然不可避免地走上了以象测脏、以功能论本体的认识工具的道路。这样的结果,当然有当时科技水平制约的客观因素,但不可否认中国传统文化中"和"思想对关系与动态的强调依然是非常重要的主观原因。正如有学者说"这种渐次形成的忽视结构、注重功能的认识方法,就使中医学理论慢慢变成了一种偏离形体结构的哲学思辨"。中医学本体论内容的欠缺,一方面造成中医临床实践很难在技术操作层面进行精细的规范,其疗效的提高主要依赖个人经验与体会;另一方面造成人们在进行中医基础实验、临床评估和新药开发等实际工作时,较多地借用西医学的形态学理论,从而导致中医药研究的诸多困惑。这些显然都不利于中医学理论的深入与实践的积淀。

其二，"和"思想对整体与宏观的强调，导致传统中医学理论存在对局部与微观问题认识的短板。一直以来，整体观念都被看作是中医学理论的一大特点，但笼统地肯定整体观念，暗含着对局部观念及相关哲学和科学方法的否定。从哲学角度看，整体与局部的关系是辩证的，没有对局部的透彻了解，整体研究只能是对现象的描述。从临床实践看，凡是以局部病变为主，或由局部病变引起全身症状的疾病，解决了局部问题就会解决全部问题。但《黄帝内经》之后，"和"思想指导下的中医学对整体的过度强调，在一定程度上妨碍了其对局部问题的认识，从而制约了中医临床疗效的提高（如主流中医学理论对局部针对性特效疗法的不重视）。宏观与微观的问题亦是如此，有学者指出，传统中医的辨证方法，主要依靠望、闻、问、切来收集资料，这种方法虽然强调了机体内外的联系，但许多临床病例表明，内在的病变并不一定都能在体表征象上反映出来。同时，随着西医学的发展，出现了很多传统中医四诊无证可辨或因信息量少难以辨证的问题，而实验室检查或影像学检查则可以发现，如无症状性心肌缺血、隐匿性肾炎、隐性糖尿病等。或者某些疾病经过治疗，出现了"证"消失而现代医学检查显示疾病未愈的情况。对传统中医学理论而言，没有征象，就没有辨证用药的依据，但机体又的确处在非健康状态。显然，传统中医学对微观问题认识的短板在很大程度上限制了其实践视野。

鉴于此，王庆其教授认为，未来中医学的发展至少有以下两个着眼点：第一，在理论研究层面，应该在中医主体性认识论与方法学的指导下，结合现代科技手段与医学知识，补充与完善中医本体论内容。其实，20世纪以来，随着现代科学技术的迅猛发展与不同学科知识的相互渗透，传统中医理论体系也在悄然改变。面对近现代医学对于人体形态结构与微观生理病理的最新认识，中医学在一定程度上也进行了开放性吸纳。但这种吸纳或是基于个人的临床经验，或仅停留在点对点的水平上，缺乏成体系的理论。确立现代知识背景下功能与结构统一、整体与局部结合、宏观与微观兼顾的中医本体理论体系，是未来中医学发展必然要解决的一个大问题，需要我们付出

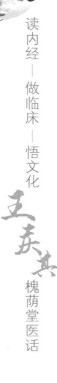
极大的努力。第二，在临床实践层面，应该打破长期以来过于强调"整体观念"与"辨证论治"的局面，采用更为务实有效的诊疗模式，以切实提高中医临床实践水平。就目前来看，病证结合的诊疗模式可能是一个较好的选择。所谓病证结合诊疗模式，即在中医学理论指导下，通过对发病特点、病变部位、疾病表现于外的临床症状、体征等的辨识，并吸收西医学先进的检测手段，延长和拓宽传统四诊的诊断视野，分析、总结疾病的病因、病机和内在规律。这一模式以往既注重疾病本身发生发展的规律（病包括局部组织形态结构的改变、微观生理生化指标的改变等），又注重人体对疾病宏观、整体、动态的反应性（即"证"），能有效拓宽中医实践视野，提高临床疗效。同时，这一模式还可以实现与中医本体理论体系的互动（基于功能与结构、整体与局部、宏观与微观的统一），在实践中不断丰富和完善中医本体理论体系。

田永衍（上海中医药大学）

指导：王庆其

第七章　中医学"和"思想发微

中国哲学的智慧集中体现在一个"和"字上，它不仅是中华民族的基本精神和基本特质，也是中国哲学和中国文化的最高价值标准。北京大学张岱年教授说："和"是中国传统文化的基本精神之一，中国传统文化对世界文明最大的贡献之一就是以和为贵的人际和谐论。

从儒家的"致中和""礼之用，和为贵"，到今天"和谐社会"理念的提出，几千年来，"和"思想渗透到中华文明的哲学、历史、政治、伦理、宗教、教育、文学、艺术等方方面面，深刻地影响了国人的生活。

中国传统文化中的"和"，最早有两层含义：一是指音乐和调。"和"字起源比较早，甲骨文中作"龢"，是一个异体字。《说文解字》言和是"音乐和调也"。《礼记》说："君子之听音，非听其铿锵而已也，彼亦有所和之也。"二是指调酒、调味。金文中出现异体的"盉"字，《说文解字》解释为"和，调味也。"王国维考证认为，这个异体的"盉"是调酒之器，而非调味之器。所以"和"的含义是指行为尺度的适中和事物多元素状态的统一协调。

一、历代文献关于"和"的解读

《诗经》对于"人和"的追求。《诗经》既是我国最早的诗歌总集，也是现存最早的反映西周社会生活与文化意识的原始资料之一。《毛诗序》说："治世之音安以乐，其政和；乱世之音怨以怒，其政乖。"《诗经》反映了西周与春秋时期"政和"与"政乖"的不同现实。"人和"才是《诗经》"和"思想的主旋律。

《尚书》对"政和"的追求。《尚书》是我国最早的政事文献汇编，《周

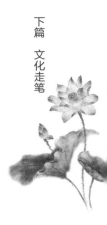

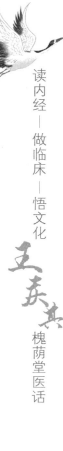
书》大部分是西周政治生活的记载。围绕"燮和天下"的目标,《周书》建立起一整套系统的"和"规范。具体表现在"和"是政事治理的要求与原则,"和"是治理的具体方法与尺度,"和"是对上下级关系的要求,要求兄弟、家庭关系和睦等。

《周易》的"中和"思想。《周易》的"中和则吉"具体体现在卦爻的当位、应位与中位三个方面,以此来判断吉凶,充分体现了《周易》对"中和"的追求,所以有学者认为,整部《周易》始终都贯穿了崇中尚和的思想。

《国语》追求"和同"。《国语》提出"和同之辨"与"务和同",说"和实生物,同则不继"。"和"体现的是由不同因素构成的事物多样性的统一,而"同"则是由相同因素构成的事物单一性的简单同一。多样性的统一,能使这个共同体"丰长而物归之",即丰富发展并生成新东西;而单一性的简单同一,则只能是"同则不继",走向衰亡。

《道德经》记载:"万物负阴而抱阳,冲气以为和。"这里的"和"表示天地万物自然的存在状态。万物生成之后,蕴含了阴阳二气的因子,在内部与外部阴阳二气相互依赖、相互制约、互根互用的运动下,万物保持着一种"冲和"状态。"和"是人与天地之间的和同,"和其光,同其尘"。"光"是天的代称,"尘"是地的代称。"和其光,同其尘"是互文,即与天地和同。

孔子《论语》倡导"礼之用,和为贵"。《论语·学而》说:"礼之用,和为贵,先王之道斯为美,小大由之。"认为"礼"的运用,贵在能将大事、小事都处理得恰到好处,提出"和而不同"的君子精神。《论语·子路》说:"君子和而不同,小人同而不和。"认为君子之交,应该求同存异、和谐相处,而不是盲目附和,一味求同。这种"和而不同"的君子精神成为千百年来引导中国士人阶层独立自由思考、秉持操守行事的心灵灯塔。

《礼记·中庸》提出"致中和"的概念,曰:"天命之谓性,率性之谓道……中也者,天下之大本也,和也者,天下之达道也。天地位焉,万物育焉。"直接提出"中和"便是天地之道,"致中和"则天地各安其位,万物各育形命。

《墨子》提倡尚贤、尚同，则"天下和同"。墨子认为为政者应尚贤，即不分贵贱，不别亲疏，尊重、提拔、任用贤人治理国家，尚贤则国富民丰；"义"之不一，是天下纷乱、父子兄弟不和之由，故尚同不是独裁，而是所谓"和同"。

孟子和荀子都主张人和，认为人和则国强。孟子说为政者当修"人和"，人和则天下顺之，天下顺则国固而兵威。《孟子·公孙丑下》曰："天时不如地利，地利不如人和。"强调人和。荀子认为人和是富国与王霸的重要条件，人和则国富而"财货浑浑如泉""政令行，风俗美"，国家强盛，可成王霸之业。《荀子·王霸》说："上不失天时，下不失地利，中得人和，而百事不废。是之谓政令行，风俗美，以守则固，以征则强，居则有名，动则有功。"

《吕氏春秋》是战国末年秦相吕不韦主编的巨著，因其广收儒、道、法、墨、兵、名、阴阳等诸家的思想，故历来被归于杂家。该书主张"天道唯和"，认为"太一"是万物之源，"太一出两仪，两仪出阴阳。阴阳变化，一上一下，合而成章"，具体表现为"天地有始，天微以成，地塞以形。天地和合，生之大经也"。以图式来表示，"太一"可以生两仪，两仪就是天地，然后阴阳和合则产生万物。"太一"虽是万物之源，但其化生万物的具体功用却是由天地阴阳的交感和合变化来承担的；万物生成之后，须依靠阴阳雨露的滋润以长养。

综上，"和"是儒家的世界观和方法论。儒家把处理事情不偏不倚、无过不及的态度，作为最高道德标准及基本原则和方法。它主要有两层含义：第一是"和实生物"，《国语·郑语》曰："和实生物，同则不继。"《淮南子》说："阴阳和合而生万物。"《荀子》也讲："万物各得其和而生，各得其养以成。"都说明了类似的意思。第二是指"和而不同"，"和"体现的是由不同因素构成的事物多样性的统一。这种多样性的统一，可以丰富发展并生成新的东西，构成丰富多彩的大千世界。"和而不同"是人类理性的大智慧。

二、中医学中的"和"

"和"是构建中医学理论的核心指导思想之一。"和"的本意是指保持和恢复人体的自身调节机制，使阴阳、营卫、气血、津液、脏腑等系统功能协调而维持正常的生理活动，且贯穿于理、法、方、药的全过程。也就是人体阴阳、营卫、气血、津液、脏腑功能不和则病，病则治，治则和，和则寿。

中医学的"和"思想，不但可以充分借鉴古人智慧以化解现代社会发展中由"二元对立"思想带来的人与自然、人与社会、人与自身的种种危机，而且可以深入理解中医思维，把握中医真髓，提高中医实践水平，从而为破解当前医学面临的慢性非传染性疾病与新型传染性疾病的预防及治疗难题，矫正对抗治疗与过度治疗思路与技术的弊端，纠正医疗关系认识错位及缓和医患矛盾等提供帮助。

健康的本质是"和"。《灵枢·本脏》所谓的"此人之常平也"就是指健康人，也就是健康。这里有四句话实际上是四种条件，即血和、胃气和、寒温和、志意和，概括起来就是健康的本质是和谐，一是"气血和"，可概括为人体气血阴阳和畅；二是"志意和"，可理解为精神活动正常；三是"寒温和"，是指人能适应外界寒温环境。我们再进一步用现代语言来解读，人与自然的和谐就是人体能适应自然环境；心与身的和谐，就是生理与心理协调；气与血的和谐，可以理解为人体内环境协调。说到底，健康就是人与自然、生理与心理、气与血的一种和谐状态。

疾病就是人体阴阳、气血、脏腑的失和。人体是一个大系统，各系统都有自己的独特功能。人体中有无数对对立统一的矛盾，如阴与阳、气与血、脏与腑、表与里、水与火、升与降、动与静、呼与吸、生与克、胜与负等，人体在正常情况下具有自身调控能力，《黄帝内经》称为"亢害承制"，从而达到各不同系统之间、系统内部要素之间的和谐、协同、协调的关系，以共同完成生理活动。

五脏之间存在生克制化的关系，并体现在运动之中。在人体气机的运动方式上，医家重视"脾胃中和之气"，而强调脾升胃降，故脾胃为气机运动的枢纽。升降相因，在运动中体现着克制。一旦任何一脏一腑的生理功能异常，则会破坏整个机体的和谐状态，累及其他脏腑并出现相应的症状。

西医学认为，疾病就是人体对环境的反应，是生物体对异常刺激做出的异常反应的总和，是人体不健康的一种状态。中医学认为，疾病就是致病因素作用于人体所产生的反应，表现为阴阳、气血、脏腑的失和，然后产生种种临床症状。所以《黄帝内经》说："血气不和，百病乃变化而成。"张景岳进一步概括为"气相得则和，不相得则病"。人体是由气构成的，气在人体中是不停运动的，"气相得"是指气的运行正常，表现为气机各方面功能的和谐状态，是一种健康的象征，如果气的运动失调，就是"不相得"，就是疾病的标志。

中医治病的原则可以概括为"和其不和，调其不调"。明代医家张景岳所创"和"法为"八阵"之一。《景岳全书》曰："和方之剂，和其不和者也。凡病兼虚者，补而和之；兼滞者，行而和之；兼寒者，温而和之；兼热者，凉而和之，和之为义广矣。亦犹土兼四气，其于补泻温凉之用，无所不及。务在调平元气，不失中和之为贵也。"还说："夫所谓调者，调其不调之谓也。凡气有不正，皆赖调和。如邪气在表，散即调也；邪在里，行即调也；实邪壅滞，泻即调也；虚羸困惫，补即调也。"我们可以看出"和其不和，调其不调"是中医所有治法的准则。程钟龄在《医学心悟》中将和法定为"医门八法"之一，总结治疗法则，曰："有清而和者，有温而和者，有补而和者，有燥而和者，有润而和者，有兼表而和者，有兼攻而和者，和之义则一，和之法变化无穷焉。"寒热并用谓之和，攻补兼施谓之和，调理气血谓之和，协调阴阳谓之和。临床上的疑难杂症病机往往是错综复杂的，如寒热错杂、虚实夹杂、气血俱病等，我们需要采取寒热并用、攻补兼施、气血并调、调和阴阳的综合方法治疗。

张仲景对"和"思想在临床中的应用非常广泛。例如：①和营卫。《伤寒论》第53条，桂枝汤证的治疗原理就是和营卫。②和胃气。《伤寒论》第70条说："发汗后，恶寒者，虚故也；不恶寒，但热者，实也，当和胃气，与调胃承气汤。"和胃气是治疗外感热病一个非常重要的原则。③和少阳。《伤寒论》第 96 条，小柴胡汤用来治疗少阳证、伤寒半表半里证，治疗原理就是调和少阳，小柴胡汤对"往来寒热，胸胁苦满，默默不欲饮食，心烦喜呕"等少阳证候能起到和解的作用。④和津液。《金匮要略·痰饮咳嗽病脉证并治》曰："病痰饮者，当以温药和之。"痰饮为寒邪，应该用温药来治疗，一方面能去除痰饮，另一方面能改善症状。⑤和表里。《伤寒论》第 93 条曰："太阳病，先下之而不愈，因复发汗，以此表里俱虚，其人因致冒。冒家汗出自愈。所以然者，汗出表和故也。里未和，然后复下之。"意思是对表里俱虚证的治疗应该以表里兼顾、表里同治、表里和谐为法则。⑥和上下。《伤寒论》第 173 条曰："伤寒胸中有热，胃中有邪气，腹中痛，欲呕吐者，黄连汤主之。"上热下寒、腹痛呕吐伴有腹泻的这类病证，实际上是上下俱病，主张用黄连汤来治疗，黄连汤中黄连与甘姜，一寒一热，"寒热并用谓之和"，这里的"和"指和上下，以治疗上热下寒的病证。我们临床上经常用"黄连汤和上下"的方法治疗胃肠同病类的疾病，用黄连汤合半夏泻心汤，疗效非常满意。

在养生方面，维护天与人、心与身、气与血的和谐，是养生的总则。具体为：①顺时养生，强调天人和。②精神养生，强调情志和。③饮食养生，强调五味和。④运动养生，强调气血和。⑤房室养生，强调房室和。⑥道德养生，强调心身和。

三、"和"思想的文化价值和社会意义

中国的哲学智慧集中体现在一个"和"字上，"和"不仅是中华民族的基本精神和基本特质，也是中国哲学和中华文化的最高价值标准。中国古代文献《道德经》讲："圣人之道，为而不争。""天之道，不争而善胜。""夫唯不争，故天下莫能与之争。"《春秋繁露》讲："天地之美，莫大于和。"按照中国哲人的理解，"争"只是矛盾的表层道理，"和"才是矛盾运动的深层本质。人类的智慧和出路在于把握大道，懂得燮理阴阳、调和矛盾，把和谐精神推广于天地之间。

中华民族"和"的理念或和谐哲学的实践意义，在于能够化解和匡正人

类面对的生存和发展这一基本矛盾所引发的各种危机，使其沿着体现"和而不同"的理性大智慧前进。西方哲学家罗素说：中国至高无上的伦理品质中的一些东西，现代世界极其需要。这些品质中，"和"是第一位的。若能被世界所采纳，地球上肯定会比现在有更多的欢乐和祥和。

　　"和"思想的社会价值是能促进人与自然的和谐，促进个人身心和谐，促进人与人、人与社会的和谐，促进世界之和平。

　　　　　　王庆其　赵心华（上海中医药大学中医学院）

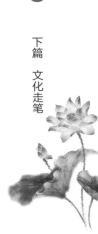

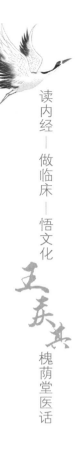

第八章 《黄帝内经》养生观

在讲《黄帝内经》的养生观之前，我们先来看看当前医学面临的矛盾和困惑。

1. 医疗的进步无法遏制新生疾病。西医学发展非常迅速，已经达到分子和基因的水平。但是许多慢性病、新发生的流行病、感染性疾病等却层出不穷。

2. 生态环境与医学的矛盾越来越突出。当今我们生存的环境还面临很多问题，空气、饮水、食物的污染等，导致许多慢性病及恶性肿瘤等疾病的发病率上升。

3. 老龄化社会与医学的矛盾越来越突出。虽然人类的寿命越来越长，但老龄化日益严重所带来的医疗费用增多等问题也越来越突出。

4. 医源性疾病越来越多，抗生素等药物的滥用造成了许多医源性疾病、药源性疾病。另外，过度治疗、过度诊断等问题越来越突出。医疗费用的增加引发了全球的医疗危机，迫使人们对医学的目的和核心价值进行深刻反思和检讨。

当今社会关于健康有很多认识。第一种情况，有人说物质文明提高了，为何疾病反而增多了。据调查，我国心脑血管病、恶性肿瘤、糖尿病等发病率逐年上升，已经与发达国家非常接近。恶性肿瘤、心脑血管病导致的死亡人数已占总的疾病死亡人数的 61%，处于亚健康状态的人群占整个人群的 60% 左右，严重影响了国人的健康水平。有人说，都是因为经济发达了，生活富裕造成的。这话对不对呢？中国有"仓廪实而知礼节，衣食足而知荣辱"的古训。我们现在已经做到了"仓廪实、衣食足"，理应有更好的条件进行养生，更应该掌握健康和卫生的常识。正如健康专家洪昭光先生所讲：

许多人不是死于疾病，而是死于无知。在 2009 年国际健康生活方式博览会上有专家指出，上海已经进入了生活方式病的多发时代，癌症、高血压、肥胖、心脑血管病等慢性非传染性疾病的高发蔓延，都是生活方式病的具体体现。卫生部（现国家卫生健康委员会）原部长陈竺院士指出，改变不良生活习惯，积极倡导健康生活方式新理念，已经成为改善大众健康状况，降低医疗负担的当务之急。

第二种情况，有人说现在工作太忙，没时间养生，养生保健等以后再说。我认为人生有两件事情是一去不复返的，即青春和健康；有两件事情是无法抗拒的，即衰老和死亡。有人说我身体很好，没有病，不需要了解养生之道。而我们的结论是养生应该从没有疾病的时候开始，等生病了就来不及了。

第三种情况，有人说他很注意养生，天天吃冬虫夏草、枸杞子、人参等补品。这是一个非常普遍的现象。王庆其教授认为这是养生的最大误区，认为养生就是吃补药。按照中医学的观点，虚则补之，反过来，不虚则不需要补。人人都知道"是药三分毒"，凡是药都有一定的适应证，不可以滥服。人参、枸杞子、冬虫夏草等也属于药物，既然是药物，就有一定的适应范围，不是每个人都适合。如果需要的话，一定要在医生的指导下服用才能发挥相应的疗效。世界卫生组织的一项全球调查结果显示，目前全世界死亡人口中大概有 1/3 属于用药不当。在我国每年因药物的不良反应住院的约有250 万人，不合理用药的为 11%～26%，因药物死亡者有将近 20 万，这个数字是非常可怕的。

第四种情况，有人为了预防肥胖、高血脂、心脑血管病而天天吃素食，这个情况对不对呢？胆固醇是维持人体生命活动不可缺少的一种物质。体内缺乏胆固醇会导致免疫功能下降，容易患传染病和癌症，还会加速细胞老化，导致未老先衰。当然，胆固醇是一把双刃剑，含量太高也会导致心脑血管病的发生。但是适当食用富含胆固醇的食物如奶制品、瘦肉、鱼类、禽肉是必要的，这利于健康长寿。

《黄帝内经》中非常重要的养生理念是治未病。《素问·四气调神大论》

下篇 文化走笔

言："圣人不治已病治未病，不治已乱治未乱……夫病已成而后药之，乱已成而后治之，譬犹渴而穿井，斗而铸锥，不亦晚乎。"这段话有三层含义：一是未病先防，二是欲病防变，三是已病防传。陈竺院士讲："治未病"引领人健康发展的方向，是中医保健的特色和优势。中医学蕴藏着丰富的预防思想，总结了大量的养生保健和预防疾病的方法和手段，具有鲜明的特色和显著的优势。在今天看来也是极具先进性的，具有唯物辩证法的思想品格。

我们在前面讲到健康的本质是和谐。概括起来，就是人与自然的和谐，心理与生理的和谐，人体内环境的和谐。从现代健康的概念来看，可以分为4个层次。第一是生理健康，这是健康的基础，是指人体结构完整，生理功能正常。第二是心理健康，具有同情心和爱心，情绪稳定，具有责任心和自信心，热爱生活，与人和睦相处，有较强的社会适应能力，知足常乐，这是心理健康的具体表现。第三是社会适应能力正常，指在不同时间内、不同岗位上对各种角色的适应情况，适应良好是指能够适应多种角色，适应不良是指缺乏角色意识或角色错误。第四是道德健康，最高的标准是无私奉献，最低的标准是不损害他人，不健康的标准是损人利己，或者损人不利己。

什么叫亚健康？亚健康是介于疾病与健康的一个中间状态，又称为灰色状态或第三状态。简单概括来说，亚健康就是既不健康又没有疾病的状态，尚未患病，但已经具备了不同程度的疾病危险因素，具有发生疾病的趋势。根据医学界调查，在现代社会中，健康人群约占15%，处于疾病状态的人群约占15%，中间状态的，也有亚健康状态的人群占60%～70%。

《黄帝内经》提出了长寿的三大要素，即天寿过度、气血常通、肾气旺盛。天寿过度，就是先天的遗传禀赋超过常人；气血常通，就是保持气血的通畅，运行正常；肾气旺盛，中医认为肾为先天之本，内藏精气，精气旺盛，是健康长寿的重要条件。

从先天的遗传因素来讲，世界卫生组织认为人的健康长寿约15%取决于父母的遗传因素。有专家认为，遗传因素有20%～25%取决于父母，10%取决于社会条件，8%取决于医疗条件，7%取决于自然环境，60%取决于生活方式。有人统计过1000多位90岁以上的长寿老人，其中90%以上有家族的长寿遗传史。这也佐证了《黄帝内经》所讲的先天遗传因素是健康长寿的一个重要条件。

关于气血常通，《黄帝内经》认为，气血是构成人体的和维持人体生命活动的基本物质，气血在人体中不断运行。随着年龄的增长，人体逐渐衰老，主要表现为气血的虚衰和运行不畅。中医有"老人多瘀"之说。西医认为人之所以衰老是动脉硬化和组织供血不足造成的，这也是中医认为的气血不通畅的病理表现。研究证明老年人存在着不同程度的微循环障碍和血液流变学的改变。临床实践证明，大部分老年病，如动脉粥样硬化、高血压、冠心病、高脂血症、中风后遗症、前列腺增生等的共同特点就是气滞血瘀，而活血化瘀的方药最突出的作用就是能改善微循环和组织的供血状态，可以抵抗心肌缺血、脑缺血，抑制血小板聚集，抗凝、抗血栓形成。

关于肾中精气旺盛，中医学认为肾藏精，肾贮藏的精气与人体的生长、发育、衰老和死亡密切相关，肾中精气的旺盛与否直接关系到健康与长寿。现代研究证明，肾中精气充盛，机体免疫功能就能发挥正常的作用，肾气不足，五脏六腑功能减退，就会出现性功能减退、精神疲惫、腰膝酸痛、须发早白、齿摇脱落等衰老的现象。所以衰老的内因是肾虚，肾气盛则寿长，肾气虚则早衰。有人对上海的900多名老年人进行调查，发现有94.7%的人有肾虚证，主要表现为腰膝酸软、倦怠乏力、耳鸣耳聋、畏寒肢凉、夜尿频多、发脱齿摇、健忘失眠、尿后余沥、胸闷气短、性功能减退等。实验研究证明肾虚可以导致神经内分泌功能失调、免疫功能下降、清除氧自由基的能力下降，氧自由基含量增加。另外，补肾培元的中药，如灵芝、黄精、地黄、玉竹、何首乌、山茱萸、枸杞子、鹿茸、紫河车、菟丝子、肉苁蓉、人参、黄芪等，都具有延缓衰老、延长寿命的功效，能改善某些衰老的异常指标。

关于《黄帝内经》的养生方法可以概括为以下五点。

1. 顺时养生

顺时养生就是要求有规律的生活。日出而作，日落而息。《素问·四气调神大论》强调养生要遵循四季阴阳消长的变化和自然界生、长、化、收、

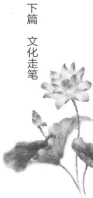

藏的规律。比如春季要养"生"气，夜卧早起，心情平静；夏季要养"长"气，要夜卧早起，最忌发怒；秋季要养"收"气，早卧早起，安逸宁静；冬季要养"藏"气，早卧晚起，收敛精神。这些描述实际上是强调养生要遵循"天人合一"的道理。该篇还说"春夏养阳，秋冬养阴"，春夏应该养"生"和"长"，保养人体的阳气；秋冬应该养"收"和"藏"，养育人体的阴津。

现代科学研究发现，人体中有一种生物钟的现象，一切物质变化都有一种周期性规律。这与自然界的生、长、化、收、藏存在同步周期和运行的规律，它是生物体内一种无形的时钟，实际上是生物体生命活动的内在节律，是由生物体内的时间结构秩序所决定的。大多数生物有机体对于环境变化会做出预测与适应。人体可以随时间的节律，有时、日、周、月、年等不同的周期性节律，如人体的体温在 24 小时内并不完全一样。早上 4 时最低，到下午 18 时的时候最高，相差 1℃左右。由生物体内源性生物钟所产生的昼夜节律，是近年来生命科学研究的热点之一。许多学者的研究指出，按照人的心理、智力和体力活动的生物节律来安排一天、一周、一月、一年的作息制度，能够提高工作效率和学习成绩，减轻疲劳，预防疾病，防止意外事故的发生。反之，不按照体内生物钟的节律安排作息，人就会在身体上感到疲劳，在精神上感到不舒服，乃至生病。

2017 年，3 位诺贝尔奖获得者通过研究果蝇，弄清了生物钟究竟是如何运作的，并最终分离出一个控制生物正常昼夜节律的基因。人和动物的生物钟是由 Clock、Per、Tim、DBT 这 4 种基因和蛋白共同作用，形成了动物和人的 24 小时生物钟。这一重大发现，奠定了生物钟关键的机制基础，受到他们的鼓舞和启发，更多人投身其中，大量的生物钟基因被发现。《黄帝内经》在两千多年前就已经认识到人体的气血阴阳与自然界阴阳消长变化的统一性。提出人与天地相参、人与天地相应等观点和"法于阴阳，和于术数"的养生方法，发现了人体的生理变化具有日、月、年的周期节律。所以养生必须适应自然界变化的规律，这就是"顺时养生"。

2. 精神养生

养生必先养心，《道德经》说"清静为天下正""淡然无为，神气自满，以此为不死之药"。儒家代表孟子讲"养心莫善于寡欲"。诸葛亮说"夫君子之行，静以修身，俭以养德。非淡泊无以明志，非宁静无以致远"。淡泊是宁静的前提，没有淡泊，就不可能保持内心宁静。梁代的医学家陶弘景说"静者寿，躁者夭"。静就是内心的淡泊和宁静，是健康长寿的关键。相反，内心焦躁不安的人容易得病，甚至于早衰、早夭。《黄帝内经》也有类似的记载，如"静则神藏，躁则消亡"。意思是人体的阳气在内心非常宁静的情况下就内藏，如果焦躁不安阳气就会消亡。世界卫生组织指出，在所有人类的疾病中，大概有 1/3 的疾病是精神疾病或精神障碍，1/3 是心理障碍引起的躯体疾病，也就是心身疾病，死亡率最高的三种疾病——心血管病、脑血管病、恶性肿瘤的发生和发展都与精神心理因素有密切关系。科学研究表明，长期的心理压抑、情绪紧张、焦虑、心力交瘁是引发癌症的重要因素。养生家认为，健康的一半是心理健康，人要健康长寿，只靠有钱，能吃好、穿好、住好、生活舒适是不够的，只靠补充营养，吃点补药或体育锻炼也是不够的。诚然，对于健康来说，的确需要一定的物质条件。但是，影响健康长寿的绝不只是物质条件，还有心理因素和生活方式。

维护心理健康要做到以下四点：①调控人性的欲望。要做到淡泊名利、知足常乐。《黄帝内经》强调"恬惔虚无，真气从之"。②处理好人际关系。做到宽容待人、助人为乐。宽容是改善人际关系的润滑剂，宽容别人实际上也是善待自己。③保持良好的心境。要热爱生活，自得其乐。其实快乐无处不在，只要我们热爱生活，在生活中可以发现许多令人快乐的事情，这样的人内心就非常阳光。④学会积极的认知。认知就是认识事物的方法和思维方式。要做到这一点，我们就要善于品味人生、苦中寻乐。人生中难免会有喜怒哀乐，这是人之常情，我们要学会调整自己的认知方式，保持积极向上的态度，保持内心的乐观愉快、豁达阳光。

养心中非常重要的一条，就是心态决定健康的状态。马克思说："一种美好的心情，比十剂良药更能解除生理上的疲惫和痛苦。"心理状态决定了健康的状态，心理健康是身体健康的根本和前提。一位哲人说：生活就像一面镜子，你从生活当中看到的东西，常常是你心态的映照。假如你的心态是

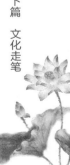

暗淡的，那生活在你的眼里就会灰蒙蒙的。假如你的心态是晴朗的，那生活在你的眼里就会充满阳光。

3. 运动养生

运动养生的最终目的是保持人体气血的流通，人们常说"生命在于运动"，其实就是生命在于气血的流通。因为气血是维持人体生命活动的基本物质。气血运行的通畅是健康的象征和标志，人体之所以衰老、生病，往往是由于各种内外致病因素，包括饮食的失调、运动的缺乏，而导致了气血瘀滞，运行不畅。血管不通畅，会引起心脏和大脑供血不足，严重的出现心肌梗死、脑梗死。气血不通畅是很多慢性病和衰老性疾病的主要诱因。

中医学认为，老年人体质的特点是多瘀。治病无非是调理气血，养生的基本任务就是调节气血，保持气血的通畅和协调。有人主张养生要动，有人主张养生要静，那到底动好还是静好。概括而言，养生对内心的神来讲，应该要宁静，对形体来讲要动，这就是动与静的结合，动与静的辩证关系。生命在于气血的流动，这是最好的放松；动可以提高生命的活力，可以治好某些慢性病。例如很多高血压、糖尿病及其血管并发症的患者，往往可以通过运动，调整气血的流通，进而改善血压、血糖和血管的内环境。

"动"的原则有三点：第一点是"动而中节"，也就是运动要适可而止。《黄帝内经》告诉我们，要"形劳而不倦""不妄作劳"。过度运动的人，轻则患疲劳综合征，重则导致免疫力下降，引起许多慢性病和感染性疾病。第二点是运动要因人制宜，根据不同年龄、不同体质、不同生存环境，找到适合自己的运动方法，适合自己体质的运动量，只有这样才能起到相应的效果。第三点是要持之以恒，运动如果是心血来潮、三分钟热度，这非但不能达到预期的效果，还可能损伤人体的某些功能。

世界卫生组织认为走路是世界上最好的运动。达芬奇说"脚是世界最伟大的工程设计"。有人讲"脚是第二心脏"，衰老往往从脚开始。走路可以改善心肺功能，可以推动气血的运行。走路是最科学、最先进、最廉价的锻炼方法，它有以下 7 个方面的功效：①流通气血。②舒展筋骨，防止骨质疏松。③改善心肺功能。④按摩肠胃，增加食欲，治疗便秘。⑤预防大脑萎缩和阿尔茨海默病。近年来，阿尔茨海默病发病率逐渐升高，人到老年，生理功能减退，脑容量减小，大脑萎缩是难免的。可以通过走路的方式，增加大脑血容量，防止和预防大脑的进一步萎缩，进而预防阿尔茨海默病。⑥消耗能量，促进新陈代谢，减轻体重，防止肥胖和高脂血症。⑦增强生命活力，改善睡眠，缓解心理压力。

4. 饮食养生

《黄帝内经》说"食饮有节"。从临床实践看，饮食不节是引起脾胃损伤的常见原因。具体来讲，有三种情况：一是过饥过饱损伤脾胃，二是思虑伤脾，三是劳倦过度伤脾胃。饮食不当可以引起许多疾病，最常见如代谢综合症，具体表现为高血脂、高血压、高血糖和肥胖，又叫作 X 综合征、胰岛素抵抗综合征。另外如糖尿病，主要跟饮食不节和缺乏运动有关。还有就是痛风，是一种代表性的代谢性疾病。

饮食养生的方法，概括起来有五个方面：①饮食有节，"节"有两层含义，一是节制，就是不能吃得过饱。《黄帝内经》讲"饮食自倍，肠胃乃伤"，吃饭要吃七八分饱。唐代医家孙思邈讲饮食要做到"饥中饱，饱中饥"。②营养要均衡，《黄帝内经》说"谨和五味"。五味就是甘、辛、酸、苦、咸，代表了中国人的饮食结构，也就是要做到营养均衡，不要挑食、偏食。《黄帝内经》讲过食甜会引起脾胃病，过食咸会引起肾脏病等。强调要"谨和五味"，"和"就是协调、均衡、调和的意思。③食宜清淡，"饮食淡薄则多寿"，五味要均衡，咸淡适宜，所谓"大味必淡"。④多吃蔬菜水果，五果为助，五菜为充。要做到三荤七素，三分是荤腥，七分是果蔬。每天要吃 500g 蔬菜、500g 水果。⑤要戒烟限酒。香烟对肺、心脑血管都有损伤，对胃肠黏膜也是有害的。过量饮酒对人体也是有害的，像葡萄酒、米酒等低度酒，可以适当饮用。一般要求每天的饮酒量控制在 200mL 以内是比较合适的。

5. 道德养生

唐代医家孙思邈提出"养生必先养性"。世界卫生组织关于健康的定义是健康应该是躯体、心理、社会适应、品德的良好状态。1949 年提出的关于健康的标准加了"道德的良好状态"这个要素。《论语》说："仁者寿，智

下篇 文化走笔

者乐。""仁者，爱人。"一个有仁爱之心的人会爱自己、爱家人、爱周围的人、爱世人，这样的人其内心一定是非常阳光的。古人讲"修身，齐家，治国，平天下""欲修其身者，先正其心"。修心是非常重要的，它不仅关系到齐家、治国、平天下，更重要的是关系到身心的健康。《礼记》说"大德必得其寿"。儒家论德，《论语》里面讲"夫子之道，忠恕而已"。朱熹注释道"尽己之谓忠，推己之谓恕，而已矣者"。尽到自己的所有能力叫忠，能够做到推己及人就叫宽恕。

归纳起来，中国养生文化的特征是非常注重道德品性，中医主张养生必先养性。在中国传统文化中，养生从来就不局限于研究机体本身的运动变化和发展规律，而总是将道德品性修养及治国安邦之道有机结合。实际上良好的道德情操是心理健康的重要标志，而心理健康是祛病延年的必要前提。心理学家认为，一个人的道德高尚，超越利他活动所造成的躯体痛苦或心理痛苦，是心理健康的表现。有哲人说健康理念决定了生命的结局，聪明的人是养护健康，投资健康，健康增值；明白的人是关注健康，储蓄健康，健康保值；无知的人忽视健康，随心所欲，健康贬值；糊涂的人透支健康，提前死亡，生命缩水。这个说法非常值得我们借鉴。

王庆其　赵心华（上海中医药大学中医学院）

第九章　人学、经典与实践：王庆其教学思想研究

王庆其教授从事《黄帝内经》研究和教学 40 余年，从事中医内科临床工作 50 余年，著作等身，在教学方面有丰富的经验和独到的思考。这里结合王庆其教授的人生轨迹，探讨他关于中医经典课程教学的思考，以飨同道。

一、以人为本，学识经典

王庆其教授的"以人为本"，不仅指以学习者为主体，更有以人学为本的意思。而人学，关系到每个个体的思想、感情、才智和品格，因此以人学为本的教育，就意味着教学过程中需要从学习者的思想、感情、智慧和品格等多方面考量。当今高校的教学，往往从情感、思政、知识和能力 4 个方面制定教学目标和策略，这本身就是符合了"人学为本"的教育理念。如果将这 4 个方面按照人学的思路再整理一下，就应该是从情感、道德（思政、品格）、智慧（知识、能力）三个维度来设立教学目标和相应策略。

1. 达者为师，身正为范

王庆其教授出生于上海中医世家。师从名医裘沛然、方药中等多位先生。古人所谓"达者为师"，并非单纯讲教师要怎么富有智慧，更涉及师者为人处世的表率作用。教师的人格魅力，实际上对学生的影响是巨大的，能在情感上激发学生对教师的认同，继而在思想和品格等多方面潜移默化地受教师影响，其效果远胜于课堂上的说教。因此，王庆其教授在教学育人的过程中也非常重视个人言行对于学生的影响。而在他的求学生涯中，最浓墨重彩的莫过于裘沛然先生。从 1990 年开始，王庆其教授正式成为裘沛然先生

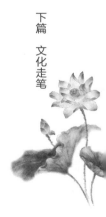

下篇　文化走笔

的学术传承人。裘老有着深厚的家学渊源，不仅医道精湛，对儒家经典亦有颇多研究，晚年出版了《人学散墨》一书，对于"以人为本"的儒家思想进行了深刻阐发。在裘沛然先生的耳濡目染下，王庆其教授更为笃信教育当以人为本。他经常对学生们讲，中医学是治病的学问，同时也是治人的学问。正因如此，要先做人，再做学问。他每每与学生小聚的时候，也总是会先询问学生家中的情况，叮嘱他们一定要孝顺父母，要继承中国人仁爱孝顺的传统美德。他的谆谆教诲，让学生既心生感激，又颇有共鸣。

2. 强调"三立"之说，以立德为先

王庆其教授先后于 2010 年、2015 年撰文强调"立德、立功、立言"之说，指出中医经典课程的教师，需要以"立德、立功、立言"为人生准则；而对我们培养的中医人才，也须提出"立德、立功、立言"的要求。此"三立"之说，出自《左传》，言："太上立德，其次立功，其次立言。"简言之，立德就是做一个有道德的人，立功就是奉献社会，立言就是在学术方面有所建树。

"三立"之说，以德为先，人无德不立。王庆其教授强调，不论是身为一名教师，还是一名临床医师，心怀仁爱都是首先应该具备的素质。不论是在生活中，还是在临床实践中，都应体现仁爱之心。而对于如何"立功"，王庆其教授则告诉我们，立功就是一个人努力去创造自身生命的价值。中医人要想为社会作出应有的贡献，首先就需要夯实经典基础。这个经典的基础，不仅指中医经典著作里的医学理论、医疗经验，也包含了其所蕴藏的传统文化精粹。也就是说，要教授好中医经典课程，就不能忽视与中医经典休戚相关的传统文化。王庆其教授认同庄子所言，"无用之用，方为大用"（《庄子·人间世》）。有些看上去没有用的东西常有大用，此所谓"寓大用于无用之中"。文化是医学萌芽、成长的土壤。中医学是"小道"，而传统文化包含了"大道"。大道通，小道亦通。我们要用文化阐释经典，从经典理解文化。对此，王庆其教授身体力行，不仅开设了本科通识课——走进《黄帝内经》的文化殿堂，还笔耕不辍，不断磨砺个人传统文化（包括书法）的造诣。他送弟子的礼物，有时就是一幅个人的墨宝。

另外，不论是内经这门课程的教师，还是我们所培养的高层次中医人才，都要了解我们作为经典这个领域的中医人，对社会所能作的贡献，无非就是"照着讲"和"接着讲"。照着讲，即结合传统文化和时代背景阐明经文原意；接着讲，则须结合临床和有关现代科学知识阐述其时代意义。照着讲即"我注六经"，就是充分继承前人留给我们的经典理论，结合前人的注释，努力将其字面意思、内涵医理都充分理解掌握。接着讲，即"六经注我"，就是将前人积累的知识为我所用，讲出个人对经典的创新性理解。王庆其教授经常强调，"读古人之书，不得死于句下"。因此，我们一方面要善于深化其义，结合医疗实践化裁引申经旨；另一方面要将前人没有涉及的理论和经验总结归纳出来，从而进一步推动中医理论体系的再建构。"三立"的最后一步是"立言"，"立言"就是做学问，承载学术的延续和创新，写出有价值的学术著作。

强调"三立"之说，充分展示了王庆其教授对于中医先育人、再育才的殷切期望。也告诉我们，具体应该如何守正创新，才能真正成为学识经典的有用之才。

3.因材施教，师承教育与院校教育相结合

王庆其教授"以人为本"的教学思想，还体现在针对性教学方案的提出和对师承教育的重视上。

（1）主张因材施教：王庆其教授教导我们，本科生的内经课程，要在上课前详细了解学生的专业背景。不同的专业，授课内容会有细微地调整。同理，高水平的内经培训，针对不同的学习者，也要给出不同的方案。王庆其教授严谨、层次分明的教学设计，给内经高层次人才培养提出了总体方向。这一方案至今仍在上海中医药大学中医学院内经教研室（以下简称"教研室"）起着重要指导作用。（表1）

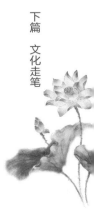

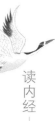

表1　王庆其对于高层次内经课程的设计方案

学习者专业范围		总体规划	教学内容设计
内经	助教进修班	系统专题讲座	深刻理解本科教材，扩充内经专业知识，掌握内经教学方法
	研究生班	以自学为主，通读原著，辅导答题，穿插讲座	系统领会原著基本精神，掌握阅读整理研究古籍的方法，了解相关理论研究动态
非内经	高级进修班/助教进修班	以讲座为主	重点放在知识更新上，要因专业施教
	研究生班	以讨论式教学为主，概要性了解《黄帝内经》	本科生《黄帝内经》教材，重视理论与临床实践的结合，重视中西医学体系的比较，为中医基础理论的提高课

（2）重视师承教育：由于中医学术体系的特殊性和对特殊技艺的传承需求，使得师承教育早在古代就是中医教育的主力。而到了当代，依旧得到继承和发展。实际上，比师承教育起步略晚的中医院校教育，也在古代以太医署、太医局、太医院等形式存在，只不过规模远比现代学校小很多，无法满足国家层面对医学人才的大量需求，只能培养出少数精英人才服务于宫廷显贵。中医人才的院校教育，在新中国成立后才迎来黄金时期。而与此同时，国家也并没有放弃师承教育。我们当代中医教师，需要做的是怎样将师承教育和院校教育有机结合起来，使二者都能为当代中医教育作出最大贡献，而不是急于否定其中的哪一种教育方式。（表2）

表2　中医教育类型的古今比较

中医教育类别	起始时间	教学目标	服务范围
古代师承教育	早期即有	培养民间中医	大众
古代院校教育	南北朝时期	培养宫廷医官	宫廷
当代师承教育	1956年、1958年	高层次人才培训、抢救遗产	大众
当代院校教育	1956年至今	学历教育	大众

王庆其教授观察分析了上海近年来涌现的一批中年骨干名中医，发现他

们大部分毕业于新中国成立后的中医院校，又拜名医为师，长期在名家身边跟师学艺，深得导师真传，加之本人的刻苦努力，最终在学术上有所建树，成长为新一代名医。可以说，他们是现代高等教育与传统师承教育相结合的成功典范。而这种成功范例是可以推广的，这种师承教育与院校教育相结合的培养方式，也许就是培养新一代名中医的重要途径。因此，王庆其教授提出了个人设想：将师承计划纳入学校的整体教学计划之中，在时间及内容上统筹安排。实施阶段可从本科二年级开始，遴选医德、师德、专业水平俱佳的高年资讲师或主治医师以上职称的医师为导师，师生实行双向选择，签订师生传承协议，举行拜师仪式，明确师生各自职责及每学年的学习目标与考核内容。师承学制为 3 年，期满后经考核准予出师，颁发相应学术传承人证书。具体实施时可选择优秀学生先进行试点，获得经验后再制定较为完善的流程，进行推广。这一构想，与目前上海中医药大学与中国中医科学院联合培养的"屠呦呦班"的思路不谋而合。

二、与时俱进，实践为基

王庆其教授反复强调，古老的中医经典若想传续下去，就应该与时俱进，让经典思想"活"在当下。简言之，就是中医经典不仅需要抓牢中华传统文化的根基，更要把发展的眼光投向临床和科研两大领域，脚踏实地为中医理论符合时代需求的发展提供可行思路。同时，中医经典教学也需要时时低头看好脚下的路，在当前的教学实践中不断反思，总结经验，调整教学方案，从而推动经典教学日新月异，向前发展。

1. 科研与临床：经典教学的"两条腿"

临床实践是中医经典教学的"第一条腿"，我们需要用经典激活当代中医的临床思维。多年以来，王庆其教授在中医经典走向临床的实践方面做了很多努力。他带领教研室师生先后编写了《黄帝内经临证发微》《内经临床医学》《杏林散墨》等著作，将《黄帝内经》为代表的中医经典理论与现代临床紧密结合起来，并将之发展为上海中医药大学内经学科的一大特色。以此为根基，在教学领域他推出以《黄帝内经》理论为指导的教学查房，仅 2015—2021 年，王庆其教授便带领学生在上海中医药大学附属龙华医院、岳阳中西医结合医院、嘉定中医院等医院治疗了泄泻伴眩晕、痴呆、贝赫切特综合征、血管性头痛、顽固性高血压、脑梗死、重度慢性阻塞性肺疾病、上消化道出血、间质性肺炎、慢性结肠炎伴肠息肉、药物性肝病、肝硬化、肝癌、功能性腹痛、类风湿关节炎、胃癌术后、冠状动脉粥样硬化性心脏病心房颤动、医院获得性肺炎、低钾血症、溃疡性结肠炎、复合性溃疡合并上消化道出血、痛性眼肌麻痹综合征及克罗恩病等病的患者，全是临床医生颇感棘手的疑难杂症。每次查房，王庆其教授都是精心准备，不仅给跟诊师生详细讲解中医经典关于该病的丰富论述，还会结合个人实践经验，对具体案例进行深入浅出地详细剖析，最后给出合理的治疗建议。王庆其教授的教学查房妙语连珠，每每使广大随诊师生茅塞顿开，而他通过带教的这些案例，一步一个脚印地为中医经典思维走进临床实践作出了表率。

科研是当前中医经典教学的"第二条腿"。我们要从科研拓展经典，从而实现经典理论的创新和发展。王庆其教授认为，实验室里的成果是对中医学经典理论的另一种阐释和运用，是推动中医学现代化的加速器。因此经典教学不能忽视对科研成果的关注和吸收。同时，科研本身也是人才培养的重要途径。比如在指导学生科研方面，王庆其教授高屋建瓴，先后发表了"漫谈研究生的博与专""漫谈研究生论文选题""论中医学术的继承与创新""始终不渝地抓好中医药学科建设"等文章，指出中医科研要立足经典，处理好时代需求与个人兴趣之间的矛盾，要敢于"坐冷板凳"，才能真正有所创新。王庆其教授还指出，中医要想在科研领域取得长足进步，就得把培养人才与研究工作同步进行。他常说，一流的学科，才能培养出一流的人才。学科带头人及学术队伍的培养只有通过科学研究的实践锻炼，让他们承担重大科研项目，参与各种学术活动及科研课题的竞争，在科研的实践活动中增长才干，提高知名度，让他们在激烈的竞争中脱颖而出，真正做到出人才、出成果。

2. 实践：经典教学脚下的路

不断推陈致新的中医经典教学实践，铺就我们脚下的路。不时回看过去的经验，再仔细观察分析我们立足的现状，才能确定指向未来的路应该是怎样的。1988 年，王庆其教授通过发放调查问卷，结合当时内经教学情况，提出教学改革的六点具体设想。实际上，相关设想至今仍在有效指导着我们的工作。

（1）教学内容不能与其他学科交叉重复。比如中医基础理论，内经教研室和中医基础理论教研室，在上海中医药大学的发展史上分分合合了好几次。但中医基础理论和内经终究是两个不同的学科，教学内容不能交叉重叠。从定位上讲，中医基础是入门课，而内经则是提高课，两者各有特点，也各有逻辑。21 世纪初，内经教研室和中医基础理论教研室的教师通过集体备课，讨论了两门课程交叉重复的知识点，并对课程体系进行了改进。王庆其教授主编的全国中医药行业高等教育"十五""十一五"规划教材《内经选读》便是以此为基础提炼整理而成。

（2）减少教的成分，增加学的成分。为了让古老的经典在现代课堂上"活"起来，王庆其教授强调要在课堂上以学生为主体，给学生更多自主学习的机会。在这个思路的引领下，教研室先后尝试了网络教学改革、PBL 教学改革、"案例式"教学改革等，并推出直接走向实践的第二课堂。这些探索让教研室获得了"内经全国虚拟教研室"等荣誉，并完成了两项课程建设，出版了相关教材，斩获了市级教学成果奖。（表 3）

表 3　上海中医药大学"以人为本"的内经课程体系改革

改革项目	开发内容	实现方式	成果
网络教学	自测练习，教学录像，立体化知识图谱	课下自主，翻转课堂	国家精品课程，全国虚拟教研室
PBL 教学	分组讨论	课上与课下自主学习	市教学成果奖
案例式教学	案例讨论	课上与课下自主学习	案例式教材
第二课堂	实践课	课后临床实践	课程建设两项

（3）客观评价我们的中医经典，不要随意拔高。具体而言，就是要处理

下篇　文化走笔

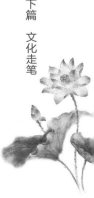

好经典理论、现代临床和学术新成果的关系，注意理性、实事求是地看待我们的经典。王庆其教授感慨，历来人们对中医经典学术价值的评价，就像中医学本身的命运一样，在其数千年的发展历程中，历经风雨和坎坷，直至今天，仍被一些人高高地捧上天堂，或被另一些人重重地甩向地狱。前者把中医学（包括中医经典）描绘成超科学的科学，甚至引领现代科学潮流；后者则把中医学贬为玄学、伪科学，欲将其取消和废除。他引用凌耀星教授的话：对于中医经典，我们要怀着探宝的心理去学习，挖掘其医学理论及经验，而不要急着否定。"盲目的热情"和"无知的怀疑"都不是科学的医学史观，不利于中医学术和中医药事业的发展。

（4）内经学习者应该是大学三四年级的本科生。针对内经课程的自身特点，王庆其教授指出，我们需要认真做好学情分析，不能让刚开始学习中医一二年级的本科生来学内经。低年级本科生应该学习的是中医基础理论、诊断学。内经属于基础临床提高课，不仅在理论上更加深奥，还涉及中药学、方剂学，甚至中医内科学的相关知识，因此学生至少要到本科三年级以后才能真正对其有足够的理解。这一观点延续至今，上海中医药大学的内经课依然要求三年级以上的本科生才能学习。

（5）要分层次教学。王庆其教授在20世纪80年代就发表论文，针对当时不同层次的内经学习者，提出不同的教学方案，体现了因材施教的思想。这一点前文已经提到，此处不再赘述。

（6）要有深厚积累，做好课程建设。比如编写不同的教材、教学参考书等。从教以来，王庆其教授先后主编了教育部"十五""十一五"规划教材《内经选读》、卫生部（现国家卫生健康委员会）研究生规划教材《黄帝内经理论与实践》、全国中医药行业高等教育"十三五"规划教材《黄帝内经病证学概论》，以及临证教材《王庆其教授临床教学实录》，并出版教学参考书《中医经典必读释义》《内经选读习题集》等。在他的指引下，教研室在教材建设方面也是成果丰硕，出版了中小学生经典课程教材《身边的黄帝内经》（周国琪主编）、大学本科教材《内经理论临床应用》（周国琪、陈晓主编）、《案例式教学教材：内经选读》（周国琪、邢玉瑞主编）、本科教学参

考书《内经选读同步练习册》（周国琪主编）、《内经选读核心知识点全攻略》
（邹纯朴主编）及《内经选读图表解》（邹纯朴主编）等，大大丰富了我们学
科的教学资源。

综上所述，王庆其教授当年的教学改革设想至今仍是我们努力的方向。
究其原因，还是他以人为本，重视学习者自主学习能力的激发和培养，这些
观念至今仍未过时。

王丽慧（上海中医药大学）

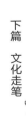

附录

王庆其学术著作一览

序号	著作名称	著作方式	出版社	出版时间	获奖情况
1	《素问今释》	合作编著	贵州人民出版社	1981 年	
2	《中医藏象学》	与钱承辉联合主编	上海中医学院出版社	1987 年	
3	《中医学三百题》	副主编	上海古籍出版社	1989 年	
4	《中国医学大成·灵枢集注》	点校	上海科技出版社	1990 年	
5	《中医名言辞典》	副主编	湖南科技出版社	1992 年	
6	《实用内经词句辞典》	副主编	上海中医药大学出版社	1994 年	
7	《历代中医名方集成》	副主编	上海辞书出版社	1994 年	
8	《中医证候病理学》	专著	上海科普出版社	1994 年	
9	《怎样越活越健康》	专著	台湾文经出版社	1995 年	
10	《黄帝内经心悟》	著	贵州科技出版社	1996 年	
11	《中国名老中医药专家学术经验集》	副总主编	贵州科技出版社	1996 年	2004 年获中华中医药学会科学技术奖·学术著作奖二等奖

序号	著作名称	著作方式	出版社	出版时间	获奖情况
12	《黄帝内经研究大成》	副总主编	北京出版社	1997年	1999年获国家中医药管理局中医基础奖二等奖，1999年获国家新闻出版总署"全国优秀科技图书奖"暨"科技进步奖（科技著作）"一等奖
13	《中国传统文化的璀璨明珠——黄帝内经》	主编	上海中医药大学出版社	1999年	
14	《内经选读》（教育部全国高等教育自学考试本科教材）	主编	中国中医药出版社	2000年	
15	《黄帝内经专题研究》（上海市教育委员会研究生教材）	与周国琪联合主编	上海中医药大学出版社	2002年	
16	《中国医籍大辞典》	内难经类学科主编	上海科学技术出版社	2002年	2003年获第五届国家辞书奖一等奖
17	《内经选读》（普通高等教育"十五"国家级规划教材，新世纪全国高等中医药优秀教材）	主编	中国中医药出版社	2003年	2007年获上海中医药大学优秀教材奖二等奖，2007年获上海普通高校优秀教材奖一等奖
18	《历代名医医案精选》	与夏翔联合主编	上海人民出版社	2004年	
19	《内经选读习题集》	主编	中国中医药出版社	2004年	
20	《中医体质学》（新世纪全国高等中医院校创新教材）	副主编	人民卫生出版社	2005年	
21	《上海市名中医学术经验集》	与夏翔联合主编	人民卫生出版社	2006年	
22	《内经选读（第2版）》（普通高等教育"十一五""十二五"国家级规划教材）	主编	中国中医药出版社	2006年	2010年获上海中医药大学优秀教材奖一等奖

附录

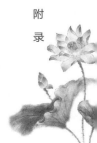

读内经——做临床——悟文化

王庆其

槐荫堂医话

488

序号	著作名称	著作方式	出版社	出版时间	获奖情况
23	《国际中医药从业人员考试指导用书·内经选读》	主编	人民卫生出版社	2006 年	
24	《内经临证发微》	主编	上海科学技术出版社	2007 年	
25	《脾胃论译注》	个人译注	黑龙江人民出版社	2008 年	
26	《王庆其医学选集》	著	台湾知音出版社	2008 年	
27	《黄帝内经理论与实践》（卫生部"十一五"规划教材，全国高等中医药院校研究生规划教材）	主编	人民卫生出版社	2009 年	
28	《王庆其内经讲稿》	著	人民卫生出版社	2010 年	
29	《内经临床医学》	主编	人民卫生出版社	2010 年	2010 年获第一届上海中医药科技奖著作奖，2011 年获中华中医药学会科学技术奖·学术著作奖三等奖
30	《内经学术研究基础》（全国高等中医药院校研究生规划教材）	副主编	中国中医药出版社	2010 年	
31	《中华中医昆仑·裘沛然卷》	第一作者	中国中医药出版社	2010 年	
32	《辞海（第六版）》	中医学科主编	上海辞书出版社	2010 年	获第三届中华优秀出版物奖
33	《杏林散叶——王庆其医话医案集》	著	人民卫生出版社	2011 年	
34	《黄帝内经鉴赏辞典》	主编	上海辞书出版社	2011 年	获 2011 年度华东地区古籍优秀图书评奖会获古籍优秀通俗读物奖
35	《中医经典必读释义·内经》	与周国琪合编	中国中医药出版社	2012 年	

序号	著作名称	著作方式	出版社	出版时间	获奖情况
36	《上海市名中医学术经验集第2集》	主编	人民卫生出版社	2012年	
37	《国医养生名篇鉴赏辞典》	主编	上海辞书出版社	2013年	
38	《国医大师裘沛然学术经验研究》	主编	中国中医药出版社	2014年	
39	《国医大师裘沛然人学思想研究及诗文赏析》	主编	中国中医药出版社	2014年	
40	《黄帝内经文化专题研究》	主编	复旦大学出版社	2014年	
41	《王庆其临池碎墨》	著	上海浦江教育出版社	2014年	
42	《王庆其教授临床教学实录》	主审	上海科学技术出版社	2014年	
43	《杏林散墨——王庆其行书作品集》	著	上海辞书出版社	2014年	
44	《王庆其行书名联两百首》	书	上海古籍出版社	2015年	
45	《裘沛然先生诗钞选》	书	上海浦江教育出版社	2015年	
46	《杏林散墨——王庆其医论医案集》	主编	中国中医药出版社	2016年	
47	《黄帝内经病证学概论》（全国中医药行业高等教育"十三五"规划教材）	主编	中国中医药出版社	2016年	获2018年度上海中医药大学优秀教材奖
48	《实用内经词句辞典》	与陈晓联合主编	上海科学技术出版社	2017年	
49	《丁氏内科学术流派·裘沛然学术经验集》	主编	人民卫生出版社	2017年	
50	《中医名言通解》	与段逸山联合主编	湖南科技出版社	2018年	
51	《上海市名中医学术经验集第3集》	与夏翔联合主编	人民卫生出版社	2018年	

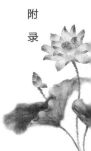

附
录

序号	著作名称	著作方式	出版社	出版时间	获奖情况
52	《杏林碎叶·王庆其医文集》	著	复旦大学出版社	2018 年	
53	《黄帝内经百年研究大成》（"十三五"国家重点图书出版规划项目，上海市新闻出版资金资助项目）	与周国琪联合主编	上海科学技术出版社	2018 年	2019 年获第 32 届华东地区科技出版社优秀图书奖一等奖，2020 年 11 月获上海市中医药学会科技著作奖二等奖
54	《传统中医名篇鉴赏》（上海市老年教育普及教材）	主编	中西书局	2019 年	
55	《黄帝内经临证发微（增订版）》	主编	人民卫生出版社	2019 年	
56	《海上名医膏方经验集》	与吴银根等联合主编	中国中医药出版社	2019 年	
57	《三才思想·人与天地相参》	与姜青松联合主编	上海科学技术出版社	2020 年	2022 年获第 13 届上海中医药科技奖著作奖一等奖，2023 年获第 34 届华东地区科技出版社优秀科技图书奖二等奖
58	《辞海（第七版）》	中医学科主编	上海辞书出版社	2020 年	
59	《中医良方大典·肿瘤卷》	副总主编	上海科学普及出版社	2020 年	2021 年获第十六届上海图书奖一等奖
60	《黄帝内经精选导读》	与陈晓联合主编	上海科学普及出版社	2021 年	2023 年获第 35 届华东地区科技出版社优秀科技图书奖二等奖
61	《中医良方大典·儿科卷》	副总主编	上海科学普及出版社	2021 年	
62	《中医良方大典·内科一卷》	副总主编	上海科学普及出版社	2021 年	

序号	著作名称	著作方式	出版社	出版时间	获奖情况
63	《中医良方大典·内科二卷》	副总主编	上海科学普及出版社	2021年	
64	《中医良方大典·妇科卷》	副总主编	上海科学普及出版社	2021年	
65	《黄帝内经学术发展史略》	主编	上海科学技术出版社	2022年	
66	《脾胃论评注》	主编	人民卫生出版社	2022年	
67	《中医良方大典·外科卷》	副总主编	上海科学普及出版社	2023年	

附录

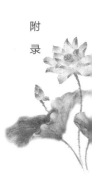